铁 皮 石 斛

张治国　赵桂华　吴月国　主　编

科学出版社

北　京

内 容 简 介

本书全面介绍了我国铁皮石斛研究成果、产业化关键技术、药用功效和临床应用等内容,全书共分 13 章 44 节。本书文字准确简练,科学性、权威性强;图片精美,内容描述深入浅出,可读性强;全书共有图片 180 幅,其中彩色图片 119 幅,黑白图片 61 幅,表格 36 个;全面反映了国内对铁皮石斛的最新研究进展、成果和应用。

本书是编者几十年工作经验的积累汇集,它集科学性、知识性和实用性为一体,资料翔实。可供铁皮石斛研究人员与管理者以及大专院校师生参考,期望对铁皮石斛研究、栽培管理者有所启示。

图书在版编目(CIP)数据

铁皮石斛 / 张治国,赵桂华,吴月国主编 . —北京:科学出版社,2023.2
ISBN 978-7-03-073608-6

Ⅰ.①铁… Ⅱ.①张…②赵…③吴… Ⅲ.①石斛-介绍 Ⅳ.① R282.71

中国版本图书馆 CIP 数据核字(2022)第 198364 号

责任编辑:刘 亚 / 责任校对:刘 芳
责任印制:肖 兴 / 封面设计:蓝正设计

科 学 出 版 社 出版
北京东黄城根北街 16 号
邮政编码:100717
http://www.sciencep.com
北京九天鸿程印刷有限责任公司 印刷
科学出版社发行 各地新华书店经销
*
2023 年 2 月第 一 版 开本:787×1092 1/16
2023 年 2 月第一次印刷 印张:29 1/2
字数:647 000
定价:298.00 元
(如有印装质量问题,我社负责调换)

主编简介

张治国，男，杭州医学院（浙江省医学科学院）研究员，享受国务院政府特殊津贴。曾任浙江省药学会常务理事、浙江省药学会中药和天然药物专业委员会主任委员、中国药学会中药和天然药物专业委员会委员。

1964 年毕业于安徽大学生物学系，长期从事中药和药用植物生物技术的研究与开发。20 世纪 70 年代开始药用植物细胞和组织培养研究。20 世纪 80 年代以来主要致力于珍稀濒危中药铁皮石斛组织培养、种质保存、品种选育、人工栽培及产品开发的研究。主持的"铁皮石斛试管苗工厂化生产技术研究"和"珍稀濒危中药铁皮石斛种质超低温保存研究"两项研究，获浙江省科学技术进步奖。2006 年主编的《名贵中药——铁皮石斛》一书，深受企业和种植户的欢迎。发表学术论文 40 多篇。上述研究成果为铁皮石斛的产业化发展提供了科学依据。并及时与企业合作，将研究成果应用于生产，促使浙江率先实现了铁皮石斛产业化，进而带动了云南、广东、广西、安徽等省区铁皮石斛产业的发展，取得了很大的社会和经济效益。

赵桂华，男，1952 年 11 月出生于山东费县，三级教授。1978 年毕业于南京林产工业学院（现名：南京林业大学）森林病虫害防治专业。1978～2004 年在南京林业大学任教，其中 1994～1999 年在国外进修学习；2005 年调到江苏农林职业技术学院生物工程技术中心工作。长期从事植物病理学和真菌分类学的教学与研究。2005 年至今，共承担国家 948 项目和国家自然科学基金、江苏省自然科学基金、江苏省教育厅自然科学基金、江苏省农业三新工程项目等研究课题 10 余项；发表学术论文 130 余篇，其中 SCI 论文 8 篇；发表了病原真菌新种 9 个，中国真菌新记录属 1 个，新记录种 25 个，植物新病害 8 种；拥有国家授权发明专利 19 项；出版《中国铁皮石斛病虫害及防控》和《小龙虾病害及绿色防控技术》专著 2 部；曾获省级教学成果奖一等奖 1 项，省级科学技术进步奖三等奖 1 项，地市级科学技术进步奖一等奖和二等奖各 1 项。

吴月国，男，1981 年出生，杭州医学院副研究员，硕士生导师。浙江省健康产品安全研究会理事、浙江省健康产品安全研究会食品与保健品安全专业委员会委员、浙江省中医药学会中药制剂分会青年委员。2004 年毕业于浙江中医药大学中药学专业，同年到浙江省医学科学院药物研究所工作，主要从事中药石斛的化学成分、药理活性及产品开发的研究，在石斛药效物质基础和石斛产品生产关键技术的研究中取得了诸多成果，已主持各级政府科研项目 10 余项，在国内外期刊发表学术论文 30 余篇，获授权国家发明专利 8 项，研究成果"铁皮石斛新品种选育及高效培育关键技术研究与开发应用"获省部级科学技术进步奖二等奖。成功开发中药新药、新食品原料、保健食品新产品 10 余个，取得了很好的经济效益。

编 委 会

序

石斛始载于我国第一部药学专著《神农本草经》，被列为上品，谓其"味甘，平。主伤中，除痹，下气，补五脏虚劳赢瘦，强阴。久服厚肠胃，轻身延年"。石斛为滋阴要药，而铁皮石斛又是其中的佼佼者，但由于长期无节制采挖，其已成为濒危药用植物，1987年10月30日国务院发布的《野生药材资源保护管理条例》将石斛列为三级保护品种。铁皮石斛的濒危状况引起了政府有关部门和专家的关注。20世纪80年代浙江省医学科学院张治国研究员较早选定以铁皮石斛为研究与开发的主攻品种，例如，1988年7月9日他在《浙江科技报》上发表《石斛试管繁殖成功，人工栽培大有前途》一文，并与企业合作，把研究成果推向实际应用，促进了浙江省率先实现铁皮石斛产业化。退休后，他仍奔波于浙江、云南、广西、广东等石斛基地，为铁皮石斛产业发展做了大量工作。

由于铁皮石斛大面积种植成功，老百姓得以广泛应用，并在实践中证明铁皮石斛功效显著。2010年版《中国药典》将铁皮石斛从中药石斛中分出，单独收载。

近几年，张治国研究员和石斛界的专家共同撰写了铁皮石斛专著《铁皮石斛》一书，该书有以下几个特点：

1. 科学性强。编者都是铁皮石斛研究方面的专家，其资料是多年研究成果的积累。书中引用的其他学者的研究资料也都经过了认真遴选。

2. 实用性强。紧扣铁皮石斛产业化中的关键技术做了详细的阐述，为读者在实际应用中提供参考，对于产业化水平的提升将起到促进作用。

3. 内容全面。涵盖了铁皮石斛的本草考证、分布与生境、生物学特性、化学成分、药理作用和临床应用、试管苗生产技术、栽培技术、保健品开发技术、质量控制技术等方面，可以说是铁皮石斛领域的百科全书。

我相信该书的出版发行，将为铁皮石斛的研究、开发、生产领域的朋友提供一本科学性与实用性结合的学术专著。

科学技术是生产力，铁皮石斛这种珍贵药材便是依靠了科学技术，才使得普通老百姓也能享用到这类珍品。

欣喜之余，乐为之序。

中国工程院院士　肖培根

中国医学科学院药用植物研究所名誉所长

二〇一九年六月

前　言

石斛是我国传统常用中药。始载于东汉末年《神农本草经》，被列为上品，称其"主伤中，除痹，下气，补五脏虚劳羸瘦，强阴。久服厚肠胃，轻身延年"。历代本草和《中国药典》均有收载。石斛为滋阴要药，应用历史悠久，在中医界广为应用。铁皮石斛是中药石斛中的名贵品种，它一般生长在高山悬崖峭壁的岩石上和树上，一直靠野生采集供药用；长期以来无节制的采挖，加之铁皮石斛的自然繁殖率低，生长缓慢，导致自然资源面临枯竭的危险，使其成为珍稀濒危药用植物，被国家列为重点保护的野生药材品种。铁皮石斛资源的严峻形势引起政府有关部门和专家的关注，于是一些科研单位对铁皮石斛做了大量研究。20 世纪 80 年代，我们课题组对铁皮石斛的组织培养、人工栽培和产品开发进行了研究，并与企业合作，及时将研究成果推向应用，促使浙江率先实现了铁皮石斛的产业化，同时也对国内许多省区铁皮石斛产业的发展起到了促进作用。铁皮石斛的产业发展对保护野生资源、保护生态环境、保证药材的可持续利用，以及发展山区经济、帮助农民致富都起到积极作用。铁皮石斛种植业的发展使铁皮石斛的药材及其产品得以广泛应用，实践证明铁皮石斛功效确切，深受消费者欢迎。值得一提的是，2010 年版《中国药典》将铁皮石斛从中药石斛中分出，单独收载。

2006 年我主编的《名贵中药——铁皮石斛》一书，对人们认识铁皮石斛这一名贵中药起到了积极作用，深受石斛界朋友欢迎。今天铁皮石斛产业欣欣向荣，向前发展，逐步向中药大产业发展，但也出现了一些问题。我倡议编写《铁皮石斛》这一专著，目的在于用科技创新来支撑产业的健康发展，为铁皮石斛进一步研究提供翔实可靠的参考资料，得到了石斛界专家和朋友的赞同与支持。

本书汇聚了石斛界的专家和生产企业在铁皮石斛各个领域的研究成果，并对铁皮石斛产业化的关键技术进行阐述，力求科学性与实用性相结合，给读者一个正确的导向。铁皮石斛的研究与产业化时间还不长，它的应用基础研究还很薄弱，一些关键技术仍未突破，需要进一步的研究与探索。

本书从动议开始，就不断地补充，反复地修改，仔细地校对，到书稿完成已经历6 个年头。冬去春来，花落花开，我们一直在努力，其目的就是奉献一部受读者欢迎的铁皮石斛专著，这也是我们的初心和愿望。

本书涉及的学科和专业较多，邀请了多位专家撰写，在编写的体例上虽力求一致，仍不免有不尽划一之处，或内容重复，同时有些观点、看法也不尽一致，但这不影响所阐述主题的准确性，这也正说明了需进一步研究的必要性。由于本人知识有限，所选的内容和观点的阐述，难免有不当和遗漏之处，望读者批评指正。

在本书即将出版之际，我对参加编写的人员表示衷心的感谢，对支持本书编写出版的石斛界朋友表示由衷的感谢。感谢江苏农林职业技术学院生物工程技术中心的老师做了大量事务性工作。还要特别感谢中国工程院院士、中国医学科学院药用植物研究所名誉所长肖培根先生为本书作序。本书的出版承蒙科学出版社的支持，谨此表示真诚的感谢。

张冶国

2022 年 6 月 8 日于杭州

编写说明

1. 本书是关于我国铁皮石斛研究的较全面总结，全书分为 13 章 44 节。

2. 全书共有图片 180 幅，其中彩色图片 119 幅，黑白图片 61 幅，表格 36 个，图片和表格编号以章为单位，如第一章为图 1-1、图 1-2……；表 1-1、表 1-2……。

3. 本书使用的图片主要由撰写者拍摄提供，并标注由 ××× 提供。

4. 参考文献按照作者姓名字母顺序排列，中文文献和英文文献先后分别列出。中国作者按照汉语拼音字母顺序排列，其他国家的作者按拉丁化后的姓名字母顺序排列。文献引用以作者 + 年份的形式列出。引用同一作者的多篇研究论文、专著，按出版时间先后排列，作者在相同年份有多篇论文，在年份后面分别用 a，b，c……区分引用的位置。

5. 文献引证中的国外作者一律用英语或拉丁化的英语拼音。我国作者发表的中文文献，姓名一律用汉语。

6. 专著中引用的植物、真菌和细菌的中文名称后均附有拉丁学名。植物学名以《拉汉英种子植物名称》第 2 版（2001，科学出版社）为准，石斛属植物学名以《石斛兰》（2007，中国林业出版社）为准；真菌名称（包括现在的正确名称和异名）以《真菌索引》（*Index Fungorum*）和《真菌名词及名称》（1976，科学出版社）为准；昆虫名称以《拉英汉昆虫蜱螨蜘蛛线虫名称》（1997，中国林业出版社）为准。

7. 书中铁皮石斛及其他石斛的名称，真菌、细菌和昆虫名称，在第一次出现时附有拉丁学名，后面再出现时仅用中文名称，不再重复写拉丁学名。石斛属（*Dendrobium*）学名在第一次出现后，用缩写（*D.*）表示。

8. 每一种生物物种名后均附有拉丁学名，对个别物种，如有异名也一并附上；规范使用病原菌的拉丁学名，若中文名称有差异，应以拉丁学名为准。

9. 铁皮石斛的国内分布以省、自治区、市、县或具体的自然保护区、山、农场或公司为单位。

目　　录

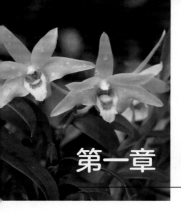

第一章 铁皮石斛概论

第一节 石斛属植物与中药石斛

中药石斛属于兰科（Orchidaceae）植物，全世界的兰科植物约 700 属，近 20 000 种，分布于世界各地，主要在热带和亚热带地区；我国有兰科植物 170 余属，约 1200 种，石斛属（*Dendrobium* Sw.）有 74 种和 2 变种，部分种作为药用，主要分布于秦岭以南各省区，尤以云南南部的种类为多。

一、研究概况

中药石斛自东汉末年的《神农本草经》记载以来，经历了漫长的历史时期，但真正引起关注是在 1936 ～ 1937 年，木村康一（日）对我国及日本、朝鲜等地石斛植物进行了鉴定研究。主要内容有：

1）对我国本草记载的石斛进行了考证。

2）发表了新种铁皮石斛（*Dendrobium officinale* Kimura et Migo sp. nov.）及新种铜皮石斛（*Dendrobium crispulum* Kimura et Migo sp. nov.）。

3）收集了大量石斛类药材标本，进行了性状和显微形态鉴定。但是，鉴于当时我国石斛植物种类尚未经过全面调查、采集与鉴定，许多标本（样品）未能鉴定到种名（中国医学科学院药物研究所，1960；吉占和，1980；沙文兰等，1980）。

中华人民共和国成立后，比较详细的资料见载于《中药志》第三册（1960 年），其中记载了石斛属中的 12 种药用植物；并提出药材的大宗商品为金钗石斛（*D. nobile* Lindl.）、黄草石斛（*D. chrysanthum* Wall. ex Lindl.）、耳环石斛及鲜石斛；还记述了马鞭草石斛（*D. fimhriatum* Hook. var. *oculatum* Hook.）、金黄泽（*D. lindleyi* Steudel）（中国医学科学院药物研究所，1960）。但由于历史原因，20 世纪 40 ～ 60 年代，我国石斛类药材的研究进展不大，以致该书不得不引用木村康一的研究资料及若干绘图；此外，还记载了小美石斛（*D. bellatulum* Rolfe），别称矮石斛、黑节草；并将《植物名实图考》记载的金兰定名为束花石斛（*D. chrysanthum* Lindl.）。

随着我国兰科植物种类不断被发现、鉴定与整理，吉占和（1980）首次提出了我国石斛属植物种类达 57 种，同时报道了供药用的种类及商品类型。同年，沙文兰等（1980）

对石斛药材的主产区广西、贵州、四川、云南等地的石斛类药材进行整理与鉴定，其商品可分九类，涉及原植物 21 种。其中以铁皮石斛、美花石斛（*D. loddigesii* Rolfe）、重唇石斛（*D. hercoglossum* Rchb. F.）、束花石斛（*D. chrysanthum* Lindl.）、流苏石斛（*D. fimbriatum* Hook.）、钩状石斛（*D. aduncum* Lindl.）及罗河石斛（*D. lohohense* Tang & F. T. Wang）等产量大，使用地区广泛。李满飞等经过多次调查，对全国各地应用的石斛进行了鉴定，涉及兰科植物达 45 种之多（吉占和，1980；沙文兰等，1980；李满飞等，1985；叶强，1958，1988；张荣川，1985）。

安徽省虽非石斛类药材主产区，但六安地区霍山县是历代本草中第一次记载的石斛产地；同时亦记载了石斛的生境。霍山地区分布的石斛属植物，除唐振缁等（1984）作为新种发表、命名的霍山石斛（*D. huoshanense* C. Z. Tang et S. J. Cheng）外，还有铁皮石斛和铜皮石斛。霍山石斛一名今在我国及东南亚一带流传较广，很多枫斗产品均标以此名（包雪声等，1999a；包雪声等，1999b；包雪声等，2001）。

石斛类药材的经销，特别是应用情况仅见上海有报道。包雪声等（1999a）提出了中华人民共和国成立后 40 年来上海市石斛类药材经销与应用的有关情况：药材类别有金钗石斛（*D. nobile* Lindl.）（药材名：金石斛）、黄草石斛（*D. chrysanthum* Wall. ex Lindl.）（药材名：川石斛）、鲜石斛、霍石斛（霍斗）、环钗石斛及金黄泽（*D. lindleyi* Steudel）（过去上海广邦药店有售，现已很少应用）。在应用上，中医处方用名及品名各有金石斛 [*Flickingeria comata*（Bl.）Hawkes]（分干品与鲜品）、霍石斛或霍斗（谓产自云南，非安徽所产）、川黄草、鲜石斛及枫斗。所涉及石斛属植物种类约有 30 种（包雪声等，2005a）。

历代本草学家之所以对自己所收载的石斛给予分别"命名"，可以想象是因为我国石斛属植物种类较多，分布地域广泛，各物种所表现的形态特征多样，而当时又没有现代植物学的科学命名法则。直至 20 世纪 30 年代，木村康一首次开始对我国应用中药石斛予以植物基原的调查与鉴定，但是，当时我国石斛属植物还未得到全面的调查、研究与整理，因而商品中许多标本未能给予拉丁文名称。但当时已提出石斛类生药这一概念，以及我国石斛类极为复杂的商品药材规格。

二、《中国药典》中的石斛名称记载与变化

根据包雪声等（2001）调查和研究统计出从中华人民共和国成立至今，我国石斛类药材在生产与应用上发生的变化，即由本草中记述过的一种石斛，已发展至各类不同性质与规格品名的药材，归纳如下（表 1-1）。

表 1-1　石斛类药材的类别及其植物来源

药材类别名称	所涉及植物种类
金钗石斛	主要为石斛（*D. nobile*），但后来多以类似石斛植物或金石斛属（*Flickingeria*）冒充
霍山石斛	主要为霍山石斛（*D. huoshanense*），但长期以来多种植物混充商品霍山石斛

续表

药材类别名称	所涉及植物种类
环草石斛	正名应称"环钗"，植物基原主要为美花石斛（*D. loddigesii*），此外还有细茎石斛（*D. moniliforme*）、重唇石斛、广东石斛（*D. wilsonii*）等
黄草石斛	本类药材极为混乱，早期主要为束花石斛（*D. chrysanthum*）、流苏石斛（*D. fimbriatum*）等，但自20世纪90年代起，凡可以加工枫斗者，几乎均用来作黄草应用，共20种以上
枫斗（耳环石斛）	本类药材也较为混乱，早期应为霍山石斛，后来主要有铁皮石斛；20世纪80～90年代逐步以紫皮石斛（*D. devonianum*）、梳唇石斛（*D. strongylanthum*）等石斛属与石斛属以外的一些植物冒充，涉及物种30～40种
鲜石斛	目前几乎石斛属的新鲜植物均可作鲜石斛应用
金黄泽	本类药材植物来源较为单一，为广帮草药之一，主要有聚石斛（*D. lindleyi*）及小黄花石斛（*D. jenkinsii*）。据报道，密花石斛（*D. densiflorum*）的幼茎有些地区亦作金黄泽应用
马鞭石斛 圆石斛	这两个名称，虽然文献上有较多记载，但目前商品中未见有此规格药材，故在流通领域均作黄草石斛销售与应用
有瓜石斛	可分为大瓜石斛及小瓜石斛两类，前者为金石斛属（*Flickingeria*）植物；后者为石豆兰属（*Bulbophyllum*）植物及石仙桃属（*Pholidota*）植物或其他兰科植物中的一些具有假鳞茎的植物，它们应属伪品石斛

中华人民共和国成立后，《中国药典》1963版对中药石斛进行了一系列工作，在该版药典中仅记载了石斛属的若干种（没有具体的拉丁学名）。1977～2000年共出版了5版药典，其中记载了石斛属植物5种（国家药典委员会，1963，2005），详见表1-2、表1-3。

表1-2　1977～2000年《中国药典》共5版中的石斛种类

药材名称	植物来源	说明
金钗石斛	金钗石斛	鲜品应用时，名为鲜金钗石斛或鲜金钗 化学成分：石斛碱等
铁皮石斛	铁皮石斛	鲜品应用时名为鲜铁皮石斛或鲜铁皮，加工品称为铁皮枫斗、铁皮斗 化学成分：多糖，即黑节草多糖Ⅰ、Ⅱ、Ⅲ等
环草石斛	美花石斛	药材别名为环钗石斛 化学成分：石斛宁、石斛宁定、石斛酚
黄草石斛	流苏石斛	在广西称马鞭石斛、马鞭草 化学成分：对羟基顺式肉桂酸直链烷基酯9个系列化合物，对羟基反式肉桂酸直链烷基酯9个系列化合物的混合物，还有豆甾醇、谷甾醇
	束花石斛	在广东亦称马鞭石斛、马鞭草 化学成分：四氢吡咯类生物碱等

表1-3　2005年版《中国药典》中的石斛种类

药材名称	植物来源	说明
金钗石斛	金钗石斛	新鲜或干燥茎
铁皮石斛	铁皮石斛	剪去部分根须后，边炒边扭成螺旋形或弹簧状，烘干习称"铁皮枫斗"（耳环石斛）
马鞭石斛	流苏石斛	新鲜或干燥茎

注：2005年版《中国药典》规定以上三种原植物，但在其后面又加上"及其近似种的干燥茎"。市场流通的、最为广泛的，但已被历史上一直应用的黄草在2005年版《中国药典》改为马鞭石斛，同时加注了"及其近似种"5个字，明确规定凡是石斛属植物均可作为石斛药材使用。

2010年版《中国药典》对石斛种类作了调整：①鼓槌石斛作为新增品种；②多年来

坚持将流苏石斛的中文名定为马鞭石斛，本次作了修正；③原来铁皮石斛作为石斛的统称，而2010年版《中国药典》已将铁皮石斛单列（国家药典委员会，2010）（表1-4）。《中国药典》2015年版收载的铁皮石斛和其他石斛种类与2010年版相同。2020年版《中国药典》收载的石斛种类又增加了霍山石斛，其余与2015年版相同。详见表1-4、表1-5。

表1-4　2010、2015年《中国药典》共2版中的石斛种类

药材名称	植物来源	说明
金钗石斛	金钗石斛	栽培品及其同属植物近似种的栽培品新鲜或干燥茎
鼓槌石斛	鼓槌石斛	鲜用者除去根及泥沙；干用者采收后，除去杂质，用开水略烫或烘软，再边搓边
	D. chrysotoxum Lindl.	烘晒，至叶鞘搓净，干燥
流苏石斛	流苏石斛	
铁皮石斛	铁皮石斛	铁皮枫斗呈螺旋形 铁皮石斛为圆柱形的茎段，长短不等

表1-5　2020年版《中国药典》中的石斛种类

药材名称	植物来源	说明
金钗石斛	金钗石斛	栽培品及其同属植物近似种的栽培品新鲜或干燥茎
霍山石斛	霍山石斛	鲜用者除去根及泥沙；干用者采收后，除去杂质，用开水略烫或烘软，再边搓边烘晒， 至叶鞘搓净，干燥
鼓槌石斛	鼓槌石斛	霍山石斛11月份至翌年3月份采收，除去叶、根须及泥沙等杂质，洗净，鲜用，或
流苏石斛	流苏石斛	加热除去叶鞘制成干条；或边加热边扭成螺旋状或弹簧状，干燥，称霍山石斛枫斗
铁皮石斛	铁皮石斛	铁皮枫斗呈螺旋形 铁皮石斛为圆柱形的茎段，长短不等

历次《中国药典》版本中铁皮石斛的学名均为 *Dendrobium candidum* Wall. ex Lindl.。2010年版《中国药典》已将铁皮石斛学名作了修改。铁皮石斛在我国药用历史悠久，而且久负盛名，有关铁皮石斛的学名和它的植物学解剖描述，在20世纪70年代出现在《高等植物图鉴》中（中国科学院，1994），它用的拉丁学名 *Dendrobium candidum* Wall. ex Lindl. 于1838年由沃尔和林德发表，而且是以黑节草署名。因此，20世纪70～80年代，甚至到21世纪的2005年，我国众多文献中还采用这个学名。1999年出版的《中国植物志》第19卷中，将铁皮石斛学名订正为 *Dendrobium officinale* Kimura et Migo（吉占和，1999），把 *Dendrobium candidum* Wall. ex Lindl. 作为铁皮石斛的异名；实际上在20世纪80年代以前，我国有些文献中已经接受了这个新的学名，同时改名为铁皮石斛，这个学名是由木村康一和御江久夫于1936年命名发表的，因经过多年的调查研究，前一个学名 *Dendrobium candidum* 的"铁皮石斛"这个植物产于锡金、喜马拉雅一带，我国不产。但在《中国药典》（一部）2005年版这个老学名还在沿用（包雪声等，2005b），一直到2010年版才修正为 *Dendrobium officinale*。

石斛属植物物种多而复杂，使石斛中药材在经历两千年以上的应用历史中，已由一种中药单一基原发展到众多植物基原，乃至演变成近十类不同类别的中药材，如上述同属不同种，涉及的种类达 30～40 种，根据最新调查，目前涉及的种类有 50 余种。而有些种类为同科不同属的植物，造成石斛类中药材植物基原极度混乱，虽然《中国药典》2000 年版规定了上述 5 种植物基原，而 2005 年版又作了新规定，指定 3 种植物基原，并在 3 种基原后又加了"及其近似种"。由此看来，石斛种类减少，而加上近似种，使得混乱情况愈演愈烈，造成市售药材良莠不齐，真伪难辨，使石斛变成目前中药材中最为混乱、极为复杂的一类，这既不利于中医的处方用药，更不利于对石斛这类中药材各项科研工作的深入开展与提高。《中国药典》2020 年版规定了 5 种石斛，这个决定是正确的，此时经过十几年的市场规范，石斛的混乱情况已有好转，更证明了药典规范很重要。

（顺庆生）

第二节　石斛的本草考证

石斛一名始见载于东汉末年的《神农本草经》，被列为上品。据马继兴《神农本草经辑注》记载："石斛，一名林兰。味甘，平，无毒。主伤中，除痹，下气，补五脏虚劳羸瘦，强阴。久服厚肠胃，轻身延年"。据以上记述，仅对石斛的性味、功能与主治范围等作了一定叙述，而对石斛的形态、特征等未有描述。因此，无法考证所述为何种植物（马继光，1995）（图 1-1）。

《名医别录》据《本草纲目》转载谓："石斛生六安山谷水旁石上……"至此对石斛的产地及生境作了第一次记载。

陶弘景《神农本草经集注》据《本草纲目》转引载称："今用石斛出始兴。生石上，细实。以桑灰汤沃之，色如金，形如蚱蜢髀者佳……其生栎木上者名木斛，其茎至虚，长大而色浅，不入丸药，唯可酒渍煮（汤）用。俗方最以补虚，疗脚膝"。据这段记述，内容更为广泛：有石斛新产地始兴（按隋唐时期，今广东省的昭关一带称始兴郡，地处南岭以南，而今之始兴县位于今昭关以东，大庚岭南麓）；同时对石斛的形态、加工方法也作了叙述，如"细实""形如蚱蜢髀""色如金"等；鉴于石斛属植物不易干枯，故发明了以"桑灰汤沃之"的加工方法。此外，还记载了石斛的类同品——木斛，并认为木斛"长大而色浅，不入丸药"，但可加工作其他用途（明·李时珍，1977）。

苏敬（苏恭）等编撰的《新修本草》中又增加了许多新内容："始安亦产"、"今荆襄及江左又有两种，一者似大麦，累累相连，头生一叶……（名麦斛）；一种大如雀髀，名雀髀斛……亦如麦斛，叶在茎端。其余斛如竹，节间生叶也"。据这一段记载可作以下推测：一是产地范围又扩大至今广西桂林一带（隋代桂林一带称始安郡），以及今湖北省的中部、中北部，长江南岸一带；二是提出了一些混淆的"麦斛"及"雀髀斛"，这类植物的假鳞茎着生状态似大麦，累累相连，头生一叶的特征可与兰科许多属的植物相似，如石豆兰属（*Bulbophyllum*）、蜂腰兰属（*Bulleyia*）；三是提出了正品石斛的形态特征："其余斛如竹，节间生叶也"，意石斛茎似竹，节与节间明显，而且叶出生在茎节上（唐·苏敬等，1957）。

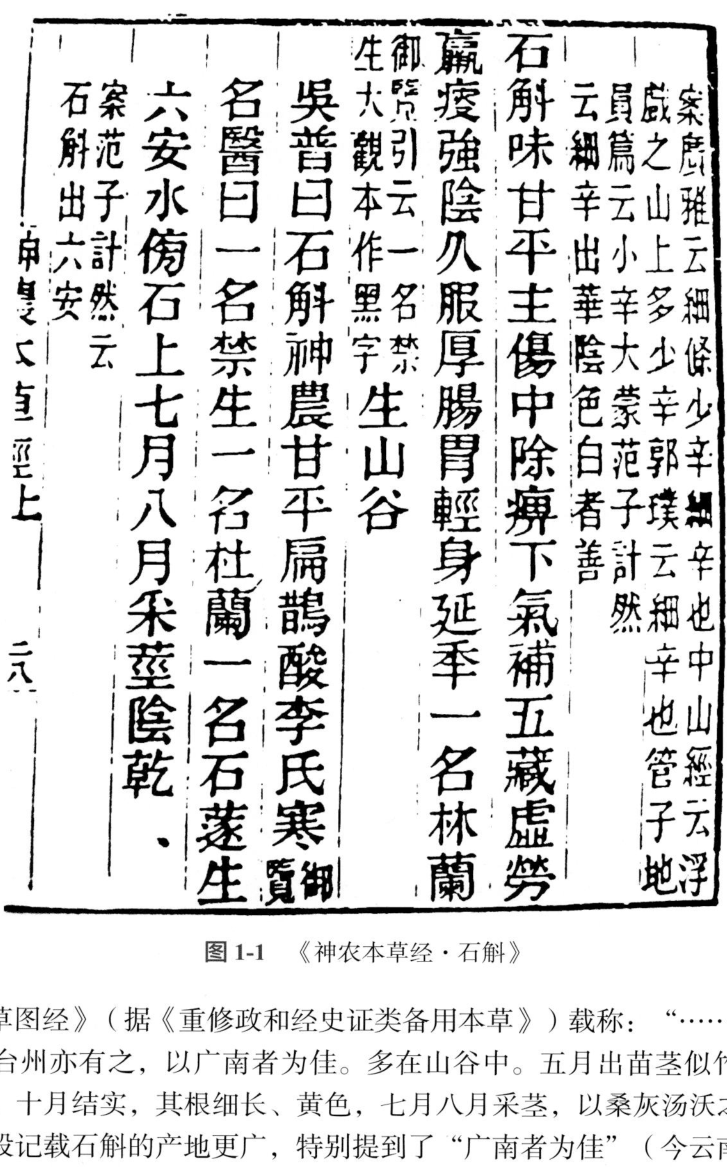

案鹿雅云细保少辛细辛也中山经云浮
戴之山上多少辛郭璞云细辛也管子地
员篇云云大蒙阴辛大范子计然
云细辛出华阴色白者善

石斛味甘平主伤中除痹下气补五藏虚劳
赢瘦强阴久服厚肠胃轻身延年一名林兰
御览引云一名禁生
大观本作黑字　生山谷

吴普曰石斛神农甘平扁鹊酸李氏寒
名医曰一名禁生一名杜兰一名石蓫生質御

六安水傍石上七月八月采茎阴乾、
案范子计然云
石斛出六安

图 1-1　《神农本草经·石斛》

苏颂《本草图经》（据《重修政和经史证类备用本草》）载称："……今荆、湖、川、广州郡及温、台州亦有之，以广南者为佳。多在山谷中。五月出苗茎似竹节，节间出碎叶，七月开花，十月结实，其根细长、黄色，七月八月采茎，以桑灰汤沃之，色如金，阴干……"这一段记载石斛的产地更广，特别提到了"广南者为佳"（今云南省文山州所属广南县是铁皮石斛及西枫斗的主要产地，至今也极为著名；在南宋时代"广南西路"可以包括现云南省东南部及广西西部在内，上述范围是近代石斛类药材，特别是铁皮石斛、石斛的主要产地）。此外，苏颂对石斛类植物从出苗至结实的生长发育过程有较详细的观察与记录（金·张存惠，1957）。

《证类本草》（钦定四库全书版及《重修政和经史证类备用本草》）中除记述石斛外，并有温州石斛及春州石斛的两幅附图。《中国兰花全书》作者认为：该图为我国最早的兰科植物木刻图。唐慎微（宋代）所指温州，当为今之浙江温州，现代植物分类学资料也确证浙江（包括邻省福建）有石斛属植物出产，笔者认为温州石斛可能是指铁皮石斛；所指春州，据考在唐代前期（公元 741 年）春州位于今广东省的云雾山与天露山地区（木村康一认为即今之阳春），笔者认为春州石斛可能是指钩状石斛或束花石斛。广东省石斛属植物分布也有 10 余种之多，也是历史上石斛类药材产地之一，故推测当时该地区完全有可能是石斛的出产地之一（宋·唐慎微，1991）（图 1-2）。

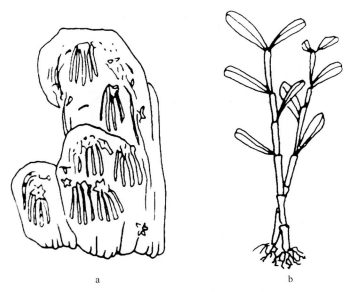

图 1-2　《证类本草》中的石斛附图
a. 春州石斛，b. 温州石斛

寇宗奭《本草衍义》记载石斛称："细若小草，长三四寸，柔韧，折之如肉而实……""……今人多以木斛混之……木斛中虚如禾草，长尺余，但色黄光泽而已"。按寇氏所称："长三四寸"、"如肉而实"的石斛，看来是指石斛是一些细茎类型、富含黏质的植物，如铁皮石斛、细茎石斛等；所指木斛乃今黄草石斛（中黄草及大黄草规格）一类石斛属植物（宋·寇宗奭，1990）。

李时珍在《本草纲目》中总结前人经验，又补充提出了自己的实践经验，有以下几个方面：

1）对产地（或集散地）补充记述为："今荆州（今湖北省江陵一带）、光州（今河南省潢川一带）、寿州（今安徽省寿县）、庐州（今安徽省合肥市）、江州（今江西省九江市）、温州（今浙江省温州所属地区）、台州（今浙江省临海市范围）亦有之"。其产地和集散地仅限于华东及华中南部一带，没有包括两广及西南各省在内。

2）对植物形态、习性等的描述更为详细、确切，如谓："石斛丛生石上，其根纠结甚繁……其茎叶生皆青色，干则黄色，开红花，节上自生须根……"的确，石斛属植物因要求固定、并吸取水分与营养物质，根系特别发达，因而植株根部相互盘结；同时为吸取空气中的水分与养分，石斛属植物的气生根相对较发达。

3）对石斛属植物的栽种方式提出："……节上自生根须，人亦折下，以砂石栽之或以物盛挂屋下，频浇以水，经年不死……"上述两种栽养方法，直至今天仍常用。

4）对石斛的质量有一定要求，提出："开红花"、"短而中实"、"以蜀中者为最佳"，这里，李时珍所指可能是四川产较为有名的石斛之一——金钗石斛。至于李时珍在上面曾提及过的华东及华中各地所产的石斛，在后面未有提及。特别是对与李时珍居住地一山（大别山）相隔或一衣带水的安徽霍山石斛未有只字提及，其原因可能是霍山石斛在当时的知名度远不如今天（图 1-3）。

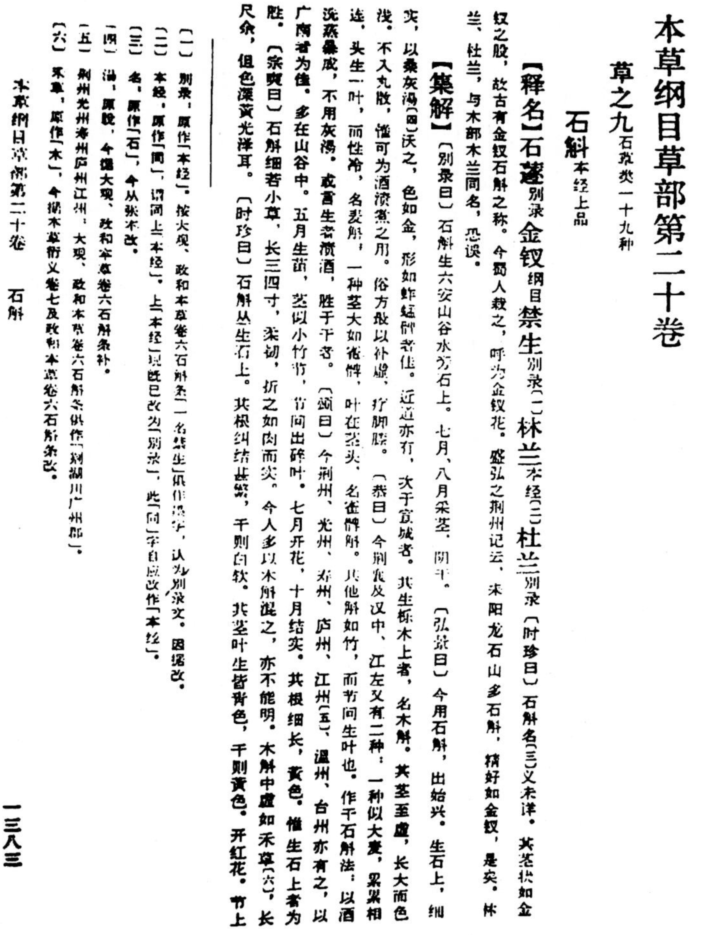
本草纲目草部第二十卷

草之九 石草类一十九种

石斛 本经上品

【释名】石蓫别录 金钗纲目 禁生别录〔一〕 林兰本经〔二〕 杜兰别录 〔时珍曰〕石斛名〔三〕义未详。其茎状如金钗之股，故古有金钗石斛之称。今蜀人栽之，呼为金钗花。盛弘之荆州记云，耒阳龙石山多石斛，精好如金钗，是矣。林兰、杜兰，与木部木兰同名，恐误。

【集解】〔别录曰〕石斛生六安山谷水旁石上。七月、八月采茎，阴干。〔弘景曰〕今用石斛，出始兴。生石上，细实，以桑灰汤〔四〕沃之，色如金，形如蚱蜢髀者佳。近道亦有，次于宣城者。其生栎木上者，名木斛。其茎至虚，长大而色浅。不入丸散，惟可为酒渍煮之用。俗方最以补虚，疗脚膝。〔恭曰〕今荆襄及汉中、江左又有二种：一种似大麦，累累相连，头生一叶，而性冷，名麦斛；一种茎大如雀髀，叶在茎头，名雀髀斛。其他斛如竹，而节间生叶也。作干石斛法：以酒洗蒸暴成，不用灰汤。或言生者渍酒，胜于干者。〔颂曰〕今荆州、光州、寿州、庐州、江州〔五〕、温州、台州亦有之，以广南者为佳。多在山谷中。五月生苗，茎似小竹节，节间出碎叶。七月开花，十月结实。其根细长，黄色。惟生石上者为胜。〔宗奭曰〕石斛细若小草，长三四寸，柔韧，折之如肉而实。今人多以木斛混之，亦不能明。木斛中虚如禾草〔六〕，长尺余，但色深黄光泽耳。〔时珍曰〕石斛丛生石上。其根纠结甚繁，干则白软。其茎叶生皆青色，干则黄色。开红花。节上

〔一〕别录：原作「本经」。按大观、政和本草卷六石斛条「一名禁生」俱作墨字，认为别录文。因据改。
〔二〕本经：原作「同」，谓同上「本经」。上「本经」现既已改为「别录」，此「同」字自应改作「本经」。
〔三〕名：原作「石」，今从张本改。
〔四〕汤：原脱，今据大观、政和本草卷六石斛条补。
〔五〕荆州光州寿州庐州江州：大观、政和本草卷六石斛条俱作「荆湖川广州郡」。
〔六〕禾草：原作「木」，今据本草衍义卷七及政和本草卷六石斛条改。

本草纲目草部第二十卷 石斛

一三八三

图 1-3 《本草纲目 · 石斛》

赵学敏《本草纲目拾遗》中又记载了一种石斛——霍石斛。据转引其弟赵学楷在《百草镜》中语谓：“石斛近时有一种形短只寸许，细如灯心，色青黄，咀之味甘，微有滑涎，系出六安州及颖州府（清代颖州府是指当今阜阳地区一带）霍山县名霍山石斛，最佳……”对霍山石斛的产品或加工品，赵学敏写道：“形较钗斛细小，色黄而形曲不直，有成毬（球）者。彼土人以代茶茗”；他所记述的霍石斛“形曲不直”，特别是“有成毬（球）者”，与现在市上应用的枫斗，无论从形式上或应用方式上都基本一致，这可能就是现在枫斗最早的历史记载。此外，《百草镜》描述“形只寸许，细如灯芯”的石斛，与迟至 20 世纪 80 年代方定名的霍山石斛较为接近，而不太可能是霍山地区产的另外两种石斛——铁皮石斛与细茎石斛（清 · 赵学敏，1954）（图 1-4）。

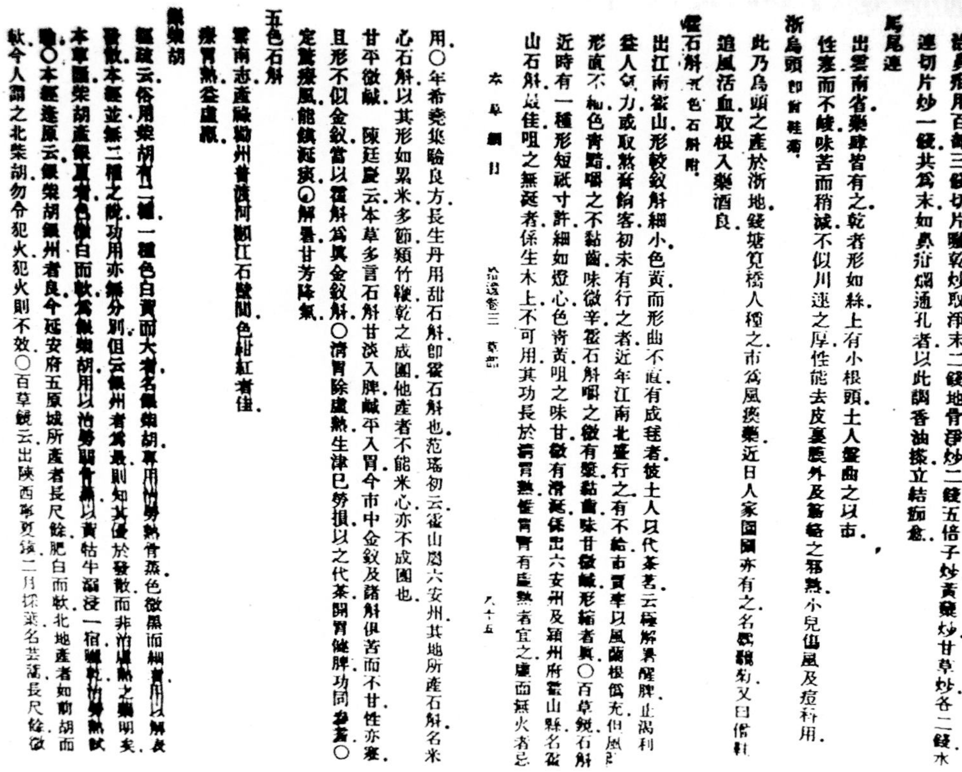

治鼻痔用百部三錢切片曬乾炒取淨末二錢地骨淨炒二錢五倍子炒黃蘗炒甘草炒各二錢水
連切片炒一錢共爲末如鼻疳爛通孔者以此調香油搽立結痂愈
馬尾連
出雲南省藥肆皆有之乾者形如絲上有小根頭土人盤曲之以市
性寒而不峻味苦而稍減不似川連之厚性能去皮裏膜外及筋絡之邪熱小兒傷風及痘科用
浙烏頭 即昌鞋頭
此乃烏頭之產於浙地錢塘筧橋人種之市爲風痰藥近日人家園圃亦有之名鴛鴦菊又曰僧鞋
追風活血取根入藥酒良
霍石斛 孔色石斛附
出江南霍山形較釵斛細小色黃而形曲不直有成毬者彼土人以代茶茗云極解暑醒脾止渴利
益人氣力或取熬膏餉客初未有行之者近年江南北盛行之有不給市賈率以風蘭根僞充但風蘭
形直不糯色青黯嚼之不黏齒味微辛霍石斛嚼之微有漿黏齒味甘微鹹形縮者真○百草鏡石斛
近時有一種形短祇寸許細如燈心色青黃咀之味甘微有滑涎係出六安州及潁州府霍山縣名霍
山石斛最佳咀之無涎者係生木上不可用其功長於清胃熱惟胃腎有虛熱者宜之虛而無火者忌
本草綱目　拾遺卷三　草部　八十五
用○年希堯集驗良方長生丹用甜石斛即霍石斛也范瑤初云霍山屬六安州其地所產石斛名米
心石斛以其形如累米多節類竹鞭乾之成團他產者不能米心亦不成團也
甘平微鹹　陳廷慶云本草多言石斛甘淡入脾鹹平入胃今市中金釵及諸斛俱苦而不甘性亦寒
且形不似金釵當以霍斛爲真金釵斛○清胃除虛熱生津已勞損以之代茶開胃健脾功同參耆○
定驚療風能鎮涎痰○解暑甘芳降氣
五色石斛
雲南志產臨安州者茂河觀江石隙間色紺紅者佳
療胃熱益虛羸
銀柴胡
綱目云俗用柴胡有二種一種色白黃而大者名銀柴胡專用治勞熱骨蒸色微黑而細者用以解表
發散本經並無二種之說功用亦無分別但云銀州者爲最則知其優於發散而非治虛熱之藥明矣
本草匯柴胡產銀夏者色微白而軟爲銀柴胡用以治勞弱骨蒸以黃牯牛溺浸一宿曬乾治勞熱試
驗○本經逢原云銀柴胡銀州者良今延安府五原城所產者長尺餘肥白而軟北地產者如前胡而
軟今人謂之北柴胡勿令犯火犯火則不效○百草鏡云出陝西寧夏鎮二月採葉名芸蒿長尺餘微

图 1-4　《本草纲目拾遗·石斛》

吴其濬在《植物名实图考》中记载了三种石斛。在石斛名下记述称："……今山石上多有之，开花如瓯兰而小，其长者为木斛""又有一种扁茎有节如竹，叶亦宽大高尺余"者；又另记载一种金兰谓："金兰即石斛之一种，花如兰而瓣肥短，色金黄有光灼（指花被光彩鲜明貌），灼开足则扁阔口哆（指张口状况）中露红纹尤艳。凡斛花皆就茎生柄，此花从梢端发杈生枝，一枝多至六、七朵，与他斛异，滇南植之屋瓦上，极繁，且卖其花以插鬓"。上述三种石斛，李恒等考证《新华本草纲要》：石斛一乃指今之细茎石斛（李恒等以霍山石斛为其中文名称）；石斛二乃指石斛（金钗石斛）；金兰则是指今之叠鞘石斛（*D. aurantiacum* Rchb. f. var. *denneanum*（kerr）Z. H. Tsi）（清·吴其濬，1959）（图 1-5～图 1-7）。

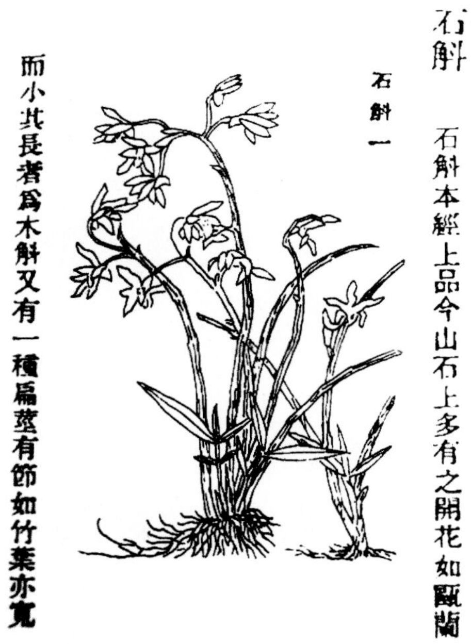

图 1-5　《植物名实图考》中附图"石斛一"

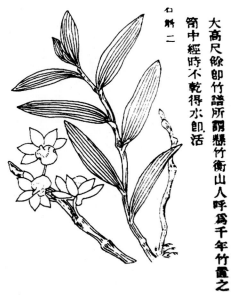 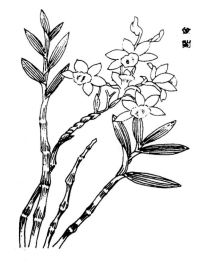

图 1-6 《植物名实图考》中附图 "石斛二"　　　　**图 1-7** 《植物名实图考》中附图 "金兰"

综合以上考证，作者认为：

1）从《神农本草经》始载石斛至清代《植物名实图考》之前，诸家本草对石斛产地、形态、生境等的叙述与今之石斛属植物或石斛类药材的情况相互吻合，由此可以推断自古至今石斛的正品当为石斛属植物。

2）历代本草记载的石斛，据记述的产地极为广泛，因此，从现代石斛属植物的分布资料来推测，其种类来源绝不仅限于一种，而是涉及石斛属的多种植物。但能准确肯定的是金钗石斛、铁皮石斛和霍山石斛三种为正种。其他一些记载，因记述不详，又无精确插图，难以据此科学地确定它们是石斛属的何种植物。

3）诸家本草中记载的木斛（木石斛），经考证其学名为 *D. crumenatum*，这种植物未见有供作药用的记载。

4）本草中记载的麦斛、雀髀斛，据所描述的特征来看，可以认为它们不是石斛属植物。

（顺庆生）

第三节　石斛的药用

一、历代本草对石斛药性的论述

《神农本草经》　味甘，平。主伤中，除痹，下气，补五脏虚劳赢瘦，强阴。久服厚肠胃。

《名医别录》　无毒。主益精，补内绝不足，平胃气，长肌肉，逐皮肤邪热痱气，脚膝疼冷痹弱，久服定志，除惊。

《药性论》　君。益气，除热，主治男子腰脚软弱，健阳，逐皮肌风痹，骨中久冷虚损，补肾，积精，腰痛，养肾气，益力。

《日华子本草》　治虚损劳弱，壮筋骨，暖水脏，轻身，益智。平胃气，逐虚邪。

《开宝本草》　味甘，平，无毒。益精，补内绝不足，平胃气，长肌肉，逐皮肤邪热痹气，脚膝疼冷痹弱。

《本草衍义》　真石斛治胃中虚热有功。

《本草纲目》　石斛气平，味甘淡微咸，阴中之阳，降也。乃足太阴脾、足少阴右肾之药。深师云：囊湿精少，小便余沥者，宜加之。一法：每以二钱，入生姜一片，水煎，代茶饮，甚清肺补脾也。

治发热自汗，痈疽排脓内塞。

《本草经疏》　石斛禀土中冲阳之气，兼感春之和气以生，故其味甘平而无毒。气薄味厚，阳中阴也。入足阳明、足少阴，亦入手少阴。甘能除热，甘能助脾，甘能益血，平能下气，味厚则能益阴气，故主伤中，下气，补五脏虚劳羸瘦，强阴益精，补内绝不足，平胃气，长肌肉，久服厚肠胃，轻身延年。定志除惊者，以其入胃，入肾，入心、脾，补益四经，则四经所生病皆得治疗。盖皆益脾、益胃、益肾、益心之功力也。又主除痹逐肌肤邪热痹气，脚膝疼冷痹弱者，兼能除脾胃二经之湿故也。

简误：宜入汤酒，不宜入丸。其味不苦而带甘，其形长而细，中坚实者良。酒洗蒸晒干用，慎毋误用木斛，味太苦，饵之损人，亦不入上焦药。

《草本蒙筌》　味甘，气平，无毒。却惊定志，益精强阴。壮筋骨，补虚羸，健脾膝，驱冷痹。皮外邪热堪逐，胃中虚火能除。厚肠胃轻身，长肌肉下气。

《草本乘雅》　石止而不动，斛受而量满。黄色甘味平气，具土德化，有杜而不出，受而不施，成而不生，及遂事之义，故有杜兰、禁生之名。盖五中之伤外以形骸之痹，内以伏匿之气，故外消肌肉，而内乏阴精，此能去内外之因，而致内外之益，则五中不伤，是为之补。

不藉水土，缘石而生。顾山之有石，若人之有骨，盘结之状，亦若筋膜之聚络骨节也。斛，量名，象其能入能出也。故石斛功力，宛如胃府，运化精微，散精于肾，淫气于骨，散精于肝，淫气于筋膜，以及从脾淫肌肉，从心淫血脉，从肺淫皮毛，何莫非水谷之源，次第敷布于神藏，次第满溢于形藏者。设痹塞则中伤，致令胃失所司，不能下精所气，遂成神藏之虚劳，形藏之羸瘦耳。久服则量而满，故肠胃厚。满而溢，故虚劳补，羸瘦充。设非强益谷精，安能逐除痹塞，以续伤中乎。

《药性解》　石斛，味甘，性平，无毒，入胃、肾二经。补虚羸，暖水脏，填精髓，强筋骨，平胃气，逐皮肤邪热，疗脚膝冷痹，久服厚肠胃，定志除惊。恶寒水石、巴豆，畏僵蚕、雷丸。

按：石斛入肾，则专主下部矣；而又入胃者，盖以其味甘耳。助肾而不伤于热，平胃而不伤于燥故也。

《景岳全书》　此药有二种，力皆微薄，圆细而肉实者，味微甘而淡，其力尤薄。《本草》云：圆细者为上。且谓其益精强阴，壮筋补虚，健脚膝，驱冷痹，却惊悸，定心志。但此物性味最薄，焉能滋补如此？惟是扁大而松，形如钗股者，颇有苦味，用除脾胃之火，去嘈杂善饥，及营中蕴热。其性轻清和缓，有从容分解之妙，故能退火养阴除烦，清肺下气，亦止消渴热汗。而诸家谓其厚肠胃，健阳道，暖水脏，岂苦凉之性味所能也？不可不辨。

《本草备要》　平补脾肾。甘淡入脾而除虚热；咸平入肾而涩元气，益精，强阴，暖水脏，平胃气，补虚劳，壮筋骨。疗风痹脚弱，发热自汗，梦遗滑精，囊涩余沥。雷敩曰：石斛镇髓。昂按：石斛石生之草，体瘦无汁，味淡难出，置之煎剂，猝难见功，必须熬膏，用之为良。光泽如金钗，股短而中实，生石上者良，名金钗石斛。长而虚者名水斛，不堪用。恶巴豆。畏僵蚕。细锉水浸，熬膏更良。

《本经逢原》　石斛足太阴，少阴脾肾之药。甘可悦脾，故厚肠胃而治伤中；咸能益肾，故益精而补虚羸，为治胃中虚热之专药。又能坚筋骨，强腰膝，骨痿痹弱，囊湿精少，小便余沥者宜之。

《本草崇原》　石斛生于石上，得水长生，是禀水石之专精而补肾。味甘色黄，不假土力，是禀中土之气化而补脾。斛乃量名，主出主入，治伤中者，运行其中土也。除痹者，除皮、脉、肉、筋、骨、五脏外合之痹证也。夫治伤中则下气，言中气调和，则邪气自下矣。除痹则补五脏虚劳羸瘦，言邪气散除，则正气强盛矣，脾为阴中之至阴，故曰强阴。肾主藏精，故曰益精。久服则土气运行，水精四布，故厚肠胃。

《神农本草经》　上品，多主除痹，不曰风寒湿，而但曰痹者，乃五脏外合之痹也。盖皮者，肺之合。脉者，心之合。肉者，脾之合。筋者，肝之合。骨者，肾之合。故除痹即所以治五脏之虚劳羸瘦，是攻邪之中而有补益之妙用。治伤中即所以下气，是补益之中而有攻邪之神理云。

《本草求真》　[批]入脾除虚热，入肾涩元气。

石斛专入脾、肾。生于石上，体瘦不肥，色黄如金，旁枝如钗。甘淡微苦咸平，故能入脾而除虚热，入肾而涩元气，及能坚筋骨，强腰膝。凡骨痿痹弱，囊湿精少，小便余沥者最宜。以其本生于石，体坚质硬，故能补虚弱，强筋助骨也。但形瘦无汁，味淡难出，非经久熬，气味莫泄，故止可入平剂，或熬膏用之为良。以治虚热，补性虽有，亦惟在人谅病轻重施用可耳。

《得配本草》　畏僵蚕、雷丸。

甘、淡，微寒。入足太阴、少阴，兼入足阳明经。清肾中浮火，而摄元气。除胃中虚热，而止烦渴。清中有补，补中有清，但力薄必须合生地奏功。

配菟丝，除冷痹。精气足也。佐生地，厚肠胃；湿热去也。虚寒者用之，泄泻不止。佐以川芎嗅鼻，治睫毛倒入；使以生姜煎服，治阴湿余沥。

盐水拌炒，补肾兼清肾火、清胃火，酒浸亦可，熬膏更好。

长而中虚味苦者为木斛，用之损人。

《本草经解》　石斛性平，秉天秋降之金气，入手太阴肺经；味甘无毒，得地中正之土味，入足太阴脾经；甘平为金土之气味，入足阳明胃经、手阳明大肠经。

气降味和，阴也。阴者中之守也，阴虚则伤中，甘平益阴，故治伤中。痹者，闭也，血枯而涩，则麻而痹，甘平益血，故又除痹。肺主气，肺热则气上，气平肺清，所以下气。

五脏藏阴者也，阴虚则五脏俱虚，而不胜作劳，劳则愈伤其元气矣。五脏之阴，脾为之厚，脾主肌肉，故五脏虚劳，肌肉消瘦也，甘平益阴，所以主虚劳而生肌肉也。

阴者，宗筋也，太阴阳明之所合也，石斛味甘益脾胃，所以强阴。精者，阴气之精华也，甘平滋阴，所以益精。肠者手阳明大肠也，胃者足阳明胃也，手足阳明属燥金，燥则阳明薄矣，久服甘平清润，则阳明不燥，而肠胃厚矣。

《神农本草经读》　痹者脾病也，风寒湿三气，而脾受于先，石斛甘能补脾，故能除痹。上气肺病也，火气上逆，则为气喘，石斛平能清肺，故能下气。五脏皆属于阴，而脾为至阴，为五脏之主，石斛补脾而荫及五脏，则五脏之虚劳自复，而肌肉之消瘦自生矣。阴者，宗筋也，精足则阴自强；精者，阴气之精华也，纳谷多，则精自储也。

《神农本草经百种录》　石斛其说不一，出庐江六安者色青，长三二寸，如钗股，世谓之金钗石斛，折之肉而实，咀之有腻涎黏齿，味甘淡，此为最佳。如市中长而黄色及枯槁无味者，皆木斛也。因近日无不误用，故附记于此。味甘，平。主伤中，培脾土。除痹，治肉痹。下气，使中气不失守。补五脏虚劳，后天得养，则五脏皆补也。羸瘦，长肌肉。强阴。补脾阴。久服厚肠胃，肠胃为中脏之府。轻身延年。补益后天之效。

凡五味各有所属，甘味属土，然土实无味也。故《洪范》论五行之味，润下作咸，炎上作苦，曲直作酸，从革作辛，皆即其物言之。惟于土则曰稼穑作甘，不指土而指土之所生者，可知土本无味也，无味即为淡，淡者五味之所从出，即土之正味也，故味之淡者，皆属土。石斛味甘而实淡，得土味之全，故其功专补脾胃，而又和平不偏也。

《本经疏证》　凡水土媾乃生木，草木类也，未有草藉水石而生，不资纤土者，有之则石斛是。凡水石相渍，纵千百年，水不烂石，石不耗水，惟既生斛，则若石挹水以灌斛，斛因石以引水，石属金，内应乎肺，水则内应乎肾。是石斛者，引肾阴以供肺，通调下降者也，斛以五月生，其时则阴姤于下而势浸长，阳拔队而浮于土。以十月实，其时则阳复于下而力颇厚，阴连引而际于天，是其功用，究竟为助肺降而泄阳使下，引肾升而交阴于天。夫阴沉于下而不动，阳痹于中而不散，气结于上而不降，其中之伤为何如？但使阴济于上，相和而下交，阳归于下，成化而上济，斯可谓主伤中除痹下气否耶。脾肺肾既受益，则心与肝自不能不受益，五脏皆受益，斯虚劳羸瘦，何能不复。而其归著则尽由于强阴，盖斛固得金水之专精，而茎生青干黄花红，原具五脏之全也。益精补内绝不足除脚膝冷疼痹弱，此其故皆在肺肾不连，平胃气长肌肉逐皮肤邪热痱气定志除惊，此其故皆在热气中痹，得别录一证，本经益明，而用者遂有可遵循，此古人用意深处，所宜细绎者也。要之石斛自是补剂，然其调处阴阳，交联上下，有扶危定倾之概，遂不得但目为补剂，故施之于外感，凡火痹于中，气结于上，阴伏于下者，尤见收功莫测，以意消息而用之也可。

《本草新编》　金钗石斛，味甘、微苦，性微寒，无毒。不可用竹斛、木斛，用之无功。石斛却惊定志，益精强阴，尤能健脚膝之力，善起痹病，降阴虚之火，大有殊功。今世吴下之医，颇喜用之，而天下人尚不悉知其功用也。盖金钗石斛，生于粤闽岩洞之中，岩洞乃至阴之地，而粤闽又至阳之方也。秉阴阳之气以生，故寒不为寒，而又能降虚浮之热。夫虚火，相火也，相火宜补，而不宜泻。金钗石斛妙是寒药，而又有补性，且其性又下行，而不上行。若相火则易升，而不易降者也，得石斛则降而不升矣。夏月之间，两足无力者，服石斛则有力，岂非下降而兼补至阴之明验乎。故用黄柏、知母泻相火者，何如用金钗石斛之为当乎。盖黄柏、知母泻中无补，而金钗石斛补中有泻也。

或问金钗石斛降阴虚之火，乃泻阴之物也，何以能健脚膝之力，其中妙义，尚未畅发。曰：肾有补而无泻，何以金钗石斛泻肾，而反补肾，宜子之疑也。余上文虽已略言之，而今犹当罄言之。夫肾中有水、火之分，水之不足，火之有余也；火之有余，水之不足也。

是水火不能两平者，久矣。脚膝之无力者，肾水之不足也。水不足则火觉有余，火有余则水又不足，不能制火矣。不能制火，则火旺而熬干骨中之髓，欲其脚膝之有力也，必不得之数矣。金钗石斛，本非益精强阴之药，乃降肾中命门虚火之药也，去火之有余，自然益水之不足，泻肾中之虚火，自然添骨中之真水矣，故曰：强阴而益精。此脚膝之所以健也。然则黄柏、知母亦泻肾火之药，何以不能健脚膝？不知肾中之火，大寒则泻而不补，微寒则补而能泻。此金钗石斛妙在微寒，以泻为补也。

或问子恶用黄柏、知母之泻火，何又称金钗石斛？不知金钗石斛，非知母、黄柏可比。知母、黄柏大寒，直入于至阴，使寒入于骨髓之中。金钗石斛不过微寒，虽入于至阴，使寒出于骨髓之外，各有分别也。

或疑金钗石斛使寒出于骨髓，实发前人之未发，但无征难信耳。曰：石斛微寒，自不伤骨，骨既不伤，则骨中之热自解，骨中热解，必散于外，此理之所必然，不必有征而后信也。

《本草分经》　甘、淡、微咸，微寒。清胃中虚热，逐皮肤邪热。虚而有火者宜之。

《本草思辨录》　石斛为肾药、为肺药、为脾药、为肠胃药，诸家论说纷如，而咸未亲切，兼有疏漏。兹节采诸说，补其不足。仍即《本经》、《别录》之旨，以疏通而证明之。石斛借水石而生，若石挹水以溉斛，斛因石以吸水。石属金，内应乎肺，气平亦入肺，水则内应乎肾，其为引肾阴以供肺，肺得之而通调下降无惑矣。斛之生不资纤土，而味甘淡则得中土之正，色黄又主五金之贵，合乎胃为戊土而属阳明燥金，与肺皆职司下行，故其为用，每以肺胃相连而着。惟既禀土德，何能于脾无与，肺胃与大肠皆一气直下，又何能于大肠无与。此石斛入肾入肺入胃而兼入脾入大肠之所以然也。石斛得金水之专精，《本经》"强阴"二字，足赅全量。所谓阴者，非寒亦非温，用于温而温者寒，用于寒而寒者温。《别录》逐皮肤邪热痱气，是温者寒也。疗脚膝疼冷痹弱，是寒者温也。要不出《本经》除痹补虚而端。痹何以除？运精虚之气，而使肾阴上济，肺阴下输也。虚何以补？布粘腻之汁，而使撼者遂定，豀者遂弛也。是故肺胃得之则下气平气，脾得之则长恰合夫斛者，必两收除痹补虚之益。若专以之除痹，专以之补虚，则当弃短取长，而制剂之有道可矣。

寇宗奭曰：治胃中虚热有功。雷敩曰：涩丈夫元气。玩此二说，则知有实热与当利小便者，皆不得用。粗工以内伤外感，悉可倚仗，摇笔辄至。不知施于内伤而误，其失只在寡效；施于外感而误，则不免于闭邪矣（马子密等，2002）。

二、药用简史

石斛首见载于《神农本草经》，被列为上品，谓："……味甘，平。治伤中，除痹，下气，补五脏虚劳羸瘦，强阴。久服厚肠胃，轻身延年……长肌肉，逐皮肤邪热，痱气，定志除惊……"由以上记述可见，其功能与应用范围相当广泛。

《神农本草经》以后，历代本草对石斛功能与适应疾病有不断补充与发展。

《名医别录》（约公元3世纪，即公元201～300年）除摘录《神农本草经》记录内容以外，还增加了："益精、补内绝不足，平胃气……"

《日华子本草》（约公元908～923年）补载："治虚损劳弱，壮筋骨，暖五脏，益智，平胃气、逐虚邪"。

《本草衍义》（公元 1116 年）补载："治胃中虚热"。

《本草纲目》（公元 1593 年）补载："治发热自汗、痈疽排脓内塞"。

《药品化义》（公元 1680 年）补载："治肺气多虚，咳嗽不止"。

《本草备要》（约公元 1694 年）补载："疗梦遗滑精"。

《本草纲目拾遗》（约公元 1765 年）补载："清热解暑醒脾、止渴利水，益人力气"（这是唯一指出所用的石斛是霍山石斛，而且是指成"毬"者，即枫斗）。

《中药大词典》有考记赵学敏的原记载："清胃除虚热、生津、已劳损，以之代茶，开胃健脾，定惊疗风，能镇涎痰，解暑，甘芳降气"。

《本草再新》（公元 1841 年）补载："理胃气、清胃火，除心中烦渴，疗经肾虚热，安神定惊，解盗汗、能散暑"。

《千金方》（《千金翼方》第十六卷）秦王续命大八风散，其中石斛的功用注明曰："主风益气，嗜食"。更生丸（《外台秘要》卷十七虚劳）原方中石斛剂量为四分，随症加减；"若体疼加一倍"。

凡热病后期，出现津液缺乏、口干舌燥、心烦、低热不退、余热不清、食欲不振、胃痛干呕、自汗盗汗、头目虚眩、舌干而红、光剥无苔等症，以石斛最为适宜。石斛之功效为补虚益胃，养阴明目，清热生津。其特点在于清中有补，补中有清。石斛尚能补肾益精明目，对于久视伤血、年迈体弱、肝肾不足所致的两目昏花、视物模糊，久服大有裨益。

由以上记述来看：石斛的应用与适用范围很广，除涉及可用于消化系统疾病外，还可用于神经系统、生殖系统、呼吸系统及外科、皮肤科等疾病。

陈存仁在《中国药学大辞典》（1935 年）石斛名下"近人学说"栏目中总结古人对石斛的应用经验后，又总结性地认为："……总之，石斛能清胃生津，胃、肾虚热者最宜。"并指出，"按苏沈良方石斛夜光丸专治目光不敛，神水散下。"这是历代本草中石斛可治眼疾的最早记载。

至于石斛，特别是铁皮枫斗为何为我国南方人士所青睐，这与赵学敏谓"极解暑醒脾，止渴利水，益人力气"有关。

在《中国药学大辞典》中，作者在总结性提到石斛功效时写道："养胃阴，除虚热，对胃略能促进胃液，帮助消化之不足，至肠能激肠蠕动，且能制止其吸收力，故能使积粪排出，同时亦能使体温下降三度余，乃作健胃强壮药"。

《中国药学大辞典》在辨伪中特别提及石斛谓："若老人虚人，胃液不足而不宜太寒者，则霍山石斛为佳……而近时更有所谓绿毛风斛者，色作淡绿，质柔而软，味浓而又富脂膏，养胃益液，却无清凉碍脾之虑，确为无上妙品……"这里所指的霍山石斛实质上包含了铁皮石斛。

三、功效与应用

（一）性味与归经

味甘，性微寒。归胃、肾经。

（二）功效

滋阴养胃，清热生津，平胃气，长肌肉，养阴退热，生津止咳，补肾积精，壮筋骨，强腰脚，益智定志，清肺明目。《中国药学大辞典》用作"健胃强壮药"。《施今墨药对》曰："石斛能养胃阴、生津液、清虚热，止烦呕，用于治疗胃阴不足、虚火上炎所致的烦渴、干呕、饮食乏味、胃脘疼痛，舌干而红，或光剥无苔等症；石斛也能治热病后期，阴液亏损致虚热微烦，口干口渴，食欲不振、自汗等症；石斛还能涩元气、强腰膝、坚筋骨，用于治疗腰膝酸软无力，阴囊潮湿，精少，小便余沥等症。"

（三）应用

长于养胃阴，除虚热，主治热病伤津、舌绛烦渴及病后虚热不退等症。《本草衍义》曰：石斛"治胃中虚热"。《本草纲目拾遗》曰："清胃除虚热，生津，可代茶，开胃健脾。"总之，石斛以养胃阴，除虚热为能。石斛养阴生津，尤长于滋养胃阴，适用于热病伤阴、津液不足、口干唇燥、齿枯、烦渴欲饮、舌光红少苔等症，常与生地、麦冬、天花粉等养阴清热药同用。温热病后期，因高热而阴津受伤，出现口渴舌燥、食欲不振、舌质发红、舌苔黄黑等症状，可用本品滋养胃阴、清热生津、止渴除烦。

阴虚内热而发生干咳、盗汗、低热、口渴、舌红脉细数等症，可用本品配生地黄、麦冬、百合、秦艽、银柴胡等同用。

因肾精不足而致目昏目暗、视力减退，常用本品配合生地黄、熟地黄、山萸肉、草决明、潼蒺藜、地骨皮、菊花、枸杞子等同用。因肾虚而致两脚麻木痿痹者，也可用本品配合牛膝、黄柏、川断、熟地黄、山药、秦艽、苡米、木瓜等同用。

（四）石斛与养阴药的比较

1. 石斛与天冬和麦冬

石斛与天冬、麦冬，皆为清热养阴之品，均可用于热病伤阴之证或气阴两虚之证。然麦冬、天冬滋阴力胜，偏入肺经，为阴虚燥咳咯血、阴伤口渴、肠燥便秘常用。然天冬大寒，清火润燥之力强于麦冬，且入肾而滋肾阴，降肾火；麦冬微寒，滋阴润燥与清热之力弱于天冬，然腻滞之性亦小，且可清心除烦，益胃生津。石斛药性平淡，偏入于胃，胃阴不足之证多用，且石斛又可明目益精，此为麦冬、天冬所不及。石斛、天冬皆能滋肾阴，但石斛兼能养胃生津，天冬兼能清肺润燥。

2. 石斛与玉竹

石斛与玉竹均能养阴，但玉竹味甘多液，质柔而润，性质甘平滋润，长于养阴，养肺胃之阴而除燥热，补而不腻，清养而不恋邪，具有补虚清热、生津止渴之效，也可用于阴虚外感。石斛能清肾中浮火而摄元气，除胃中虚热而止烦渴，清中有补，补中有清。

3. 石斛与沙参和百合

沙参，包括南沙参、北沙参，其共同特点以养肺阴、清肺热、养胃阴、生胃津为能。

百合，甘润滋肺，苦微寒以清心泄降。长于润肺止咳、清心安神，用治肺燥干咳、劳嗽吐血，以及热病后期、虚烦惊悸、神志恍惚、莫名所苦、失眠多梦等症。

石斛入胃、肺、肾三经，既能养胃生津，清热润肺，又能益精明目。

4. 石斛与生地黄

石斛、生地黄均养胃阴。生地黄能凉血止血，然而性寒容易妨碍脾胃运化。石斛甘凉性平，偏于清养。

5. 鲜石斛与鲜地黄

鲜地黄甘寒多汁液，性凉而不滞，质润而不腻，功专清热泻火，生津止渴，凉血散瘀，凉血止血而不留瘀；鲜石斛甘寒汁浓，功擅养胃阴，生津液，清虚热，止烦渴。二者均为甘寒之品，又同取鲜品入药，意即取其更多的汁液，以增强养阴生津、清热除烦之功。

（五）石斛的常用配伍

（1）石斛配天花粉　治胃热津亏，消渴，虚热，舌绛少津。

（2）石斛配麦冬　治胃阴不足之胃脘不适，干呕，舌红。

（3）石斛配麦冬、沙参　治热性病口干渴。

（4）石斛配忍冬藤　治风湿热痹。

（5）石斛配忍冬藤、白薇　治风湿热痹。

（6）石斛配沙参、枇杷叶　治肺阴不足，干咳气促，口干，舌红等症。

（7）石斛配白薇、知母、白芍　治热病后期，虚热微烦，口干，自汗等症。

（8）石斛配南沙参、山药、生麦芽　治胃阴不足而见少食干呕，舌上无苔等症。

（9）石斛配北沙参、麦冬、玉竹　治肺胃虚弱，舌红口干或干咳无痰，呼吸急促。

（10）石斛配生地、玄参、沙参　治热病后期，仍有虚热，微汗，目昏口渴或有筋骨酸痛，舌干红，脉软数无力，症状日轻夜重者。

（11）石斛配生地、麦冬、天花粉　治热病胃火炽盛，津液已耗，舌燥，口干或舌苔变黑，口渴思饮。

（12）石斛配麦冬、天花粉、石膏、知母　治热病早期，热未化燥，但津液已损，有口干烦渴，舌红等症状。

（13）石斛配天花粉、生地黄、知母、沙参　治消渴。

（14）石斛配生地黄、麦冬、百合、秦艽、银柴胡　治阴虚内热之干咳，盗汗，低热，口渴，舌红，脉细数等症。

（15）鲜石斛配生地黄　治热病伤阴，口干烦渴，或久病阴虚，虚热内灼诸证。

（16）石斛配生黄芪、焦白术、茯苓、白芍　具有益气养阴，健脾和肝的功效。治疗慢性肝炎见有面黄、消瘦、乏力、气短、口干苦、便溏等气阴两伤，脾胃虚弱者。

（17）石斛配生地黄、当归、白芍、丹参、枸杞子、沙参　有养血柔肝的功效，可用于肝阴肝血不足，症见面色萎黄，肝区隐痛，劳后加重，目眩目干，视物不清，或见夜盲，身倦肢麻，失眠，妇女月经涩少或经闭，唇舌色淡，脉沉细。

（18）鲜石斛配鲜生地黄、天冬、牛膝、菊花　具有养阴清热，涵阳息风的功效。治疗阴虚内热、虚阳上扰之眩晕、头痛。

（19）石斛配生地黄、当归、白芍、夜交藤、木瓜（或加知母）　具有养血柔肝，缓急舒筋的功效。治疗肝血虚所致晕厥、痉挛、抽搐等。

（20）石斛配生黄芪、淫羊藿、仙茅、白芍　益气养阴，阴阳双补，不腻不燥。用于阴阳（气阴）两虚，兼夹痰湿者。

（21）石斛配制首乌　合四物汤滋阴养血。

（顺庆生）

第四节　铁皮石斛与其他近似石斛的鉴别

铁皮石斛的拉丁学名 *Dendrobium officinale* Kimura et Migo 是木村康一、御江久夫于 1936 年作为新种发表，但此后没有被广泛使用。特别是 20 世纪 70 年代出版的《中国高等植物图鉴》采用了 *Dendrobium candidum* Wall. ex Lindl. 学名，中文名为"黑节草"，该学名后来被各中药文献广为应用。经吉占和（1980）调查与研究，后一拉丁学名系误用，因为该种仅产于锡金、喜马拉雅山（我国境内除外）一带。20 世纪 90 年代后的一些主要植物学与中药文献均已改用前一拉丁学名，同时将中文名由"黑节草"改为"铁皮石斛"。

一、铁皮石斛

铁皮石斛通称为铁皮兰，在云南、贵州被称为黑节草。

药材正名：铁皮石斛、铁皮石斛枫斗（加工品）。

别名及异名：鲜铁皮、铁皮枫斗、铁皮斗（浙江药农通称）、耳环石斛、黑节草（云南）、西枫斗（云南）。

（一）形态特征

茎直立，圆柱形，长 9～35cm，粗 2～4mm，不分枝，具多节，节间长 1.3～1.7cm，常在中部以上互生 3～5 枚叶；叶二列，纸质，长圆状披针形，长 3～4（～7）cm，宽 9～11（～15）mm，先端钝并且多少钩转，基部下延为抱茎的鞘，边缘和中肋常带淡紫色；

叶鞘常具紫斑，老时其上缘与茎松离而张开，并且与节留下1个环状铁青的间隙。总状花序常从具叶或落了叶的老茎上部发出，具2～3朵花；花序柄长5～10mm，基部具2～3枚短鞘；花序轴回折状弯曲，长2～4cm；花苞片干膜质，浅白色，卵形，长5～7mm，先端稍钝；花梗和子房长2～2.5cm；萼片和花瓣黄绿色，近相似，长圆状披针形，长约1.8cm，宽4～5mm，先端锐尖，具5条脉；侧萼片基部较宽阔，宽约1cm；萼囊圆锥形，长约5mm，末端圆形；唇瓣白色，基部具1个绿色或黄色的胼胝体，卵状披针形，比萼片稍短，中部反折，先端急尖，不裂或不明显3裂，中部以下两侧具紫红色条纹，边缘呈波状；唇盘密布细乳突状的毛，并且在中部以上，具1个紫红色斑块；蕊柱黄绿色，长约3mm，先端两侧各具1个紫点；蕊柱足黄绿色带紫红色条纹，疏生毛；药帽白色，长卵状三角形，长约2.3mm，顶端近锐尖，并且2裂。花期3～6月份（图1-8）。

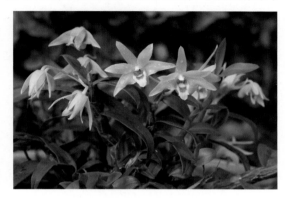

图1-8　铁皮石斛

（二）药材鉴别

1. 性状鉴别

（1）鲜品　茎细长圆柱形，长15～25cm或更长，粗0.4～0.6cm。外表淡灰绿色。上部常可见残存的花序梗。叶有时可见，叶鞘膜质，鞘顶部边缘平截，通常低于上一环节，以致裸露一段环形、色略深的茎部，有时叶鞘顶部边缘可超出上一茎节。质地柔韧或略坚脆，易折断，断面绿色，呈细颗粒黏质状物。较新鲜品外包被灰白色叶鞘仅可见叶鞘维管束，茎上棱条不明显，随着失水、干燥，可显现不规则或不连续的皱缩与皱纹。无臭、嚼之味淡，久嚼后具强黏滞感。

（2）干品（铁皮枫斗）　本品为紧密环绕成弹簧状的团物，长1～1.4cm，粗0.7～1cm，每团3～5环不等。呈暗黄绿色至金黄绿色，常可见残留的叶鞘纤维。团状物的一端常有根头的残留部分，有时并有须根残留，长1～10mm；另一端或为茎的尖端（"龙头凤尾"规格，但很少见）或为茎的切段部分；即一端为根头或茎头，另一端为剪口者，称"头枫斗"或"尾枫斗"，但大多数商品两端均为茎的切断部分，为"无头无尾"枫斗。茎粗2～4mm，表面可见斜行的细皱纹；质坚实，略韧，但易折断，断面不平坦，但不呈纤维状。略带青草香气；嚼之味淡，初有黏滑感，久之则有浓厚黏滞感。

2. 显微鉴别

新鲜茎横切面直径2.8～3.1mm，呈圆形，边缘呈不规则波状，每2～3个波状边缘中夹有1个深波状弯曲。角质层厚约6.5μm，有层纹；表皮细胞1列，扁平，外壁及侧

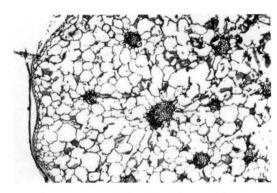

图1-9　铁皮石斛茎横切面

壁稍增厚、木化，切向 7.9～26.3μm，径向 4～8.4μm；皮下层有 1～2 列细胞壁稍厚。薄壁组织细胞大小近似，围绕维管束的一圈细胞较小。维管束略排成 4～5 圈，切向 83.2～153μm，径向 104.2～260μm；外侧纤维群新月形至半圆形，由 2～4 列纤维组成，纤维多角形，直径至 7.9μm，壁厚 2.6～5.2μm，其外缘嵌有细小薄壁细胞，有的含硅质体碎块；管孔直径至 15.7μm，内侧具 1～2 列纤维群，纤维直径 18.4μm，壁厚 1.3～5.2μm（图 1-9）。

注述　关于"铁皮石斛"一名的本草或历史出处，笔者等一直未能解决。近 20 年来常有人大肆宣传：铁皮石斛在《神农本草经》及《本草纲目》中均见有记载，事实上在历代正宗本草中，多以石斛为名记载这类药物或植物，均无"铁皮石斛"这一名称的记载，20 世纪六七十年代是以"黑节草"名义出现，至 80 年代后采用"铁皮石斛"这一名称，而且拉丁学名是用 *Dendrobium candidum* Wall ex Lindl.，直至 2010 年《中国药典》（一部）才正式改为学名：*Dendrobium officinale* Kimura et Migo。

（三）记载

"铁皮石斛"一名虽然在历代本草中未见有记载，但为何又被《中国药典》所记载，而霍山石斛则鲜为人知。关于这个问题，笔者以为只能用霍山石斛"生不逢辰"来解答。霍山石斛的出现，大约在 250 多年以前的清代前期，当时一出现就"南北盛行之"。但因当地资源稀少，也在当时就"有不给"，并出现"市贾以风兰根伪之……"的情况。后来又以石斛属植物中分布很广，产量又较多的铁皮石斛及细茎石斛等植物来冒充之，应用至 20 世纪末。这个问题包雪声等（2001）在《中国药用石斛》一书中已有述及。中华人民共和国成立后，随着中药标准工作的开展与建设，国家药典委员会遂将当时盛产的铁皮石斛等收纳入了国家药品标准，因而，各科研单位与企业也只得围绕《中国药典》所收载的种类来开展研究与开发工作。包雪声、顺庆生等在 20 世纪 60 年代起收集加工枫斗的植物标本，也多以铁皮石斛为主。此后，在吉占和、沙文兰等及李满飞、郑博仁的研究报道中，情况逐渐发生了变化，前两位学者（1980）报道多以铁皮石斛为主，后两位学者（20世纪 90 年代初）报道中出现了铁皮石斛以外的一些石斛属植物。直至包雪声、顺庆生 20 世纪的报道，则多以紫皮石斛及梳唇石斛为主来加工枫斗。而且这些产品均标以与霍山石斛名称有关的名称，即以"野生金霍斛"、"霍斗"、"霍山石斛"出现在我国南方市场上。

由以上情况来看：铁皮枫斗销售历史有 100～200 年，现也因资源逐步枯竭，为石斛属其他种类石斛所代替。在中华人民共和国成立后很长一段时间里，市场上均以铁皮石斛为主，至今国家标准中，仅收载铁皮石斛等少数几种，因而各科研单位均把开发研究重点集中在铁皮石斛上。

二、霍山石斛

（一）形态特征

霍山石斛[*Dendrobium huoshanense* C. Z. Tang et S. J. Cheng，米斛（霍山药农）]茎直立，肉质，长3～9cm，从基部向上逐渐变细，基部上方粗3～18mm，不分枝，具3～7节，节间长3～8mm，淡黄绿色，有时带淡紫红色斑点，干后淡黄色。叶革质，2～3枚互生于茎的上部，斜出，舌状长圆形，长9～21cm，宽5～7mm，先端钝并且微凹，基部具抱茎的鞘；叶鞘膜质，宿存。总状花序1～3个，从落了叶的老茎上部发出，具1～2朵花；花序柄长2～3mm，基部被1～2枚鞘；鞘纸质，卵状披针形，长3～4mm，先端锐尖；花苞片浅白色带栗色，卵形，长3～4mm，先端锐尖；花梗和子房浅黄绿色，长2～2.7cm；花淡绿色，开展；中萼片卵状披针形，长12～14mm，宽4～5mm，先端钝，具5条脉；侧萼片镰状披针形，长12～14mm，宽5～7mm，先端钝，基部歪斜；萼囊近矩形，长5～7mm，末端近圆形；花瓣卵状长圆形，通常长12～15mm，宽6～7mm，先端钝，具5脉；唇瓣近菱形，长和宽约相等，1～1.5cm，基部楔形并且具1个胼胝体，上部稍3裂，两侧裂片之间密生短毛，近基部处密生长白毛；中裂片半圆状三角形，先端近钝尖，基部密生长白毛并且具1个黄色横椭圆形的斑块；蕊柱淡绿色，长约4mm，具长7mm的蕊柱足；蕊柱足基部黄色，密生长白毛，两侧偶然具齿突；药帽绿白色，近半球形，长1.5mm，顶端微凹。花期5月份（图1-10）。

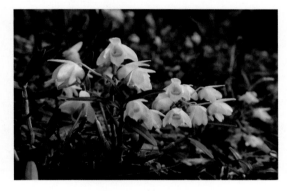

图1-10　霍山石斛

（二）分布

霍山石斛分布于安徽西南部（霍山），河南西南部（南召）。生于山地林中树干上和山谷岩石上。

（三）药材性状

（1）鲜品　茎圆柱形，十数条丛生一束，长3～9cm，茎基部向上逐渐变细，基部上方粗3～18mm，不分枝，具3～7节，淡黄绿色，叶革质，生于茎的上部，舌状长圆形。

（2）干品（霍斗）　整粒枫斗为黄豆或花生米粒般大，具3～5个环圈，粒长0.4～1cm，直径0.4～0.7cm，沸水浸泡或煮沸拉直后，茎长3.5～8cm，直径2～5mm，一端为根头，另一端为茎头。气味均淡，久嚼之有黏滞感，黏滞感越强越好。

（四）茎的横切面构造

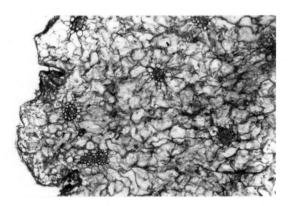

图1-11 霍山石斛茎横切面

新鲜茎横切面直径 3mm，呈类圆形，边缘呈不规则波状。角质层厚 3.5～5.6μm；表皮细胞 1 列，扁平，细胞壁增厚不明显，切向 12.8～30.2μm，径向 8.4～12.8μm；基部薄壁细胞大小近似，其间分散有很多大型黏液腔，黏液腔直径可达 640～800μm；围绕维管束的一圈细胞较小；维管束略排成 3～4 圈，切向 78～96μm，径向 82～132μm；外侧纤维群新月形，由 2～6 列纤维组成，纤维呈多角形，直径 9.6～15.8μm，壁厚 3.2～5.4μm，其外缘嵌有细小薄壁细胞，有的含硅质体；导管直径 25～28μm（图 1-11）。

（五）注述

1）霍山石斛或霍石斛一名，最早见载于清代赵学敏《本草纲目拾遗》一书中。据包雪声、顺庆生考证认为：它的加工产品，即赵学敏所描述的"色黄而形曲不直，有成毬（球）者"是指霍山石斛这种植物的产品，即现今枫斗的前身。后人为了更好地与霍山石斛植物及其他石斛属植物的产品区别，将之取名为"霍斗"、"霍斛"或"金霍斛"。数十年来，在广州、汕头、揭阳、普宁等药材市场上所见石斛植物的产品，大多加工成为枫斗状，并以"霍斗"、"霍山石斛"、"米斛"、"野生金霍斛"之名外销我国香港、台湾地区，东南亚一带、日本乃至美国等地。

2）历史上记述真正的霍山石斛，是一种植株特别矮小的石斛属植物，它已于 20 世纪 80 年代时被命名为霍山石斛；这种植株特别矮小的植物，当时在当地已非常名贵稀有，因而出现了伪品，伪品是以一种被称作风兰植物的根冒充，据笔者等初步考证，所谓风兰不是石斛属的植物。当时已被赵学敏发现并提出其鉴别特征："嚼之不黏齿，味微辛"。因而市场上难以再冒充，后遂以霍山当地所产的铁皮石斛、细茎石斛及重唇石斛等加工品替代之，一直持续至 20 世纪下叶，历时约有 200 年以上。20 世纪 30 年代，日本人木村康一在中国国内市场所收集的"霍山石斛"、"霍斗"或"霍斛"等，有的是采用重唇石斛（当时木村康一应用的拉丁学名是 *D. wangii* Tso，即霍山石斛的异名），有的是以石斛属其他一些种类加工而成。直至 20 世纪 60～90 年代，据吉占和等和郑博仁等的陆续报道，在这一段长达 30～40 年的时间里，大多数枫斗以铁皮石斛加工。因此，笔者认为，历史上正宗的枫斗产品，应是以霍山石斛加工而成。铁皮石斛虽说也是一种质量很好的药用植物材料（从含黏液和多糖的性质及含量来判断），但它毕竟是后来出现的替代品，从科学及中药发展的眼光来看，两者今后应区别对待。

3）霍山石斛在霍山县大别山区的分布情况，20世纪80年代据河南省有关单位的报道业已濒临灭绝，90年代由于各方面的重视，同时又由于个别老药农保存了少量种源，得以慢慢发展，恢复了生机。但物种的分布不是以省区来划分的。20世纪90年代后，河南及湖北等有关单位及学者均报道，霍山石斛在这两个省内有少量存在。

4）值得注意的是，2003年6月顺庆生在霍山境内采集到霍山石斛与细茎石斛杂交种标本，经解剖鉴定该植物纤瘦而细长，花的唇瓣介于两者之间。所以霍山石斛种植地一定要远离细茎石斛的种植地，避免形成杂交种。

三、细茎石斛

（一）形态特征

细茎石斛 [*Dendrobium moniliforme*（L.）Sw.]，又被称为铜皮石斛（木村康一）、铜皮兰、紫皮兰、铜皮斗（药农通称）、石斛（《中国药学大辞典》），茎直立，细圆柱形，通常长10～20cm，或更长，粗3～5mm，具多节，节间长2～4cm，干后金黄色或黄色带灰色。叶数枚，二列，常互生于茎的中部以上，披针形或长圆形，长3～4.5cm，宽7～9mm，先端钝并且稍不等侧2裂，基部下延为抱茎的鞘；总状花序2至数个，生于茎中部以上具叶和落了叶的老茎上，通常具1～3花；花序柄长3～5mm；花苞片干膜质，浅白色带褐色斑块，卵形，长3～4（～8）mm，宽2～3mm，先端钝；花梗和子房纤细，长1～2.5cm；花黄绿色、白色或白色带淡紫红色，有时芳香；萼片和花瓣相似，卵状长圆形或卵状披针形，长（1～）1.31～2.0（～2.3）cm，宽（1.5～）3～4（～8）mm，先端锐尖或钝，具5条脉；侧萼片基部歪斜而贴生于蕊柱足；萼囊圆柱形，长4～5mm，宽5mm，末端钝；花瓣通常比萼片稍宽；唇瓣白色、淡黄绿色或绿白色，带淡褐色或紫红色至淡黄色斑块，整体轮廓卵状披针形，比萼片稍短，基部楔形，3裂；侧裂片半圆形，直立，围抱蕊柱，边缘全缘或具不规则的齿；中裂片卵状披针形，先端锐尖或稍钝，全缘，无毛；唇盘在两侧裂片之间密布短柔毛，基部常具1个椭圆形胼胝体，近中裂片基部通常具1个紫红色、淡褐色或淡黄色的斑块；蕊柱白色，长约3mm；药帽白色或淡黄色，圆锥形，顶端不裂，有时被细乳突；蕊柱足基部常具紫红色条纹，无毛或有时具毛。花期通常3～5月份（图1-12）。

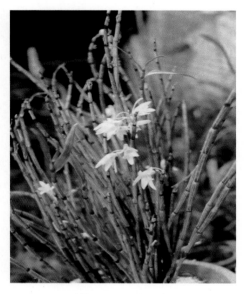

图1-12　细茎石斛

（二）分布

细茎石斛分布于陕西南部（宁陕），甘肃南部（康县），安徽西南部（大别山），浙江北部（武康），江西西南部至北部（安福、庐山、遂川、大余），福建北部（顺昌、崇安），台湾地区（台北、花莲、台中、南投、嘉义、台东等地），河南（地点不详），湖南（新宁、安化、石门、桃源、衡山、浏阳等地），广东北部和西南部（乐昌、信宜、南雄、阳山、乳源），广西西北部至东北部（龙胜、全州、资源、平乐、隆林、永福、金秀），贵州东南部至东北部（凯里、江口、雷公山），四川南部（峨眉山市、雷波），云南东南部至西北部（屏边、金平、文山、景东、耿马、漾濞、丽江、泸水、贡山等地）。生于海拔590～3000m的阔叶林中树干上或山谷岩壁上。印度东北部、朝鲜半岛南部、日本也有分布。

（三）药材性状

（1）鲜品　茎圆柱状，数十条丛生一束，略粗壮或干瘦，通常长15～25cm，有的可长达40cm，粗3～5mm；外表灰绿色、紫绿色或紫红色。有时样品带有叶，大多数着生于茎的顶端；叶呈披针形。

（2）干品（铜皮斗）　为具3～5环圈，长1～1.4cm、径粗1～1.4cm的整粒。茎直径2～3mm，外表叶鞘纤维残存少或有时较多。久嚼之，味略显苦，黏滞性较差。

（四）茎的横切面构造

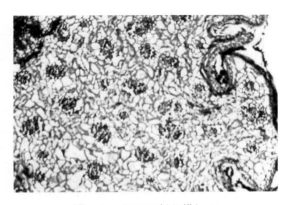

图1-13　细茎石斛茎横切面

新鲜茎横切面直径2～5mm，类圆形，边缘呈不规则波状，角质层厚约7.8μm；表皮细胞1列，扁平，四壁稍增厚、微木化，切向18.2～39μm，径向5.2～1.3μm；皮下层有1～2列细胞壁稍厚。基部薄壁组织细胞大小近似，围绕维管束的一圈细胞较小。维管束略排成5～6圈，切向72.9～177μm，径向104.2～260μm；维管束鞘纤维群成环，由1～4列纤维组成，纤维呈多角形，直径至33.9μm，壁厚5.2μm；木质部管孔直径至26μm（图1-13）。

（五）注述

1）细茎石斛一名在历代本草中未曾记载，但在《证类本草》中除记载石斛外，还有"温州石斛"及"春州石斛"的名称记载。"温州石斛"极有可能就是铁皮石斛。直至清代吴其濬《植物名实图考》石斛项下的附图，据李恒在《中华本草纲要》中考证即为细茎石斛，但李恒应用的中文植物名是"霍山石斛"。这样，细茎石斛的历史至少可追溯到 200 年以前的清代。

2）关于细茎石斛的拉丁学名：可能由于本种植物有较大变异性，《中国植物志》石斛属专著中把它记述为：多型性的广布种。因而诸多植物分类学家对其拉丁学名的命名不一致，致使中药学工作者因不了解具体情况而无所适从。细茎石斛现在应用的拉丁学名 *Dendrobium moniliforme*（L.）Sw. 是 Olof Swartz 于 1799 年将林奈（Linne）1753 年发表于他的名著《植物种志》（*Species Plantarum*）的 *Epidendrum moniliforme* L. 更改属名，保留种名而重新组合的；著名植物学家 Carl Peter Thunberg 等和 Lindley 先后于 1784 年与 1830 年更改其学名为 *Epidendrum monile* 和 *Dendrobium catenatum* Lind.；Kraenzl 于 1910 年又将 Thanberg 等订正的拉丁学名更改为 *Dendrobium monile* (Thunb.) ex A. Munay Kracnzl.；木村康一于 1936 年根据我国浙江武康（现永康）采得的标本又另订一名为 *Dendrobium crispulum* Kimura et Migo，并提出其中文植物名称"铜皮石斛"；我国台湾植物学家应绍舜曾将台湾产的标本先后订正为黄（花）石斛与细茎石斛的变种 *Dendrobium tosaense* Makino var. *chingshuishaniaunm* S. S. Ying 和 *Dendrobium monilifofme* (L.) Sw. var. *taiwaniauum* S. S. Ying，这种拉丁学名不一的情况，是因为在植物分类学家对植物命名时各人标本的特征变异情况不一，各专家均有自己的观点。

从《中国药典》2010 年版收集的品种来看，四种石斛的化学成分各不相同。但历史上记载与应用的中药石斛究竟为何种石斛？通过历史考证及近代科研，笔者以为可以得到较明确的结论，就是众多本草学家及中药研究工作者推崇富黏液成分的细茎类石斛，如铁皮石斛、霍山石斛及"中实"的金钗石斛。据此，基本上可以对目前市场上应用的与有关文献中记载的石斛（包括《中国药典》）进行"正本清源"。首先是调查植物来源（基原），其次是开展对它们化学成分的研究。依据对石斛化学成分的研究，以及药工的经验，可以基本上将之归纳为三种类型：一是含黏液成分（多糖）为主的黏液汁类型，如铁皮石斛、霍山石斛等；二是含复杂生物碱类型，如金钗石斛等；三是含黏液与生物物质（可能是生物碱）混合成分类型，如细茎石斛等。

（顺庆生）

参 考 文 献

包雪声，顺庆生 . 1999a. 上海市石斛类药材的调查与鉴定 [J]. 中药材，22（2）：61-63.

包雪声，顺庆生，叶愈青，等 . 1999b. 石斛类药材枫斗的历史及现状 [J]. 中药材，22（10）：540-542.

包雪声，顺庆生，陈立钻 . 2001. 中国药用石斛 [M]. 上海：上海医科大学出版社，5：14-15.

包雪声，顺庆生，张申洪，等 . 2005a. 中国药用石斛图志 [M]. 上海：上海科学技术文献出版社 .

包雪声，顺庆生 . 2005b. 对《中华人民共和国药典》2005 年版（一部）石斛药材的收载原则、植物基源及拉丁学名等问题的商榷 [J]. 中成药，27（8）：1002.

国家药典委员会 . 1963. 中国药典：一部 [S]. 北京：人民出版社：67-68.

国家药典委员会 . 2005. 中国药典：一部 [S]. 北京：化学工业出版社：62.

国家药典委员会 . 2010. 中国药典：一部 [S]. 北京：中国医药科技出版社：85.

吉占和 . 1980. 中国石斛的初步研究 [J]. 植物分类学报，18（4）：427.

吉占和 . 1999. 中国植物志 [M]. 第 19 卷 . 北京：科学出版社：67-257.

寇宗奭 . 1990. 本草衍义 [M]. 颜正华等点校 . 北京：人民出版社：48.

李满飞，等 . 1985. 中药石斛的鉴定研究 [C]. 华东地区中药资源和质量鉴定讨论会论文集，26.

李时珍 . 1977. 本草纲目（校点本）[M]. 第 2 册 . 北京：人民卫生出版社：1383.

马继光 . 1995. 神农本草经辑注 [M]. 北京：人民出版社 .

马子密，傅延龄 . 2002. 历代本草药性汇解 [M]. 北京：中国医药科技出版社：770-773.

沙文兰，罗金裕 . 1980. 中药石斛鉴定研究—Ⅰ. 石斛原植物和药材调查 [J]. 药学学报，15（6）：351-358.

苏敬，等 . 1957. 新修本草 [M]. 卷第六 . 草部上品之上 . 上海：上海卫生出版社：162.

唐慎微 . 1991. 证类本草 [M]. 卷六 . 影印文渊阁《四库全书》本 . 上海：上海古籍出版社：740-272.

唐振缁，程式君 . 1984. 中药"霍山石斛"原植物的研究 [J]. 植物研究，4（3）：141-146.

吴其濬 . 1959. 植物名实图考长编 [M]. 卷十三 . 北京：商务印书馆：753.

叶强 . 1958. 介绍广西桂林地区的石斛 [J]. 中药通报，4（3）：103-104.

叶强 . 1988. 广西地道药材简介—蛤蚧和石斛 [J]. 广西中医药，（1）：26-27.

张存惠 . 1957. 重修政和经史证类备用本草 [M]. 卷六 . 草部上品之上 . 影印本 . 北京：人民卫生出版社 .

张荣川 . 1985. 贵州名药石斛 [J]. 贵阳中医学院学报，（4）：53-54.

赵学敏 . 1954. 本草纲目拾遗 [M]. 卷三 . 上海：商务印书馆 .

中国科学院 . 1994. 中国高等植物图鉴 [M]. 第 5 册 . 北京：科学出版社：686.

中国医学科学院药物研究所 . 1960. 中药志 [M]. 第 3 册 . 北京：人民卫生出版社 .

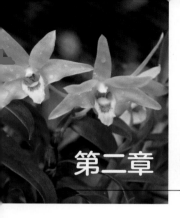

第二章　铁皮石斛的分布和生态环境

第一节　铁皮石斛的分布

石斛属是兰科中的第二大属，许多种类为我国传统名贵中药材，拉丁属名 *Dendrobium* 系由希腊文 dendro（树）及 bios（生命）组合而来，有"附生于树上"之意，体现了本属植物的特性。

全世界兰科植物约有 700 属，近 20 000 种。从全球看，石斛属植物为多年生草本，原生种有 1450 种，除个别种外，皆属附生兰类。其主要分布在 15°31′N ～ 25°12′N 的亚洲热带及亚热带地区，延伸穿过了整个亚洲，西起斯里兰卡，东至太平洋的塔希提岛，北至印度西北部，以及尼泊尔、印度锡金邦、不丹和喜马拉雅山一带，经缅甸向东北至我国华南地区，并远至朝鲜南部岛屿及日本的九州岛、四国岛等沿海岛屿，南从马来西亚半岛和印度尼西亚至新几内亚岛、菲律宾、澳大利亚北部沿岸、新西兰北部沿岸。尤以东南亚为中心，中国、印度、泰国、缅甸、柬埔寨、越南、韩国及日本等地均有广泛分布（Pridgeon et al.，2014）。

1980 年，吉占和发表了《中国石斛属的初步研究》，指出石斛属在我国分布于秦岭、淮河以南，从纬度而言，大多数种类都集中于 15°31′N ～ 25°12′N，向北种类逐步减少，最北界不超过 34°24′N。在国产的 57 种之中，仅细叶石斛（*D. hancocki*）的分布北界到达陕西省的宁陕、山阳和甘肃省的徽县。从垂直带看，海拔 100 ～ 3000m 的高度都有分布。本属种类以云南居首位，产 39 种，占全国本属种类总数的 68%；其次是贵州和广东，均为 28 种，各占 49%；再次是广西有 24 种，占 42%；台湾地区虽然面积较小，但由于它具有复杂的地形和气候，既有高山的温带、亚热带气候，又有热带的低平原区，故本属植物得到很好发展，有 15 种，占全国本属总种数的 26%。石斛属植物不是纯热带种类，而是以东南亚为中心向着亚热带气候条件发展的类群。我国的云南、广西、广东、贵州、台湾为国产本属植物分布中心（吉占和，1980）。根据 1999 年出版的《中国植物志》记载，我国有 74 种和 2 个变种的石斛属植物，分布于秦岭以南诸省区，尤以云南南部为多（吉占和等，1999）。王雁等（2015）记载我国已发现了 80 个原生种和变种。石斛属同卡特兰属（*Cattleya*）、蝴蝶兰属（*Phalaenopsis*）和文心兰属（*Oncidium*）同为世界四大观赏兰植物。而在我国，石斛是传统的名贵中药，在《中国药用石斛图志》中收集了 51 种可供药用的石斛，并对其植物形态、分布、药材正名、别名及异名、药材形状、茎横切面构造等进行了介绍（包雪声等，2005）。我国分布的石斛属种类参见表 2-1。

表 2-1　中国石斛属植物种类

序号	中文名	学名	收载著作		
			《石斛兰》	《中国植物志》	《中国药用石斛图志》
1	剑叶石斛	D. acinaciforme Roxb.	★	●	
2	钩状石斛	D. aduncum Lindl.	★	●	▲
3	兜唇石斛	D. aphyllum（Roxb.）C. E. Fisher	★	●	▲
4	矮石斛	D. bellatulum Rolfe	★	●	
5	长苏石斛	D. brymerianum Rchb. f.	★		▲
6	短棒石斛	D. capillipes Rchb. f.	★	●	▲
7	翅萼石斛	D. cariniferum Rchb. f.	★	●	▲
8	铁皮石斛	D. catenatum Lindl.	★	● D. officinale Kimura et Migo	▲ D. officinale Kimura et Migo
9	长爪石斛	D. chameleon Ames	★	●	
10	昌江石斛	D. changjiangense S. J. Cheng et C. Z. Tang		●	
11	喉红石斛	D. christyanum Rchb. f.	★		▲
12	束花石斛	D. chrysanthum Lindl.	★	●	▲ D. chrysanthum Wall. ex Lindl.
13	线叶石斛（台湾叫金草）	D. chryseum Rolfe	★	● D. aurantiacum Rchb. f. 线叶石斛	
14	鼓槌石斛	D. chrysotoxum Lindl.	★	●	▲
15	草石斛	D. compactum Rolfe ex W. Hackett	★	●	▲
16	玫瑰石斛	D. crepidatum Lindl. ex Paxt.	★	●	▲
17	木石斛	D. crumenatum Sw.	★	●	
18	晶帽石斛	D. crystallinum Rchb. f.	★	●	▲
19	叠鞘石斛	D. denneanum Kerr.	★	●	▲ D. aurantiacum Rchb. f. var. denneanum（Kerr.）Z. H.Tsi
20	密花石斛	D. densiflorum Lindl.	★	●	▲
21	齿瓣石斛	D. devonianum Paxt.	★	●	▲
22	黄花石斛	D. dixanthum Rchb. f.	★	●	▲
23	反瓣石斛	D. ellipsophyllum T. Tang et F. T. Wang	★	●	
24	燕石斛	D. equitans Kraenzl.	★	●	
25	景洪石斛	D. exile Schltr.	★	●	▲
26	串珠石斛	D. falconeri Hook.	★	●	▲
27	梵净山石斛	D. fanjingshanense Tsi ex X. H. Jin et Y. W. Zhang	★		
28	流苏石斛	D. fimbriatum Hook.	★	●	▲

续表

序号	中文名	学名	收载著作		
			《石斛兰》	《中国植物志》	《中国药用石斛图志》
29	棒节石斛	D. findlayanum Par. et Rchb. f.	★	●	
30	曲茎石斛	D. flexicaule Z. H. Tsi，S. C. Sum. et L. G. Xu	★	●	▲
31	伏牛山石斛	D. funiushanense T. B. Chao，Zhi X. Chen et Z. K. Chen	★		
32	双花石斛	D. furcatopedicellatum Hayata		●	
33	曲轴石斛	D. gibsonii Lindl.	★	●	▲
34	红花石斛	D. goldschmidtianum Kraenzl.		●	D. miyakei Schltr.
35	杯鞘石斛	D. gratiosissimum Rchb. f.	★	●	▲
36	海南石斛	D. hainanense Rolfe	★	●	
37	细叶石斛	D. hancockii Rolfe	★	●	▲
38	苏瓣石斛	D. harveyanum Rchb. f.	★	●	
39	河南石斛	D. henanense J. L. Lu et L. X. Gao	★		▲
40	疏花石斛	D. henryi Schltr.	★	●	▲
41	重唇石斛	D. hercoglossum Rchb. f.	★	●	▲
42	尖刀唇石斛	D. heterocarpum Lindl.	★	●	
43	金耳石斛	D. hookerianum Lindl.	★	●	
44	霍山石斛	D. huoshanense C. Z. Tang et S. J. Cheng	★	●	▲
45	高山石斛	D. infundibulum Lindl.	★	●	▲
46	小黄花石斛	D. jenkinsii Lindl.	★	●	▲
47	夹江石斛	D. jiajiangense Z. Y. Zhu et H. B. Wang	★		
48	菱唇石斛	D. leptocladum Hayata	★	●	
49	矩唇石斛	D. linawianum Rchb. f.	★	●	
50	聚石斛	lindleyi Stendel.	★	●	D. lindleyi Steud. ▲
51	喇叭唇石斛	D. lituiflorum Lindl.	★	●	▲
52	美花石斛	D. loddigesii Rolfe	★	●	▲
53	罗河石斛	D. lohohense T. Tang et F. T. Wang	★	●	▲
54	长距石斛	D. longicornu Lindl.	★	●	▲
55	勐腊石斛	D. menglaense X .H. Jin et H. Li	★		
56	勐海石斛	D. minutiflorum S. C. Chen et Z. H. Tsi	★	●	▲
57	细茎石斛	D. moniliforme（L.）Sw.	★	●	▲
58	藏南石斛	D. monticola P. F. Hunt et Summerh.	★	●	▲
59	杓唇石斛	D. moschatum（Buch.-Ham.）Sw.	★	●	▲

序号	中文名	学名	收载著作		
			《石斛兰》	《中国植物志》	《中国药用石斛图志》
60	金钗石斛	D. nobile Lindl.	★	●	▲
61	琉球石斛	D. okinawense Hatusima et Ida	★		
62	少花石斛	D. parciflorum Rchb. f. et Lindl.	★	● D. parciflorum Rchb. f. ex Lindl.	
63	紫瓣石斛	D. parishii Rchb.f.	★	●	
64	肿节石斛	D. pendulum Roxb.	★	●	▲
65	单葶草石斛	D. porphyrochilum Lindl.	★	●	
66	报春石斛	D. primulinum Lindl.	★	●	▲
67	针叶石斛	D. pseudotenellum Guillaum	★	●	
68	竹枝石斛	D. salaccense（Bl.）Lindl.		●	▲
69	滇桂石斛	D. scoriarum W. W. Smith	★	● D. guangxiense S. J. Cheng et C. Z. Tang	▲
70	华石斛	D. sinense T. Tang et F. T. Wang	★	●	
71	小双花石斛	D. somai Hayata		●	
72	梳唇石斛	D. strongylanthum Rchb. f.	★	●	▲
73	叉唇石斛	D. stuposum Lindl.	★	●	
74	具槽石斛	D. sulcatum Lindl.	★	●	
75	刀叶石斛	D. terminale Par. et Rchb. f.	★	●	
76	球花石斛	D. thyrsiflorum Rchb. f.	★	●	▲
77	黄石斛	D. tosaense Makino	★	●	▲
78	翅梗石斛	D. trigonopus Rchb.f.	★	●	▲
79	王亮石斛	D. wangliangii G. W. Hu，C. L. Long et X. H. Jin	★		
80	大包鞘石斛	D. wardianum Warner	★	●	▲
81	黑毛石斛	D. williamsonii Day et Rchb. f.	★	●	▲
82	广东石斛	D. wilsonii Rolfe	★	●	▲
83	西畴石斛	D. xichouensis S. J. Cheng et Z. Z. Tang	★	● D. xichouense S. J. Cheng et C. Z. Tang	

★代表《石斛兰》记载，●代表《中国植物志》记载，▲代表《中国药用石斛图志》记载。

王雁等的《石斛兰》（2015）一书将铁皮石斛学名定为 D. catenatum Lindl.，2007 年中国林业科学研究院花卉研究与开发中心编写了《石斛兰资源·生产·应用》一书，将铁皮石斛学名定为 D. officinale Kimura et Migo。作者认为铁皮石斛应定名为 D. officinale Kimura et Migo。

铁皮石斛是我国石斛属植物中分布较广的种类，根据有关植物志及调查资料，铁皮石斛的分布区有十二个省区（表 2-2）。

表 2-2 中国铁皮石斛的分布

分布省份	分布地区
云南	贡山、石屏、文山、西畴、麻栗坡、广南（中国科学院昆明植物研究所，2003），思茅地区及富民、勐海、沧源（中国药材公司，1995）
广西	永福、西林、宜山、隆林、东兰、平乐、南丹、巴马、钟山（吉占和，1980），天峨、环江、融江（丁小余等，2001），百色、靖西、兴安、金秀、平南（中国药材公司，1995）
贵州	独山、兴义、梵净山、荔波（吉占和，1980），平塘、安龙（刘海等，2017），罗甸、赤水、习水、正安、江口（中国药材公司，1995），从江、榕江、黎平、长顺、金沙、威宁（陈谦海，2004），锦屏
安徽	宁国、金寨、歙县、霍山、舒城、潜山、祁门、休宁（金琰琰等，2013），岳西
浙江	鄞县、天台、仙居（吉占和等，1999），临安、江山（浙江药用植物志编写组，1980），富阳（倪勤武等，2000），武义（李明焱等，2011），新昌（何金祥等，2006），乐清、余姚
福建	邵武、宁化、泰宁、建宁、将乐（林建丽，2009），冠豸山（黄泽豪等，2015）
四川	汉源、甘洛、金阳（李江陵等，1995），合江、泸县、峨眉、峨边、眉山、洪雅、夹江、江津、铜梁、雅安、荥经、万源（中国药材公司，1995）
江西	井冈山、明月山、庐山（刘仁林等，2010），三清山（臧敏等，2015），龙虎山
广东	乳源、平源、阳山（程式君，1983），河源、平远、蕉岭（赵仁发等，2014），仁化（白音等，2013）
河南	信阳、商城（卢炯林等，1991），内乡（卢炯林，1993）
湖南	新宁（何平荣等，2009），通道（肖防亮等，2015）
湖北	英山（王立安，1990；甄爱国等，2015）

（张治国 徐 超 吴月国）

第二节 铁皮石斛的生境

铁皮石斛为兰科附生植物，生境独特。石斛的生境本草已有记载，《名医别录》中记载"石斛，生六安水傍石上"。一些学者对铁皮石斛独特的生态环境作了调查研究，使人们逐步认识到铁皮石斛的生境和生长习性。

一、铁皮石斛各分布区生态环境

（一）湖北省

湖北省英山县志记载，"石斛生崖谷间人迹罕到之处，采之不易"。湖北省英山县（30°00′31″N ～ 31°08′58″N）城北 70km 的吴家山区，与安徽省金寨县及霍山县毗邻。1988 年 1 月，调查发现在吴家山海拔 500m 左右的崖谷地段，分布有铁皮石斛，生长在林下水旁陡峭的岩壁或古树上，喜偏阴、空气湿润、凉爽的环境，耐干旱与严寒，遇到积雪结冰时间较长的年份，叶片凋落或先端枝梢受冻枯萎。通常与地衣（lichen）、苔藓类（moss）和蕨类（fern）植物混生，组成复合地被层。植株悬垂状生长，单生或几株丛生。7 月份开花，蒴果 11 月份至翌年 2 ～ 3 月份成熟。在开花植株周围，常有种子自然萌发的实生苗（王立安，1990）。

（二）河南省

到目前为止，河南省共发现有 8 种石斛分布，其中包括铁皮石斛（黑节草），主要分布于伏牛山区、大别山区和豫西山区。

1. 伏牛山区和大别山区

铁皮石斛主要分布在伏牛山区和大别山区，豫北太行山区未见有分布，对小气候环境要求十分严格。铁皮石斛分布在河南信阳鸡公山、商城县黄柏山，海拔 200 ～ 500m。多生于温凉高湿的阴坡、半阴坡微酸性岩层峭壁上，群聚分布。上有林木遮荫，下有溪沟水源。阳坡或半阳坡、坡面平缓之地绝无生长。在伏牛山区，年平均温度为 8.5 ～ 12.1℃，冬季最冷为 –16℃的短期低温，仍能正常生长越冬，未受冻害；年降水量 850 ～ 1100mm，相对湿度 75% 左右。冬春季节稍耐干旱，但严重缺水时常叶片落尽，裸茎度过不良环境，到湿暖季节重新萌发枝叶。一般分布于海拔 800 ～ 1350m。常与地衣、苔藓植物及抱石莲 [*Lepidogrammitis drymoglossoides*（Bak.）Ching]、伏石蕨（*Lemmaphyllum microphyllum* Presl）、卷柏（*Selaginella* sp.）、石豆兰（*Bulbophyllum* sp.）等混生，周围林木有栓皮栎（*Quercus variabilis* Bl.）、青冈栎 [*Cyclobanopsis glauca*（Thunb.）Oerst.]、槲栎（*Quercus aliena* Bl.）、枫杨（*Pterocarya stenoptera* C. D C）和千金榆（*Carpinus cordata* Bl.）等乔木。石斛以其密集的须根系附着于石壁沙砾上吸收岩层水分和养料，裸露空中的须根则从空气中的雾气、露水吸收水分，依靠自身叶绿素进行光合作用。因此，铁皮石斛受小气候环境中水分，尤其是空气湿度的严格限制，分布地域极为狭窄（卢炯林等，1991）。

2. 豫西山区

在豫西山区，铁皮石斛分布于主体山脉老界岭南部海拔 600 ～ 1500m 的山涧石壁上。分布的山坡，坡向多朝南，少数朝东或朝西。在朝北的山坡上偶有分布，长势也很瘦弱。在海拔 1300m 上下朝南的山坡岩壁上生长最好。生长于极其特殊的悬崖峭壁上，周围有细水从岩缝中渗出，上方有稀疏灌丛形成的漫射光，下边有常流的溪水。铁皮石斛的根攀附岩缝或岩壁 2 ～ 4cm 的微酸性潮湿积土上，常与苔藓、地衣及阴湿型小草伴生。在土层肥厚的平缓山坡上绝无生长。产区气候温和，四季分明，夏季相对湿度约 80%，年降水量 800 ～ 1100mm，年平均气温 11 ～ 14℃，1 ～ 2 月份平均气温 1 ～ 3℃，7 ～ 9 月份平均气温 24 ～ 25℃，无霜期约 200d（黄海欣等，1995）。

（三）云南省

在云南省，铁皮石斛生长于海拔 900 ～ 1500m，年平均气温 12 ～ 18℃；相对湿度 60% ～ 75%，林间透光度在 60% 左右，生长季节温度 20 ～ 25℃，冬季气温 9 ～ 12℃，在无霜多雾，年降水量为 1100 ～ 1500mm 的常绿阔叶林中附生于树干上，少数附生在石灰岩上；野生种子通过风媒或虫媒传播成活率极低，从种子萌发到进入商品阶段也需 3 ～ 4 年才能采收；特殊生长环境和自身繁殖极为困难，是造成产量低、生长区域小的内在原因（付开聪等，1999）。

在距广南县城东南 20km 的六郎城区山林四周环抱，山高崖陡，地势险要，林木生长茂密，林下岩石大量裸露，石缝及凹处腐殖质层较厚。为了解栽培环境的小气候特点，在山麓林中海拔 1360m 处，设置气候观测仪器。根据 3 年观测结果，年平均气温 15.9℃，7 月份平均气温 27.5℃，1 月份最低平均温度 3.1℃，极端高温 34.9℃，极端低温 −2.6℃；年降水量 954mm，其中 5 ～ 10 月份降水量 782.1mm，占全年降水量的 82.75%；年雨日 132d；年平均相对湿度 86%，最低相对湿度 32.9%；全年蒸发量为 652.8mm；有效积温 5337℃；水热系数 1.8。上述气象因子表明，干旱、潮湿季分明，气候温暖湿润，是铁皮石斛生长繁育的良好环境。

铁皮石斛生长周围的植被为常绿栎类阔叶林，偶有少数落叶树种。林冠上层高约 10m，以壳斗科（Fagaceae）的岩栎（*Quercus acrodonta* Seemen）为主，其中也间有滇青冈（*Cyclobalanopsis giaucoides*）、蒜头果（*Malania olcifera*）、青香树（*Pistacia weinmanifolia*）、化香（*Plalycarya strobilacea*）等；灌木层常见有常春卫矛（*Evonymus hederaceus*）、粗糠柴（*Mallotus philinppinensis*）、针齿铁仔（*Myrsine semiserala*）等；藤本植物较多的有巴豆藤（*Craspedolobiun schochii*）、鲫鱼藤（*Sccamone lanccolata*）、油麻藤（*Mucuna capitata*）等；草本植物以兰属（*Cymbidium*）、石斛属最多；如寒兰（*Cynbidum kanrna*）遍地皆是，细茎石斛、细叶石斛常附生于树上。林内野生的铁皮石斛多附生于岩栎上，有苔藓的岩石和腐殖土上亦有生长（刘钊权，1990）。

（四）浙江省

1. 富阳市

1999 年 6 月在浙江富阳市湖源乡发现野生铁皮石斛的生长地点，位于富阳镇南面 30km 的山区，29°51′N，119°59′E，海拔 500m，采集地为悬崖峭壁。土壤为红壤，岩石为酸性火山岩。树种以针叶林和高山灌木林为主。铁皮石斛主要分布于悬崖峭壁潮湿处，阳面植株矮小，阴面分布较多，且生长旺盛，根表面常覆有苔藓和地衣。该地处于亚热带季风区，季风显著，四季分明，气候温和，降水充沛，春夏雨热基本同步，秋、冬季光温互补。年平均气温 16.1℃，平均最高气温 21.2℃，平均最低气温 12.2℃，气温随海拔增高而下降，平均递减率每 100m 约为 0.49℃，每月气候垂直递减率以 8 月份最大，为每 100m 0.59℃，12 月份最小，为每 100m 0.4℃（倪勤武等，2000）。

2. 新昌县

2014 年 6 月 10 日在浙江省新昌县镜岭镇穿岩十九峰考察发现原生态野生铁皮石斛（图 2-1）。穿岩十九峰位于浙江省绍兴市新昌县西南 22km，总面积 30.6km²，主

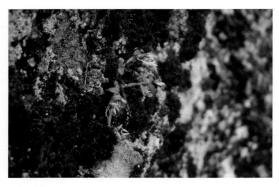

图2-1 浙江省新昌县穿岩十九峰野生铁皮石斛生境（由新昌县金石铁皮石斛专业合作社提供）

景十九峰由从北到南，鱼贯列队，形态各异的十九个山峰组成，是地质学上典型的丹霞地貌和国内罕见的最大的丹霞群之一，也是国家级地质公园。野生铁皮石斛生长于新昌县镜岭镇穿岩十九峰东北方向120°48′203″E～120°48′701″E，29°21′729″N～29°21′732″N，海拔301～335m。

新昌属亚热带气候，地处中、北亚热带过渡区，温和湿润，四季分明。春夏初雨热同步而盛夏多晴热，秋、冬季光温互补，灾害性天气较多。常年日照约1900h，年平均气温16.6℃，年降水量1500mm，无霜期240d。同时具有典型山地气候特征，水平、垂直方向差异明显。四季分布为冬夏长、春秋短。春季，冷暖空气团在县境进退交锋，骤冷骤热，天气多变，阴雨连绵。降水量多，占全年26%～35%。3～4月份出现"倒春寒"。初夏，常有"梅雨"，降水量大，有时5月下旬提早出现"梅雨"。盛夏7～8月份，太平洋副热带高气压入境，天气晴热，形成"伏旱"，常有台风、狂风暴雨致灾，伴有降水，午后常有地方性雷阵雨，间有冰雹、大风、暴雨成灾。降水量占全年37%左右。初秋，冷暖空气团交锋，多低温阴雨天，仲秋后受长江下游小高压影响，秋高气爽，常见"秋旱"，10月间出现"小阳春"，降水量占全年14%。冬季寒潮通过西北河谷平原（盆地）进入三江河谷，气温骤降，降水量占全年23%（何金祥等，2006）。

3. 余姚市

2011年，在余姚鹿亭乡发现了野生铁皮石斛（图2-2），位于鹿亭乡东南面30km的四明山区（30°N，121°E），海拔700m。以红壤为主，岩石为中酸性火山岩夹积沉岩。植被以次生阔叶林和毛竹为主。铁皮石斛主要分布在悬崖峭壁潮湿处，岩壁上附着大量青苔和地衣，铁皮石斛喜阴，阴面分布较多，且生长茂密。四明山处于中亚热带季风气候区，植被丰富，森林覆盖率达87%以上，雨热同期、四季分明，气候温和、降水充沛。年平均气温14℃，无霜期228d，年降水量

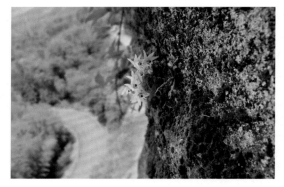

图2-2 浙江省余姚市四明山区野生铁皮石斛生境（由宁波姚姆渡生态农业有限公司提供）

1600mm，年蒸发量500mm，山高沟深。梅雨季节降水量大，7～8月份常有地方性雷阵雨，夏季山上气候凉爽，冬季偶遇北方寒流南下，可有3～4次降雪。

4. 武义县

在金交椅山区发现铁皮石斛（图2-3），位于俞源乡刘秀林西北方向，119°39′26.42″E，

28°48′16.12″N，海拔约 200m 处。武义县位于浙江中部，史属婺州，与现为丽水的处州紧密相邻，与天台同属于括苍山脉。属亚热带季风气候，平均气温 16.9℃，年均降水 1524mm，年均日照 1838h，无霜期 279d。境内三面环山，峰峦连绵，海拔千米以上的山峰有 102 座，森林覆盖率高达 72%，75% 的地面水达到 Ⅱ 类水质标准，境内的白姆乡丹霞地貌景区和俞源乡山地地质景观的岩壁、陡坡、缓坡、石缝或凹陷等地方，半阴湿存积腐殖质丰富，非常适宜铁皮石斛、灵芝等珍稀植物药生长，是武义铁皮石斛原产地及主产区之一。

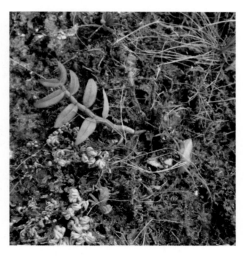

图 2-3　浙江省武义县金交椅山区野生铁皮石斛生境（由浙江寿仙谷医药股份有限公司提供）

（五）贵州省

1. 茂兰国家级自然保护区

贵州茂兰国家级自然保护区有独特的地质环境、气候条件，很适合铁皮石斛生长。该自然保护区位于云贵高原南缘，是云贵高原向广西丘陵盆地的过渡地带，保护区位于贵州省黔南布依族苗族自治州荔波县东南部，南面与广西壮族自治区接壤，地理位置为 107°52′10″E ～ 108°05′40″E，25°09′20″N ～ 25°20′50″N。全区除局部地点为少量砂页岩外，主要是由纯质石灰岩及白云岩构成的岩溶地貌，且属于裸露型，其岩石裸露率高达 80%，可称为典型的岩溶生境，与生长在这种生境基质上的原始森林融合在一起，构成了中亚热带地区非地带性原生植被—独特的岩溶森林生态系统。保护区内主要地貌形态有岩溶峰丛漏斗、峰丛洼地、峰丛盆地、槽谷、落水洞、盲谷、溶洞等，属于中亚热带季风湿润气候地区，具有春秋温暖、冬寒不剧、夏暑不酷、雨量充沛的气候特点；年平均气温 15.3℃，1 月份平均气温 5.2℃，7 月份平均气温 23.5℃，生长期 237d，全年降水量 1752.5mm，年平均相对湿度 73%（姜殿强等，2007）。

2. 平塘和安龙

贵州省平塘、安龙二地发现野生铁皮石斛群落，其生态环境基本情况如下。

（1）平塘　位于 106°49′51″E，25°36′92″N，海拔 980m，坡度 ≤15°，坡向南，郁闭度 0.60，苔藓覆盖率 60%，岩石裸露率 70%，伴生植物柏树 [*Platycladus orientalis*（L.）Franco]、杨梅 [*Myrica rubra*（Lour.）S. et Zucc.]、黄杨 [*Buxus sinica*（Rehder & E. H. Wilson）M. Cheng]、刺五加 [*Acanthopanax senticosus*（Rupr. Maxim.）Harms]、百合（*Lilium brownii* var. *viridulum* Baker）、碎米莎草（*Cyperus iria* Linn.）和蕨类植物。

（2）安龙　位于 106°13′889″E，25°00′182″N，海拔 1165m，坡度 60°，坡向东南 30°，郁闭度 0.50，苔藓覆盖率 15%，岩石裸露率 85%，伴生植物清香木（*Pistacia weinmannifolia* J. Poisson ex Franch.）、百合和蕨类植物。

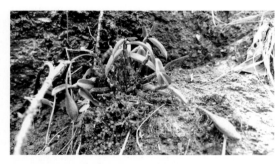

图2-4　贵州省锦屏县野生铁皮石斛生境（由宋仙水提供）

3. 锦屏县

锦屏县位于贵州省东南部，26°23′29″N～26°46′49″N，108°48′37″E～109°24′35″E。气候属中亚热带湿润季风气候区，平均气温16.4℃，年降水量1057mm，光照充足，无霜期达314d，相对湿度在85%以上。境内海拔400～800m，植被以杉木、马尾松、楠竹、香樟、枫树为主，素有"杉木之乡"美称，调查发现有野生铁皮石斛分布（图2-4）。

（六）福建省

1. 邵武

邵武将石自然保护区为发育典型的丹霞地貌。主峰鸡公山海拔572m，相对高度250m，其他山峰海拔在300～500m，山体纵横、沟谷深切、孤峰突起、多岩崖陡壁。由于特殊的地貌，形成区内特殊的生境，孕育了该保护区内丰富的动植物资源。铁皮石斛在邵武的分布区域比较狭窄，仅在该区域内发现，这可能与丹霞地貌及其小生境有关。该区的铁皮石斛大多生长在通风较好的西北、东北向阴坡的悬崖石壁上。将石自然保护区的铁皮石斛多生长在岩崖陡峭的沟坡壁上，土壤多为紫色土，由紫色砂岩风化物发育而成，成土时间不长、熟化程度较低，土壤有机质、氮含量很低。土壤呈酸性反应，pH 4.0～5.5，土层厚度只有0.2～0.6m。观察发现，有的铁皮石斛长在岩石上，根部几无土壤；有的铁皮石斛则长在苔藓或地衣上，多以密集的须根附着于石壁砂砾土吸收岩层水分和养料，裸露的须根则从空气中吸收雾气、露水，依靠自身叶绿素进行光合作用。该区全年日照时数1400～2100h。年平均温度17.7℃，最冷月平均温度6.8℃，最热月平均温度27.5℃，无霜期290d，日均气温≥10℃的平均天数281.5d。年平均降水量1783.2mm，年蒸发量1347.6mm，降水丰富但分布不均，上半年降水量大于蒸发量，下半年则相反。夏季高温偏旱，春秋温暖多雨。相对湿度大，月相对湿度在80%以上。气温在30℃以上，相对湿度在50%以下时，铁皮石斛叶脉变黄、叶片下垂、茎现皱缩；周边有小瀑布，平均湿度达85%时，铁皮石斛的长势最为良好，又长又粗，但崖缝渗水过多时则易烂根致死（张海燕，2008）。

2. 龙岩

据调查，在福建省龙岩市冠豸山，坐标25°42.9′N，116°47.2′E，海拔542m处发现野生铁皮石斛（图2-5）。采集地生境为峰丛－峡谷组合的丹霞地貌，山峰陡峭，与地面接近垂直，山峰脚下为常绿阔叶林，峰顶为灌丛，中间石壁裸露，植被较少，可见雨水冲刷及风化产生的纵向沟壑和不规则形凹窝。铁皮石斛多生长于裸露的石壁，伴生植物有卷柏 [*Selaginella tamariscina*（P. Beauv.）Spring]，密花石豆兰 [*Bulbophyllum odoratissimum*（J. E. Smith）Lindl.]（黄泽豪等，2015）。

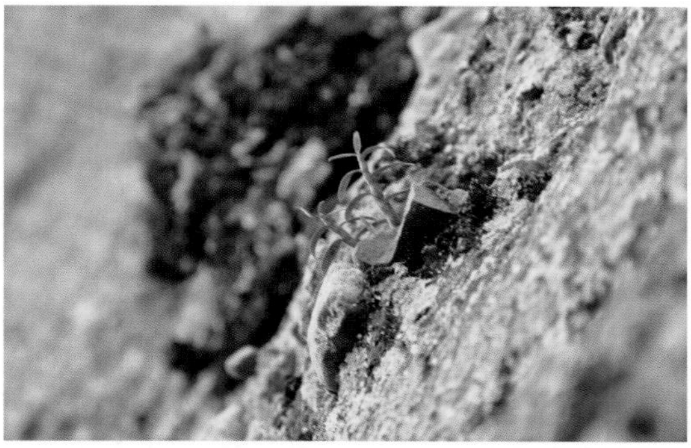

（七）广西壮族自治区

图 2-5 福建冠豸山野生铁皮石斛生境（由江仁辉提供）

1. 木论国家级自然保护区

广西木论国家级自然保护区地处北回归线北侧，地理方位 107°54′1.15″E ～ 107°58′1.92″E，25°7′1″N ～ 25°12′22″N，东西宽 19.8km，位于环江毛南族自治县西北部，东濒古滨河上游，西近打狗河，北与贵州省茂兰国家级自然保护区相连，南接木论 – 川山喀斯特地区。经过实地调查发现，铁皮石斛生长的地形均为喀斯特地貌，在 107°56′43.83″E ～ 107°58′1″E，25°5′23.94″N ～ 25°6′47.76″N，群落类型为阔叶混交林，常绿、落叶的原始林或次生林中，没有人为干扰，或有轻微人为干扰，生长在山顶或近山顶的坡位，坡向为东南或西南各占 50%，坡度为 60° ～ 90°，海拔为 711 ～ 850m，相对湿度（RH）为 70% ～ 90%，相对湿度为 75% 占 1/2，光照度 1800 ～ 3600lx，乔木层盖度 75% ～ 85%，灌木层盖度 20% ～ 80%，草本层盖度 2% ～ 60%，根系主要着生在附生苔藓的细叶楷木（*Pistacia weinmannifolia* J. Poisson ex Franch.）和石灰岩壁上，生长环境极其恶劣，在山腰或山脚均未发现有分布，与山顶相比湿度相差不大，光照度相差较大，原因可能是树林太茂密，光照度太弱不能满足其生长需要，而山顶土壤稀少，树林生长较慢，相对较稀，满足生长需要的散射光照条件。凡有铁皮石斛生长的地方，苔藓也生长良好，可能是苔藓为石斛生长提供有机质，具有保水和透气功能，也可能是苔藓中附有石斛生长所需的共生菌。木论自然保护区铁皮石斛群落结构中的乔木主要有细叶楷木（*Pistacia weinmannifolia* J. Poisson ex Franch.）、小叶栾树 [*Boniodendron minus*（Hemsl.）T. Chen]、青冈 [*Cyclobalanopsis glauca*（Thunb.）Oerst] 等树种；灌木主要是圆果化香（*Platycarya longipes* Wu）、青檀（*Pteroceltis tatarinowii* Maxim）、漆木（*Gluta tavoyana* Hook. f.）、芸香竹（*Monocladus amplexicaulis* Chia）、铁榄 [*Sinosideroxylon pedunculatum*（Hemsl.）H. Chuang]、山黄皮 [*Clausena indica*（Dalz.）Oliv.] 等树种；草本层主要是沿阶草（*Ophiopogon bodinieri* Levl.）、兔耳兰（*Cymbidium lancifolium* Hook.）、铁线蕨（*Adiantum capillusveneris* Linn.）、尖舌苣苔（*Rhynchoglossum obliquum* Blume）、千里光（*Senecio scandens* Buch.-Ham. ex D. Don）等，优势种主要是细叶楷木、圆果化香、小叶栾树和青冈（覃国乐等，2011）。

2. 金钟山保护区

对桂西北三地野生石斛属资源调查发现，在金钟山保护区有野生铁皮石斛分布。金钟山保护区位于广西西部，地处广西、贵州和云南交界地区，云贵高原南缘，属中山地貌，海拔 780 ～ 1836m，位于 104°46′13″E ～ 105°00′06″E，24°32′44″N ～ 24°43′07″N，总面积为 20 924.4hm²，森林覆盖率为 88.6%。金钟山保护区属中亚热带季风湿润山地气候，年均降水量 1262.8mm，年平均气温 17.1℃，极端最高温 37.7℃，极端最低气温 –4.8℃。铁皮石斛生于 1153 ～ 1340m 阴坡半阴坡的树上，附生树种有木荷（*Schima superba* Gardn. et Champ.）、瓦山栲（*Castanopsis ceratacantha* Rehd. et Wils.）、高山栲（*Castanopsis delavayi* Franch.）、胡桃（*Juglans regia* L.）、李树（雷衍国等，2008）。

（八）湖南省

湖南省新宁县崀山国家地质公园具有典型的丹霞地貌特征，顶平（斜）、身陡和麓

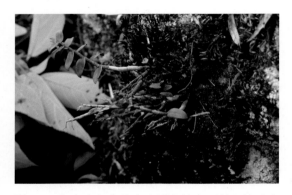

图 2-6 湖南省新宁县崀山野生铁皮石斛生境（由邓小祥提供）

缓。丹霞地貌身陡，表面雨水冲刷，漫长的风化过程也无法形成大部分植物所需的土壤环境，所以整个石壁除了山顶长有部分植被，其他都是裸露地。而铁皮石斛就附生于全光照裸露山体缓坡、陡坡的转角下面、石缝下、石窝边或整个石壁凹陷等地方，呈斑驳状分布。在缓坡光秃位置、垂直位置未见分布。而生长基质主要是石窝里的苔藓、地衣。有些附生的地方连苔藓也没有，根系直接扎于石头表面，环境极其恶劣（图 2-6）（何平荣等，2009）。

（九）安徽省

多年调查发现，安徽省野生铁皮石斛主要分布于皖西大别山区的霍山、舒城、潜山一带，皖南山区较高海拔的祁门、休宁、岳西县（图 2-7）。以上调查地均属于亚热带湿润性季风气候区，年平均相对湿度 70% ～ 80%，年平均气温 14 ～ 16℃，常年平均降水量约 1200mm，无霜期年平均 220d 以上，森林覆盖率都在 90% 以上。铁皮石斛生长地区的群落类型为常绿或落叶阔叶林，海拔 100 ～ 700m，从海拔可以看出，铁皮石斛并不是高海拔植物。一般生长于距离水源较近的岩石壁上，距溪水或河潭 20 ～ 50m 附近，这样保证了其生长所需的空气相对湿度；生长的坡度一般在 80° ～ 90° 的近山顶，可能与山顶的植物密度比较小，以及日照时间比较长有关；也可能由于人为因素，调查到的铁皮石斛均生长在地势比较险峻、人难以到达的山顶。其上一般有乔灌木遮荫，植物密度小，生长的坡向东北或西南，伴生植物有地衣、苔藓、石韦 [*Pyrrosia lingua*（Thunb）Farwell]、石豆兰

（*Bulbophyllum* ssp.）、卷柏属（*Selaginella* ssp.）、抱石莲［*Lepidogrammitis drymoglossoides*（Bak.）Ching］、吉祥草［*Reineckia carnea*（Andr.）Kunth］等。铁皮石斛属于附生性植物，密集的须根系附着树木、石壁砂砾等上吸收水分和养料，其生长发育受伴生植物影响较大。随着生态环境的恶化，伴生或附生植物越来越少，铁皮石斛的生长繁殖也会受到很大的威胁（金琰琰等，2013）。

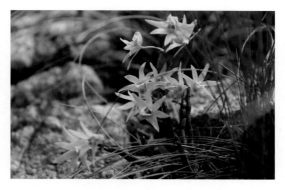

图 2-7　安徽省岳西县野生铁皮石斛生境（由方成武教授提供）

（十）广东省

1. 河源、平远、蕉岭

在粤东北地区的河源、平远、蕉岭（115°15′E ～ 116°56′E，23°23′N ～ 24°56′N）属于亚热带季风气候区，日照、雨量充足，年平均气温 20.7℃，无霜期 300d 以上，平均降水量 1500mm。铁皮石斛生长在丹霞地貌的岩石上，伴生卷柏，或半阴坡的树上、岩石上（赵仁发等，2014）。

2. 韶关

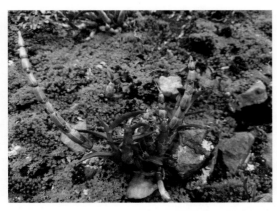

图 2-8　广东省仁化县丹霞山区野生铁皮石斛生境（由白音教授提供）

丹霞山区位于广东韶关市东北郊，是国家级自然保护区，以陡崖的陆相红层地貌和赤壁丹崖为特色。丹霞山区野生铁皮石斛主要分布于海拔 100 ～ 150m 区域的悬崖上，通常沿着水平线呈带状分布，而且在这个带状分布区岩石表面通常被一层白色地衣和少量植被所覆盖，与周围岩石表面有所不同。本地区铁皮石斛通常若干丛集聚在一起，呈片状分布。生长铁皮石斛的岩石表面腐化较严重，表面呈黑色，周围植被很少，铁皮石斛几乎完全在光照直射下生长（图 2-8）（白音等，2013）。

（十一）江西省

龙虎山和井冈山地区发现野生铁皮石斛（图 2-9、图 2-10）。龙虎山位于江西省鹰潭市（116°99′E，28°10′N）。属于亚热带湿润季风气候区，系武夷山脉余脉典型的丹霞地貌老年早期特征，海拔 120m。

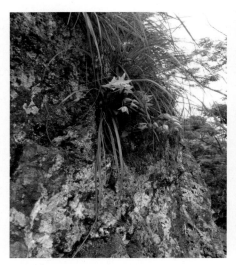 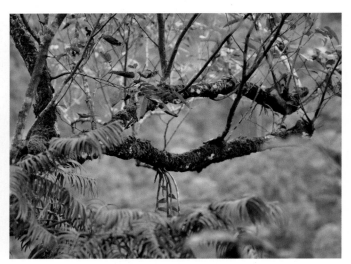

图 2-9 江西省龙虎山野生铁皮石斛生境
（由江西云崖仙斛农业科技股份有限公司
提供）

图 2-10 江西省井冈山野生铁皮石斛生境
（由罗毅波研究员提供）

二、铁皮石斛分布地区基本情况

1. 分布

从对铁皮石斛分布和生境调查可以看出，其在我国主要分布于云南、广西、贵州、安徽、浙江、福建、四川、江西、广东、河南、湖南、湖北十二个省区。从云南省广南县、广东省平远县到安徽省霍山县、河南省伏牛山区都有分布。从纬度上看，23°N ～ 30°N 都有分布。据报道云南省西双版纳位于 21°09′N ～ 22°36′N，99°58′E ～ 101°50′E，未发现有铁皮石斛分布（表 2-3）。

表 2-3 铁皮石斛分布区的基本情况

分布区	地理位置	海拔（m）	气候因素			气候类型
			平均气温（℃）	年降水量（mm）	相对湿度（%）	
云南广南	23°29′N ～ 24°28′N，104°31′E ～ 105°39′E	1209	15.9	954	86	中亚热带高原季风气候
河南伏牛山区	31°48′N，114°05′E	200 ～ 500	8.5 ～ 12.1	850 ～ 1100	75	亚热带季风气候
浙江富阳市	29°51′N，119°59′E	500	16.1	500	80	亚热带季风气候
浙江新昌县	29°21′729″N ～ 29°21′732″N，120°48′701″E ～ 120°48′203″E	300	16.6	1500	75	亚热带气候

续表

分布区	地理位置	海拔（m）	气候因素			气候类型
			平均气温（℃）	年降水量（mm）	相对湿度（%）	
福建邵武	27°34′N，117°48′E	300～500	17.7	1783.2	80	中亚热带季风气候
广西金钟山保护区	24°32′44″N～24°43′07″N，104°46′13″E～105°00′06″E	1153～1340	17.1	1262.8	82	中亚热带季风湿润山地气候
广西木论国家级自然保护区	25°5′23.94″N～25°6′47.76″N，107°56′43.83″E～107°58′1″E	711～850	15.0～18.7	1051.7	70～90	中亚热带季风气候
贵州茂兰国家级自然保护区（荔波县东南部）	25°09′20″N～25°20′50″N，107°52′10″E～108°05′40″E	400～500	15.3	1752.5	73	中亚热带季风湿润气候
安徽大别山（南部）	29°86′N～32°30′N，112°40′E～118°20′E	100～700	14～16	1200	70～80	亚热带温湿性季风气候
粤东北（河源、平远、蕉岭）	23°23′N～24°56′N，115°15′E～116°56′E	100～150	20.7	1500	80	亚热带季风气候

2. 海拔

铁皮石斛生长在海拔 300～1200m 的山地；分布区北部的生长海拔较低，而南部生长海拔逐步升高。在浙江富阳市，野生铁皮石斛生长在海拔 500m，而在广西木论国家级自然保护区的生长地海拔 711～850m；在广西金钟山保护区生长在海拔 1153～1340m 阴坡半阴坡的树上。在云南南部的自然生长海拔可达到 1200m，而在长江中下游的自然生长海拔在 800m 以下（罗仲春等，2013）。

3. 铁皮石斛生长在亚热带温暖湿润的环境中，但有一定的耐寒性

在铁皮石斛分布的北缘河南伏牛山区，年平均气温 8.5～12.1℃，年降水量 850～1100mm。在分布区的南部，粤东北，年平均气温 20.7℃，年降水量 1500mm。由于铁皮石斛分布较广，长期生长在不同的气候条件下，不同地区的铁皮石斛对气温适应性不同。铁皮石斛有相当强的耐寒性，在湖北省英山县遇到积雪结冰时间较长的年代，叶片凋落或先端枝梢受冻枯萎，但第二年仍能正常生长。在云南分布的铁皮石斛耐寒性较差，在浙江等地种植，冬季往往遭受冻害。

4. 对生长小环境的要求

小环境中的空气相对湿度对铁皮石斛生长十分重要。调查发现，铁皮石斛一般生长在溪水或河潭 20～50m 附近岩石壁上，这样保证了空气相对湿度能达到其生长要求。从各地调查的情况分析，年降水量应在 1000～1700mm，年平均空气相对湿度保持在 70%～80% 为宜。

铁皮石斛为阴生植物，怕直射光。浙江省富阳市湖源乡的野生铁皮石斛群落在阳面少且植株矮小，阴面分布较多且生长旺盛。在河南省伏牛山区和大别山区，石斛多群聚分布于温凉高湿的阴坡、半阴坡或避风背阴的山沟峭壁上，阳坡或半阳坡面平缓之地绝无生长。但光线过弱，相对湿度较小，也不利于铁皮石斛的生长发育，在广西木论国家级自然保护区调查发现，在山腰或山脚均未发现有分布，与山顶相比湿度相差不大，光照度相差较大，原因可能是树木太茂密，光照度太弱不能满足其生长需要，而山顶土壤稀少，树林生长较慢，相对较稀，满足铁皮石斛生长需要的散射光照条件。

5. 附生基质

铁皮石斛是一种典型的附生植物。在云南、贵州、广西等石灰岩地区，铁皮石斛可附生在山地森林中的树干上，也可生长在石灰岩石壁表面；而在丹霞地貌地区，铁皮石斛多生长在丹霞石壁的表面上；在华东地区，铁皮石斛则可以生长在酸性的火山岩表面或花岗岩表面。

铁皮石斛附生的树种，不同地区各异，如在云南省广南地区，林内铁皮石斛多附生在岩栎上。广西木论国家级自然保护区的铁皮石斛附生的树种主要是细叶楷木和青冈；金钟山保护区的铁皮石斛附生树种是木荷（*Schima superba* Gardn. et Champ.）、瓦山栲（*Castanopsis ceratacantha* Rehd. et Wils.）、高山栲（*Castanopsis delavayi* Franch.）、胡桃（*Juglans regia* L.）、李树等。一般认为附生树种为树皮厚、沟槽较多的阔叶树，树皮附有苔藓，蓄纳水分较多。

6. 伴生植物

各地调查发现，铁皮石斛根部的伴生植物有苔藓、地衣、卷柏、石豆兰、抱石莲等。铁皮石斛附着在石壁或树上，苔藓是最主要、最常见的伴生植物。对贵州茂兰国家级自然保护区铁皮石斛伴生苔藓的研究表明，多种苔藓与铁皮石斛伴生，而出现频次较高的主要有缺齿蓑藓（*Macromitrium gymnostomum* Sull. & Lesq.）、长叶纽藓（*Tortella tortuosa* Hedw. Limpr.）、拟阔叶小石藓（*Weisia platyphylloides* Card）3种。通过仿野生种植试验发现，铁皮石斛生长与伴生苔藓的持水性和本身生长耗水情况有关（冉景丞等，2013）。

（张治国　徐　超　吴月国）

参 考 文 献

白音，李卫忠，曾力. 2013. 丹霞山野生红杆铁皮石斛种质资源的考察报告 [C]. 中国中药协会石斛专业委员会. 第七届中国石斛产业发展论坛，霍山：68-69.

包雪声，顺庆生，张申洪，等. 2005. 中国药用石斛图志 [M]. 上海：上海科学技术文献出版社：1-2.

陈谦海. 2004. 贵州植物志第十卷 [M]. 贵阳：贵州科技出版社.

程式君. 1983. 广东的石斛种类及其栽培 [J]. 广东园林，（2）：27-31.

丁小余，徐珞珊，王峥涛，等. 2001. 铁皮石斛居群差异的研究（Ⅰ）——植物体形态结构的差异 [J]. 中草药，32（9）：829.

付开聪，连守臣，冯德强，等. 1999. 黑节草资源的应用与开发 [J]. 中草药，30（9）：708.

何金祥，俞金奎，石益挺，等.2006.浙江新昌发现野生铁皮石斛[J].浙江农业科学，57（6）：847-848.

何平荣，宋希强，罗毅波，等.2009.丹霞地貌生境中铁皮石斛的繁殖生物学研究[J].中国中药杂志，34（2）：124-125.

黄海欣，杨子光，王定.1995.豫西山区石斛生物学及生态学考察[J].中药材，12（7）：333.

黄泽豪，温婷梅，郭家欣，等.2015.福建冠豸山野生铁皮石斛的显微鉴定[J].亚热带植物科学，44（2）：123-126.

吉占和，陈心启，罗毅波.1999.中国植物志第19卷[M].北京：科学出版社：68，117.

吉占和.1980.中国石斛属的初步研究[J].植物分类学报，18（4）：443.

姜殿强，刘再华，申宏冈，等.2007.岩溶生态环境条件下不同生境铁皮石斛多糖含量的比较研究[J].中国岩溶，26（3）：226-229.

金琰琰，方成武，杨启清，等.2013.安徽野生铁皮石斛资源分布与生态环境调查[J].中国中药杂志，38（23）：4025.

雷衍国，缪剑华，赖家业，等.2008.桂西北三地野生石斛属资源调查研究[J].安徽农业科学，36（23）：9963-9964.

李江陵，肖小河.1995.四川石斛属药用植物资源调查[J].中国中药杂志，20（1）：7.

李明焱，谢小波，朱慧照，等.2011.铁皮石斛新品种"仙斛1号"的选育及其特征特性研究[J].中国现代应用药学，28（4）：282.

林建丽.2009.福建省野生石斛属植物分布及生境调查研究[J].林业勘察设计（福建），（2）：13-16.

刘海，张荷轩，杨平飞，等.2017.铁皮石斛种苗性状比较及原生态种植技术初探[J].种子，36（1）：131-134.

刘仁林，张志翔，廖为明.2010.江西种子植物名录[M].北京：中国林业出版社：415，306.

刘钊权.1990.黑节草人工栽培试验初探[J].西南林学院学报，10（1）：69.

卢炯林，高立献.1991.河南石斛属植物的调查研究[J].武汉植物学研究，9（2）：149-150.

卢炯林.1993.豫西山区的石斛属药用植物[J].中药材，16（7）：18.

罗仲春，罗斯丽，罗毅波.2013.铁皮石斛原生态栽培技术[M].北京：中国林业出版社：9-10.

倪勤武，赖平凡.2000.浙江富阳发现野生铁皮石斛新分布[J].林业科学研究，13（3）：222.

覃国乐，覃文更，谭卫宁，等.2011.广西木论自然保护区铁皮石斛种群资源调查[J].现代农业科技，（11）：145-146.

冉景丞，杨婷婷.2013.茂兰保护区铁皮石斛生长状况与伴生苔藓的关系初探[J].林业实用技术，38（23）：4025.

王立安.1990.铁皮石斛生境小记[J].植物杂志，（8）：29.

王雁，周进昌，郑宝强，等.2015.石斛兰[M].北京：中国林业出版社：378-380.

肖防亮，杨昌知，朱大兴，等.2015.通道县兰科植物资源调查[J].绿色科技，（1）：110.

臧敏，邱筱兰，姚丽芳，等.2015.江西三清山野生药用植物资源分析[J].江苏农业科学，43（2）：359.

张海燕.2008.邵武将石省级自然保护区铁皮石斛生物学特性及生态环境的初步观察[J].福建林业科技，35（2）：252.

赵仁发，张左忠，刘畅，等.2014.粤东北地区石斛野生资源保护及综合利用研究[J].安徽农学通报，20（13）：95-97，100.

浙江药用植物志编写组.1980.浙江药用植物志下册[M].杭州：浙江科学技术出版社：1601.

甄爱国，汪洋.2015.英山县石斛属植物种群现状及利用对策[J].湖北林业科技，44（3）：79-80.

中国科学院昆明植物研究所.2003.云南植物志（第14卷）[M].北京：科学出版社：639.

中国药材公司.1995.中国常用中药材[M].北京：科学出版社：785.

Pridgeon A M，Cribb P J，Chase M W，et al.2014. *Genera Orchidacearum* Volume 6：Epidendroideae[M].Lordan：Oxford University Press.

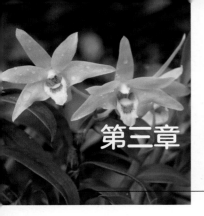

第三章　铁皮石斛的器官解剖结构及生物学特性

第一节　铁皮石斛的器官解剖结构

一、铁皮石斛器官解剖学研究

河南省分布有铁皮石斛、河南石斛、细叶石斛和曲茎石斛，以下分别对四种石斛的叶、茎、根营养器官进行解剖学鉴别（和严然等，1992）。

（一）叶片的构造

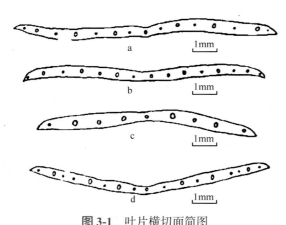

图 3-1　叶片横切面简图
a. 河南石斛；b. 铁皮石斛；c. 细叶石斛；d. 曲茎石斛

对上述四种石斛叶片解剖构造的比较研究（图 3-1、图 3-2）发现，它们具有如下共同特征。

1）叶片横切面均为中脉处凹陷，两侧较厚。

2）平行叶脉，在横切面上大小不等，相间排列，叶脉维管束外均嵌有一层较小的薄壁细胞，内含圆簇状硅质块。

3）在横切面上，叶上表皮细胞较下表皮细胞厚，均为一层扁长方形的细胞，外具一层角质层。

4）叶肉无栅栏组织和海绵组织分化，均为等面叶，叶肉中都有含针晶体束的黏液细胞。

5）气孔只分布于下表皮，保卫细胞呈肾形，周围具 4 个副卫细胞，均为四列型气孔。

但在叶的构造上也有许多不同特点，如叶片厚度，铁皮石斛的叶片最厚，细叶石斛的叶片最薄；表皮细胞的厚度，细叶石斛的叶片表皮细胞最厚，曲茎石斛叶片表皮细胞最薄；叶中维管束数目，曲茎石斛叶片中最多，共 17 条，细叶石斛叶片中最少，只有 9 条，河南石斛和铁皮石斛居中，均为 15 条；叶片单位面积气孔数，细叶石斛最多，为 70.61 个 $/mm^2$，铁皮石斛最少，只有 39.2 个 $/mm^2$，河南石斛和曲茎石斛的气孔数居于二者之间。

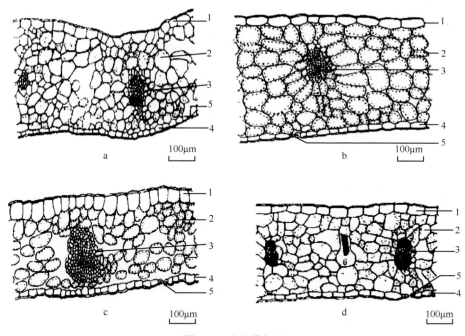

图 3-2　叶片横切面

a. 河南石斛；b. 铁皮石斛；c. 细叶石斛；d. 曲茎石斛

1. 上表皮；2. 叶肉；3. 维管束；4. 下表皮；5. 气孔

（二）茎的构造

四种石斛茎的解剖构造共同特征为：

1）茎为圆柱状，具纵槽纹，横切面边缘呈波纹状。

2）茎表皮在横切面上为一层很小的扁长方形细胞，具有较厚的橙黄色的角质层。

3）茎均由表皮、基本组织和维管束三部分组成。

4）紧接表皮的 1～2 层基本组织细胞较小，内部为大型薄壁细胞，具有少数含针晶体束的黏液细胞。

5）均为外韧有限维管束，散生在基本组织中，故无皮层、髓和髓射线之分。

但是，四种石斛茎的构造又有很多明显不同之处，如河南石斛角质层最厚，可达 8.54μm，细叶石斛次之，为 7.36μm，而铁皮石斛角质层最薄，只有 1.92μm；茎中维管束的数目，细叶石斛最多，达 40 条，曲茎石斛最少，只有 21 条，河南石斛和铁皮石斛分别为 29 条和 23 条。同时，茎中基本组织细胞的形状也有明显不同。

（三）根的构造

四种石斛根的解剖构造（图 3-3）共同特征为：

1）根均有根被，其细胞壁薄，具网状加厚，细胞形状类同；根被具有吸收和贮藏水分的功能。

2）外皮层和内皮层均为一层细胞，这层细胞由少数薄壁的通道细胞和具有不同程度加厚的厚壁细胞构成；通道细胞内具有较浓稠的细胞质和明显的细胞核。

3）中柱鞘均由一层细胞构成，由薄壁细胞和厚壁细胞相间排列，对着韧皮部为厚壁细胞，对着木质部为薄壁细胞，其薄壁细胞与内皮层的通道细胞相连接，故可称为中柱鞘通道细胞。

4）根均为辐射维管束，木质部为外始式，除铁皮石斛外，均无髓。

但四种石斛在根的构造中也有许多明显不同。如根被细胞的层数，曲茎石斛只有3层，细叶石斛多达8～9层；外皮层和内皮层细胞壁加厚的情况及维管束木质部辐射角数目等方面都有差异。

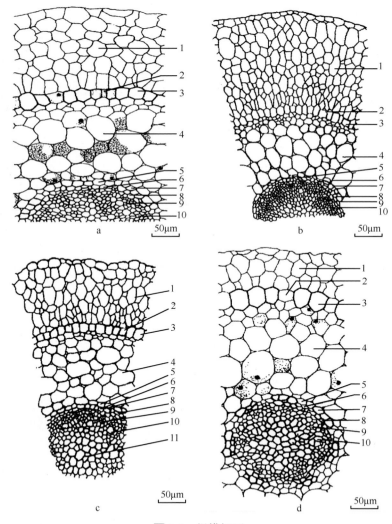

图 3-3 根横切面

a.河南石斛；b.细叶石斛；c.铁皮石斛；d.曲茎石斛

1.根被；2.外皮层通道细胞；3.外皮层；4.皮层薄壁组织细胞；5.内皮层通道细胞；6.中柱鞘通道细胞；7.内皮层；8.中柱鞘；9.韧皮部；10.木质部；11.髓

（四）四种石斛的解剖构造区分特征

1. 分种检索表

根据四种石斛营养器官解剖构造的明显异同，分种检索如下：

（1）根内维管束 7 原型、无髓 ……………………………………………………… 2
（1）根内维管束 10 原型，有髓或无髓 ……………………………………………… 3
（2）叶脉维管束 17 条，茎中维管束 21 条，根被细胞 3 层 ………………… 曲茎石斛
（2）叶脉维管束 15 条，茎中维管束 29 条，根被细胞 6～7 层 …………… 河南石斛
（3）叶脉维管束 9 条，茎中维管束 40 条，根被细胞 8～9 层，根中无髓 …… 细叶石斛
（3）叶脉维管束 15 条，茎中维管束 23 条，根被细胞 6～7 层，根有髓 …… 铁皮石斛

2. 形态比较描述

（1）叶片　河南产四种石斛的叶均为等面叶，叶片较厚，外具连续的角质层，单位面积气孔数较少，且仅分布于下表皮；机械组织、输导组织不发达，这些特征与它们长期生长在阴湿环境中相适应，属于阴性湿生类型。其气孔保卫细胞呈肾形，属于四列型气孔，此与多数其他单子叶植物气孔类型类同。但叶脉维管束数目差异较大，细叶石斛只有 9 条，曲茎石斛则多达 17 条。

（2）茎　茎的构造由表皮、基本组织和维管束三部分组成。维管束均为外韧有限维管束，散生。维管束鞘由厚壁的纤维细胞构成。这些都是大多数单子叶植物所具有的共同特征。基本组织细胞较大，排列疏松，细胞内贮藏有大量颗粒状物质。另有少数含针晶体束的黏液细胞分布于基本组织中，这与金钗石斛相一致，也是阴性湿生植物的重要特征。

（3）根　由根被、皮层和中柱组成。根被细胞层数因种而异，曲茎石斛只有 3 层，细叶石斛多达 8～9 层。根被结构在兰科、天南星科、百合科、石蒜科等植物中均有过报道，它是一种专门起吸收和贮藏水分作用的特殊结构。

（4）外皮层　外皮层、内皮层和中柱鞘均为一层细胞，由厚壁细胞和被称为通道细胞的少数薄壁细胞构成。中柱鞘通道细胞与内皮层通道细胞相连，正对着维管束的木质部，是根被吸收和贮藏水分与营养物质进入木质部的通道。在中柱鞘中有通道细胞的存在，尚属首次发现（和严然等，1992）。

二、铁皮石斛和霍山石斛营养器官的解剖结构

根被是石斛气生根共有的特殊结构，位于石斛根皮层的外面，由几层薄壁细胞组成，成熟后的细胞壁呈现纤维素的细网络状加厚。这种结构不仅对细胞壁起到加固作用，而且不影响对空气中水分的吸收和贮存。

1）霍山石斛的根，以六原型初生木质部为主，而铁皮石斛的根则以七原型初生木质部为主。

2）霍山石斛茎的维管束数目不超过 15 个，铁皮石斛茎的维管束数目常在 25 个以上。

3）霍山石斛叶片较薄，铁皮石斛叶片较厚。

从植株形态看，霍山石斛虽然分枝多，但植株矮小，株高常不超过 10cm，产量低；铁皮石斛虽分枝少，但植株高大，茎粗壮，株高可达 30cm 以上，产量高。因此，其解剖结构特征与生物学产量相吻合。

石斛茎端潜伏芽具有根原基，这就为石斛茎上常有不定根伸出和石斛较易进行营养繁殖提供了理论依据。

4）植株化学物质变化：根据多糖的组织化学检测方法——过碘酸希夫反应（periodic acid Schiff reaction，PAS 反应），霍山石斛和铁皮石斛内多糖类物质非常丰富。但植物体的解剖部位不同，茎的年龄不同，多糖类物质的存在量和存在形式也不同。如在幼茎基部第一节基本组织中，以可溶性多糖类物质为主，在同一茎的中部节间，则以淀粉粒为主；在 3～4 年生老茎中部节间，除维管束内和紧贴维管束的薄壁细胞中依然含有大量可溶性多糖类物质外，其余细胞中的淀粉粒消退，取而代之的是大量 PAS 反应呈阴性、由颗粒状物质组成的团块。这些充满在两种石斛老茎中的特殊物质，是否就是石斛的药用成分，有待进一步分析研究（张智等，1995）。

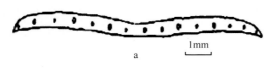

1mm

a

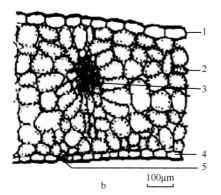

100μm

b

图 3-4　铁皮石斛叶横切面

a. 叶横切面；b. 叶横切面细胞

1. 上表皮；2. 叶肉；3. 叶脉维管束；4. 下表皮；5. 气孔

三、铁皮石斛的营养器官解剖学特征

铁皮石斛叶为等面叶，主脉处凹陷，两侧较厚；气孔只分布于下表皮，保卫细胞呈肾形，属四列型。叶脉较细，大小相间平行排列于叶肉中间，茎的基本组织由多角形或椭圆形的大型细胞和多数充满颗粒状物质的不规则形细胞组成，具有少数含针晶体束的黏液细胞；外韧维管束散生。根具有根被，地下根的根被有 6～7 层细胞，气生根的根被仅有 4 层细胞；外皮层、内皮层和中柱鞘均由一层厚壁细胞和薄壁的通道细胞相间排列组成；辐射维管束十原型，中央为大而明显的髓（图 3-4～图 3-7）（黎明等，2001）。

四、铁皮石斛花、果实和种子解剖图

（一）花的精细解剖图

铁皮石斛有着一般兰科植物的传粉特点：图 3-8 ～图 3-10 可见蕊喙、药帽及药帽的着生方式是石斛异花传粉之所以能够实现的巧妙的空间位置布局，植物的智慧可见一斑。

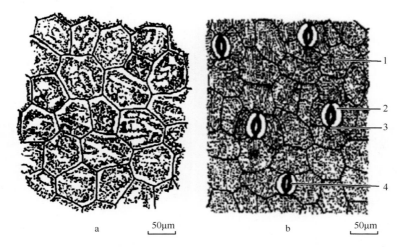

a　　　50μm　　　b　　　50μm

图 3-5　铁皮石斛叶片表皮形态

a. 上表皮；b. 下表皮

1. 表皮细胞；2. 保卫细胞；3. 副卫细胞；4. 气孔

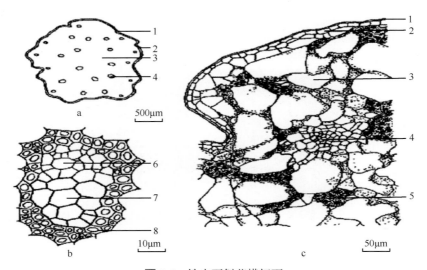

a　　　500μm

b　　　10μm　　　c　　　50μm

图 3-6　铁皮石斛茎横切面

a. 茎横切面简图；b. 茎横切面细胞图；c. 茎维管束放大图

1. 角质层；2. 表皮；3. 基本组织；4. 维管束；5. 细胞储藏物质；6. 韧皮部；7. 木质部；8. 维管束鞘

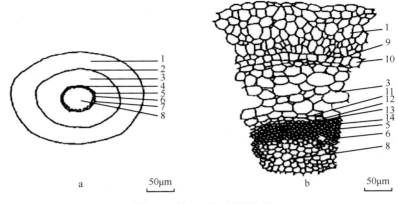

图 3-7　铁皮石斛根的构造

a. 横切面简图；b. 横切面细胞

1. 根被；2. 外皮层；3. 皮层薄壁组织细胞；4. 内皮层；5. 韧皮部；6. 木质部；7. 中柱鞘；8. 髓；9. 外皮层通道细胞；10. 外皮
层厚壁细胞；11. 内皮层通道细胞；12. 中柱鞘通道细胞；13. 内皮层厚壁细胞；14. 中柱鞘厚壁细胞

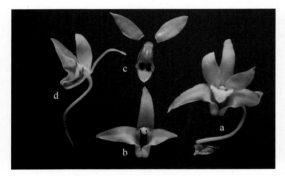

图 3-8　铁皮石斛花的形态

一朵花的外形，基部有一长卵形的苞片（图 3-8a）；花离析
下示：萼片 3 和合蕊柱，侧萼片基部较宽阔，合成萼囊的外壁
（图 3-8b）；花瓣 3，示：唇瓣在下（图 3-8c）；一朵花的纵切示：
唇瓣、侧萼片和蕊柱足共同构成萼囊，储藏蜜汁（图 3-8d）

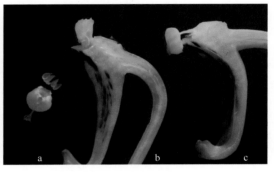

图 3-9　铁皮石斛药帽

药帽腹面观示：腹面靠一条三角状的细柄与合蕊柱相连，有
利于昆虫离开时掀起药帽带走花粉块，药 2 室，各含蜡质的花
粉块 2（图 3-9a）；合蕊柱纵切面，可见药帽中还剩一个药室（图
3-9b）；蕊柱足的基部有 3 个胼胝体以分泌蜜汁（图 3-9c）

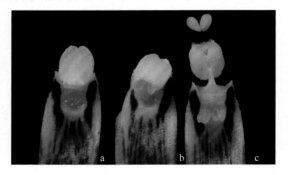

图 3-10　铁皮石斛合蕊柱

合蕊柱上半示：药帽、蕊喙（合蕊柱先端的黏性突起，位于药帽的下方），其下的柱头腔内富含黏液（图 3-10a）；在花粉块
已被带走的药帽中，可见药囊 2 室，每室内有黄色的隔膜 1～2（图 3-10b）；示：昆虫进来时药帽保护（遮盖住）花粉块不
被带走（图 3-10c），而昆虫从前一朵花中带来的花粉块（却在昆虫进入时）被塞到柱头腔的黏液里（以便花粉管向下受精），
当昆虫吸净蜜汁退出时，身上向后的茸毛轻易地沾上蕊喙的黏液、掀翻药帽，继而靠蕊喙的黏液把花粉块带到另一朵花，实
现了不同花朵之间的传粉

（二）果实解剖及种子图

铁皮石斛种子计数（图 3-11）：一个果实共分 36 块，然后取其 4 块计数，分别是：① 2239 颗；② 2145 颗；③ 7350 颗；④ 8462 颗。上述 4 块相加为 20 196 颗，再除以 4，即为每块平均数为 5049 颗，乘以 36 即为全果实的数目：5049×36 =181 764 颗，每荚果＞ 18 万颗种子，其中约有半数是发育不良的，那么成熟的种子也至少有 9 万～ 10 万颗。

铁皮石斛属兰科植物，同时兰科植物在植物界属微子目。种子微小而极多，无胚乳。

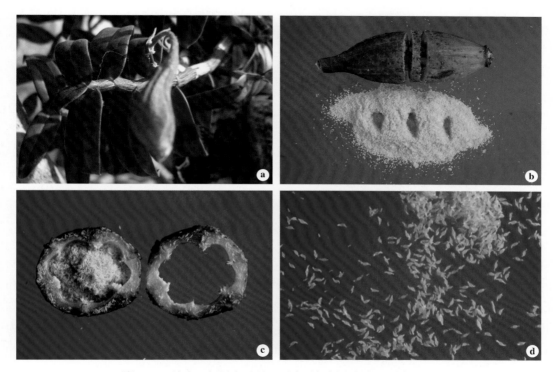

图 3-11 铁皮石斛果实及种子形态（解剖鉴定者　顺庆生）
a. 果株；b. 横切及大量种子；c. 子房横切面，侧膜胎座，内藏极多种子；d. 种子为黄色，两端为白色翅

（张治国）

第二节　铁皮石斛的物候期

铁皮石斛是合轴式生长，每年 2 ～ 6 月份从茎基部萌发新枝，并在 1 年内（1 个生长季）完成新枝的营养生长。第二年的同一时期，在 2 年生的枝条上开花，茎基部再次萌发出新的枝条（见第六章第一节）。

据湖南省新宁县崀山国家地质公园内丹霞地貌上铁皮石斛物候期观察，开花物候期，单花开放进程是根据花芽发育状况、花蕾发育阶段和花被片开展程度，将铁皮石斛单花花期划分为 5 个阶段，萌芽期（15 ～ 18d）、现蕾期（20 ～ 25d）、初花期（1 ～ 2d）、盛花期（8 ～ 12d）和枯萎期（2 ～ 3d）。授粉后，第 2d 花朵开始花萼合拢、花瓣迅速萎蔫，4 ～ 5d 后子房开始膨大，果实一般需要 185d 左右才能成熟。未授粉的花朵，6 ～ 10d 后开始凋谢。铁皮石斛群体自然花期在每年 5 月中旬，可见少数萌发出了单花小花苞，大多数都还是花序苞。

由于我国各地的气候条件不同，花的开放时间，在不同的地区各有差异，一般在 5 月底或 6 月上旬开第 1 朵花。自然居群的初花期在 4d 后，6 月中旬初，2 ～ 4d 后基本达到盛花期。6 月下旬花量大幅减少，7 月初花期结束。2007 年自然花期则比以往提前 10d 左右，可能是由连续晴天后有降水造成的（何平荣等，2009）。

（张治国）

第三节 铁皮石斛的光合作用

一、石斛的光合特性

（一）净光合速率、光饱和点和光补偿点

徐云鹍等（1993）对霍山石斛、铁皮石斛和铜皮石斛的光合特性进行了研究，以不同的光量子通量密度为横坐标和相应净光合速率为纵坐标作图表明，霍山石斛、铁皮石斛和铜皮石斛的光饱和点分别为 213.7、325.5 和 398.5μmol/（$m^2 \cdot s$），光补偿点为 50、80 和 40μmol/（$m^2 \cdot s$）。光饱和净光合速率霍山石斛为 12.19μmol CO_2/kg FW·S，铁皮石斛为 6.47μmol CO_2/kg FW·S，铜皮石斛为 14.66μmol CO_2/kg FW·S。

石斛的净光合速率、光饱和点、光补偿点都低，净光合速率受相对湿度影响大，这与其野生状态生长在潮湿、背光、通风的悬崖峭壁有关，是长期系统发育的结果，属于阴性植物对光的响应。

在进行野生铁皮石斛植株改为人工栽培时，为模拟其野生生态条件，选择了大别山区海拔 500m 以上的峡谷深渊，此处空气凉爽，早晚相对湿度在 95% 左右，日照时间短，夏季仅在 10：00 ～ 15：00 时有直射光照射，其余时间均处在散射光中，能满足石斛光合特性的要求，这是野生改人工栽培获得成功的基本条件。

三种石斛生长速度均慢，净光合速率低是石斛生长缓慢的主要原因之一。光饱和净光合速率以铜皮石斛最高，霍山石斛次之，铁皮石斛最低。以外形比较，铜皮石斛分枝多，分枝高度可达 10 ～ 14cm，叶片多而大，叶色淡绿，生物产量最高；霍山石斛分枝多但较矮小，仅为 4 ～ 7cm，叶片少而小，叶色绿；铁皮石斛分枝最少，分枝高度以 7 ～ 12cm 居多，叶片厚，叶色暗绿并有花青素。植物叶片的多少、叶面积的大小、叶片结构的厚薄、叶绿素含量等是影响净光合速率的内在因素，三种石斛的明显差异是净光合速率不同的原因所在。提高植物的光饱和点，降低植物的光补偿点能增加植物光合产物的积累。在三种

石斛中铜皮石斛的光饱和点最高，光补偿点最低，故光饱和净光合速率最高，有利于同化物的积累，从而获得较高的生物产量。

（二）光呼吸和暗呼吸

一般植物的呼吸占光合的 1/20 ～ 1/10，光呼吸为暗呼吸的 1.5 倍。凡是生长快的植株，呼吸速率就快，生长慢的，呼吸速率也慢。阴性植物的呼吸速率比阳性植物更低。石斛的呼吸有其特殊性，同一般植物相比，较符合阴性植物的特性，但其光呼吸和暗呼吸相等，两者共占总光合 1/2，同化物被呼吸消耗较多，影响积累，因而生长慢，生物产量低。

（三）叶绿素含量和吸收光谱

霍山石斛和铜皮石斛总叶绿素含量较铁皮石斛高，叶绿素 a 和 b 的比值，霍山石斛和铜皮石斛接近 3 ∶ 1。铁皮石斛低于 3 ∶ 1，从绝对量看是由于叶绿素 b 的含量高。三种石斛光合色素吸收高峰都在 430nm 和 663nm，而 430nm 处吸收峰比 663nm 处高，说明其吸收短波光较多。三种石斛所含的叶绿素 b 的含量略高于一般植物，叶绿素 a 与 b 的比值低于 3 ∶ 1，在短波光 430nm 处吸收峰高，有利于其叶片对蓝紫光的吸收，这与其生长于高山、半阴多散射光、蓝紫光的生态环境相适应，也充分表现了阴性植物的特性。三种石斛的光饱和点、光补偿点和净光合速率都低，呼吸速率相对较高，气孔开张和净光合速率受相对湿度影响较大，叶绿素 b 含量较高，光合色素吸收短波光多，充分表现了阴性植物的特性。石斛的人工栽培或进行工厂化生产时，应选择 500μmol/（m²·s）左右的光量子通量密度，以散射光为好，空气相对湿度保持在 80% ～ 90%，温度在 20 ～ 25℃，通风条件良好的生态条件较为适宜（徐云鹃等，1993）。

二、叶片光合作用的碳代谢途径

利用 LI-6400 光合测定系统测定了不同天气条件下铁皮石斛叶片 24h CO_2 吸收的动态，以及 CO_2 吸收对光强和温度的响应。晴朗的白天和夜间铁皮石斛都能吸收 CO_2，中午 CO_2 吸收速率为负值，CO_2 的交换方式具有景天酸代谢途径（CAM）的特点。阴雨天，只有白天吸收 CO_2，夜间表现为暗呼吸，光合作用碳代谢的途径为 C_3 途径。在多云的天气条件下，白天吸收 CO_2，并持续至日落后。夜间 21：00 仍有 CO_2 吸收，23：00 以后至次日凌晨处于暗呼吸状态。在 500μmol/（m²·s）光照条件下，20℃出现最大 CO_2 吸收值。在夜间，25℃时 CO_2 的吸收速率最高。在有光和无光条件下，低温或高温引起 CO_2 吸收速率下降均为非气孔因素所致。晴天上午，铁皮石斛叶片的表观量子产额为 0.035，光合补偿点为 2.9μmol/（m²·s），饱和光强为 500μmol/（m²·s），强光下出现光抑制现象。叶片受到强光预先照射后，即使光照减弱光抑制效应仍保持一段时间，致使光合补偿点升高，表观量子产额下降，相同光强下的 CO_2 吸收效率降低。表明铁皮石斛为兼性 CAM 植物，随着环境条件的变化，其光合作用在 CAM 与 C_3 途径间变化（苏文华等，2003）。

三、三种石斛叶片光合作用特性及其对光强的响应

测定霍山县霍山石斛、铁皮石斛和铜皮石斛的光合速率对光强响应曲线，不同光强处理时叶绿素荧光参数的变化及 3.0×10^4 lx 瞬时光强下叶片荧光猝灭诱导。光合速率对光强的响应表明，霍山三种石斛为阴生植物，生长光强一般为 $0.2\times10^4\sim2.0\times10^4$ lx。2.5×10^4 lx 光强处理时的叶绿素荧光参数变化表明，石斛在 2.5×10^4 lx 光强时已发生光抑制，但净光合速率并未受到影响。叶绿素荧光猝灭诱导过程也表明，3.0×10^4 lx 的强光下，石斛叶片光合机构仍有很好的调节能力，当有效光化学效率（Fv′/Fm′）降低时，非光化学猝灭系数（NPQ）相应增加，耗散因光合能力下降而增多的过剩光能。低光强下石斛发生光抑制是其避免强光损伤的保护性机制，而非光破坏的结果。可以把低光强下长期光抑制看作石斛光系统Ⅱ（PSⅡ）光化学量子效率长期下调的一种方式。表明石斛可以在光强 $2.5\times10^4\sim3.0\times10^4$ lx 的环境中生长。4.0×10^4 lx 强光时，石斛的 Fv′/Fm′、实际光化学效率（ΦPSⅡ）和光化学猝灭系数（qP）急剧下降，电子传递效率低；且 NPQ 增加缓慢，不能及时有效地利用和耗散掉吸收的光能，导致严重的光抑制，表明石斛不适宜在光强大于 4.0×10^4 lx 的环境中生长。霍山县三种石斛为阴生植物，长期以来人们都在林荫下或用双层遮阳网栽培，以上实验结果表明，在 $2.5\times10^4\sim3.0\times10^4$ lx 光强下，石斛有较好的光响应能力。因此，石斛人工栽培时不能完全用树林下的光强，可适当补光（低于 4.0×10^4 lx）或改用单层遮阳网提高其光合效率和产量（蔡永萍等，2005）。

四、五种铁皮石斛种质的光合特性

从铁皮石斛叶片光合速率对光强的响应来看：浙江庆元、浙江天台、浙江武义、云南广南、云南麻栗坡五个种源铁皮石斛对光强的要求不高，光饱和点、光补偿点、净光合速率、表观量子效率都较低，属阴生植物对光强的响应。但种源间存在差异：其中光饱和点为 $293\sim365\mu mol/(m^2\cdot s)$，云南广南最高，浙江庆元次之，云南麻栗坡最低；光补偿点为 $32\sim65 mol/(m^2\cdot s)$，浙江庆元最高，云南广南次之，云南麻栗坡最低；最大净光合速率为 $4.78\sim5.01\mu mol/(m^2\cdot s)$，云南广南最强，浙江庆元最小；表观量子效率为 $0.015\sim0.020\mu mol/mol$，云南广南最大，浙江庆元最小。五个种源的 $Pn-R_{PAR}$ 拟合方程的相关系数均在 0.9 以上，说明铁皮石斛的光响应基本一致。

五个种源铁皮石斛净光合速率日变化趋势基本一致，但在不同时间点的值存在种源间差异。净光合速率的变动和峰值的变化是由影响叶片光合能力的生理生态因子与环境条件日变化综合作用的结果。

五个种源铁皮石斛光补偿点和光饱和点都较低，对光照的需求不强，表现出铁皮石斛

阴生植物的特性,因此,在设施栽培中应合理控制光照强度。不同种源铁皮石斛光补偿点、光饱和点及光能利用率存在差异,其中云南广南种源铁皮石斛光饱和点高、光补偿点较低,可适应在光照强和较广的光照范围内生长,并且该种源表观量子效率高,净光合速率强,说明对弱光的利用率高。不同种源的铁皮石斛对光强的需求特性的不同可能是由于基因型的差异及其对原产地生态环境适应等原因所致(张玲菊等,2013)。

(张治国)

第四节　铁皮石斛授粉结实特性

一、铁皮石斛花粉的扫描电镜观察

利用扫描电镜对铁皮石斛花粉及其种子的大小、形态及表面纹饰等方面进行观察测量,并进行描述。铁皮石斛每朵花药中的花粉块由 4 个花粉团组成,离生,每 2 个为 1 对,正面和反面观如成把的香蕉,侧面观形状似梨核或芒果状,中间的两个花粉团稍大于两侧的花粉团(图 3-12)。成熟的花粉团呈金黄色,蜡质坚硬,极轴平均长 598.64 ~ 691.01μm,赤道轴平均长 147.96 ~ 215.02μm,Ⅰ 级纹饰为不规则多边形,形状似味蕾,Ⅱ 级纹饰表面光滑,花粉为 4 合花粉,无明显对称性,无萌发孔(图 3-13)(赵昕海等,2012)。

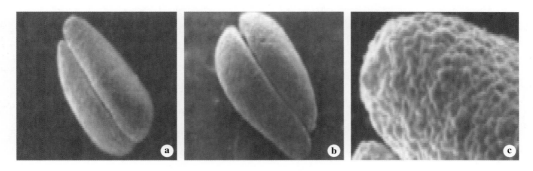

图 3-12　铁皮石斛花粉团及花粉粒形态

a.扫描电镜下花粉团形态(正面 ×120);b.扫描电镜下花粉团形态(背面 ×120);c.近黏盘柄花粉团表面形态(×500)

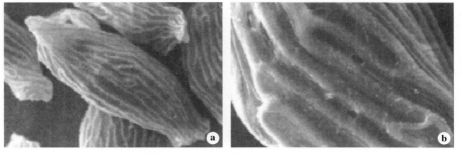

图 3-13　铁皮石斛种子显微形态

a.扫描电镜下种子个体形态(×300);b.种子表面纹饰(×1000)

二、四种处理方式对 9 种石斛授粉结果率的影响

程式君（1986）采用自花授粉、同序异花授粉、同株异花授粉和异株授粉四种处理方式，分别对密花石斛、鼓槌石斛、球花石斛、美花石斛、兜唇石斛、铁皮石斛、无距石斛、钩状石斛、单斑石斛的授粉实验结果如下：

1）自花授粉能结果的 2 种，占总数的 22%，美花石斛的结果率为 70%，铁皮石斛为 35.7%。

2）同序异花授粉的 8 种中（美花石斛为单花的种），能结果的仅有铁皮石斛，占总数的 11.1%，其结果率为 69.2%。

3）同株异花授粉能结果的共 5 种，占总数的 55.5%，兜唇石斛的结果率为 5.6%，鼓槌石斛为 11.1%，无距石斛为 29.4%，铁皮石斛为 81%，美花石斛为 100%。

4）异株授粉的 9 种试验植物均能结果，占 100%，结果率为 72.1% ～ 100%。在所有处理中结果率最高。但钩状石斛从同一引种号的植株进行异株授粉时，结果率为 0，不同采集地的植株间进行授粉，结果率则为 85.5%。

5）对照：无进行人工授粉能结果者，仅有铁皮石斛一种，其结果率为 17.3%。

6）一花序具多数花的种类：如试验材料中的密花石斛、球花石斛、鼓槌石斛、单斑石斛，一般要异株授粉才能结果。而单花或花序少的种类（试验材料中的其余五种），多数同株异花授粉可结果。

7）铁皮石斛是 9 种试验材料中繁殖能力最强的种类，任何方式授粉均能结果。

人工栽培的条件下，在共试的 9 种石斛中，仅铁皮石斛能自然授粉结果，其他种类则必须人工授粉才能结果。但铁皮石斛经人工授粉后，能极大地提高结果率。

4 种处理中，以异株授粉结果率最高。美花石斛及铁皮石斛自然授粉虽能结果，但果实在后期多发育不良，落果多，果实常畸形，种子较少，萌发率低，繁殖出的幼苗生长势也较差。通过实验我们认为，同种中人工授粉的花朵结果率的高低与花朵间体素差异的大小有一定的联系。体素差异越大，则结果率越高。从钩状石斛结果的情况来看，不同生态 – 地理类型的植株间进行异花授粉才能结果，可作为一个明显的例子（程式君，1986）。

三、不同授粉时间和授粉部位对坐果率的影响

1. 不同授粉时间对坐果率的影响

在花瓣展开第 1、2、3、4 和 5d 分别选取 72 朵花作为母本对其进行授粉。授粉 1 周后，花柄处开始膨大，颜色呈浅绿色，表明授粉成功，授粉失败的花柄处呈黄色，最后脱落。经过 10d 观察，花苞展开第 1、2、3、4 和 5d 授粉的坐果率分别为 55.5%、81.9%、87.5%、43.0% 和 9.7%。花苞展开前 2、3d 授粉的坐果率高于第 1、4、5d 的坐果率。授粉后 15d，果柄开始由白转绿，花瓣失水萎缩开始脱离母体，子房开始膨大，部分可以看到棱状结构。30d 后，部分蒴果脱落；但是，开花第 2、3d 的坐果率依旧高于第 1、

4、5d。

同一种源的铁皮石斛人工授粉，以开花第 2～3d 授粉坐果率较高，此时花粉成熟，柱头黏液较大，授粉效果好，坐果率高；这与李守龄等实验中第 5d 左右授粉坐果率较高的结论不同。这可能是江苏省苏州市与云南省德宏州地理位置不同，光照、温度、水分的管理不同体现出的差异。

2. 不同授粉部位对坐果率的影响

授粉 30d 后，茎稍部、茎中部、茎基部授粉所得蒴果数量分别为 58 个、52 个和 56 个，三组数据差异不显著。但蒴果的重量分别为 0.520 053g、0.604 271g 和 0.706 846g，蒴果直径分别为 7.637 181mm、8.297 292mm 和 8.941 692mm。由此可见，虽然茎基部、中部、稍部坐果率差异不明显，但就蒴果重量和大小来看，茎基部授粉所得蒴果质量较高（王怀青，2014）。

3. 花粉保存方法

选择早期开花的花朵 10 枚与开花 5d 后对其花粉粒进行采集，统一放在干燥瓶中室温保存，15d 后选择开花时间在 3～5d 的花朵为母本进行异化授粉，15d 内花粉粒的成活率达 100%，由此可知，室温状态下即可实现花粉粒的保存（金银兵，2009）。

四、铁皮石斛花粉活力与结实

1. 不同花期花粉活力变化

铁皮石斛一般在 6 月中下旬进入盛花期，每朵花的花期约 16d，花朵开放的不同时期花粉活力差异很大，花蕾期有活力花粉比例为 29.4%，开花当天有活力花粉比例最高，达 70.6%，随后开始下降，开花后 1 周有活力的花粉比例为 31.9%，开花后 12d 为 21.8%，直到花谢花粉仍有活力。因此，从花粉活力因素看，铁皮石斛在花期均可进行人工授粉。开花后 4～10d 坐果率可达 100%，花将谢时人工授粉坐果率仍可达 85.7%，进一步证实了整个花期花粉活力的存在。

2. 花粉离体贮藏的花粉活力

贮藏温度与贮藏时间对铁皮石斛花粉活力存在显著的影响，随着贮藏时间的延长，花粉活力降低，降低幅度以贮藏初期最大，后期降低速率减小，离体贮藏花粉活力均比对照组高，干燥条件下各温度梯度中以（4±1）℃最好，贮藏 8d 后有活力花粉比例为 48.7%，贮藏 20d 后有活力花粉比例仍达 21.2%。

3. 果实生长规律

铁皮石斛授粉成功的花朵在第 2d 花瓣开始收缩，4d 后花瓣和侧萼片变黄萎蔫且子房开始膨胀，6d 后即可看到果实的雏形。授粉败育后的花粉 3d 后颜色开始明显变黄萎蔫，自交后 5d 内败育的果实占自交总败育果实比例为 96.1%，杂交败育比自交败育要慢，授粉后 5d 内败育的果实占杂交总败育果实的比例为 45.9%，20d 内败育果实占总败育果实的比例为 97.3%。铁皮石斛人工杂交授粉 20d 后果实基本不会再脱落，可以根据每株枝叶生长情况及时疏果。

铁皮石斛果实生长，在授粉 20d 内最快，60d 后趋于缓和，70d 后果实进入稳定成熟期，授粉后 130 ～ 150d 成熟，10 月下旬至 11 月初果实成熟（朱波等，2011）。

4. 授粉技术

授粉技术如下：①授粉时间一般在晴天上午 9：00 ～ 10：00；②选花：选取开花后 4 ～ 7d 的健壮花朵，摘掉石斛花的唇瓣；③授粉：用已消毒的棉签，由下往上轻推母本柱头白色小帽，使黄色花药粘在棉花上后弃用，用另一棉签用同样的方法取父本花药，然后将花药轻送入母本蕊柱腔中即可，挂上标牌，每授粉一次换一次棉签，避免不同亲本间串粉。授粉后 7d 观察花朵，若花柄变绿膨大，则授粉成功，加强肥水管理，在果实成熟后剪取待用。通过改良授粉技术，可以解决不同株、不同距离亲本之间的人工授粉，大大缩短了授粉时间，提高了授粉成功率和结果率。

传统的授粉技术工具采用牙签等小硬物件，由于石斛花药小，花粉粒不散开，在授粉过程中，存在以下缺点：①花药不易粘在硬物件上；②硬物件易损伤蕊柱腔，导致授粉失败；③授粉一次花费时间长；④亲本间距离受限制；⑤授粉成功率和结果率低。通过改良传统的授粉技术，创新实用、方便的授粉工具，可克服传统杂交技术的不足，大大提高石斛的有性杂交成功率（赵仁发等，2014）。

5. 铁皮石斛的结实

目前主要的授粉方式有以下 6 种：

1）同花授粉：在同一朵花内开展授粉。
2）同序授粉：在同一花序内不同花朵间交叉授粉。
3）同枝授粉：在同一茎干上不同花序间相互授粉。
4）同丛授粉：同一枝丛不同茎干间相互授粉。
5）异花授粉：花粉块来自不同株丛。
6）自然授粉。

授粉方式对铁皮石斛坐果率影响很大，其中以异花授粉的坐果率最高，平均达 90.51%，而其他自花授粉方式（同花、同序、同枝）均比较低，一般不超过 40%，平均为 5.55%，可见铁皮石斛以异花授粉为主；自花授粉坐果率因个体而异，变幅较大（0 ～ 36.84%），说明部分植株可自花结实；同丛授粉坐果率变幅较大，主要源于丛内个体亲疏构成不同，无亲缘关系的丛生植株间相互授粉坐果率高，但因丛内多属萌蘖，故平均坐果率仅 17.22%；调查表明，野外条件下铁皮石斛依靠昆虫辅助授粉能受精结实，但结实率通常较低，一般低于 4%，平均为 1.82%，其中以郁闭林分内杜英树上附生的植株为高，结实率达 2.84%。从铁皮石斛在不同栽培条件下各种授粉方式平均坐果率的综合比较可看出，异花授粉坐果率显著高于其他授粉方式。异花授粉应是铁皮石斛的主要繁殖方式，也是生产繁育的主要手段。

6. 花粉贮藏对坐果率的影响

（4±1）℃冷藏铁皮石斛花序，每天授粉，连续 9d，以受精结实情况反映冷藏花粉的活力变化，并以相同花期的自然花序作对照。结果表明，试验期内不同贮藏时间的冷藏花粉仍具有较高活性，坐果率均保持在 89% 以上，平均坐果率达 94.22%，坐果率日变化比较平稳，花粉活性随冷藏时间无明显变化趋势，可见短期冷藏花序不会影响授粉效果（何玉友等，2015）。

（张治国）

参 考 文 献

蔡永萍，李玲，李合生，等 . 2005. 霍山县 3 种石斛叶片光合特性及其对光强的响应 [J]. 中草药，36（4）：586，589-590.

程式君 . 1986. 石斛的人工授粉 [M]. 中国科学院华南植物研究所集刊，第三集：46-49.

何平荣，宋希强，罗毅波，等 . 2009. 丹霞地貌生境中铁皮石斛的繁殖生物学研究 [J]. 中国中药杂志，34（2）：125.

何玉友，戚利潮，李海龙，等 . 2015. 铁皮石斛授粉结实特性试验 [J]. 安徽农业科学，43（33）：188-190.

和严然，黎明，苏金乐 . 1992. 河南省药用石斛的解剖学鉴别 [J]. 河南科学，10（2）：149-158.

金银兵 . 2009. 铁皮石斛的生物学特性与开花授粉技术研究 [J]. 安徽农业科学，37（11）：5281-5282.

黎明，苏金乐，武荣花，等 . 2001. 铁皮石斛营养器官的解剖学研究 [J]. 河南农业大学学报，35（2）：125-129.

苏文华，张光飞 . 2003. 铁皮石斛叶片光合作用的碳代谢途径 [J]. 植物生态学报，27（5）：631.

王怀青 . 2014. 铁皮石斛人工授粉实验 [J]. 现代农业科技，（5）：118.

徐云鹍，于力文，吴庆生，等 . 1993. 霍山石斛的光合特性研究 [J]. 应用生态学报，4（1）：18-21.

张玲菊，高亭亭，章晓玲，等 . 2013. 5 种种源铁皮石斛的光合特性 [J]. 浙江农林大学学报，30（3）：261-263.

张智，翟立业 . 1995. 霍山石斛营养器官的解剖结构 [J]. 安徽农业大学学报，22（3）：301-304.

赵仁发，张在忠，刘畅庆，等 . 2014. 粤东北地区石斛野生资源保护及综合利用研究 [J]. 安徽农学通报，20（13）：95-97.

赵昕海，远凌威，张苏锋，等 . 2012. 铁皮石斛花粉及种子微形态的扫描电镜观察 [J]. 中国种业，（4）：39-41.

朱波，苑鹤，俞巧仙，等 . 2011. 铁皮石斛花粉活力与种质创制的研究 [J]. 中国中药杂志，36（6）：755-757.

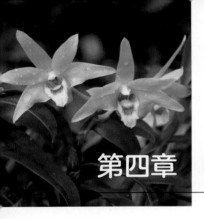

第四章　铁皮石斛的化学成分

第一节　铁皮石斛化学成分研究进展

一、小分子化学成分

通过系统的植物化学研究，目前从铁皮石斛茎中分离鉴定了96个化合物（陈晓梅等，2013；包晓青等，2015；周佳等，2015；杨柳，2013；吕英俊等，2016；叶子等，2016），包括34个芪类及其衍生物，17个酚类化合物，10个木脂素类化合物，以及酚苷类、核苷类、黄酮类、内酯类等结构类型的化合物（表4-1）。药理学研究表明，铁皮石斛醇提取物中的总黄酮和总多酚类物质是其主要的抗氧化活性成分之一，水提取物中的酸性糖也具有抗氧化活性（王佳等，2015）。部分芪类、酚类和黄酮类化合物在体外实验中显示具有抗氧化活性（陈晓梅等，2013），一些芪类化合物在体外实验中显示具有弱的降血脂功能（吕英俊等，2016）。目前还没有从铁皮石斛茎中分离到生物碱类化合物的研究报道。

石斛碱型倍半萜类生物碱是石斛属植物特有的，其中的石斛碱（Dendrobine）是最早被发现并研究的一个化合物，被认为是中药石斛解热镇痛作用的有效成分。不同的研究者分别采用高效液相色谱法（HPLC）和高效液相色谱质谱联用（HPLC-MS）的方法分析，均报道不能在铁皮石斛中检测到石斛碱，而该物质在金钗石斛中的含量是较高的。此外HPLC-MS分析还表明，与金钗石斛相比，铁皮石斛中生物碱类成分数量少，总碱含量低，生物碱类成分不是铁皮石斛的主要成分（陈晓梅等，2013）。但是，杨洋等（2016）报道利用固相萃取进样技术和气相色谱－质谱（GC-MS）法，在仿野生岩石种植、仿野生贴树种植、大棚种植和盆栽的铁皮石斛中都检测到了石斛碱，含量分别为0.281%、0.179%、0.097%和0.067%。

利用固相微萃取－气相色谱－质谱（SPME-GC-ME）联用技术分析，铁皮石斛挥发油主要成分为反-2-辛烯醛（29.96%）、β-紫罗兰酮（15.78%）、芳樟醇（5.36%）、壬醛（4.39%）、β-环柠檬醛（3.40%）和正癸醛（3.14%）；愈伤组织挥发油主要成分为石竹烯（26.92%）、γ-榄香烯（8.25%）、1-乙烯基-1-甲基-2,4-二（1-甲基乙烯基）-[s,（1.α，2.β，4.β）]-环己烷（6.5%）、α-石竹烯（3.6%）、（Z）-7,11-二甲基-3-甲基-1,6,10-十二碳三烯（3.09%）、反-2-辛烯醛（3.06%）；试管苗挥发油的主要成分是反-2-辛烯醛（20.28%）、β-

紫罗兰酮（11.82%）、反 -2- 己烯醛（8.27%）、（E）- 壬烯醛（6.91%）、石竹烯（4.92%）
（陈晓梅等，2013）。杨洋等（2016）报道了 8 个在仿野生岩石种植、仿野生贴树种植、
大棚种植和盆栽铁皮石斛中共同具有的挥发性成分，它们是四十四烷、正二十烷、十九烷、
三十碳六烯、十七醇、二十七烷、9- 十八碳烯酰胺和顺式 – 十八碳烯酸。

此外，利用超高效液相色谱 – 串联质谱（UPLC-MS/MS）技术分析浙江、广东、广西
等 5 省区 14 批铁皮石斛样品，发现丁香酸、香草酸、对羟基苯甲酸、对羟基肉桂酸、苯
甲酸和原儿茶酸在铁皮石斛中普遍存在（吕朝耕等，2017）。利用 HPLC 技术分析云南省
和浙江省 6 个产地铁皮石斛样品，发现尿苷、鸟苷、胸苷、腺苷、2′- 脱氧腺苷、豆甾醇和 β-
谷甾醇在铁皮石斛中普遍存在（全晶晶等，2017）。

对铁皮石斛原球茎小分子化学成分的研究较少，目前鉴定的化合物有 15 个，分别为
3- 羟基 -24- 亚甲基 – 环菠萝蜜烷、3, 25- 二羟基 -24- 甲基 – 环菠萝蜜烷、3, 25- 二羟基 –
环菠萝蜜烷、3, 25- 二羟基 -23- 烯 – 环菠萝蜜烷、1-O-p- 阿魏酰基 -β-D- 吡喃葡萄糖苷、
arillatose B、4-（β-D- 吡喃葡萄糖基）苄醇、4- 羟甲基 -2, 6- 二甲氧基苯基 -β-D- 吡喃葡萄
糖苷、三十六烷酸、二十七烷醇、N- 阿魏酰酪胺、反式对羟基桂皮酸、阿魏酸、β- 谷甾醇、
豆甾醇（陈晓梅等，2013）。

表 4-1 铁皮石斛小分子化学成分

化合物类别	化合物中文名	化合物英文名
芪类	铁皮石斛素 A	dendrocandin A
	铁皮石斛素 B	dendrocandin B
	铁皮石斛素 C	dendrocandin C
	铁皮石斛素 D	dendrocandin D
	铁皮石斛素 E	dendrocandin E
	铁皮石斛素 F	dendrocandin F
	铁皮石斛素 G	dendrocandin G
	铁皮石斛素 H	dendrocandin H
	铁皮石斛素 I	dendrocandin I
	5- 羟基 -3, 4′- 二甲氧基联苄	5-hydroxy-3, 4′-dimethoxybibenzyl
	4- 羟基 -3′, 5′- 二甲氧基联苄	4-hydroxy-3′, 5′-dimethoxybibenzyl
	3′- 羟基 -3, 4, 5′- 三甲氧基联苄	3-O-methylgigantol
	3′- 羟基 -3, 4, 4′, 5- 四甲氧基联苄	erianin
	4- 羟基 -3, 3′, 4′, 5- 四羟基联苄	chrysotoxine
	4, 4′- 二羟基联苄	dendrocanol
	3, 3′- 二羟基 -4- 甲氧基联苄	3, 3′-dihydroxy-4-methoxybibenzyl
	3, 4′- 二羟基 -5- 甲氧基联苄	3, 4′-dihydroxy-5-methoxybibenzyl
	4, 4′- 二羟基 -3, 5- 二甲氧基联苄	4, 4′-dihydroxy-3, 5-dimethoxybibenzyl
	3, 4- 二羟基 -5, 4′- 二甲氧基联苄	3, 4-dihydroxy-5, 4′-dimethoxybibenzyl
	3′, 4- 二羟基 -3, 5′- 二甲氧基联苄	gigantol

化合物类别	化合物中文名	化合物英文名
芪类	4′, 5- 二羟基 -3, 3′- 二甲氧基联苄	4′, 5-dihydroxy-3, 3′-dimethoxybibenzyl
	4, 4′- 二羟基 -3, 3′, 5- 三甲氧基联苄	dendrophenol
	2, 3, 3′, 4′- 四甲氧基联苄	dendrobibenzyl
	3, 3′, 4, 4′, 5- 五甲氧基联苄	chrysotobibenzyl
	二氢白藜芦醇	dihydroresveratrol
		dendromoniliside E
		denbinobin
	2, 4, 7- 三羟基 -9, 10- 二氢菲	2, 4, 7-trihydroxy-9, 10-dihydrophenanthrene
	2, 3, 4, 7- 四甲氧基菲	2, 3, 4, 7-tetramethoxyphenanthrene
	1, 5- 二羧基 -1, 2, 3, 4- 四甲氧基菲	nakaharain
	2, 5- 二羟基 -3, 4- 二甲氧基菲	2, 5-dihydroxy-3, 4-dimethoxyphenanthrene
	2, 7- 二羧基 -3, 4, 8- 三甲氧基菲	confusarin
	2, 5- 二羧基 3, 4- 二甲氧基菲	nudol
	3, 5- 二羧基 -2, 4- 二甲氧基菲	bulbophyllanthrin
酚类	*N-p-* 香豆酰酪胺	paprazine
	反 -*N-*（4- 羟基苯乙基）阿魏酸酰胺	moupinamide
	二氢松柏醇二氢对羟基桂皮酸酯	dihydroconiferyldihydro-*p*-cumarate
	二氢阿魏酰酪胺	dihydro-feruloyltyramine
	对羟基苯丙酰酪胺	*p*-hydroxyphenylpropionyl tyramine
	丁香酸	syringic acid
	丁香醛	Syringaldehyde
	香草酸	vanillic acid
	对羟基苯丙酸	*p*-hydroxy-phenylpropionic acid
	对羟基桂皮酸	*p*-hydroxycinnamic acid
	阿魏酸	ferulic acid
	对羟基苯甲酸	4-hydroxybenzoic acid
	松柏醇	3-（4-hydroxy-3-methoxyphenyl）-2-propen-1-ol
	香草醇	4-hydroxy-3-methoxybenzyl alcohol
	穆坪马兜铃酰胺	*N*-trans-feruloyl tyramine
	顺式阿魏酰对羟基苯乙胺	
	反式桂皮酰对羟基苯乙胺	
木质素类	（+）- 丁香脂素 -*O-β-D-* 吡喃葡萄糖苷	（+）-syringaresinol-*β-D*-glucopyranoside
	淫羊藿醇 A$_2$-4-*O-β-D-* 吡喃葡萄糖苷	icariol A$_2$-4-*O-β-D*-glucopyranoside
	（+）- 南烛木树脂酚 -3*a-O-β-D-* 吡喃葡萄糖苷	（+）-lyoniresinol-3*a-O-β-D*-glucopyranoside
	裂异落叶松脂醇	（-）-secoisolariciresinol
	丁香脂素 -4, 4′-*O-* 双 -*β-D-* 葡萄糖苷	syringaresinol-4, 4′-*O*-bis-*β-D*-glucoside

续表

化合物类别	化合物中文名	化合物英文名
木质素类	二氢丁香苷	dihydrosyringin
		conicaoside
	(-)-丁香脂素	(-)-syringaresinol
	(+)-丁香脂素	(+)-syringaresinol
	丁香脂素-4'-O-β-D-葡萄糖苷	syringaresinol-4'-O-β-D-glucoside
酚苷类		koaburaside
	3,4,5-三甲氧基苯基-1-O-β-D-芹糖-(1→2)-β-D-葡萄糖苷	khaephuouside
	4-羟基-2,6-二甲氧基苯基葡萄糖苷	leonuriside A
	2-甲氧基苯基-1-O-β-D-芹糖-(1→2)-β-D-葡萄糖苷	2-methoxyphenyl-1-O-β-D-apiofuromosyl-(1→2)-β-D-glucopyranoside
	4-烯丙基-2,6-二甲氧基苯基葡萄糖苷	
	金盏花苷Ⅱ	erigeside Ⅱ, dictamnoside A
	3,4,5-三甲氧基苯-1-O-β-D-吡喃葡萄糖苷	3,4,5-trimetyoxyphenyl-1-O-β-D-glucopyranoside
	2,6-二甲氧基-4-羟基酚-1-O-β-D-葡萄糖苷	2,6-dimethoxy-4-hydroxyphenol-1-O-β-D-glucoside
	4-(3'-羟丙基)-2,6-二甲氧基苯酚-3'-O-β-D-葡萄糖苷	4-(3'-hydroxypropyl)-2,6-dimethoxyphenol-3'-O-β-D-glucoside
	4-烯丙基-2,6-二甲氧基苯酚-1-O-β-D-葡萄糖苷	4-allyl-2,6-dimethoxyphenol-1-O-β-D-glucoside
核苷类	腺苷	adenosine
	尿苷	uridine
	鸟苷	guanosine
	胸苷	thymidine
内酯类	钩状石斛素	aduncin
	洋地黄内酯,金盏菊花素	digiprolactone, calendin
黄酮类	柚皮素,4',5,7-三羟基二氢黄酮	naringenin
	3',5,5',7-四羟基二氢黄酮	3',5,5',7-tetrahydroxyflavanone
	异鼠李素-3-O-α-L-鼠李糖基(1→2)-β-D-吡喃葡萄糖苷	isorhamnetin-3-O-α-L-rhamnopyranosyl(1→2)-β-D-glycopyranoside
	灯盏花乙素（野黄芩苷）	scutellarin
	三色堇黄酮苷,佛来心苷	violanthin
甾类	胡萝卜苷	daucosterol
	β-谷甾醇	β-sitosterol
脂肪酸酯	反式阿魏酸二十八烷基酯	n-octacostylferulate
	对羟基反式肉桂酸三十烷基酯	defuscin
	对羟基顺式肉桂酸三十烷基酯	n-triacontyl cis-p-coumarate
脂肪酸	十六烷酸	hexadecanoic acid
	十七烷酸	heptadecanoic acid

化合物类别	化合物中文名	化合物英文名
脂肪醇	三十一烷醇	hentriacontane
苯丙素苷	1′-（4-羟基 -3, 5-二甲氧基苯基）-1-丙醇 -4-*O*-β-*D*-葡萄糖苷	1′-（4-hydroxy-3, 5-dimethoxyphenyl）propan-1-ol-4-*O*-β-*D*-glucopyranoside
	紫丁香苷	syringin
糖类	蔗糖	sucrose
其他	5- 羟甲基糠醛	5-hydroxymethyl-furaldehyde
	苯甲醇 -*O*-β-*D*- 吡喃葡萄糖苷	phenylmethanol-*O*-β-*D*-glucopyranoside
	2, 6- 二甲氧基环己酮 -2, 5- 二烯 -1, 4- 二酮	2, 6-dimethoxycyclohexa-2, 5-diene-1, 4-dione

二、多糖

多糖是铁皮石斛的主要药效成分。相对于小分子化学成分，多糖的分离纯化和结构鉴定研究难度更大，也更复杂。对多糖的研究主要包括以下内容：比色法测定多糖含量，通过层析等方法纯化获得质量均一的多糖，凝胶渗透色谱（GPC）/凝胶过滤色谱（GFC）法或 HPLC 测定分子量，毛细管电泳法（CE）、气相色谱法（GC）或 HPLC 分析单糖组成，化学方法和波谱分析鉴定多糖结构。

目前的研究认为，铁皮石斛多糖的单糖组成基本相同，以甘露糖和葡萄糖为主，并含有少量半乳糖、阿拉伯糖等，但多糖分子量及单糖摩尔比的差异大，这与药材原料及多糖的分离纯化方法有一定关系。研究来自 5 省不同产地的 10 批铁皮石斛水溶性多糖和碱溶性多糖的柱前衍生 HPLC 特征图谱发现，水溶性多糖的单糖组成稳定，以 *D*- 甘露糖和 *D*-葡萄糖为主，图谱相似度高（0.984 ～ 1.000）；碱溶性多糖的单糖组成以 *D*- 甘露糖、*D*-半乳糖醛酸、*D*- 葡萄糖、*D*- 半乳糖和 *D*- 木糖为主，图谱相似度较低（0.399 ～ 0.920），表明碱溶性多糖单糖组成的差异大（黄凯伟等，2016）。

从铁皮石斛茎获得 3 个均一多糖。DT2 和 DT3 的分子量分别为 740kDa 和 540kDa，分子中均含有葡萄糖、半乳糖、木糖及少量的阿拉伯糖和甘露糖，单糖组分的摩尔比分别为 5.9：1.0：1.0：0.8：0.5 和 7.9：1.3：1.0：0.5：0.7；结构研究表明，DT2 和 DT3 的一级结构相似，主链均由 α-（1→4）-*D*- 葡萄糖构成，末端糖为半乳糖、葡萄糖和阿拉伯糖，葡萄糖和半乳糖上有少量的分支；DT2 和 DT3 一级结构的主要区别在于支链的长度和连接位置不同。DOP-1-A1 是 1 个 2-*O*- 乙酰基葡甘露聚糖，分子量为 130kDa，分子结构的主链由 1→4 连接的 β-*D* 吡喃甘露糖残基和 β-*D*- 吡喃葡萄糖残基构成，位于 *O*-6 的支链为末端糖基、1→3 连接的甘露糖和 1→3 连接的葡萄糖支链，以及少量呋喃阿拉伯糖的末端糖基，乙酰基通过 *O*-2 取代被随机连接到骨架的甘露糖和葡萄糖上（陈晓梅等，2013）。

通过分析铁皮石斛、金钗石斛、鼓槌石斛等 24 种石斛属植物茎的 62 份样品的多糖含量后发现，一些植物种类的多糖含量有显著的差异，如铁皮石斛与金钗石斛、铁皮石斛与束花石斛；同种植物不同样品也可能产生大于 10% 的多糖含量偏差。单糖组成分析表明：甘露糖和葡萄糖是石斛属植物多糖中共有的单糖组分，也是相对含量最高的两个组分；与多糖含量相比，多糖组成中甘露糖和葡萄糖相对含量比的数值更稳定，更能够反映植物多糖的化学特征（陈晓梅等，2013）。

陈晓梅等（2013）报道了 6 个铁皮石斛原球茎多糖。DOPW-1 和 DOPW-2，分子量分别为 78kDa 和 37kDa，分子中主要含有半乳糖、葡萄糖和阿拉伯糖，以及少量甘露糖、木糖和鼠李糖，单糖组分的摩尔比分别为 2.73 : 2.16 : 1.00 : 0.18 : 0.14 : 0.09 和 4.43 : 1.02 : 1.00 : 0.46 : 0.22 : 0.06。DOPS1-1 和 DOPS1-3，分子量分别为 287kDa 和 335kDa，分子中主要含有半乳糖和阿拉伯糖，以及少量葡萄糖、木糖、甘露糖和鼠李糖，单糖组分的摩尔比分别为 2.05 : 1.00 : 0.29 : 0.12 : 0.04 : 0.03 和 2.37 : 1.00 : 0.37 : 0.32 : 0.15 : 0.30。DOPS1-2 和 DOPS1-4，分子量分别为 351kDa 和 171kDa，分子中主要含有半乳糖和阿拉伯糖，以及少量的鼠李糖、葡萄糖和木糖，单糖组分的摩尔比分别为 3.16 : 1.00 : 0.44 : 0.26 : 0.21 和 2.20 : 1.00 : 0.87 : 0.24 : 0.20。上述 6 个多糖的单糖组成均以半乳糖为主，甘露糖所占的比例均很小，单糖构成与茎多糖的完全不同；6 个多糖分子的糖链结构特点均不相同，但其中的 1 → 3 糖苷键均主要由半乳糖组成，还含有阿拉伯糖、葡萄糖和鼠李糖；除 DOPS1-4 外，各多糖的一级结构中均不存在 1 → 4 糖苷键（陈晓梅等，2013）。

何铁光等报道了 2 个铁皮石斛原球茎多糖。DCPP1a-1 与铁皮石斛多糖具有相似的化学特性和生物活性，分子量为 189kDa，由甘露糖和葡萄糖组成，摩尔比为 7.02 : 1，一级结构中 1 → 6 键连接的残基为 4.0%，1 → 2 或 1 → 4 键连接的残基为 52.1%，1 → 3 键连接的残基为 44.9%。体外实验证明该多糖具有抗肿瘤和抗氧化作用（张四杰等，2018；辛小雪等，2019）。酸性杂多糖 DCPP3c-1，分子量为 72.4kDa，主要由葡萄糖和半乳糖组成，还含有少量甘露糖、鼠李糖、半乳糖醛酸和阿拉伯糖，单糖组分的摩尔比为 23.35 : 3.83 : 1.12 : 1.00 : 1.05 : 1.05，一级结构中 1 → 6 键连接的残基为 14.0%，1 → 2 或 1 → 4 键连接的残基为 40.7%，1 → 3 键连接的残基为 45.3%（陈晓梅等，2013）。

铁皮石斛的药用部位是茎，由于受到资源、技术等因素的制约，药材生产难以满足市场需求。铁皮石斛原球茎增殖率高，生产周期短，能够实现工业化生产，具有开发成为铁皮石斛替代资源的前景。但是目前原球茎多糖的化学研究还没有取得公认的结果，这在一定程度上制约了原球茎的开发和应用。

（陈晓梅 郭顺星）

第二节 铁皮石斛叶和花化学成分研究概况

铁皮石斛的药用部位是茎，多糖是其主要的有效成分，为探索其叶和花药用或食用的可能性，对其化学成分和药理作用作了一些研究，现将化学成分的研究情况做一介绍。

一、铁皮石斛叶化学成分研究

周桂芬等（2012a）采用高效液相色谱－二极管阵列光谱检测－电喷雾离子化质谱联用技术对铁皮石斛叶中黄酮碳苷类成分进行分析和鉴别。首次从铁皮石斛叶中快速发现和鉴定了苷元均为芹菜素的 8 种黄酮二碳糖苷类化合物，单糖均连接在 C-6 位和 C-8 位。并探讨了黄酮碳苷化合物电喷雾质谱（ESI-MS^n）特征碎裂规律。该方法灵敏度高、分离度好，适用于铁皮石斛叶化学成分的快速鉴定。黄酮二碳糖苷 ESI-MS^n 特征碎裂规律为快速发现和鉴定黄酮碳苷类化合物有一定借鉴作用。

周桂芬等（2012b）建立了铁皮石斛叶黄酮碳苷类成分 HPLC 指纹图谱，标定了 9 个共有色谱峰，并采用对照品指认了 8 个色谱峰。3 批同属不同种石斛叶与铁皮石斛叶对照图谱明显不同。主成分分析结果表明，黄酮二碳糖苷类成分中芹菜素 -6-C-α-L- 阿拉伯糖 -8-C-β-D- 木糖苷对其质量影响最为显著。所建立的铁皮石斛叶黄酮碳苷类成分指纹图谱特征性强，方法简便，结合主要成分含量测定可更好地控制其质量。

黄月纯等（2012）比较鲜铁皮石斛茎、叶不同部位 HPLC 特征图谱的差异，结果表明：鲜铁皮石斛茎、叶分别标示出 33 个、17 个特征共有峰，同批次茎、叶的相似度为 0.802 ～ 0.921，提示茎、叶特征成分具有一定关联性，但叶的部分特征共有峰面积远大于茎。鲜铁皮石斛茎、叶具有类似成分，有较高相似度，可考虑将铁皮石斛叶作为药用部位，以缓解铁皮石斛的资源紧缺。

周桂芬等（2014）研究表明，铁皮石斛茎与叶多糖含量、组成多糖的单糖种类、各单糖组成比例及单糖含量明显不同。叶中多糖含量约为相应茎中多糖含量的 1/3。茎多糖主要由甘露糖和葡萄糖组成；叶多糖为酸性杂多糖，由甘露糖、半乳糖醛酸、葡萄糖、半乳糖和阿拉伯糖组成，但茎和叶多糖中均以甘露糖组成比例最高。茎中甘露糖和葡萄糖的含量均比相应叶中高。14 个不同种植基地铁皮石斛茎和叶多糖部位指纹图谱相似性较好，相似度均在 0.9 以上。

邵进明等（2014）采用固相微萃取技术提取铁皮石斛茎及叶中的挥发油，运用 GC-MS 对其化学成分进行分析鉴定。结果表明：铁皮石斛茎和叶中分离出 80 个和 42 个化学成分，鉴定出 73 个和 36 个化学成分，其相对含量占挥发油总量的 94.63% 和 97.72%；铁皮石斛茎和叶具有相同的挥发性化学成分 27 个，其主要成分均含有柠檬油精、壬醛、顺 -3- 己烯醇等。

刘振鹏等（2015）研究结果表明，铁皮石斛叶片多糖质量分数为 4.45% ～ 12.17%，约为茎的 1/4，醇溶性浸出物质量分数为 7.45% ～ 29.34%，约为茎的 1.5 倍。铁皮石斛叶片多糖含量变化与物候期密切相关，冬季、萌芽初期和落叶期植株代谢水平降低，叶片多糖含量减少；植株生长旺盛期，叶片多糖含量较高。叶片中浸出物含量在萌芽前达到最高值，促进了新芽的萌动。

黄月纯等（2015）建立了不同产地种源铁皮石斛叶黄酮类成分 HPLC 特征图谱，并初步比较了丹霞地貌种源（广东、福建、浙江、江西）、浙江本地种、铁皮兰种（广西、云南）特征图谱的差异。结果表明：该分析方法准确可靠，重复性好；相同种源铁皮石斛叶黄酮类成分群基本一致，显示铁皮石斛叶内在的稳定性；不同产地种源成分群组成及比例存在明显差异，亦为快速区分丹霞地貌种源、浙江本地种、铁皮兰种区域特征提供了依据。

唐丽等（2015）研究表明，不同生长龄铁皮石斛茎与叶中总多糖、总生物碱、总黄酮的含量均有显著差异，其中总多糖主要集中于茎，总生物碱和总黄酮主要集中于叶；总多糖含量以 2 年龄茎最高，为 35.32%，总生物碱含量以 1 年龄叶最高，为 0.036%，总黄酮含量以半年生叶最佳，为 0.104%；总多糖含量随着生长龄的增加而逐渐减少；3 年龄以内的总生物碱和总黄酮含量明显较高，且不同龄之间含量差异较小，而当植株生长至 4 ～ 5 年龄时，其总生物碱及总黄酮的含量明显较低。铁皮石斛茎与叶中各含有较高的不同有效成分，茎和叶均可作为药用资源加以充分利用；为获取最佳效益，综合考虑生长周期、生物量及药用成分含量等因素，人工栽培的铁皮石斛以 3 年龄内采收为宜，不宜栽种 4 年以上。

蔡兴等（2016）优化铁皮石斛叶多糖的提取工艺，使用闪式提取法对铁皮石斛叶中的多糖成分进行提取，最佳提取工艺条件为以 25 倍量水提取铁皮石斛叶多糖 3 次，每次 90s，得率为 11.52%，与理论得率 11.77% 接近。

张又元等（2017）研究发现，铁皮石斛茎部与叶部中物质组成相同，但茎部中多糖和石斛碱质量分数分别是叶部的 2.71 倍和 3.02 倍，而脂溶性成分和粗蛋白在叶部的质量分数要明显高于茎部。将提取后的茎部和叶部多糖进行分析，发现两种多糖的单糖组成具有较大差异，茎部多糖主要由甘露糖和葡萄糖组成，摩尔比为 3.07 : 1，叶部多糖主要由甘露糖、葡萄糖、半乳糖和阿拉伯糖组成，摩尔比为 8.81 : 1 : 0.57 : 0.37。此外，茎部和叶部多糖特性黏度分别为 56.26、8.05dL/g，与之对应的相对分子质量为 1 207 000 和 318 000，为高相对分子质量、高黏度的生物大分子。

符德欢等（2017）研究表明，9 个铁皮石斛叶样品中的多糖含量为 9% ～ 19%；铁皮石斛叶对重金属元素具有一定的蓄积作用，除 1 号、8 号和 9 号样品符合限量标准外，其余 6 个样品均超标。结论：铁皮石斛叶中含有一定量的多糖，对拓宽铁皮石斛的药材来源具有重要的参考价值，但部分样品中重金属含量超标，在进一步开发利用铁皮石斛叶时，应重视重金属元素含量的控制。

胡培等（2018）采集武当山地区种植基地 1 ～ 3 年生铁皮石斛，采用苯酚 – 硫酸法测定茎和叶中多糖的含量，柱前衍生化 HPLC 法测定茎和叶中甘露糖的含量。研究表明，只有 2 年生的茎中多糖和甘露糖的含量达到药典标准，3 年生叶中甘露糖含量可高达 51.25%。结论：从多糖及甘露糖含量考虑，宜以 2 年生铁皮石斛为用，3 年生叶具有开发价值。

Zhang M 等（2018）通过热水提取、醇沉和色谱分离（DEAE-52 纤维素柱和 Sephadex G-100 凝胶柱），从铁皮石斛叶中分离纯化到两种多糖：DLP-1 和 DLP-2，平均分子量分别为 28 342Da 和 41 143Da。用气相色谱 – 质谱仪分析单糖组成，DLP-1 由 *D*-（+）-半乳糖、*DL*- 阿拉伯糖和 *L*-（+）-鼠李糖组成，摩尔比为 3.21 : 1.11 : 0.23，并含有少量 *D*- 木糖、*D*- 葡萄糖和 *D*-（+）-甘露糖；DLP-2 由 *D*- 葡萄糖和 *D*-（+）半乳糖组成，摩尔比为 3.23 : 1.02，并含有微量 *D*- 木糖、*DL*- 阿拉伯糖。还研究了 DLP-1 和 DLP-2 对脂多糖诱导 THP-1（人单核细胞白血病细胞）细胞炎症的保护作用，结果表明 DLP-1（5μg/mL）和 DLP-2（50μg/mL）对保护 THP-1 细胞免受 LPS 刺激的细胞毒性，抑制活性氧的形成有一定的作用。此外，DLP-1（5μg/mL）和 DLP-2（50μg/mL）都显著抑制了 Toll 样受体 -4（TLR-4）、髓样分化因子（MyD88）和肿瘤坏死因子受体相关因子 -6（tTRAF-6）在 LPS 刺激的 THP-1 细胞中的 mRNA 和蛋白表达。

娄晓晶等（2019）采用静态吸附 – 解吸方法，以吸附量和解吸率为指标，优选大孔吸附树脂型号；采用单因素试验分别考察上样浓度、上样体积、洗脱剂及其用量，以铁皮石斛叶总黄酮的纯度为指标，优选大孔吸附树脂纯化铁皮石斛叶总黄酮的最佳工艺条件。结果表明，ADS-17 型大孔吸附树脂对铁皮石斛叶总黄酮的纯化效果最优，最优纯化工艺条件为上样液总黄酮浓度 0.7mg/mL，上样体积 30mL，洗脱剂为 50% 乙醇，洗脱剂用量为 7BV。总黄酮的纯度为（18.07±0.42）%，回收率为（39.91±0.30）%。ADS-17 型大孔吸附树脂在所确定的工艺条件下能有效分离纯化铁皮石斛叶中的总黄酮成分，黄酮纯度提升 17 倍左右。

二、铁皮石斛花化学成分研究

霍昕等（2008）从铁皮石斛花中分离出 89 个组分，鉴定出 59 个化学成分。其中相对百分含量大于 2.0% 的分别确定为壬醛（9.21%）、桉叶 -5, 11- 二烯 -8, 12- 交酯（5.55%）、反 -2- 癸烯醛（4.63%）、2, 3- 脱氢 -1, 8- 叶油素（4.39%）、正二十五烷（4.03%）、α- 柏木醇（3.69%）、异土木香内酯（3.65%）、反式 -2- 庚醛（3.60%）、E, E-2, 4- 癸二烯醛（2.14%）、β- 佛尔酮（2.03%）。

周桂芬等（2012c）研究表明，铁皮石斛茎、叶和花中含有种类相同的黄酮二糖碳苷类成分，并采用对照品指认了共有的 8 个色谱峰；但各黄酮碳苷的含量有显著差异，叶和花中黄酮碳苷的含量明显高于茎，叶和花 HPLC 色谱图相似度较高；根中黄酮类成分较少。茎中含有柚皮素，而根、叶和花均不含该成分。铁皮石斛茎和叶对 1, 1- 二苯基 -2- 三硝基苯肼（DPPH）自由基均有一定的清除作用，叶对 DPPH 自由基的清除能力优于茎。以黄酮碳苷含量及抗氧化活性为指标，铁皮石斛叶和花代替茎入药有一定可能性。

龚庆芳等（2014）研究结果表明，铁皮石斛花的氨基酸中主要以精氨酸为主，其次为脯氨酸；铁皮石斛茎条的多糖含量高于铁皮石斛花，而铁皮石斛花的总酚和总黄酮含量高于铁皮石斛茎；铁皮石斛花的还原力强于铁皮石斛茎。铁皮石斛花具有广阔的开发前景。

李文静等（2015）分析比较了 4 种石斛（铁皮石斛、球花石斛、叠鞘石斛、鼓槌石斛）花的挥发性成分。结果表明，从铁皮石斛花中鉴定出 43 种成分，占总含量的 70.64%；从球花石斛花中鉴定出 26 种成分，占总含量的 95.24%；从叠鞘石斛花中鉴定出 31 种成分，占总含量的 72.85%；从鼓槌石斛花中鉴定出 18 种成分，占总含量的 87.61%。4 种石斛花的挥发性成分含量有较大差异。

吕素华等（2016a）研究表明，铁皮石斛花中多糖质量分数平均为 71.00mg/g，浸出物质量分数为 300.00mg/g；从铁皮石斛花中检测到 16 种氨基酸，总氨基酸平均质量分数为 7.88%；3 种成分质量分数差异显著（$P < 0.05$）。利用 SPSS 17.0 分析 3 种成分之间的相关性，多糖和浸出物在合成积累上呈现负相关，与氨基酸之间相关性不明显（$P > 0.05$）。

铁皮石斛花中含有较丰富的多糖、浸出物、氨基酸等营养及功效成分，具有一定的保健开发价值。

吕素华等（2016b）研究表明，铁皮石斛花挥发性成分主要以萜类、脂肪族、芳香族化合物为主，各类型成分在不同品种及家系中的分布存在着一定差异。聚类分析结果基于亲缘关系较近的家系在性状及挥发性成分组成上都较为接近，11 个家系铁皮石斛按亲缘关系被分为 3 类。固相微萃取技术在保证充分检测物质含量的基础上，将挥发性物质的流失降低到最小，简便精准。

黄秀红等（2017）研究表明，盛花期的铁皮石斛、杂交石斛、球花石斛及微花期的鼓槌石斛花的多糖、总黄酮和水溶性浸出物含量总体上较其他 2 个时期高；铁皮石斛盛花、杂交石斛盛花、球花石斛盛花、鼓槌石斛微花中必需氨基酸种类齐全，药效氨基酸占总氨基酸的比例为 63.8% ～ 66.7%，氨基酸比值系数（SRC）分别为 66.4、65.9、63.1、66.0，第一限制氨基酸均为蛋氨酸 + 半胱氨酸；4 种石斛花中 K 含量最高（≥ 2.52×10^6 mg/kg），铁皮石斛盛花中 Fe（177.33mg/kg）、鼓槌石斛微花中 Cu（107.00mg/kg）含量较高。这表明石斛花具有较高的营养价值。

唐静月等（2017）研究了铁皮石斛花中总黄酮超声辅助提取最佳工艺条件。铁皮石斛花总黄酮的最佳提取条件：乙醇体积分数 80%，料液比 1 ∶ 50，提取温度 55℃，提取次数 2 次，在以上条件下，总黄酮提取率达 1.99%。

张四杰等（2017）研究表明，11 个杂交家系铁皮石斛花的粗多糖均分离为三部分（DOP-1、DOP-2 和 DOP-3），其平均相对分子质量分别为 5.53×10^5、3.49×10^5 和 2.12×10^5。铁皮石斛花多糖主要由葡萄糖、甘露糖、半乳糖、半乳糖醛酸和阿拉伯糖 5 种单糖组成，其中甘露糖组成比例最高，其与葡萄糖比值为 0.302 ～ 3.335；不同家系样品多糖中各单糖的相对含量存在一定差异，11 个家系按单糖组成及相对含量划分为 4 类，该研究基本明确了铁皮石斛花中多糖相对分子质量分布及单糖构成，为其资源利用打下基础。

曹雪原等（2018）测得铁皮石斛茎、叶、花中多糖含量分别为 34.61%、23.51%、13.47%。茎中多糖对 DPPH 自由基的清除率最高，达 87.41%；叶中多糖对羟自由基的清除率最高，达 85.39%；茎、叶、花中多糖对超氧阴离子的清除率均不高。铁皮石斛茎、叶、花多糖含量丰富，其多糖有良好的抗氧化活性，具有一定的开发价值。

曲继旭等（2018）分析比较金钗石斛、鼓槌石斛、铁皮石斛和紫皮石斛 4 种花的氨基酸组分与挥发性成分。4 种石斛花均包括人体必需的氨基酸 7 种，除鼓槌石斛花外，其他 3 种石斛花均符合理想蛋白的条件。金钗石斛、铁皮石斛和紫皮石斛 3 种花氨基酸总评分和化学总评分更接近于 1，但数值相差不大，而氨基酸比值系数分为金钗石斛 > 紫皮石斛 > 铁皮石斛 > 鼓槌石斛，综合表明，金钗石斛花营养价值最高，紫皮石斛花、铁皮石斛花次之，而鼓槌石斛花最低。从紫皮石斛花、鼓槌石斛花、铁皮石斛花和金钗石斛花的挥发性成分中分别分析鉴定出 37、31、26、21 种化合物，其挥发性成分分别占总量的53.44%、61.74%、73.72%、63.17%，所含的挥发性成分主要是醛类、烷烃类、酯类、醇类和含氮化合物，其中金钗石斛花较其他 3 种差异更明显。金钗石斛花营养价值高于其他3 种石斛花，4 种石斛的挥发性成分有较大差异，且部分物质含香气和丰富的药理活性，可为石斛花的开发利用提供科学依据。

张四杰等（2018）研究表明，铁皮石斛花中含有丰富的花色苷、类胡萝卜素和类黄酮等花色相关成分，这些成分在不同家系及不同部位中的分布存在一定差异，其中唇瓣中花色苷（1330.9μg/g）含量显著高于全花样本（696.3μg/g），且类胡萝卜素含量与花色苷含量呈显著正相关；铁皮石斛花提取液清除 3 种自由基的能力都与花色苷含量呈显著正相关，相关系数分别为 0.384、0.415、0.455，说明花色苷类成分是铁皮石斛花中主要的抗氧化物质。金属离子 Cu^{2+}、Mg^{2+}、Al^{3+}、K^+ 使铁皮石斛花提取液吸光度增大，具有增色作用；甜味剂葡萄糖对铁皮石斛花中花色苷有护色作用，而维生素 C 对铁皮石斛花中花色苷有明显的破坏作用。

辛小雪等（2019）研究表明，不同花期中盛花期铁皮石斛花中多糖质量分数（61.5mg/g）与微开期（55.3mg/g）及花苞期（45.6mg/g）花中多糖质量分数具有显著差异（$P < 0.05$）；微开期花中总黄酮质量分数（17.4mg/g）显著低于花苞期（19.9mg/g）和盛花期（19.2mg/g）（$P < 0.05$）；盛花期花中总酚质量分数（22.2mg/g）显著高于微开期（19.6mg/g）及花苞期（18.5mg/g）（$P < 0.05$）。整体而言，盛花期不同部位中花被相应活性组分即多糖、总黄酮、总酚质量分数显著高于合蕊柱及子房，分别为64.5、24.2 及 26.5mg/g（$P < 0.05$）。因此从活性组分质量分数方面考虑，盛花期可作为铁皮石斛花采收的最佳时期，花被是最有开发与利用价值的部位。

缪园欣等（2019）研究表明，超声波 – 微波协同提取铁皮石斛花多糖的最佳工艺为超声时间 55min，料液比 1 ：50（g/mL），微波时间 3min，微波功率 450W，在此工艺条件下铁皮石斛花多糖提取率为 7.22%。对超声波 – 微波协同提取的铁皮石斛花多糖进行抗氧化的活性测定，实验结果显示铁皮石斛花多糖对 DPPH、羟自由基有明显的清除作用。

周锦业等（2019）研究表明，铁皮石斛花内含有 17 种氨基酸，包括 7 种人体必需氨基酸，氨基酸总量为 5.24%～8.78%，门冬氨酸和谷氨酸含量相对较高；除蛋氨酸＋胱氨酸外，其余必需氨基酸比例均高于或接近模式谱；铁皮石斛花氨基酸比例系数分别为67.07～88.38，蛋氨酸＋胱氨酸和缬氨酸分别为铁皮石斛花的第 1、2 限制氨基酸。不同品种铁皮石斛花内氨基酸含量和比例有一定差异；冷冻干燥处理后的氨基酸总量和大部分氨基酸含量高于热风干燥；花苞状态采收期内氨基酸总量和必需、非必需、药效、鲜味氨基酸均要高于盛花时；经贮存后花内氨基酸含量有不同程度的减少，室温贮藏时下降最为明显。

李芳等（2019）研究了铁皮石斛不同部位黄酮的含量，铁皮石斛花中黄酮含量最高（平均含量 1.835%），其次为铁皮石斛叶（平均含量 0.251%），铁皮石斛茎中黄酮含量最低（平均含量 0.052%），这表明在铁皮石斛黄酮开发方面，铁皮石斛花的开发价值相对较大。

三、小结

1）铁皮石斛的叶和花含有一些与茎相同的化学成分，如多糖、总生物碱、总黄酮、挥发油和氨基酸等。

2）铁皮石斛茎和叶、花中的化学成分在含量、组成上有较大差异，如茎的多糖含量远高于叶和花，同时在多糖的组成上有区别。花中的黄酮含量较高。

叶和花中含有较丰富的药用成分和营养成分，为叶和花的应用提供了依据。

（张治国　吴月国）

参 考 文 献

包晓青，吴志刚，严鹏程，等 .2015.铁皮石斛中芪类成分的分离及含量测定 [J].上海中医药杂志，49（2）：86-89.

蔡兴，王美娜，梁权辉，等 .2016.响应面法优化铁皮石斛叶闪式提取工艺 [J].亚太传统医药，12（7）：48-52.

曹雪原，唐雅楠，姜秀梅 .2018.铁皮石斛不同部位多糖含量及其抗氧化活性研究 [J].食品与药品，20（3）：227-230.

陈晓梅，王春兰，杨峻山，等 .2013.铁皮石斛化学成分及其分析的研究进展 [J].中国药学杂志，48（19）：1634-1640.

符德欢，王丽，蒲星宇 .2017.铁皮石斛非传统药用部位叶中多糖及 5 种重金属含量的测定 [J].中国民族民间医药杂志，26（16）：17-20.

龚庆芳，何金祥，黄宁珍，等 .2014.铁皮石斛花化学成分及抗氧化活性研究 [J].食品科技，39（12）：106-110.

胡培，朱美玲，王林娜，等 .2018.不同生长年限铁皮石斛茎和叶中多糖和甘露糖含量比较 [J].中国药师，21（8）：1362-1365.

黄凯伟，颜慕贤，李运容，等 .2016.铁皮石斛碱溶性和水溶性多糖的比较研究 [J].广东药学院学报，32（1）：46-50.

黄秀红，王再花，李杰，等 .2017.不同花期石斛花主要营养成分分析与品质比较 [J].热带作物学报，38（1）：45-52.

黄月纯，谢镇山，任晋，等 .2015.3 种种源铁皮石斛叶黄酮类成分 HPLC 特征图谱比较 [J].中国实验方剂学杂志，21（24）：37-40.

黄月纯，杨丽娥，刘宏源，等 .2012.鲜铁皮石斛茎、叶高效液相色谱特征图谱比较 [J].广州中医药大学学报，29（5）：561-565.

霍昕，周建华，杨迺嘉，等 .2008.铁皮石斛花挥发性成分研究 [J].中华中医药杂志，23（8）：735-737.

李芳，魏云，陈艳杰 .2019.铁皮石斛茎、叶、花中黄酮含量及其体外抗氧化活性研究 [J].中医学报，34（5）：1020-1023.

李文静，李进进，李桂锋，等 .2015.GC-MS 分析 4 种石斛花挥发性成分 [J].中药材，2015，（4）：777-780.

刘振鹏，徐翠霞，刘京晶，等 .2015.铁皮石斛叶片多糖和醇溶性浸出物动态积累规律研究 [J].中国中药杂志，40（12）：2314-2317.

娄晓晶，李波，陆婷婷，等 .2019.大孔树脂纯化铁皮石斛叶中总黄酮的研究 [J].中国现代应用药学，36（11）：1338.

吕朝耕，杨健，康传志，等 .2017.UPLC-MS/MS 测定铁皮石斛中 9 个有机酸成分含量 [J].中药材，40（6）：1360-1363.

吕素华，徐萌，张新凤，等 .2016a.不同杂交家系铁皮石斛花多糖、浸出物及氨基酸质量分数分析 [J].浙江农林大学学报，33（5）：749-755.

吕素华，徐萌，张新凤，等 .2016b.11 个铁皮石斛杂交家系鲜花的挥发性成分分析 [J].中国实验方剂学杂志，22（6）：52-57.

吕英俊，陈群 .2016.铁皮石斛化学成分研究及其对 HepG2 细胞胆固醇代谢影响 [J].中华中医药学刊，34（1）：225-228.

缪园欣，廖明星，孙爱红，等 .2019.铁皮石斛花多糖提取工艺及体外抗氧化性研究 [J].食品研究与开发，40（2）：52-56.

曲继旭，贺雨馨，孙志蓉，等 .2018.四种石斛花氨基酸和挥发性成分比较 [J].中国现代中药，20（4）：387-394.

邵进明，王道平，张永萍，等 .2014.铁皮石斛茎叶中挥发油成分的 GC-MS 分析 [J].贵州农业科学，42（4）：190-193.

唐静月，颜美秋，齐芳芳，等 .2017.铁皮石斛花总黄酮提取工艺优化及体外抗氧化活性研究 [J].浙江中医药大学学报，41（3）：235-242.

唐丽，李菁，龙华，等 .2015.不同生长龄铁皮石斛茎与叶中总多糖、总生物碱及总黄酮含量的差异 [J].广东农业科学，42（8）：17-21.

仝晶晶，虞虹，曾文波，等 .2017.6 个不同产地铁皮石斛功效成分的分析研究 [J].云南中医学院学报，40（5）：81-84.

王佳，陈海霞，邢利沙，等 .2015.海南不同产区铁皮石斛活性成分的比较研究 [J].天然产物研究与开发，（27）：768-773.

辛小雪，王雪香，李明宇，等 .2019.铁皮石斛不同花期及花朵不同部位活性组分分析 [J].浙江农林大学学报，36（1）：

　　　200-205.

杨柳 . 2013. 铁皮石斛和齿瓣石斛的化学成分与生物活性研究 [D]. 合肥：安徽中医药大学 .

杨洋，罗在柒，黄安香，等 . 2016. 气相色谱检测不同种植方式铁皮石斛中石斛碱含量及挥发性成分分析 [J]. 分子植物育种，
　　　14（7）：1835-1840.

叶子，卢叶，薛亚甫，等 . 2016. 铁皮石斛专属性成分的分离制备及质量标准研究 [J]. 中国中药杂志，41（13）：2481-2486.

张四杰，钱正，刘京晶，等 . 2017. 铁皮石斛花多糖相对分子质量及其单糖组成的研究 [J]. 中国中药杂志，42（20）：3919-
　　　3925.

张四杰，钱正，刘京晶，等 . 2018. 铁皮石斛花中花色成分抗氧化性和稳定性研究 [J]. 中国中药杂志，43（10）：2025-2031.

张又元，陈乃伟，丁重阳，等 . 2017. 铁皮石斛茎部和叶部多糖的性质和活性 [J]. 食品与生物技术学报，36（9）：959-965.

周桂芬，吕圭源 . 2012a. 基于高效液相色谱 – 二极管阵列光谱检测 – 电喷雾离子化质谱联用鉴定铁皮石斛叶中 8 种黄酮碳苷化
　　　合物及裂解规律研究 [J]. 中国药学杂志，47（1）：13-19.

周桂芬，吕圭源 . 2012b. 铁皮石斛叶中黄酮碳苷类成分的高效液相指纹图谱及指标成分的含量测定 [J]. 中国药学杂志，47(11)：
　　　889-893.

周桂芬，吕圭源 . 2012c. 铁皮石斛不同部位黄酮碳苷类成分及清除 DPPH 自由基能力比较研究 [J]. 中国中药杂志，37（11）：
　　　1536-1540.

周桂芬，庞敏霞，陈素红，等 . 2014. 铁皮石斛茎、叶多糖含量及多糖部位柱前衍生化 – 高效液相色谱指纹图谱比较研究 [J].
　　　中国中药杂志，35（5）：795-802.

周佳，周先丽，梁成钦，等 . 2015. 铁皮石斛化学成分研究 [J]. 中草药，46（9）：1292-1295.

周锦业，孙明艳，邓杰玲，等 . 2019. 品种、干燥和贮存方式对铁皮石斛花氨基酸含量的影响 [J]. 食品科技，44（2）：88-93.

Zhang M，Wu J W，Han J J，et al. 2018. Isolation of polysaccharides from *Dendrobium officinale* leaves and anti-infammatory
　　　activity in LPS-stimulated THP-1 cells[J]. Chemistry Central Journal，12（1）：109-118.

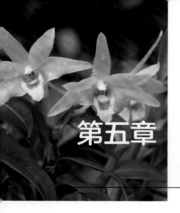

第五章 铁皮石斛的药理作用、临床应用与毒理学研究

第一节 铁皮石斛的药理作用

一、改善胃肠功能

（一）改善胃阴虚证和脾虚便秘

王立明等（2002b）进行了铁皮枫斗晶对实验性大鼠胃阴虚证的药效学研究。研究表明，铁皮枫斗晶0.6、1.2、2.4g/kg能明显促进大鼠胃液分泌，增加胃液量、胃酸排出量与胃蛋白酶排出量，还能增强小鼠小肠推进运动，并具有软化大便的作用。

2014～2015年，赵兴兵（2014a，2014b）课题组比较系统地研究了铁皮石斛对脾虚便秘的影响。该课题组的彭昕欣等（2014）研究发现，铁皮石斛传统汤剂、超微全量汤剂和超微50%量汤剂对脾虚便秘小鼠均有明确的疗效，背毛枯槁、活力下降、消瘦干瘪的临床表现明显改善，排便量及粪便的形状、干硬程度较模型组有很大的改善，都接近于正常组。铁皮石斛超微50%量汤剂能够达到铁皮石斛传统汤剂全量的治疗效果。赵兴兵等研究发现，经铁皮石斛治疗后，血小板数量和比容显著高于正常组（$P < 0.01$，$P < 0.05$），红细胞数量和比容增加，红细胞体积分布宽度降低，血红蛋白含量、白细胞和淋巴细胞数量均降低，红细胞平均血红蛋白含量和浓度均降低，但仍显著高于正常组（$P < 0.01$，$P < 0.05$）。铁皮石斛超微50%量汤剂组的红细胞数量和比容显著高于模型组（$P < 0.05$），达到正常组水平，白细胞和淋巴细胞也恢复至正常水平，表明铁皮石斛超微50%量汤剂总体疗效优于传统汤药。该研究还探讨了铁皮石斛超微粉对脾虚便秘小鼠肠道乳酸杆菌等细菌分子多样性的影响。在灌胃治疗后采集肠道内容物提取肠道微生物宏基因组DNA，用乳酸杆菌特异引物聚合酶链反应（PCR）后进行核糖体DNA扩增片段限制性内切酶分析（ARDRA）。结果表明，铁皮石斛对脾虚便秘小鼠肠道乳酸杆菌多样性的调整作用明显，且超微50%量汤剂组疗效更优（赵兴兵等，2014b，2015）。曹蓉等（2014）也探讨了超微铁皮石斛对脾虚便秘小鼠肠道微生物及酶活性的影响，发现铁皮石斛传统汤剂、超微全量汤剂和超微50%量汤剂对脾虚便秘小鼠均有很好的疗效，能够调控肠道微生态平衡及肠道酶活性。

（二）抗胃溃疡和胃损伤

梁楚燕等（2013）考察了新鲜铁皮石斛榨汁 0.5、2.0g/kg（以生药量计）对应激性胃溃疡模型（冷水浸泡法诱导）及化学性胃溃疡模型（吲哚美辛 40mg/kg 诱导）的保护作用。铁皮石斛榨汁液的制备：新鲜铁皮石斛洗净，刮去棕色表皮后剪段，精密称量后置榨汁机中，加蒸馏水适量榨汁，用 200 目滤布过滤，置 4℃冰箱中备用，测得榨汁液粗多糖含量为 30g/L。结果显示，铁皮石斛鲜榨汁液能显著降低应激性及化学性胃溃疡动物模型的溃疡指数（$P < 0.01$）。表明铁皮石斛鲜汁具有护胃的作用。

冯霞等（2013）考察了云南产铁皮石斛 50、100、200mg/kg 剂量组抗大鼠胃损伤的作用。通过酶联免疫法测定各组大鼠血清中 IL-6 和 TNF-α 细胞因子水平，解剖观察大鼠胃损伤程度，测定胃液量和胃液 pH。结果显示，与模型组相比较，铁皮石斛大鼠血清细胞因子 IL-6 和 TNF-α 的水平降低，胃损伤程度下降，胃液分泌量降低，pH 升高（$P < 0.05$）。结果表明，铁皮石斛在动物体内能有效抑制胃损伤，具剂量依赖性。

（三）调节胃肠运动

付玲珠等（2014）对以铁皮石斛叶、花为主要成分的和胃茶进行了在体实验（小鼠胃排空和小肠推进实验）及离体实验（大鼠离体肠管的张力、振幅、频率）研究，探究和胃茶煎剂对胃肠功能的影响。结果表明，和胃茶煎剂 0.72g/kg 组小鼠胃排空率明显降低（$P < 0.01$）。和胃茶煎剂 0.074g/mL 对大鼠离体小肠运动呈明显抑制作用（$P < 0.01$），表现为振幅减弱、张力下降、频率减慢并能拮抗氯化乙酰胆碱引起的肠平滑肌收缩活动。上述结果说明，和胃茶煎剂对胃肠运动有较明显的抑制作用，能解除肠痉挛。

（四）改善慢性萎缩性胃炎

吴人照等（2015c）进行了铁皮枫斗颗粒改善慢性萎缩性胃炎的实验研究，灌胃疗程为 5 周。结果显示，铁皮枫斗颗粒 0.6、1.2、2.4g/kg 对模型大鼠具有减轻体重丢失、减轻胃黏膜炎症和萎缩作用，且可降低模型大鼠胃黏膜上皮细胞增殖细胞核抗原（PCNA）、抗凋亡基因（Bcl-2）的过高表达，还可改善模型大鼠血浆胃泌素的降低趋势。

二、改善甲亢型阴虚症状

阴虚是由劳损久病或热病引起机体阴液内耗导致的津液亏损的病理现象。阴虚患者常见五心烦热、颧红或午后潮热、性情急躁、心烦易怒、敏感等症状。目前已经发现铁皮石斛及其花部位对甲亢型阴虚症状均有一定改善作用。

徐建华等（1995）发现灌胃给予甲亢型阴虚模型小鼠铁皮石斛 0.5g/kg（铁皮石斛浸膏，每克含铁皮石斛生药 2.27g），连续 6d，有一定疗效。小鼠体重减轻、进食量和进水量减少均不如模型组明显，死亡率也比模型组低。铁皮石斛和西洋参各 0.25g/kg 的合用组作用更明显，死亡率与对照组比较有显著性差异（$P < 0.01$）。

王立明等（2002a）观察铁皮枫斗胶囊对甲亢型阴虚模型小鼠的作用，结果显示，铁皮枫斗胶囊 0.45、1.8g/kg 剂量组的死亡率分别为 30% 与 0%，与模型对照组比较有显著性差异（$P < 0.01$）。首次给药后第 6d 与给药前的小鼠体重比较，模型对照组小鼠体重明显减轻，各给药组小鼠体重减轻均不如模型对照组明显，铁皮枫斗胶囊 0.45、1.8g/kg 剂量组与模型对照组比较有显著性差异（$P < 0.01$，$P < 0.001$）。

雷珊珊等（2015）采用甲亢型阴虚小鼠模型，于造模的同时给予铁皮石斛花提取物，连续 30d，灌胃容积均为 0.01mL/g。给药 4 周之后测定小鼠体征（面温、痛阈、心率及自主活动），采用激光多普勒技术测定耳面部微循环血流量。结果发现，与模型组比，铁皮石斛花提取物 6g/kg 能显著降低模型小鼠面部微循环血流量、面温及心率，并能显著升高小鼠痛阈值。表明铁皮石斛花提取物能改善甲亢型阴虚小鼠模型"颧红、心悸"之阴虚症状。

三、促进唾液分泌

徐建华等（1995）发现铁皮石斛（0.125g/kg）单用能对抗阿托品对家兔唾液分泌的抑制作用，与西洋参（0.125g/kg）合用时能促进家兔的正常唾液分泌。王立明等（2002a）研究发现铁皮枫斗胶囊 0.225、0.45g/kg 均能明显增加正常家兔的唾液分泌量，并能明显拮抗阿托品的抑制唾液分泌作用。

四、增强免疫力

黄民权等（1996）观察了铁皮石斛多糖对小白鼠白细胞数和淋巴细胞移动抑制因子的影响。结果显示，铁皮石斛多糖能够显著提升小白鼠外周白细胞数和促进淋巴细胞产生移动抑制因子，强有力地消除实验条件下免疫抑制剂环磷酰胺的加入所引发的副作用。因此，它能够提高机体的免疫功能，是一种很有价值的中药类免疫增强剂。

高建平等（2002）从免疫等方面对铁皮石斛组织培养原球茎和原药材进行了比较研究。结果显示：①铁皮石斛原球茎可升高环磷酰胺模型小鼠的白细胞数，作用与原药材相似；可增加模型小鼠胸腺指数和脾脏指数，与原药材相比，作用无明显差异。②铁皮石斛原球茎可明显提高环磷酰胺模型小鼠碳廓清指数，增强小鼠巨噬细胞的吞噬功能，作用与原药材相似。③铁皮石斛原球茎对环磷酰胺模型小鼠的淋巴细胞转化反应有明显的促进作用，与原药材作用相似。

张中建等（2004）发现铁皮石斛制剂（以铁皮石斛为主要原料，配以西洋参、麦冬制成铁皮石斛胶囊）333、1000mg/kg 剂量能够显著增加小鼠细胞免疫和体液免疫功能；铁皮石斛制剂 167mg/kg 剂量能显著增强小鼠单核巨噬细胞吞噬功能。表明铁皮石斛制剂具有较好的免疫调节作用。

杨明晶等（2008）参照卫生部《保健食品的功能学评价程序和检验方法》（2003）增强免疫力功能实验中的相关实验方法，分别进行了小鼠脾淋巴细胞转化实验、NK 细胞活性测定、二硝基氯苯诱导小鼠迟发性变态反应（DTH）实验、抗体生成细胞检测和血清溶血素测定、小鼠碳廓清实验和小鼠腹腔巨噬细胞吞噬鸡红细胞实验。探讨了铁皮枫斗西洋参胶囊对小鼠免疫调节功能的影响。结果显示，小鼠每日经口灌胃给药，连续 30d 后，铁皮枫斗西洋参胶囊 117、350mg/kg 剂量能够明显增强小鼠的细胞免疫功能、体液免疫功能、单核巨噬细胞功能和小鼠 NK 细胞活性（$P < 0.05$，$P < 0.01$）。根据保健食品增强免疫力功能评价标准，铁皮枫斗西洋参胶囊具有增强小鼠免疫功能的作用。

李钦等（2008）研究了铁皮石斛颗粒（TPSH）对荷瘤小鼠免疫功能的增强作用。该研究在 ICR 小鼠腋窝皮下接种 S_{180} 肿瘤细胞悬液，次日分组给予 TPSH 0.67、2、6g/kg，连续 12d，测定巨噬细胞的吞噬功能、T 淋巴细胞的增殖与分化、NK 细胞的活性及血清溶血素水平。结果显示，TPSH 能明显提高荷瘤小鼠巨噬细胞的吞噬功能、促进 T 淋巴细胞的增殖与分化、提高 NK 细胞的活性及提高血清半数溶血值（HC_{50}）水平。说明 TPSH 具有一定的增强荷瘤小鼠免疫功能的作用。

张红玉等（2009）以 S_{180} 肉瘤小鼠为动物模型，探讨了铁皮石斛多糖对 S_{180} 肉瘤小鼠的免疫调节作用。该实验将铁皮石斛切片水煎三次，煎液浓缩成 1g 生药 /mL 浓度，粗多糖得率为 12.8%。结果显示，铁皮石斛多糖 0.4、0.8、1.6g/kg 剂量组对 S_{180} 实体瘤均有一定的抑制作用，其抑瘤率为 9.7% ～ 26.8%；铁皮石斛多糖 0.8、1.6g/kg 对 S_{180} 肉瘤小鼠 T 淋巴细胞转化功能、NK 细胞活性、巨噬细胞吞噬功能及溶血素值均有明显提高作用。表明铁皮石斛多糖具有增强免疫功能的作用。

吴维佳等（2012）分别进行了绵羊红细胞（SRBC）诱导小鼠迟发型变态反应（DTH）实验、小鼠刀豆素 A（ConA）诱导的小鼠淋巴细胞转化实验、小鼠 NK 细胞活性测定、抗体生成细胞数和 HC_{50} 实验、小鼠碳廓清实验和小鼠巨噬细胞吞噬鸡红细胞实验。结果显示，铁皮石斛原药材 4.5g/kg 和铁皮石斛超微粉 1.5、4.5g/kg 可使细胞免疫功能、体液免疫功能、单核巨噬细胞吞噬功能和 NK 细胞活性明显增强。根据保健食品增强免疫力功能评价标准，铁皮石斛具有增强免疫功能的作用。

蔡海兰等（2012）研究了铁皮石斛多糖（DOP）对小鼠巨噬细胞系 RAW264.7 细胞分泌 TNF-α 的影响并探讨了其作用机制。结果显示，DOP 为 20 ～ 160mg/L 能明显促进 RAW264.7 细胞增殖，无细胞毒性；与空白对照组比较，DOP 剂量依赖性地促进 TNF-α 的分泌；上调 TNF-α mRNA 表达；Western blot 结果显示 DOP 能明显降低胞质内 I-κBα 蛋白水平。表明 DOP 能增强 RAW264.7 细胞分泌 TNF-α，其作用机制可能与降低胞质内 I-κBα 蛋白水平、活化核转录因子 NF-κB、诱导 TNF-α mRNA 的表达有关。

Xia L et al.（2012）探讨了铁皮石斛茎多糖对免疫调节作用的影响。研究中将铁皮石斛茎多糖（DOP）分离为 DOP-1（分子量为 533.7kDa）和 DOP-2（分子量为 159.5kDa），进行体外细胞实验。实验结果显示，两种 DOP 都能显著促进脾细胞增殖、增强 NK 细胞的细胞毒性、增加吞噬细胞的吞噬能力和增加一氧化氮生成量，同时明显刺激脾细胞和吞噬细胞的细胞分泌因子。因此，铁皮石斛多糖可被视为一种潜在的免疫调节剂。

Xiang L et al.（2013）探讨了铁皮石斛多糖对促炎细胞因子 TNF-α 诱导的 A-253 细胞系的细胞凋亡的抑制作用。实验结果表明，NF-κB 易位进入细胞核中，有丝分裂活性蛋白激酶活化，活性氧过量生成，线粒体膜电位显著降低，并且细胞色素 C 释放及半胱天冬酶激活。因此，铁皮石斛多糖能明显抑制人唾液腺细胞系 TNF-α 诱导的凋亡，这可能与 TNF-α 受体的膜结合的复杂性有关。

程东等（2014）通过细胞免疫、体液免疫、巨噬细胞吞噬能力及 NK 细胞活性实验考察铁皮石斛制剂（以铁皮石斛为主，以红参、麦冬、五味子为副，水煎浓缩制成）的免疫调节作用，探索其免疫调节作用的机制。结果显示，铁皮石斛制剂能增加小鼠的足跖肿胀度、脾淋巴细胞转化能力、抗体生成细胞数、血清溶血素水平、小鼠的腹腔巨噬细胞吞噬百分率。表明铁皮石斛制剂能增强小鼠的细胞免疫、体液免疫及巨噬细胞吞噬能力。

戴世杰等（2015）以环磷酰胺致免疫抑制小鼠为对象，探讨了铁皮石斛龟苓膏对免疫抑制小鼠免疫功能的影响。结果显示，铁皮石斛龟苓膏 0.75、1.5、3.0g/kg 剂量均能提高免疫抑制小鼠血清溶血素水平、IL-4 和 IFN-γ 含量、外周白细胞数和淋巴细胞数，1.5、3.0g/kg 剂量均能增强小鼠迟发型变态反应，1.5g/kg 剂量能增强小鼠单核巨噬细胞吞噬功能。提示铁皮石斛龟苓膏具有提高免疫抑制小鼠免疫功能的作用。

葛资宇等（2015）探讨了不同浓度野生铁皮石斛超微颗粒对环孢菌素 A 型免疫缺陷小鼠免疫器官病理变化的影响。结果表明，野生铁皮石斛超微颗粒能够使免疫缺陷小鼠脾脏、胸腺重量指数维持在正常范围，能够明显减轻脾脏、胸腺组织损伤，促进免疫细胞的增殖、分化，减缓实验条件下免疫缺陷剂加入所引起的外周血白细胞的剧烈下降，从而增强机体的免疫功能。

吴月国等（2015）进行了铁皮石斛复方颗粒（以铁皮石斛为主要原料，配以西洋参、枸杞子、罗汉果等中药制成的颗粒制剂）增强小鼠免疫调节的实验研究。结果显示，铁皮石斛复方颗粒剂能提高小鼠脾脏指数，刺激淋巴细胞增殖，提高小鼠血清溶血素含量和迟发型变态反应水平，增强小鼠吞噬细胞吞噬绵羊血红细胞及碳廓清的能力。

五、抗疲劳

许天新等（2002）采用 BALB/c 雄性小鼠负重游泳、爬杆、肝糖原测定、尿素氮测定和血乳酸测定实验，对铁皮枫斗晶抗疲劳作用进行研究。结果显示，铁皮枫斗晶 83、167、500mg/kg 均能明显延长小鼠负重游泳时间，明显降低小鼠运动后的血清尿素氮和血乳酸含量。根据《保健食品功能学评价程序和检验方法》的有关要求，可判定其有抗疲劳作用。

鹿伟等（2010）研究发现，铁皮石斛 0.417、0.833、2.500g/kg 剂量组的小鼠负重游泳时间显著延长，游泳后 0min 时的血乳酸值、血乳酸曲线下面积、血清肌酸激酶值均显著下降。铁皮石斛 0.833、2.500g/kg 剂量组的白细胞值在游泳后 72h 维持正常，没有异常增高现象。上述结果说明铁皮石斛能提高小鼠的运动耐力，显著加快代谢产物的清除，同时通过调节机体免疫功能，促进疲劳的尽快恢复。

辛甜等（2011）通过大鼠跑台实验观察铁皮石斛胚状体对大鼠抗疲劳能力的影响。观察大鼠运动前、运动后0min及运动后30min的血糖含量和全血乳酸含量变化，并检测运动后肝糖原、肌糖原及血尿素氮的含量。结果显示，与跑步对照组相比，铁皮石斛胚状体0.2、0.4、0.8g/kg剂量组可以在跑步30min后提高血糖含量并降低全血乳酸含量，且明显降低血尿素氮的含量，0.4、0.8g/kg剂量组可以降低运动后肝糖原及肌糖原的消耗，各剂量组均能明显降低血尿素氮的含量。说明铁皮石斛胚状体具有提高大鼠抗疲劳能力的作用，与增加肝糖原、肌糖原及血糖的储备有关。

陈玉满等（2011）观察了小鼠经口灌胃1、2、6g/kg铁皮石斛西洋参混合物30d后，各组小鼠负重游泳时间、肝糖原及游泳后血清尿素、血乳酸含量的变化。结果显示，与阴性对照组相比，铁皮石斛西洋参混合物3个剂量组雌性小鼠负重游泳时间均延长，同时血清尿素含量均降低（$P < 0.05$）。铁皮石斛西洋参混合物6g/kg剂量能提高雌性小鼠肝糖原含量（$P < 0.05$）。结果表明，铁皮石斛西洋参混合物对雌性小鼠具有缓解体力疲劳作用，对雄性小鼠的作用则不明显，此性别差异可能与血睾水平有关。

周海涛等（2013）以42日龄雄性Wistar大鼠为对象，研究了铁皮石斛对运动训练大鼠物质代谢及抗运动疲劳能力的影响。该实验分组如下：静止对照（C）组、运动对照（T）组、运动+1.5g/kg铁皮石斛（TML）组、运动+3.0g/kg铁皮石斛（TMM）组、运动+4.5g/kg铁皮石斛（TMH）组。以大强度耐力训练大鼠为模型。末次训练24h后，测定体重、力竭游泳时间及血红蛋白等生化指标。TM各组间体重无显著差异，且大于T组并小于C组（$P < 0.05$）；TM各组力竭游泳时间长于C、T组（$P < 0.01$），且随剂量增大而延长；长时间力竭运动导致肝、肌糖原储量下降［TM各组低于C组（$P < 0.05$），TM各组肝、肌糖原高于T组（$P < 0.05$，$P < 0.01$），组间无显著差异，且随剂量增大而增高］；血尿素氮上升［TM各组高于C组且低于T组（$P < 0.05$），组间无显著差异］；血红蛋白下降［TM各组低于C组且高于T组（$P < 0.05$），组间无显著差异］。实验表明，补充铁皮石斛可以促进蛋白质合成，抑制氨基酸和蛋白质分解，提高血红蛋白含量和糖原的储备，增强抗疲劳能力，具有多靶点、多途径的显著特点。

封毅等（2014）对铁皮石斛提高小鼠的抗疲劳能力进行了量效关系分析。将昆明小鼠随机均分为3批，分别用于负重游泳实验、生化指标测定和碳粒廓清实验。每批根据2010年版《中国药典》的推荐量［100mg/（kg·d）］设5个不同剂量组（1/16倍、1/8倍、1/4倍、1/2倍推荐量组和推荐量组）和1个对照组。持续灌胃30d后分别测定小鼠的负重游泳时间、游泳后血清乳酸与尿素水平、碳粒廓清指数等指标。结果显示，推荐量组和1/2倍推荐量组的小鼠负重游泳时间显著高于对照组（$P < 0.05$），游泳后血清乳酸水平显著低于对照组（$P < 0.05$）。在1/8倍推荐量以上的各剂量组小鼠碳粒廓清指数均显著高于对照组（$P < 0.05$）。结果表明，铁皮石斛提高小鼠运动能力和抗疲劳能力的最低剂量为50mg/（kg·d）［折合石斛多糖8.18mg/（kg·d）］，提高小鼠免疫力的最低剂量为12.50mg/（kg·d）［折合石斛多糖2.05mg/（kg·d）］。

唐汉庆等（2014a）观察了铁皮石斛对运动疲劳雄性昆明小鼠能量代谢和睫状神经营养因子（CNTF）mRNA表达的影响。通过负重游泳实验，观察小鼠负重游泳时间，检测血清尿素、肌糖原、肝糖原及乳酸含量和 CNTF mRNA 表达。结果显示，与对照组比较，铁皮石斛 0.75、1.5、4.5g/kg 剂量组负重游泳时间均显著延长（$P < 0.05$，$P < 0.01$），血清尿素、乳酸含量均显著降低，CNTF mRNA 表达量均显著升高（$P < 0.05$，$P < 0.01$）；铁皮石斛 1.5、4.5g/kg 剂量组肝、肌糖原含量均显著升高（$P < 0.05$，$P < 0.01$）。说明铁皮石斛通过提高机体糖原储备、减少血清尿素含量、减轻乳酸堆积，同时提高 CNTF mRNA 表达，从调节能量代谢和营养肌肉两方面发挥功效可能是其抗疲劳的机制之一。

林莉（2015）观察铁皮石斛与玉竹及其配方的抗疲劳作用。连续灌胃给药 1 周后发现，与对照组相比，铁皮石斛 + 白术复方 20g/kg 剂量组小鼠体质量显著提高，游泳时间和耐缺氧时间显著延长（$P < 0.01$）。

郭婕等（2015）以 SPF 级健康 KM 雄性小鼠为对象，研究铁皮石斛茶对小鼠的抗疲劳保健功能。进行了负重游泳、血乳酸测定、血清尿素测定和肝糖原测定。结果显示，与溶剂对照组比较，铁皮石斛茶 0.42、0.84、2.50g/kg 剂量组小鼠负重游泳时间显著延长（$P < 0.05$，$P < 0.01$），肝糖原含量均有显著性差异；铁皮石斛茶 0.84g/kg 剂量组小鼠运动前后血乳酸曲线下面积有显著性差异。表明铁皮石斛茶具有缓解雄性正常小鼠体力疲劳的功能。

韦东谊等（2015）进行了复方铁皮石斛（铁皮石斛微粉 + 黄芪微粉，1g/kg+1g/kg、0.5g/kg+0.5g/kg）提高小鼠抗疲劳作用的实验研究。结果显示，与空白对照组相比，复方铁皮石斛能明显延长小鼠负重游泳时间（$P < 0.05$），同时显著降低血中乳酸、尿素氮和丙二醛（MDA）水平，并明显升高超氧化物歧化酶（SOD）和一氧化氮（NO）水平（$P < 0.05$）。

六、耐缺氧

王立明等（2002a）研究了铁皮枫斗胶囊对异丙肾上腺素处理小鼠耐缺氧能力的影响。结果显示，铁皮枫斗胶囊 1.8、3.6g/kg 剂量组能明显延长小鼠在瓶内的存活时间，与异丙肾上腺素组存在显著差异（$P < 0.05$，$P < 0.01$）。韦东谊等（2015）进行了复方铁皮石斛提高小鼠耐缺氧能力的实验研究。每日 2 次灌胃给药，连续给药 11d。结果显示，复方铁皮石斛（铁皮石斛微粉 + 黄芪微粉，1g/kg+1g/kg、0.5g/kg+0.5g/kg）能明显增加断头小鼠张口次数和延长喘息时间，效果比单用铁皮石斛或单用黄芪要好。

七、抗氧化

何铁光等（2007a）研究了铁皮石斛原球茎多糖 DCPP1a-1 的体外抗氧化活性，发现 DCPP1a-1 不仅能明显抑制·OH 和 O_2^-·，呈现良好的量效关系，其 IC_{50} 分别为 1.181、0.727mg/mL，还可降低体外温育和 Fe^{2+}、H_2O_2 诱导的小鼠肝组织匀浆 MDA 的产生，抑制小鼠肝线粒体 MDA 的生成；在 1mg/mL 和 2mg/mL 浓度下能减轻线粒体的肿胀程度，显示出一定的量效关系。表明铁皮石斛原球茎多糖 DCPP1a-1 具有较强的抗氧化活性。也初步显示出离体培养的铁皮石斛可能为石斛多糖的开发提供新的药源。

何铁光等（2007b）研究发现铁皮石斛原球茎多糖粗品（DCPP）和纯品（DCPP3c-1）能显著地清除·OH 和 O_2^-·，对·OH 的清除作用具有较好的量效关系，IC_{50} 分别为 0.982、0.930mg/mL。DCPP 对 O_2^-·的抑制率随着浓度的增加而增大，有较好的量效关系，但是 DCPP3c-1 在浓度 0.154～0.615mg/mL 时，其抑制率和浓度之间具有较好的线性关系，当浓度高于 0.615mg/mL 时，其抑制率有所下降。DCPP 和 DCPP3c-1 能抑制小鼠肝组织自发性氧化和 Fe^{2+}、H_2O_2 诱导的脂质过氧化，其中 DCPP 的抑制作用最强；2 种多糖可抑制小鼠肝线粒体脂质过氧化物 MDA 的产生，以及减轻肝线粒体肿胀度。表明铁皮石斛原球茎多糖具有抗氧化活性。

杨兵勋等（2009）按照卫生部《保健食品检验与评价技术规范（2003 年版）》的相关要求和金氏计算公式评价铁皮石斛水提物与大豆异黄酮提取物的协同抗氧化作用。结果显示，铁皮石斛水提物、大豆异黄酮提取物及二者合用对正常小鼠红细胞超氧化物歧化酶（SOD）活力的影响均无显著差异（$P > 0.05$）；但可显著提高小鼠肝组织中 SOD 活力和降低丙二醛（MDA）含量，联合用药对小鼠肝脏 SOD 活性增效系数为 1.44。表明铁皮石斛水提物与大豆异黄酮提取物具有协同抗氧化作用。

鲍素华等（2009）采用分步醇沉法对铁皮石斛总多糖（DSP）进行分离，得到乙醇终浓度为 40%（DSP_3）、70%（DSP_2）和 90%（DSP_1）的多糖。进一步对 4 种铁皮石斛多糖的抗氧化活性进行测定，结果显示，DSP_1 对 DPPH 自由基的清除作用、总抗氧化能力、抑制 H_2O_2 诱导红细胞氧化溶血和抑制 Fe^{2+}-V_C 诱导的小鼠肝匀浆脂质过氧化作用效果最佳，DSP 和 DSP_3 次之，DSP_2 相对较弱；对·OH 的清除率大小依次为 DSP > DSP_3 > DSP_1 > DSP_2；且不同相对分子质量的铁皮石斛多糖均可显著抑制羟自由基介导的 DNA 氧化断裂。结果提示，不同相对分子质量铁皮石斛多糖均具有抗氧化作用，且抗氧化能力与其相对分子质量大小有关。

余丽丽等（2014）采用水提醇沉法提取铁皮石斛粗多糖，并利用 Sevage 法脱蛋白对其进行纯化，用苯酚 – 硫酸法测定纯多糖的含量，采用水杨酸法和邻苯三酚自氧化法分别研究铁皮石斛多糖清除·OH 和 O_2^-·的效果。结果显示，广西凌云野生铁皮石斛多糖清除·OH 和 O_2^-·的能力均较强，具有较强的抗氧化活性。

张娥珍等（2014）分别采用 4 种不同的体外抗氧化模型：羟自由基（·OH）、超氧阴离子（O_2^-·）、亚硝酸根离子（NO_2^-）、DPPH 自由基来检验铁皮石斛超微物理粉碎和普通粉碎处理粉的抗氧化能力。结果显示，铁皮石斛超微粉和普通粉对·OH、O_2^-·、NO_2^-、DPPH 自由基均具有较高的清除作用，且清除率在一定范围内随着提取液质量浓度的增加而增强。但铁皮石斛超微粉比普通粉在这 4 种体外抗氧化模型中具有更显著的自由基清除能力。

唐汉庆等（2014b）以雄性昆明种小鼠为对象，通过建立过氧化损伤小鼠模型，观察铁皮石斛 125、250、500mg/kg 对小鼠抗氧化能力的影响。结果显示，铁皮石斛 250、500mg/kg 剂量组活性氧（ROS）、血管紧张素（Ang Ⅱ）、MDA 水平、NF-κB mRNA 表达均显著下降（$P < 0.05$ 或 $P < 0.01$），而 SOD、谷胱甘肽过氧化物酶（GSH-Px）活力均显著升高（$P < 0.05$ 或 $P < 0.01$）。表明铁皮石斛可通过提高抗氧化能力和减少氧化产物生

成纠正氧化/抗氧化失衡状态，这一作用与其剂量相关。

黄琴等（2014）采用溶剂提取法制备4个不同极性铁皮石斛提取物（EE、CE、EAE、NBE），通过测试 ABTS、DPPH 和羟自由基的清除活性与还原能力，研究铁皮石斛不同极性提取物的体外抗氧化活性及其与多酚和黄酮含量的相关性。结果显示，铁皮石斛4个不同极性提取物均具有较强的体外抗氧化活性，且各提取物抗氧化活性与总酚含量和总黄酮含量之间有明显的相关性，表明铁皮石斛抗氧化活性的物质基础可能就是酚类或黄酮类成分。

龚庆芳等（2014）对铁皮石斛花和茎所含的多糖、总黄酮、总酚及其甲醇提取物的抗氧化活性进行了比较。研究结果表明，随着花和茎提取物浓度的升高，清除 DPPH 的作用能力也随之升高，茎的清除 DPPH 自由基能力略高于花，但浓度升高至 0.8mg/mL，花的清除 DPPH 自由基能力超过了茎；茎和花的还原力与浓度呈正相关，在相同浓度下铁皮石斛花的还原力强于铁皮石斛茎，但都没有维生素 C 还原力强。此外，还发现总酚含量与提取物的还原力具有极显著相关性，与总黄酮含量及清除 DPPH 自由基能力作用具有显著相关性。

张娥珍等（2015）通过羟自由基（·OH）、超氧阴离子（$O_2^-·$）、亚硝酸根离子（NO_2^-）及 DPPH 自由基4种体外抗氧化模型，对铁皮石斛纳米粉和超微粉的体外抗氧化作用进行比较研究。结果表明，铁皮石斛纳米粉和超微粉水提取液对·OH、$O_2^-·$、NO_2^-、DPPH 自由基均具有较强的清除能力，且在一定范围内，清除率随浓度的增加而增大，呈现良好的量效关系；同一浓度时，纳米粉的清除率要明显高于超微粉，说明纳米粉具有更强的体外抗氧化能力。

汤小华等（2010）通过测定超氧化物歧化酶（SOD）、丙二醛（MDA）和谷胱甘肽过氧化物酶（GSH-Px）水平，发现鲜铁皮石斛（3g/kg）与铁皮枫斗（0.45、0.90、1.35g/kg）均能升高血清和肝 SOD、肝 GSH-Px，鲜铁皮石斛（6g/kg）能升高血清 SOD、肝 GSH-Px，鲜铁皮石斛（3、6g/kg）与铁皮枫斗（0.45、0.90g/kg）均能降低血清和肝 MDA，鲜铁皮石斛（9g/kg）能降低血清 MDA。说明铁皮石斛鲜品和铁皮枫斗对急性酒精性肝损伤模型小鼠具有抗氧化作用。

八、抗肿瘤

何铁光等（2007c）分离纯化铁皮石斛原球茎粗多糖（DCPP），得灰色粉末状多糖 DCPP1a-1，并对其进行了组成结构分析和体内抗肿瘤作用的研究。结果表明，多糖 DCPP1a-1 的3个剂量组（50、150、250mg/kg）对 H_{22} 肝癌小鼠有不同程度的抑瘤作用，抑瘤率分别为 28.6%、19.3% 和 15.7%，多糖抑瘤率与剂量呈负相关，且 50mg/kg 剂量组小鼠的胸腺指数和脾指数显著增加。同时相比临床上常规应用的抗癌化疗药物环磷酰胺（抑瘤率 47.4%，但对小鼠的体重增加有极显著的抑制作用），多糖 DCPP1a-1 对小鼠体重变化的影响不显著。

王波波等（2012）研究了铁皮枫斗颗粒（由铁皮石斛、三七、薏苡仁等中药组成）对化疗药的增效解毒作用。结果显示，铁皮枫斗颗粒可以增效化疗药注射用环磷酰胺（CTX）、氟尿嘧啶注射液（5-FU）和盐酸多柔比星（ADM）对小鼠 S_{18} 实体瘤的抑瘤作用，表明药物合用有抗肿瘤的协同作用。

郑秋平等（2014）通过体外抑制癌细胞增殖活性指引，对铁皮石斛中的抗肿瘤活性成分进行了特异性的分离，结果铁皮石斛乙酸乙酯提取物经分离纯化后得到了一个具有较强抗肿瘤活性的化合物，经波谱学方法鉴定其为金钗石斛菲醌。研究发现，金钗石斛菲醌对肝癌细胞 HepG-2、胃癌细胞 SGC-7901 和乳腺癌细胞 MCF-7 的半抑制浓度（ IC_{50} ）依次为 0.45μg/mL、0.36μg/mL、0.34μg/mL，显示了很好的抗肿瘤活性，而且效果要比 5- 氟尿嘧啶显著。国内外许多学者通过体内外实验研究发现它是一种可以有效抑制癌细胞增殖的化合物，对人类胰腺癌 BxPC-3、结肠癌细胞 COLO 205、人类白血病细胞 K562、人类胃癌细胞 SNU-484、人类结肠直肠癌细胞 HCT-116、人类肺癌细胞 A549、人类多形性胶质细胞瘤、乳腺癌有抑制作用，并结合分子生物学技术对其导致细胞凋亡的机制进行了研究。金钗石斛菲醌作为一种潜在的抗肿瘤药物，已经引起了广泛的关注。

鲜铁皮石斛生物碱、多糖提取物对 Lewis 肺癌荷瘤小鼠肿瘤有明显的抑制作用，其作用机制可能与提高脾脏指数，调节血清中 TNF-α、IL-2 水平有关（王杰等，2014a）；另有研究发现生物碱和多糖两者联合抑制 Lewis 肺癌小鼠瘤块血管内皮生长因子（VEGF）、增殖细胞核抗原（PCNA）、肿瘤组织微血管密度（MVD）的表达可能是鲜铁皮石斛的抗肿瘤机制之一（王杰等，2014b）。葛颖华等（2014）研究结果也显示鲜铁皮石斛多糖对 Lewis 肺癌小鼠的抑瘤率为 8.5% ～ 18.3%。鲜铁皮石斛多糖 10、20g/kg 剂量能明显提高脾淋巴细胞转化和溶血素水平，鲜铁皮石斛多糖 20g/kg 剂量能显著提高碳廓清水平和 NK 细胞活性。

邓鹏等（2014）考察了铁皮石斛粗提物对人鼻咽癌 CNE2 细胞增殖和凋亡的抑制作用，认为其机制可能与 Bcl-xL、Mcl-1 蛋白下调，促进 Caspase-3 的活化等有关，并可能与死亡受体通路的细胞凋亡和线粒体通路的细胞凋亡均有关。

九、降低血糖，改善糖尿病并发症

吴昊姝等（2003）对铁皮枫斗胶囊及第二代磺酰脲类药格列吡嗪单用与合用的降血糖作用进行了研究。实验对象为正常小鼠、腹腔注射葡萄糖诱发高血糖小鼠和链脲霉素诱发糖尿病小鼠。结果显示，铁皮枫斗胶囊 0.3g/kg、铁皮枫斗胶囊 0.3g/kg 合用格列吡嗪 0.1mg/kg，均有明显降血糖作用。且合并用药组比单用组具有更明显的降血糖作用，可使高血糖降至正常。

吴昊姝等（2004）研究了铁皮石斛浸膏的降血糖作用及其机制。采用正常小鼠、肾上腺素性高血糖小鼠、链脲佐菌素性糖尿病大鼠，用放射免疫分析和免疫组化 HRP-SPA 染色等方法进行研究。结果显示，铁皮石斛浸膏 0.25、0.5g/kg 对正常小鼠血糖及血清胰岛素水平无明显影响，但可使链脲佐菌素性糖尿病大鼠的血糖值降低、血清胰岛素水平升高、胰高血糖素水平降低。免疫组化染色显示，给药大鼠胰岛 β 细胞数量增多，α 细胞数量减少。

它还可使肾上腺素性高血糖小鼠血糖降低、肝糖原含量增高。所以铁皮石斛对肾上腺素性高血糖小鼠及链脲佐菌素性糖尿病大鼠有明显的降血糖作用。表明铁皮石斛降血糖的胰内机制是促进胰岛 β 细胞分泌胰岛素，抑制胰岛 α 细胞分泌胰高血糖素，胰外机制可能是抑制肝糖原分解和促进肝糖原合成。

陈爱君等（2009）以四氧嘧啶造模 ICR 小鼠为研究对象，观察了铁皮石斛膏（处方组成主要为铁皮石斛、灵芝、黄精、蜂胶等）1.5、3、6g/kg 剂量的降糖作用。结果显示，铁皮石斛膏 3g/kg 剂量可降低四氧嘧啶所致糖尿病模型小鼠的血糖值，并明显改善该模型小鼠的糖耐量，减少其血糖曲线下面积，铁皮石斛膏 6g/kg 剂量对正常小鼠糖耐量也有一定改善作用。

陈泳荪等（2011）探讨了铁皮石斛多糖对糖尿病血管病变的早期干预机制。利用 RT-PCR 技术从分子水平初步研究铁皮石斛多糖对高糖环境下 ECV304 细胞中 NF-κB 表达的干预情况。与阴性对照组比较，含不同浓度铁皮石斛多糖的培养基中 ECV304 细胞 NF-κB 因子表达均显著下降。表明铁皮石斛多糖对高糖诱导的血管内皮细胞 NF-κB 因子的过量表达有较好的抑制作用。

李强翔等（2014）将常规培养的人脐静脉内皮细胞分为 DMEM/ 低糖培养基组（对照组）、DMEM/ 高糖培养基组（33.3mmol/L）（高糖组）、3 个不同浓度铁皮石斛多糖高糖组（100、200、400μg/ml）共 5 组，培养 48h 后用 MTT 法检测细胞活力，流式细胞仪检测线粒体膜电位。结果显示，33.3mmol/L 高糖环境下人脐静脉内皮细胞生长受抑，细胞线粒体膜电位降低，铁皮石斛多糖能剂量依赖性地有效拮抗上述改变。表明铁皮石斛多糖可能通过升高高糖环境下的人脐静脉内皮细胞线粒体膜电位，增加细胞活力，从而对其具有较好的保护作用。

李雅嘉等（2014）通过检测高糖和铁皮石斛多糖培养对高糖状态下大鼠视网膜 Müller 细胞活力和凋亡的调控，探讨铁皮石斛多糖保护糖尿病导致的视网膜损伤的机制。结果显示，与高糖组相比，高糖 + 铁皮石斛（100、200、400μg/mL）组 Müller 细胞活力显著增加（$P < 0.05$），细胞凋亡率显著降低（$P < 0.05$）。表明铁皮石斛多糖可能通过提高 Müller 细胞活性，减少 Müller 的凋亡，达到保护高糖状态下视网膜损伤的作用。

常惠礼（2015）采用正常大鼠和高脂高糖 – 链脲佐菌素性糖尿病大鼠，研究铁皮石斛有效部位对 2 型糖尿病大鼠胰岛组织 JNK 蛋白、AKT 蛋白磷酸化表达的影响，探讨铁皮石斛降糖的机制。大鼠于成模当天开始灌胃给药，每日定时给药 1 次，连续给药 6 周。结果发现，与正常对照组相比较，模型组大鼠胰岛组织 JNK 蛋白磷酸化程度显著增加（$P < 0.01$），Aktser[473] 磷酸化减弱（$P < 0.01$）。与模型组相比较，铁皮石斛总多糖 100mg/kg、石斛总黄酮 35g/kg、铁皮石斛水提液 6g/kg 组显著降低大鼠胰岛组织 JNK（Thr[183]/Tyr[185]）磷酸化（$P < 0.01$），增加 Aktser[473] 磷酸化水平。表明铁皮石斛有效部位具有抑制高脂高糖 – 链脲佐菌素性糖尿病大鼠胰岛组织 JNK（Thr[183]/Tyr[185]）磷酸化，增加 Aktser[473] 磷酸化水平的作用。

张贝贝等（2015）优化了铁皮石斛多糖的提取工艺，并对其保护高糖诱导的静脉血管内皮细胞（HUVEC）的作用机制进行了实验研究。结果显示，与正常组相比，高糖组抑制细胞的生长，增强 Bax 的表达，抑制 Bcl-2 的表达，在高糖诱导下，铁皮石斛多糖促进细胞生长，抑制 Bax 的表达，增强 Bcl-2 的表达。表明铁皮石斛多糖可通过抑制高糖诱导的静脉血管内皮细胞 Bax 的表达，增强 Bcl-2 的表达，从而抑制血管内皮细胞凋亡，在一定程度上可防治糖尿病血管病变。

宓文佳等（2015）采用高糖高脂加链脲佐菌素诱导 2 型糖尿病小鼠模型，并以其为实验对象，分别给予剂量为 5g/kg 的铁皮石斛根不同溶剂的提取物（EW、EA 和 EB），按 0.1mL/10g 体积给药，每日 2 次，连续给药 10 周。研究表明，铁皮石斛根提取物均能改善模型小鼠的体征，减少饮水和摄食，其中提取物 EB 的改善效果较明显，并能有效降低模型小鼠的空腹血糖，改善糖耐量，且显著降低模型小鼠的糖化血红蛋白（HbAlc），明显提高模型小鼠的胰岛素敏感指数（ISI）。铁皮石斛根提取物 EB 的降糖机制可能与提高受体对胰岛素的敏感性，改善胰岛素抵抗有关。

十、降低血压

铁皮石斛提取物对易卒中型自发性高血压大鼠（SHR-sp）具有延长生存时间、提高生存率、预防中风的作用，上述作用与用量可能有一定的相关性；铁皮石斛提取物与西药尼莫地平合用也具有以上作用（吴人照等，2010a）。另有研究表明铁皮石斛提取物对 SHR-sp 大鼠具有缓和持久的降低血压作用，且这种作用与用量有一定相关性（吴人照等，2010b）。

铁皮石斛多糖为铁皮石斛降低血压、预防中风作用的主要有效成分。吴人照等（2011）报道铁皮石斛多糖 0.25、0.5、1.0g/kg 剂量均有一定延长 SHR-sp 大鼠生存天数和提高生存率作用，且比铁皮石斛非多糖组的作用强。

吕圭源等（2013）研究结果显示，长期服用铁皮枫斗冲剂能够降低由饮酒引起的高血压，降压的同时还能改善大鼠一般体征及由长期饮酒造成的肝肾功能和血脂生化指标异常状况。

十一、抗肝损伤（改善肝功能）

雷珊珊等（2015）以甲亢型阴虚小鼠模型为观察对象，研究发现铁皮石斛花提取物 4g/kg 能显著降低血清门冬氨酸氨基转移酶（AST）、谷丙转氨酶（ALT）水平。铁皮石斛花提取物 4、6g/kg 均能显著降低模型小鼠血清三碘甲状腺原氨酸（T_3）水平、显著升高血清促甲状腺激素（TSH）水平。还能改善甲状腺功能亢进导致的肝功能损伤。其作用机制可能是铁皮石斛花通过影响甲状腺素物质代谢、改善微循环、减慢心率而产生滋阴护肝作用。

梁楚燕等（2013）采用四氯化碳（CCl_4）急性肝损伤模型、亚急性酒精性肝损伤模型研究铁皮石斛的护肝作用。结果显示铁皮石斛榨汁含生药 0.5、2g/kg 剂量组的血清 AST、ALT 水平显著低于 CCl_4 模型组；铁皮石斛榨汁含生药 0.5g/kg 剂量组能明显降低酒精模型组小鼠血清 AST。提示石斛榨汁液对 CCl_4 和酒精引起的小鼠肝损伤均有一定的保护作用。

吕圭源等（2010）研究发现不同剂量铁皮石斛及铁皮枫斗能够降低慢性酒精性肝损伤模型小鼠血清中 AST、ALT 和胆固醇（TC）的水平，说明石斛在一定程度上能够改善相应模型动物的肝功能。

十二、祛痰和镇咳

李慧林等（2001）采用小鼠气管酚红排泌法、家鸽气管纤毛运动法、小鼠氨水引咳法，观察铁皮枫斗晶对动物呼吸道排泌及咳嗽的影响。铁皮枫斗晶给药剂量为 3.0、6.0、9.0g/kg，结果显示，铁皮枫斗晶能明显促进小鼠气管酚红的排泌，也能明显促进家鸽气管纤毛运动，表明该药能提高呼吸道的排泌功能。此外铁皮枫斗晶还能延长氨水引起的小鼠咳嗽的潜伏期，明显减少引咳小鼠的咳嗽次数，说明其有镇咳作用。

十三、抗辐射损伤

王崇道等（2004）研究了铁皮枫斗晶对 ^{60}Co γ 射线一次性全身照射后小鼠主要脏器中脂质过氧化物（LPO）和外周血中白细胞、血小板的变化，以及不同剂量的铁皮枫斗晶对受照鼠 30d 存活率的影响。结果显示，铁皮枫斗晶能使受照后小鼠主要脏器中 LPO 含量明显下降，外周血中血小板显著升高，白细胞也有增高趋势；铁皮枫斗晶 180、360、540mg/kg 剂量都能不同程度地提高受照鼠 30d 存活率，说明铁皮枫斗晶具有较好的抗辐射作用。其作用原理与清除自由基和促进造血功能恢复有关。

秦秋荣等（2006，2008，2010）研究发现铁皮枫斗颗粒 2、4、8g/kg 可明显改善受照小鼠生活质量，延长受 8.0Gy X 射线照射后小鼠的平均存活时间，减轻受 5.0Gy 照射后小鼠肺脏和脾脏的病变程度并促进其恢复，因此推论铁皮枫斗颗粒对放射损伤具有一定的防护作用，但达治疗剂量之后并无明显的量效关系。实验所设 2g/kg 剂量组已达治疗剂量，8g/kg 剂量组亦未见明显副作用，考虑该药较为安全，无明显毒副作用。

孙静平等（2008）以 BALB/c 小鼠为实验对象，采用直线加速器 6MV X 射线 4.0Gy 全身单次均匀照射，探讨铁皮枫斗颗粒（以铁皮石斛为主，辅以灵芝、西洋参制成的颗粒剂）对小鼠放射损伤的保护作用及其机制。结果显示，铁皮枫斗颗粒能有效提高骨髓 DNA 含量及淋巴细胞转化能力，使受照小鼠淋巴细胞生成 IL-2 增加，通过调节 CD4$^+$、CD8$^+$ 细胞亚型来保护 T 淋巴细胞。说明铁皮枫斗颗粒对小鼠急性放射损伤具有保护作用，其机制与保护免疫及造血功能有关。

张沛等（2011）研究结果显示，铁皮石斛水煎剂在给药浓度 0～100mg/mL 对人正常皮肤成纤维细胞 GM0639 没有细胞毒性。^{60}Co γ 射线 4Gy 照射后培养 24h，随着药物浓度的增加，细胞的存活率均显著增加，加药 60mg/mL 就可明显提高细胞的存活率。表明铁皮石斛可以降低辐照后 GM0639 细胞微核率及微核细胞率，表明铁皮石斛具有较好的抗辐射作用。

十四、对心血管疾病的影响

李亚梅等（2013）通过考察铁皮石斛粉对高脂饲料构建的动脉粥样硬化（AS）模型 ApoE$^{-/-}$小鼠血脂、炎症相关蛋白的影响，探讨了其抗动脉粥样硬化的作用机制。结果显示，铁皮石斛粉 1.5、3g/kg 可显著降低模型小鼠血清中三酰甘油（TG）、总胆固醇（TCHOL）、低密度脂蛋白胆固醇（LDL-C）水平，下调血清中肿瘤坏死因子 -α（TNF-α）、白细胞介素 -6（IL-6）表达，可明显减少 ApoE$^{-/-}$小鼠主动脉瓣处和主动脉管腔内的粥样斑块面积。表明铁皮石斛能有效降低 ApoE$^{-/-}$小鼠血清中有关脂质含量，降低血清和主动脉内 TNF-α、IL-6 的表达，降低炎症反应的发生，缓解动脉粥样硬化损伤。

铁皮石斛水提取物具有改善冠心病模型家兔心功能的作用，可能是通过改善和抑制血管病理改变、减轻血管损害而起作用。20、40g/kg 剂量组白细胞介素 -8（IL-8）、肿瘤坏死因子 -α（TNF-α）、血管细胞间黏附分子 -1（VCAM-1）、细胞间黏附分子 -1（ICAM-1）水平、actin 表达降低或显著降低，左室舒张末压（LVEDP）显著降低，而左室收缩压（LVSP）、左室压力变化最大上升和下降速率（±dp/dt$_{max}$）、动脉收缩压（BPs）均升高或显著升高，血管壁变厚得到改善（唐汉庆等，2015）。

陈桦等（2015）报道铁皮石斛多糖具有改善冠心病模型家兔心功能、恢复心肌收缩能力的作用。100、200mg/kg 剂量组 LVEDP 降低，而 LVSP、±dp/dt$_{max}$、BPs 均升高，α-MHC mRNA 表达显著升高，β-MHC mRNA 表达下降，100、200、400mg/kg 剂量组 actin 蛋白表达呈阳性的心肌细胞较少。

十五、镇痛与抗炎

王立明等（2002b）观察了铁皮枫斗晶对小鼠扭体反应的影响。结果显示，3.6、5.4、7.2g/kg 剂量铁皮枫斗晶能抑制由 0.6% 醋酸注入小鼠腹腔诱发的扭体反应，表明其具有镇痛作用。侯少贞等研究发现铁皮石斛鲜榨汁液可减少醋酸致小鼠扭体次数，并能明显提高热板法小鼠的痛阈值。

侯少贞等（2012）通过耳肿胀实验、腹腔毛细血管通透性实验及肉芽肿实验观察新鲜铁皮石斛的抗炎作用，结果表明铁皮石斛能够明显减轻二甲苯致小鼠耳廓肿胀程度，并能抑制醋酸所致毛细血管通透性增高和棉球肉芽肿的生长，2g/kg 剂量能够显著提高小鼠吞噬细胞对碳粒的吞噬作用及胸腺系数。说明铁皮石斛具有显著的抗炎作用。

Lin X et al.（2011）研究显示，铁皮石斛多糖可以改善干燥综合征小鼠动物模型的淋巴细胞浸润和凋亡，平衡促炎因子紊乱，还可以改善水通道蛋白5(促进唾液的分泌)异常，并在体外实验中发现，铁皮石斛多糖可以保护人类 TNF-α 对水通道蛋白 5 的损害。

十六、促进毛发生长

陈健等（2014）采用水提醇沉法得到铁皮石斛多糖（DCP），多糖含量为 79.65%，以 C57BL/6J 小鼠为对象，观察了 DCP 促毛发生长的功效并探讨了其作用机制。采用 MTT 法和 RT-PCR 法分别评价 DCP 对人永生化角质形成细胞（HaCaT 细胞）增殖和对 HaCaT 细胞血管内皮生长因子（VEGF）mRNA 表达的影响。结果显示，铁皮石斛多糖具有促毛发生长的作用，可诱导脱发模型小鼠（脱毛膏去除背部毛发）毛发生长提前进入生长期，且能促进人永生化角质形成细胞 HaCaT 的增殖和上调 HaCaT 细胞血管内皮生长因子（VEGF）mRNA 的表达，与米诺地尔促毛发生长的作用机制相似。

十七、抗衰老

赵龙等（2014）的研究表明铁皮石斛原球茎提取液（0.11%、0.33%、0.99%）能延长果蝇的平均寿命、半数死亡时间和最高寿命，0.33%、0.99% 剂量组效果明显，且各剂量组的超氧化物歧化酶 T-SOD、Cu，Zn-SOD 和过氧化氢酶（CAT）活性与对照组相比也显著提高，脂褐素（LF）含量有所降低。认为可能是由于铁皮石斛原球茎提取液能够提高机体抗氧化物酶的生物合成而增加活性，从而抑制了机体的脂质过氧化反应。

梁颖敏（2011）利用 D- 半乳糖致亚急性衰老雌性小鼠和自然衰老雌性小鼠 2 种动物模型研究铁皮石斛的抗衰老作用，结果表明铁皮石斛能够增强模型小鼠的学习记忆能力和免疫力等，从而在整体上显示出抗衰老作用。进一步的研究结果表明，铁皮石斛抗衰老的作用机制之一就是通过增强血液中抗氧化酶的活性来实现的。

十八、对帕金森病的影响

帕金森病的主要病理特征为中脑黑质致密部的多巴胺神经元的变性死亡。因为 1- 甲基 -4- 苯基吡啶离子（MPP$^+$）毒性对多巴胺神经元具有较强的选择性，采用 MPP$^+$ 制备拟帕金森病细胞模型是目前常用的方法之一。董昕等（2015）研究了铁皮石斛多糖对 MPP$^+$ 所致 PC12 细胞损伤的抑制作用。结果显示，与损伤模型组比较，铁皮石斛多糖 200、400μg/mL 剂量组 PC12 细胞的存活率显著升高，细胞培养液中乳酸脱氢酶（LDH）的活性和细胞中丙二醛（MDA）的含量显著升高，细胞中超氧化物歧化酶（SOD）的活性显著降低。表明其机制可能与铁皮石斛多糖抑制氧化应激有关。

十九、对胚胎干细胞的影响

刘亚娟等（2015）采用水提醇沉法对铁皮石斛进行初步提取，体外培养小鼠胚胎干细胞,通过克隆形成率实验、MTT实验及实时定量PCR的方法研究铁皮石斛多糖对小鼠胚胎干细胞的增殖及多能性维持的作用。结果表明,铁皮石斛多糖(50～200μg/mL)可显著促进小鼠胚胎干细胞的增殖、提高其克隆形成率,同时又不影响其多潜能性的维持。

二十、清咽

钟礼云等(2014)按照《保健食品检验与评价技术规范》,采用大鼠棉球植入、大鼠足跖肿胀、小鼠耳廓肿胀3种实验方法,验证了石斛清咽功能的动物试验结果为阳性。

二十一、护眼

李雅嘉等(2014)通过检测高糖和铁皮石斛多糖培养对高糖状态下大鼠视网膜Müller细胞活力和凋亡的调控,探讨铁皮石斛多糖保护糖尿病导致视网膜损伤的机制。大鼠视网膜Müller细胞用高糖(25mmol/L)孵育48h诱导损伤,同时用铁皮石斛多糖(100、200、400μg/mL)处理细胞48h。采用MTT法和流式细胞术分别检测细胞活力、细胞凋亡,并计算细胞凋亡率。结果显示,与高糖组相比,高糖+铁皮石斛(100、200、400μg/mL)组Müller细胞活力显著增加($P < 0.05$),细胞凋亡率显著降低($P < 0.05$)。表明铁皮石斛多糖可能通过提高Müller细胞活性,减少Müller细胞凋亡,达到保护高糖状态下视网膜损伤的作用。

二十二、其他药理作用

此外,张韵等(2015)发现铁皮石斛提取液对重金属Cd^{2+}胁迫下牛蛙红细胞变异具有保护作用,能在一定程度上有效抑制细胞凋亡,以及微核、异形核的形成,但该抑制作用具有局限性,只能在特定的浓度范围内,才能发挥其显著的药用功效。

张周英等(2012)发现铁皮石斛多糖对大肠埃希菌的生长具有抑制作用。

(王　平　童应鹏　赵铮蓉　吴蓓丽)

第二节　铁皮石斛的临床应用

铁皮石斛味甘,性微寒。归胃、肾经。具有"益胃生津,滋阴清热"之功效。临床上多用于主治各种阴虚证及热病伤津证，治疗糖尿病、辅助治疗急性有机磷农药中毒、抗肿瘤、治疗口腔溃疡、辅助治疗肺结核、改善睡眠和抗高血压等。

铁皮枫斗晶对偏重阴虚患者的治疗作用显著，总有效率达到97%（张崇嘏等，1996）。张沂平等（2000）研究结果显示铁皮枫斗晶治疗肿瘤患者气阴两虚、肝肾阴虚症状疗效确切，同时可调节肿瘤患者的免疫功能，特别对放化疗肿瘤患者伴有阴虚证者具有很好的对症辅助治疗效果。已有研究发现铁皮枫斗颗粒和铁皮枫斗胶囊均能有效改善慢性萎缩性胃炎和肺癌放化疗患者的气阴两虚证（吴人照等，2004；陈晓萍等，2006；姚庆华等，2008）。姚庆华等（2008）研究也显示铁皮枫斗颗粒干预治疗肿瘤患者化疗后，可明显改善烦躁、口干、舌红少津等阴虚症状，患者血白细胞及肝功能与治疗前相比有显著性差异，肾功能与治疗前相比无显著性差异，NK细胞和CD_4^+/CD_8^+较治疗前显著提高。此外，铁皮枫斗颗粒和铁皮枫斗胶囊对气阴两虚型高血压疗效显著，且疗效明显优于生脉胶囊对照组（吴人照等，2010c）。铁皮枫斗颗粒对肿瘤患者化疗的辅助治疗作用体现在能改善肿瘤患者化疗后的阴虚症状，同时也能提高其机体免疫功能（姚庆华等，2010）。陈希（2014）研究用鲜铁皮石斛水煎剂辅助治疗肺阴虚干咳疗效显著。结果显示，应用抗生素结合铁皮石斛水煎剂的治疗组患者在总的临床疗效上明显优于仅采用抗生素治疗的对照组患者，治愈率显著提高。

金从国（2013）观察铁皮石斛对肺癌患者细胞免疫的调节效果，并分析细胞免疫功能调节正常后的维持时间。结果显示铁皮石斛对肺癌患者三种类型（①免疫功能低下，CD_4^+/CD_8^+正常；②细胞免疫紊乱，$CD_4^+/CD_8^+ < 1$；③细胞免疫紊乱，$CD_4^+/CD_8^+ > 2$）的免疫功能均有调节作用，调节后患者的免疫功能能够维持一定的时间，有利于患者延长无瘤生存时间和总生存期。

黄帆（2014a）研究表明铁皮石斛治疗2型糖尿病临床疗效显著。结果显示，治疗组中医证候治疗效果显著优于对照组，两组血糖下降幅度对比差异显著。此外，铁皮石斛煎煮汤剂配合胰岛素治疗2型糖尿病，通过中医证候判断，铁皮石斛煎煮汤剂配合胰岛素的治疗组总有效率达到了96.7%，而仅用胰岛素的对照组仅为42.1%；与对照组相比较，治疗后的空腹血糖（FBG）、餐后2h血糖（2hBG）、糖化血红蛋白（HbA1c）较治疗前下降更加明显（黄帆，2014b）。

对急性有机磷中毒患者在常规治疗的基础上，用铁皮石斛精粉治疗后乙酰胆碱酯酶、肿瘤坏死因子-α（TNF-α）和白细胞介素-1β（IL-1β）的好转速度较仅用常规治疗的对照组快。说明铁皮石斛可提高患者的耐中毒能力，有效改善患者的胆碱能代谢紊乱，抑制患者的炎症反应，减轻患者的临床症状，减少并发症的发生，促进患者康复，对急性有机磷农药中毒患者有辅助治疗作用（黄元东等，2014）。

梁颖等（2014）探讨了连续食用鲜铁皮石斛对中晚期非小细胞肺癌（NSCLC）化疗患者生活质量及无进展生存期的影响。结果显示，连续食用新鲜铁皮石斛能减轻中晚期NSCLC化疗患者不良反应，提高患者的生活质量；能降低患者血清癌胚抗原（CEA）和细胞角蛋白19片段（CYFRA-21）水平，表明其具有一定的抗肿瘤作用；化疗结束后继续服用，能保持病情稳定，延长无进展生存期。

戴月华等（2015）研究发现对于老年阴虚火旺型口腔溃疡，采用溃疡创面外敷铁皮石斛晶颗粒剂后，继续锡类散喷撒的治疗方法，两者协同作用可加快溃疡愈合，总有效率为77.1%。何思陆等（2015）通过比较浸润型肺结核患者治疗前后血清白细胞介素 -10（IL-10）、白细胞介素 -18（IL-18）和骨桥蛋白（OPN）的水平，发现铁皮石斛处方辅助治疗肺结核对改善患者细胞因子功能紊乱的治疗效果优于单纯用西药治疗。鲜铁皮石斛能够改善肺癌患者的睡眠质量和焦虑、抑郁的心理状况，值得临床推广应用（梁颖等，2015）。鲁桂华等（2015）发现铁皮石斛汤剂可促进慢性阻塞性肺疾病患者症状的好转，提高维持治疗依从性，改善患者生活质量。

铁皮石斛提取物可以降低和维持血压，也可部分代替降血压药物，减少西药降血压药物用量，与西药厄贝沙坦合用可提高改善症状疗效和降低血压疗效。适用于治疗阴虚阳亢型高血压（吴人照等，2015a，2015b）。

（王　平　童应鹏　赵铮蓉　吴蓓丽）

第三节　铁皮石斛的毒理学研究

众多学者已对铁皮石斛提取液、铁皮石斛冲剂、铁皮枫斗胶囊、铁皮石斛原球茎、铁皮石斛粉进行毒性和安全性评价。通常采用的评价方法为急性经口毒性试验和遗传毒性试验（埃姆斯试验、小鼠骨髓细胞微核试验、小鼠精子畸形试验），也有结合大鼠 30d/90d 喂养试验，结果如下：

傅剑云等（1998）对铁皮石斛提取液的毒性和安全性进行评价研究，结果表明铁皮石斛提取液大、小鼠急性经口毒性半数致死量（LD_{50}），雌雄两性均大于 10g/kg，属实际无毒类。同时埃姆斯试验、小鼠骨髓细胞微核试验和小鼠精子畸形试验结果均为阴性。初步证实了铁皮石斛提取液对人体无毒、无致突变作用，有进一步研究和开发的价值。

阮敏慧等（2002）研究了铁皮石斛冲剂的急性毒性及致突变性。实验显示，铁皮石斛冲剂对小鼠经口 LD_{50} 大于 10g/kg，铁皮石斛冲剂对小鼠的微核率明显低于阳性对照组（环磷酰胺 80mg/kg），且与阴性对照组（蒸馏水）无显著性差异。提示铁皮石斛冲剂对小鼠无急性毒性和致突变性。

夏勇等（2001）选用 SD 大鼠对铁皮枫斗胶囊进行了 30d 喂养试验研究，设置 2.5、5.0、7.5g/kg 三个剂量组，分别相当于人实际摄入量的 100、200、300 倍。结果表明各项指标（一般观察、体重、总食物利用率、血浆学、血生化、主要脏器）均未见明显毒性反应，其最大无作用剂量为 7.5g/kg。傅颖等（2010）对铁皮枫斗胶囊的食用安全性进行了毒理学评价。结果显示，雌雄小鼠经口 MTD 大于 20.0g/kg，埃姆斯试验、小鼠骨髓细胞微核试验、小鼠精子畸形试验三项遗传毒性试验结果均为阴性。30d 喂养试验未见大鼠的生长发育、血液学、生化、脏体比及组织病理学有异常变化。表明铁皮枫斗胶囊急性毒性分级属无毒级、无遗传毒性，最大无损害作用剂量大于 4.0g/kg，相当于人体推荐摄入量的 100 倍。温平镜等（2013）研究结果显示铁皮石斛胶囊在以下实验条件下未显示有急性毒性、遗传毒性及亚急性毒性作用：以最大给药剂量（20 000mg/kg）进行小鼠急性经口毒性试验，未见小鼠有中毒症状和死亡现象。埃姆斯试验、小鼠精子畸形试验及小鼠骨髓细胞微核试验三项遗传毒性试验结果均为阴性。大鼠30d喂养试验结果显示动物体重增重、进食量、食物利用率、血常规和血生化指标与阴性对照组比较，差异均无显著性，对大鼠脏器组织均未观察到有害作用。

冯旭等（2014）对铁皮石斛原球茎的食用安全性进行毒理学评价。结果小鼠经口MTD大于12.0g/kg；埃姆斯试验、小鼠骨髓细胞微核试验、小鼠精子畸形试验三项遗传毒性试验结果均为阴性；90d喂养试验未见大鼠的生长发育、血液学、生化及脏器比有异常变化，肝脏、肾脏、脾脏、十二指肠、卵巢、睾丸等器官外观和组织切片均未发现实质性病理改变。最大无损害作用剂量大于5.0g/kg，相当于人体推荐摄入量的300倍。说明剂量1.08～5.00g/kg，铁皮石斛原球茎为无毒、无遗传毒性、无致突变作用的新资源食品。

许燕等（2014）采用小鼠骨髓细胞微核试验和精子畸形试验研究铁皮石斛粉对小鼠的致突变作用。结果铁皮石斛粉5000、2500、1250mg/kg剂量组均未见致小鼠骨髓嗜多染红细胞微核和精子畸形作用，说明在该实验条件下，铁皮石斛对小鼠无致突变作用。

（王 平 童应鹏 晏永球 江 瑜 赵铮蓉 吴蓓丽）

参 考 文 献

鲍素华，查学强，郝杰，等.2009.不同分子量铁皮石斛多糖体外抗氧化活性研究[J].食品科学，30（21）：123-127.

蔡海兰，黄晓君，聂少平，等.2012.铁皮石斛多糖对RAW264.7细胞分泌TNF-α的影响[J].中国药理学通报，28（11）：1553-1556.

曹蓉，王欢，吴维佳，等.2014.超微铁皮石斛对脾虚便秘小鼠肠道微生物及酶活的影响[J].中国微生态学杂志，26（9）：1011-1015.

常惠礼.2015.铁皮石斛对2型糖尿病大鼠胰岛组织JNK、AKT蛋白磷酸化表达的影响[J].中国药事，29（1）：54-57.

陈爱君，李钦，张信岳，等.2009.铁皮石斛膏降糖作用的研究[J].中国中医药科技，16（6）：457-458.

陈桦，王兵，唐汉庆，等.2015.铁皮石斛多糖对冠心病模型家兔心功能及心肌收缩能力的影响[J].中国实验方剂学杂志，21（21）：139-143.

陈健，戚辉，李金标，等.2014.铁皮石斛多糖促进毛发生长的实验研究[J].中国中药杂志，39（2）：291-295.

陈希.2014.用铁皮石斛辅助治疗肺阴虚干咳的疗效观察[J].当代医药论丛，12（6）：49.

陈晓萍，张沂平，朱娴如，等.2006.铁皮枫斗颗粒(胶囊)治疗肺癌放化疗患者气阴两虚证的临床研究[J].中国中西医结合杂志，（5）：394-397.

陈泳荪，刘文洪.2011.铁皮石斛多糖提取工艺及其对高糖诱导血管内皮细胞NF-κB表达干预的研究[J].山西中医学院学报，12（2）：28-31.

陈玉满，鹿伟，傅剑云，等.2011.铁皮石斛西洋参混合物对不同性别小鼠缓解体力疲劳作用的研究[J].浙江预防医学，23（10）：19-21，30.

程东，韩晓英，姚文环，等.2014.铁皮石斛制剂免疫调节作用研究[J].毒理学杂志，28（6）：486-488.

戴世杰，何漾，李哲明，等.2015.铁皮石斛龟苓膏对免疫抑制小鼠免疫功能影响的实验研究[J].中国中医药科技，22（5）：496-497，505.

戴月华，沈丽英，赵惠娣，等.2015.铁皮石斛联合锡类散治疗老年口腔溃疡疗效观察[J].浙江中西医结合杂志，25（5）：

492-493.

邓鹏，唐安洲，李静雨.2014.铁皮石斛诱导人鼻咽癌细胞 CNE2 凋亡及其可能的分子机制 [J].时珍国医国药，25（5）：1092-1094.

董昕，廖慧颖，陆素青，等.2015.铁皮石斛多糖对 MPP+ 诱导的 PC12 细胞损伤的抑制作用 [J].中南医学科学杂志，43（4）：379-382.

封毅，黄茂康，叶建保，等.2014.铁皮石斛提高小鼠运动能力、抗疲劳能力和免疫水平的量效关系分析 [J].南方农业学报，45（6）：1089-1093.

冯霞，赵欣.2013.铁皮石斛水提物对 SD 大鼠胃损伤的预防效果 [J].江苏农业科学，41（7）：294-296.

冯旭，赵龙，陈虹，等，2014.铁皮石斛原球茎毒理学安全性研究 [J].中国卫生检验杂志，24（3）：355-358，362.

付玲珠，郑婷，朱飞叶，等.2014.以铁皮石斛花、叶配伍的和胃茶对胃肠运动的影响 [J].云南中医学院学报，37（5）：27-31.

傅剑云，夏勇，徐彩菊，等.1998.铁皮石斛提取液的毒性研究及安全性评价 [J].浙江预防医学，（4）：250-251.

傅颖，梅松，刘冬英，等.2010.铁皮枫斗胶囊的毒性研究及安全性评价 [J].中国卫生检验杂志，20（11）：2789-2790.

高建平，金若敏，吴耀平，等.2002.铁皮石斛原球茎与原药材免疫调节作用的比较研究 [J].中药材，25（7）：487-489.

葛颖华，王杰，杨锋，等.2014.鲜铁皮石斛多糖对 Lewis 肺癌小鼠免疫功能的影响 [J].浙江中医杂志，49（4）：277-279.

葛资宇，童骄，王小玉，等.2015.野生铁皮石斛超微颗粒对免疫缺陷小鼠免疫器官病理变化实验研究 [J].辽宁中医药大学学报，17（5）：54-56.

龚庆芳，何金祥，黄宁珍，等.2014.铁皮石斛花化学成分及抗氧化活性研究 [J].食品科技，39（12）：106-110.

郭婕，颜燕，姚文环，等.2015.铁皮石斛茶缓解小鼠体力疲劳作用的研究 [J].海峡药学，27（2）：19-21，58-59，66.

何思陆，梁炜，陆高翔，等.2015.铁皮石斛处方辅助治疗肺结核效果的临床观察 [J].中国医药科学，5（10）：7-9.

何铁光，杨丽涛，李杨瑞，等.2007a.铁皮石斛原球茎多糖 DCPP1a-1 对氧自由基和脂质过氧化的影响 [J].天然产物研究与开发，19（3）：410-414.

何铁光，杨丽涛，李杨瑞，等.2007b.铁皮石斛原球茎多糖 DCPP1a-1 的理化性质及抗肿瘤活性 [J].天然产物研究与开发，19（4）：578-583.

何铁光，杨丽涛，李杨瑞，等.2007c.铁皮石斛原球茎多糖粗品与纯品的体外抗氧化活性研究 [J].中成药，29（9）：1265-1269.

侯少贞，李焕彬，郭建茹，等.2012.铁皮石斛镇痛与抗炎作用研究 [J].动物医学进展，33（10）：49-52.

黄帆，陈晓帆.2014b.铁皮石斛配合胰岛素治疗 2 型糖尿病 30 例 [J].福建中医药，45（6）：43.

黄帆.2014a.铁皮石斛治疗 2 型糖尿病的疗效观察 [J].延边医学，10（30）：39-40.

黄民权，蔡体育，刘庆伦.1996.铁皮石斛多糖对小白鼠白细胞数和淋巴细胞移动抑制因子的影响 [J].天然产物研究与开发，8（3）：39-41.

黄琴，沈杨霞，张成静，等.2014.铁皮石斛多酚和黄酮含量及与抗氧化活性的相关性 [J].应用与环境生物学报，20（3）：438-442.

黄元东，潘兴寿，梁烨，等.2014.铁皮石斛对急性有机磷农药中毒患者解毒及其抗免疫的疗效观察 [J].中国地方病防治杂志，29（2）：204.

金从国.2013.铁皮石斛对肺癌患者机体细胞免疫功能的调节效果及维持时间分析 [J].医药前沿，（27）：22-24.

雷珊珊，吕圭源，金泽武，等.2015.铁皮石斛花提取物对甲亢型阴虚小鼠的影响 [J].中国中药杂志，40（9）：1793-1797.

李慧林，耿宝琴，雍定国.2001.铁皮枫斗晶对呼吸道功能的影响 [J].中药药理与临床，17（5）：32-33.

李强翔，石梅兰，蔡光先.2014.铁皮石斛对高糖环境下人脐静脉内皮细胞线粒体膜电位的影响 [J].卫生研究，43（6）：1022-1024.

李钦，陈爱君，张信岳.2008.铁皮石斛颗粒增强免疫功能作用研究 [J].中药药理与临床，24（1）：53-54.

李雅嘉，王华，李强翔.2014.铁皮石斛多糖对高糖状态下视网膜 Müller 细胞活力及凋亡的调控 [J].中国老年学杂志，（23）：6683-6685.

李亚梅，吴萍，谢雪姣，等.2013.铁皮石斛对 ApoE-/- 小鼠血脂及 TNF-α，IL-6 的影响 [J].中国实验方剂学杂志，19（18）：270-274.

梁楚燕，李焕彬，侯少贞，等.2013.铁皮石斛护肝及抗胃溃疡作用研究 [J].世界科学技术 – 中医药现代化，15（2）：233-237.

梁颖，戚静燕，归兼健，等 . 2015. 鲜铁皮石斛对肺癌患者睡眠及心理状况影响的研究 [J]. 中华中医药学刊，33（6）：1449-1451.

梁颖，戚静燕，闫峰，等 . 2014. 连续食用鲜铁皮石斛对中晚期非小细胞肺癌化疗患者生活质量及无进展生存期的影响 [J]. 中华中医药学刊，32（4）：901-903.

梁颖敏 . 2011. 铁皮石斛对雌性衰老小鼠的抗衰老作用及其机理研究 [D]. 广州：广州中医药大学 .

林莉 . 2015. 铁皮石斛与玉竹抗疲劳作用的比较研究 [J]. 浙江中西医结合杂志，25（2）：127-129.

刘亚娟，吴江林，王诗豪，等 . 2015. 铁皮石斛多糖对小鼠胚胎干细胞生长的影响 [J]. 中成药，37（1）：12-15.

鲁桂华，朱瑞罡，王恒，等 . 2015. 铁皮石斛对慢性阻塞性肺疾病患者的防治效果 [J]. 农垦医学，37（2）：116-118.

鹿伟，陈玉满，徐彩菊，等 . 2010. 铁皮石斛抗疲劳作用研究 [J]. 中国卫生检验杂志，20（10）：2488-2490.

吕圭源，陈素红，张丽丹，等 . 2010. 铁皮石斛对小鼠慢性酒精性肝损伤模型血清 2 种转氨酶及胆固醇的影响 [J]. 中国实验方剂学杂志，16（6）：192-193.

吕圭源，夏超群，陈素红，等 . 2013. 铁皮枫斗冲剂对长期饮酒致高血压模型大鼠的影响 [J]. 中国中药杂志，38（20）：3560-3565.

宓文佳，陈素红，吕圭源，等 . 2015. 铁皮石斛根提取物对 2 型糖尿病模型小鼠的降糖作用研究 [J]. 中药药理与临床，31（1）：125-129.

彭昕欣，肖嫩群，王欢，等 . 2014. 超微铁皮石斛对脾虚便秘小鼠影响的实验研究 [J]. 湖南中医杂志，30（9）：145-147.

秦秋荣，刘庆军，张国庆 . 2008. 铁皮枫斗颗粒对放射损伤小鼠存活情况及肺病理组织学改变的影响 [J]. 中国血液流变学杂志，18（3）：332-334，348.

秦秋荣，张国庆 . 2010. 铁皮枫斗颗粒对放射性损伤小鼠存活情况及脾脏的影响 [J]. 苏州大学学报（医学版），30（3）：491-493，497，669.

秦秋荣 . 2006. 铁皮枫斗颗粒对急性放射损伤小鼠保护作用的实验研究 [D]. 苏州：苏州大学 .

阮敏慧，陈方亮，潘立兵 . 2002. 铁皮石斛冲剂的急性毒性及致突变性 [J]. 现代医药卫生，18（7）：556-557.

孙静平，张国庆 . 2008. 铁皮枫斗颗粒对急性放射损伤小鼠的保护作用 [J]. 苏州大学学报（医学版），28（2）：200-202，217.

汤小华，陈素红，吕圭源，等 . 2010. 铁皮石斛对小鼠急性酒精性肝损伤模型 SOD、MDA、GSH-Px 的影响 [J]. 浙江中医杂志，45（5）：369-370.

唐汉庆，陈桦，韦祎，等 . 2014a. 铁皮石斛对运动疲劳小鼠能量代谢和 CNTF mRNA 表达的影响 [J]. 中国实验方剂学杂志，20（15）：164-167.

唐汉庆，韦祎，卢兰，等 . 2014b. 铁皮石斛对小鼠抗氧化能力影响的实验研究 [J]. 中国卫生检验杂志，24（21）：3082-3084.

唐汉庆，赵玉峰，李天资，等 . 2015. 铁皮石斛对冠心病模型家兔心功能和血管变化的影响 [J]. 世界科学技术 – 中医药现代化，17（4）：856-860.

王波波，童晔玲，戴关海，等 . 2012. 铁皮枫斗颗粒对化疗药的增效解毒作用 [J]. 浙江中医杂志，47（3）：211-213.

王崇道，强亦忠，崔凤梅 . 2004. 铁皮枫斗晶对小鼠辐射损伤的防护作用 [J]. 辐射防护，24（6）：403-405，408.

王杰，葛颖华，周萃，等 . 2014a. 鲜铁皮石斛提取物抗 Lewis 肺癌的机制研究 [J]. 中国现代应用药学，31（8）：953-957.

王杰，葛颖华，周萃，等 . 2014b. 鲜铁皮石斛提取物对 Lewis 肺癌小鼠 VEGF、PCNA、MVD 的影响 [J]. 中华中医药学刊，32（11）：2760-2762.

王立明，陈奕，陈立钻，等 . 2002a. 铁皮枫斗胶囊的药理作用研究 [J]. 中国现代应用药学，19（4）：262-264.

王立明，徐建华，陈立钻，等 . 2002b. 铁皮枫斗晶对实验性胃阴虚证的药效学研究 [J]. 中成药，24（10）：803-805.

韦东谊，梁智，颜欣，等 . 2015. 复方铁皮石斛抗疲劳和耐缺氧作用及其机制的实验研究 [J]. 体育科技，36（4）：58-59，66.

温平镜，韦小敏，李彬，等 . 2013. 铁皮石斛胶囊毒理学安全性实验研究 [J]. 应用预防医学，19（5）：313-315.

吴昊姝，项鹜，陈立钻，等 . 2003. 铁皮枫斗胶囊合用格列吡嗪降血糖作用的实验研究 [J]. 中国现代应用药学杂志，20（2）：108-109.

吴昊姝，徐建华，陈立钻，等 . 2004. 铁皮石斛降血糖作用及其机制的研究 [J]. 中国中药杂志，29（2）：69-72.

吴人照，杨兵勋，黄飞华，等 . 2010c. 铁皮枫斗颗粒（胶囊）治疗气阴两虚证高血压病 180 例观察 [J]. 浙江中医杂志，45（1）：35-37.

吴人照，陈军贤，夏亮，等 . 2004. 铁皮枫斗颗粒（胶囊）治疗慢性萎缩性胃炎气阴两虚证临床研究 [J]. 上海中医药杂志，38（10）：28-29.

吴人照，陈立钻，楼正家，等.2015a.铁皮石斛治疗高血压病120例动态血压观察[J].浙江中医杂志，50（4）：238-240.

吴人照，陈立钻，楼正家，等.2015b.铁皮石斛膏与厄贝沙坦联用治疗阴虚阳亢证高血压病临床观察[J].浙江中医杂志，50（7）：475-477.

吴人照，陈立钻，杨兵勋，等.2015c.铁皮枫斗颗粒治疗综合法慢性萎缩性胃炎及对免疫组化影响的实验研究[J].浙江中医杂志，50（9）：694-696.

吴人照，杨兵勋，李亚平，等.2001.铁皮石斛多糖对SHR-sp大鼠抗高血压中风作用的实验研究[J].中国中医药科技，18（3）：204-205，210.

吴人照，杨兵勋，李亚平，等.2010a.铁皮石斛对易卒中型自发性高血压大鼠45周生存情况影响的实验研究[J].浙江中医杂志，45（9）：647-650.

吴人照，杨兵勋，李亚平，等.2010b.铁皮石斛对易卒中型自发性高血压大鼠（SHR-sp）36周血压影响的实验研究[J].浙江中医杂志，45（10）：723-725.

吴维佳，庞璐，胡日红，等.2012.铁皮石斛对小鼠免疫功能的影响[J].湖南中医杂志，28（2）：113-114.

吴月国，赵铮蓉，张萍，等.2015.铁皮石斛复方颗粒对小鼠免疫功能影响的研究[J].中华中医药学刊，33（8）：1936-1938.

夏勇，傅剑云，郑云燕，等.2001.铁皮枫斗胶囊的大鼠三十天喂养试验研究[J].实用预防医学，8（3）：234-235.

辛甜，储智勇，栾洁，等.2011.铁皮石斛胚状体对大鼠抗疲劳能力的影响[J].药学实践杂志，29（1）：21-23.

徐建华，李莉，陈立钻.1995.铁皮石斛与西洋参的养阴生津作用研究[J].中草药，（2）：79-80.

许天新，赵硕.2002.铁皮枫斗晶抗疲劳作用检验[J].浙江预防医学，14（11）：80-81.

许燕，李姿，秦光和.2014.铁皮石斛对小鼠致突变作用的检测研究[J].中国卫生检验杂志，24（9）：1248-1249.

杨兵勋，于善凯，孙继军，等.2009.铁皮石斛与大豆异黄酮提取物协同抗氧化作用评价[J].中国现代应用药学，26（11）：885-887.

杨明晶，俞萍，陆罗定，等.2008.铁皮枫斗西洋参胶囊对小鼠免疫调节功能的影响[J].江苏预防医学，19（4）：11-13.

姚庆华，陈超，杨维泓.2008.铁皮枫斗颗粒干预肿瘤化疗患者阴虚证的临床研究[J].浙江中医杂志，3（10）：615-616.

姚庆华，陈超，杨维泓，等.2010.铁皮枫斗晶对肿瘤化疗患者的辅助治疗作用[J].浙江中医药大学学报，（4）：505-506.

余丽丽，汪娇梅，黄锁义.2014.广西凌云野生铁皮石斛多糖含量测定及抗氧化性研究[J].时珍国医国药，（12）：2842-2845.

张贝贝，刘文洪，李俊峰，等.2015.铁皮石斛多糖对高糖诱导的血管内皮细胞Bax、Bcl-2表达的影响[J].中国药理学通报，31（1）：64-70.

张崇嘏，巩金.1996.铁皮枫斗晶临床疗效观察[J].浙江中医杂志，（1）：43.

张娥珍，黄梅华，辛明，等.2015.铁皮石斛纳米粉与超微粉的物理特性和体外抗氧化活性比较研究[J].热带作物学报，36（12）：2184-2191.

张娥珍，辛明，苏燕竹，等.2014.铁皮石斛超微粉体外抗氧化性研究[J].食品科技，39（1）：84-88.

张红玉，戴关海，马翠，等.2009.铁皮石斛多糖对S180肉瘤小鼠免疫功能的影响[J].浙江中医杂志，44（5）：380-381.

张沛，张国庆，建平，等.2011.铁皮石斛对人正常皮肤成纤维细胞GM0639辐照后微核的影响研究[J].中国血液流变学杂志，21（2）：227-230.

张沂平，马胜林，朱远.2000.铁皮枫斗晶对肿瘤患者放化疗辅助治疗的疗效观察[J].中国中西医结合杂志，20（8）：628.

张韵，陈海霞，张静，等.2015.铁皮石斛对镉胁迫牛蛙红细胞诱变的缓解作用[J].内江师范学院学报，（10）：23-26.

张中建，阎小伟.2004.铁皮石斛制剂免疫调节作用的实验研究[J].食品研究与开发，25（2）：34-35.

张周英，杨周密，蓝忠，等.2012.石斛多糖抗菌作用的研究[J].中国医药指南，10（33）：439-440.

赵龙，冯旭，陈虹，等.2014.铁皮石斛原球茎延长果蝇寿命及抗氧化作用研究[J].营养学报，36（3）：302-303，307.

赵兴兵，吴维佳，肖嫩群，等.2015.超微铁皮石斛对脾虚便秘小鼠肠道细菌分子多样性的影响[J].应用与环境生物学报，21（1）：170-174.

赵兴兵，肖嫩群，蔡光先，等.2014a.超微铁皮石斛对脾虚便秘小鼠血常规的影响[J].中国中医药信息杂志，21（5）：68-71.

赵兴兵，谢雪姣，维佳，等.2014b.超微铁皮石斛对脾虚便秘小鼠肠道乳酸杆菌多样性的影响[J].微生物学通报，41（9）：1764-1770.

郑秋平，邱道寿，刘晓津，等.2014.铁皮石斛抗肿瘤活性成分的探究[J].现代食品科技，30（5）：12-17.

钟礼云，林蔚，林健.2014.石斛清咽功能实验研究[J].中国卫生检验杂志，24（6）：814-815.

周海涛，曹建民，林强，等.2013.铁皮石斛对运动训练大鼠物质代谢及抗运动疲劳能力的影响［J］.中国药学杂志，48（19）：1684-1688.

Lin X，Shaw P C，Sze S C，et al. 2011. *Dendrobium officinale* polysaccharides ameliorate the abnormality of aquaporin 5，pro-inflammatory cytokines and inhibit apoptosis in the experimental Sjögren's syndrome mice［J］. Int Immunopharmacol，11（12）：2025-2032.

Xia L，Liu X，Guo H，et al. 2012. Partial characterization and immunomodulatory activity of polysaccharides from the stem of *Dendrobium officinale*（Tiepishihu）in vitro［J］. Journal of Functional Foods，4（1）：294-301.

Xiang L，Stephen Sze C W，Ng T B，et al. 2013. Polysaccharides of *Dendrobium officinale* inhibit TNF-α-induced apoptosis in A-253 cell line［J］. Inflammation Research，62（3）：313-324.

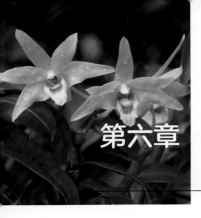

第六章 内生真菌在铁皮石斛栽培中的应用研究进展

第一节 内生真菌在铁皮石斛栽培中的应用研究

内生真菌是指存在于植物组织和细胞内的真菌。药用植物内生真菌生物学是一门多学科交叉和渗透的学科，涉及植物学、微生物学、化学、分子生物学等。它与一般的植物内生真菌生物学的不同之处在于：它不仅研究内生真菌的多样性，而且重点研究内生真菌与药用植物生长发育的关系、内生真菌与药效物质形成和含量变化及对药用植物药效的影响，同时研究作为生物因子的内生真菌与药材道地性的关系。利用几乎所有植物都有内生真菌这一自然特点，开展内生真菌在药用植物生长发育和活性成分形成中的应用研究，既不改变其遗传背景，又能达到药材"道地性"的要求，为我国药用植物资源保护和可持续利用提供可靠的理论依据和强有力的技术支撑（郭顺星，2016）。铁皮石斛内生真菌生物学研究和应用，对阐明真菌促进铁皮石斛生长发育和病害预防特性、栽培出优质高产铁皮石斛药材、形成和积累铁皮石斛药效物质、创新铁皮石斛栽培技术均具有重要意义。

一、石斛内生真菌概况

（一）内生真菌和菌根真菌

内生真菌是指存在于健康植物组织和细胞内，但没有引起植物病害症状的真菌，也包括对宿主暂时没有伤害的潜伏性病原菌和菌根真菌。菌根真菌是指能够与高等植物根系形成菌根共生体的特定类群的真菌。菌根真菌一般被认为与宿主植物形成互惠互利的共生关系。主要特征包括两个方面，一是真菌能与宿主植物形成具有典型结构特征的菌根共生体；二是真菌与宿主植物之间存在营养交换，体现在植物通过根系为真菌提供有机碳源及其他营养物质，而同时真菌也为宿主植物提供水分和无机盐。在实际工作中，通常将菌根真菌独立于内生真菌加以研究和应用。

（二）石斛内生真菌和菌根真菌多样性

国外开展了大量的兰科菌根研究，但涉及石斛属植物与真菌关系的报道并不多见。在我国，徐锦堂、郭顺星等最早开展兰科植物包括石斛属植物与真菌关系的研究，分离到对天麻、石斛等植物具有促进生长发育、促进种子萌发等多种生物活性的有效菌株，从石斛属植物根内分离鉴定了新的真菌分类群石斛小菇等，并从形态学上揭示了石斛属植物菌根共生的过程，报道了一系列的研究成果，并应用菌根技术成功地实现了天麻的有性繁殖，为后来的研究奠定了重要基础。

近年来，我国约有 40 种石斛属植物的内生真菌及菌根真菌被分离鉴定，菌根共生技术在石斛属植物资源保护和栽培中逐渐受到重视。定植于石斛属植物根内的非菌根真菌主要为子囊菌门类群，少数为担子菌门真菌。而子囊菌门中的炭角菌属（*Xylaria*）、镰刀菌属（*Fusarium*）、交链孢属（*Alternaria*）、刺盘孢属（*Colletotrichum*）及柱孢霉属（*Cylindrocarpon*）等真菌被分离鉴定为优势菌群。基于已报道的可培养真菌的数据分析结果，石斛属植物菌根真菌多属于胶膜菌属（*Tulasnella*）、蜡壳菌属（*Sebacina*）、角担菌属（*Ceratobasidia*）和小菇属（*Mycena*）真菌。一般通过植物种子与真菌共生萌发和苗菌共培养实验验证真菌与石斛种子或种苗根形成共生关系。由于已报道的研究结果多是基于纯培养方法获得的真菌，因而在种类和多样性上有很大的局限性。真菌多样性的研究不能忽视植物体内不可分离或培养的真菌，因此，今后的工作要结合分子生物学方法和组织分离的方法对可培养和不可培养的内生真菌综合分析，才能对特定植物体内真菌多样性做出客观评价（陈娟等，2013a）。

（三）石斛内生真菌的作用

石斛属植物种子在自然条件下很难萌发，必须经真菌侵染提供营养才能萌发。虽然国外对兰花种子萌发真菌的研究较早，但还没有应用种子萌发真菌大面积栽培的报道。石斛属植物种子共生萌发的最新研究表明瘤菌根菌属真菌（*Epulorhiza* spp.）能有效地促进 4 种石斛属植物种子的萌发和幼苗的发育，但真菌的促萌发活性与宿主植物种类之间存在一定的专一性倾向。20 世纪 90 年代开始，徐锦堂从异养型兰科植物天麻（*Gastrodia elata*）原球茎中分离出 12 株真菌，对天麻种子萌发生长有促进作用，并在天麻有性繁殖生产过程中得到广泛应用。随后，郭顺星等从细叶石斛原球茎内生真菌中筛选到 3 株对石斛种子萌发有显著作用的真菌，采用种子拌菌播种方法，结果表明罗河石斛种子发芽率达 20%，而铁皮石斛种子萌发率可达 60% 以上。王卉通过种子原地共生萌发实验从束花石斛原球茎中分离并筛选到了有效促进铁皮石斛和金钗石斛种子萌发的 2 株优良菌株，此菌株属于蜡壳菌科（Sebacinaceae）真菌。这些结果表明铁皮石斛种子萌发对真菌有相对广的专一性，而种子萌发后的不同发育阶段对真菌则有一定的选择性。

自然条件下，兰科植物不但在种子萌发时需要真菌提供营养，而且在幼苗和成年植株的繁殖过程中离不开真菌。因此，分离和筛选促进石斛生长发育的优良菌根真菌或菌株，是利用菌根技术进行石斛人工栽培的关键技术之一。郭顺星等从云南、四川等地采集的野生铁皮石斛和金钗石斛根中分离获得内生真菌 25 株，7 株真菌可与铁皮石斛和金钗石斛幼苗形成共生关系，其中 3 株真菌为小菇真菌（*Mycena* spp.），对幼苗有明显促生长作用。接种小菇属真菌的铁皮石斛苗生长量高于对照 3 ～ 5 倍（陈娟等，2013b）。

二、内生真菌对铁皮石斛等兰科药用植物种子萌发的作用

兰科植物种子细小量大，又称灰尘种子。种子无胚乳，仅具尚未分化的原胚，自然条件下需与适宜的真菌共生才能萌发。自然环境的破坏和人为过度采挖，加上种子自身萌发条件苛刻，致使野生资源在原始生境下的恢复困难。研究表明，种苗快繁是实现濒危兰科植物资源再生和合理开发利用的有效途径，而种苗快繁技术的核心在于种子萌发。

（一）铁皮石斛等兰科药用植物种子萌发的研究

1. 种子成熟度与萌发率

影响种子室内萌发的因素有水分、氧气、温度、光照、培养基组成及种子成熟度等。其中，种子成熟度是影响种子萌发的关键因素之一。我们并不能简单地认为成熟种子的萌发率要高于未成熟种子，因为当种子达到某成熟度之后，种子成熟度的增加将不再显著提高萌发率，甚至有可能会降低萌发率，铁皮石斛和天麻等兰科植物种子萌发就是如此。研究发现，兰科植物种子内源性脱落酸浓度随着种子成熟度的增加而增加，而高浓度的脱落酸是公认的阻碍种子萌发的因素，这是导致兰科植物种子过度成熟而萌发率下降的原因之一。

2. 种子收集与预处理

（1）种子收集　收集和有效保藏种子是实现兰科植物种质资源持续利用的前提。通常的做法是在超净工作台内，先对即将开裂却未开裂的蒴果依次用 70% ～ 75% 乙醇（1min）和 2.5% 次氯酸钠（NaClO，15min）进行表面消毒，接着用无菌水冲洗数遍，然后用无菌滤纸除去多余水分，最后用无菌手术刀沿着蒴果腹缝线将其划破，取出种子。乙醇和 NaClO 的浓度和消毒时间可依据蒴果大小等酌情处理，其中 NaClO 可用过氧乙酸或升汞（$HgCl_2$）代替。

（2）种子预处理　播种前，对种子进行预处理可以促进萌发，这是因为兰科植物种子种皮中存在着萌发抑制物质，如木质素，或种皮本身阻碍了种子对水分和氧气的吸收。为了促进萌发，物理上一般采用磁性棒搅拌或超声波法去除种皮对种子萌发的抑制，化学上则用氢氧化钠（NaOH）、氢氧化钾（KOH）、NaClO 及次氯酸钙［$Ca(ClO)_2$］等溶液来破坏种皮并起到消毒作用。

通过上述处理可显著提高兰科植物种子共生萌发的萌发率。陆生兰（*Epipactis palus-tris*）种子即使与适宜的真菌共生萌发，萌发率也非常低，除非对种子进行预处理：划破外种皮，用 Ca（ClO）$_2$ 浸泡种子，随后在 4 ～ 8℃下低温层积 8 ～ 12 周。因为自然条件下，该种子的原地萌发、真菌侵染均发生在初春，它在萌发前需经过后熟作用，且外种皮的部分分解有利于水分吸收和真菌侵染。

对于兰科植物种子的非共生萌发，除可采用上述预处理外，还可用适宜浓度及配比的激素混合液浸泡处理。如将种子放在含有萘乙酸（NAA）1 ～ 100mg/L、乙烯磷 1000mg/L、

6- 苄氨基腺嘌呤（6-BA）10mg/L 或 100mg/L 的溶液中浸泡 7d 后再播种在不含激素的无菌培养基上，发现其能促进兰科种子萌发。

3. 非共生萌发

兰科种子非共生萌发的培养条件主要包括温度、光照（光源、强度、时间）、气压（压强、气体成分及比例）、基本培养基及植物激素添加（植物生长素类和细胞分裂素类浓度及其配比）、碳源（蔗糖、葡萄糖、果糖、海藻糖等）、氮源、活性炭的添加、天然有机提取物（马铃薯汁、香蕉汁、椰子汁等）、pH 等。

（1）温度　兰科植物种子的培养温度一般控制在 20 ~ 30℃，大多数以 25℃为宜。一般情况下，兰科植物种子在此温度范围内均能萌发，但每一物种均有其最适温度。例如，霍山石斛（*Dendrobium huoshanense*）种子在 26 ~ 29℃时的萌发率明显优于 24 ~ 26℃和 18 ~ 21℃。

（2）光照　有报道称兰科植物种子的感光不是必需的而是光促进类型。总体而言，兰科植物种子有些需要完全暗培养，而有些需要光暗交替培养，且光照周期因种而异。光照对种子突破种皮这一阶段影响不大，如已萌发至原球茎，必须给予适当的光照，原球茎才能继续发育成幼苗。

（3）基本培养基及植物激素添加　兰科植物种子非共生萌发的基本培养基多为 1/2MS、MS、VW、KS、SH、KundsonC、N_6、PT、Hyponex 1、Hyponex 2。在碳源方面，蔗糖最好，半乳糖对胚的生长有抑制作用。蔗糖作为培养基中的能源物质和渗透调节剂，对原球茎的生长影响较大，一般在培养基中添加 2% ~ 3%。有研究证明 2% 的蔗糖有利于兰科原球茎的生长。此外，在培养基中添加活性炭可以有效吸附酚类物质，从而减少褐变。氮源方面，兰花胚在含有氨盐的培养基上生长良好，它对氨盐的亲和力与兰花特有的营养习性有关，对某些兰科植物种胚而言，尿素是有效的氮源，但对另一些种来说却具有抑制作用。天冬氨酸和精氨酸在培养兰科植物离体胚时，作为培养基中的氮源是非常有效的。

一些非共生萌发试验中萌发困难的兰科植物种子，在一定程度上可以通过添加植物激素的方法来克服，目前常使用的外源激素是生长素类（如 IAA、2, 4-D 和 NAA）、细胞分裂素类（如 6-BA、ZT 和 KT）和赤霉素类（GAs）。激素可单一添加也可配合使用，其中单一添加某种激素时有限的促进效果暗示了兰科植物种子萌发机制的复杂性，而不同类别激素的配合使用往往能有较为明显的促萌发作用。

（4）天然有机提取物的添加　兰科植物在种子无菌萌发培养基中添加适宜的天然有机提取物能促进种子萌发，这一结论已得到众多研究证实。然而，如果在培养基中添加了不适宜的天然有机提取物，不但不会促进萌发，还会起到反作用。如在培养基中添加一定量的马铃薯汁可促进铁皮石斛（*D. officinale*）种子萌发，而添加香蕉提取物和椰乳则对其有不利影响。对兰科中某些物种的种子萌发而言，添加激素的促萌发效果不如天然有机提取物。

（5）pH　pH 影响着兰科种子萌发过程中各种合成分解酶的活性，适宜的 pH 能提高种子萌发率。pH 5.0 ~ 5.8 的环境最适宜兰科原球茎的生长，过酸或近中性环境都不适合。

4. 共生萌发

Bernard 在 1899 年首次认识到真菌的作用，认为自然条件下真菌对兰科植物种子的侵染是种子正常萌发所必需的，兰科植物种子与真菌之间是一种共生关系，由此创立了共生萌发法。

（1）促进兰科植物种子萌发的真菌（共生萌发真菌）　促进铁皮石斛等兰科植物种子萌发的真菌都是其菌根真菌（陈娟等，2013a），这些真菌在分类上属于丝核菌属（*Rhizoctonia*）成员，其有性型分属于角担菌属（*Ceratobasidia*）、胶膜菌属（*Tulasnella*）和蜡壳菌属（*Sebacina*）。大量实验表明，无论是从初始萌发时间、萌发率、所能萌发至的级别还是原球茎后期（孟志霞等，2012）发育来看，共生萌发明显优于非共生萌发。

一般来讲，获得促进兰科植物种子萌发的真菌主要有两种途径，其一：组织分离的方法，即从宿主植物原球茎、幼苗根、成年植株根甚至茎叶中分离得到内生真菌（Chen et al.，2011），通过真菌与兰科植物种子共培养实验确认其是否为促种子萌发真菌；其二：采用原地共生萌发技术（Wang et al.，2011），用种子袋的方式在野外原地萌发，种子萌发至原球茎或长成小苗后，再从该原球茎或小苗中分离得到，即种子诱导。

兰科植物种子与其菌根真菌的专一性关系国内外进行了大量的研究，但一直存在争议。用分离自非兰科植物的丝核菌属真菌与绶草种子共生萌发，发现大部分真菌都能使种子萌发，从而表明了兰科植物种子与其共生萌发真菌之间存在较低特异性，并没有严格的专一性。研究发现，完全靠真菌异养的血红肉果兰种子对共生萌发真菌存在低特异性，而且实验表明共生萌发真菌不与种子直接接触也能促进其萌发，这说明促萌发信号的传递在它们物理接触之前就已经发生，有可能是共生真菌产生了某种挥发性物质刺激了种子萌发。在原地和在实验室条件下，丝核菌属与 *Spiranthes sinensis* var. *amoena* 之间的专一性有差异。自然条件下，这两者之间具有严格的专一性，称作生态专一性。而在实验室条件下，多株 *Rhizoctonia* 菌株均可促进其种子萌发，具有潜在专一性（Chen et al.，2014）。专一性的研究有赖于真菌分离技术，许多存在于根表面和根被中的真菌能从表面消毒的根中分离出来（Chen et al.，2013），并能在实验室条件下促进种子萌发，但这只能说明它们具有潜在专一性，还需在自然条件下检查其生态专一性。

（2）培养条件　兰科植物种子共生萌发培养条件主要包括温度、光照、培养基。而培养基的组成主要考虑以下几个方面：第一，不提供种子萌发所需物质，但能使共生萌发真菌正常生长；第二，pH；第三，琼脂用量，用量太多影响种子对水分的吸收。

兰科植物种子共生萌发实验多采用在 2.0～3.0g/L 燕麦培养基（OMA）上播种与接菌，但天麻种子一般采用菌叶播种法：在培养皿中，将长满或将近长满共生萌发真菌的壳斗科树叶方片（菌叶）放置在浸有无菌水的海绵上，再在菌叶上播种。此外，还可用水琼脂培养基代替浸水的海绵。

兰科植物种子共生萌发过程中对温度很敏感，温度一般介于 20～28℃，有的种子萌发的效果十分依赖于温度，在超过最佳温度范围（23～25℃）时，萌发率显著下降。光照刺激和黑暗对于多数兰科植物种子室内共生萌发是必需的，但具体的光照条件依属种不同而不同。

（3）共生萌发　兰科植物种子接菌共生萌发包含着种子萌发和植物与微生物间相互作用双重过程，是极具复杂性和挑战性的。共生萌发涉及共生和萌发两个方面，有其复杂性。种子微小，不容易进行实验操作，高活性促萌发真菌的获得及实验方法的受限等都是限制共生萌发机制研究的因素。

（4）营养　自然条件下，能够促进真菌异养型兰科植物种子萌发的真菌多是外生菌根真菌，这类真菌通过与邻近的树木形成外生菌根关系，从而获得营养提供给种子萌发。兰科植物、真菌、树木三者之间就形成了共生网络，在兰科植物种子共生萌发过程中，菌根真菌通过与兰科、其他树种的共生作用，可以将其他树种中的碳源转移给兰科植物种子（刘思思等，2015）。如真菌异养型植物地下兰，它可以通过菌根真菌直接吸收土壤中的碳源、氮源等营养物质，也可以通过菌根真菌与自养型灌木组成三角网络来获得所需养分。

在共生萌发过程中，共生萌发真菌能够促进种子对自由水分子的吸收，从而提高萌发效率。共生萌发真菌还能利用纤维素得到碳水化合物并转移至原球茎中，纤维素是温带和热带兰科－真菌共生系统中极好的碳源，能够进一步加快原球茎的发育。

（二）铁皮石斛种子接菌共生萌发及其抑制差减杂交文库的构建

研究发现了对铁皮石斛种子萌发有效的真菌 6 株，铁皮石斛种子伴菌播种后可使其种子萌发率达到 69.3%，接种萌发的铁皮石斛种子萌发到最高级别的 5 级。在此基础上，完成了铁皮石斛种子接菌共生萌发的抑制差减杂交文库的构建和序列分析工作（赵明明等，2011a）。以共生萌发的 T 样本组种子作为差减杂交的检测子（tester），形态学观察 T 样本组全部种子均达到种子萌发的第 3 级阶段；以无菌萌发的 D 样本组种子作为差减杂交的驱赶子（driver），形态学观察 D 样本组全部种子均未萌发，处于萌发的第 0 级阶段。检测子及驱赶子的双链 DNA 合成按照 SMARTer PCR cDNA Synthesis Kit（Clontech）手册步骤进行。

阳性克隆筛选及测序：抑制差减杂交产物按 QIAquick PCR Purification Kit 纯化试剂盒（QIAGEN）的方法进行纯化，产物与载体 pMD^{TM}18-Teasy 连接，形成抑制差减杂交文库。热激法转化大肠杆菌（Escherichia coli）JM109 感受态细胞，涂布于含有 Amp/X-gal/IPTG 的 LB 培养基上进行筛选，挑取白色克隆，37℃振荡过夜培养，加甘油至终浓度 15%，–80℃保存。随机挑选 267 个阳性克隆的保存菌液，以通用引物 M13-47 和 M13-48 为引物，进行菌液 PCR，1.2% 琼脂糖电泳，将 PCR 产物为单一条带且大于 350bp 的菌液送金唯智（北京）生物科技有限公司进行测序。

1. 序列的初步分析

用 Phred 和 Consed 程序去除低质量序列和载体序列。用 CAP3 软件进行 EST 序列拼接分析产生重叠群（contig）和单一序列（unigene sequence），然后去除长度 < 100bp 序列。将所得的非冗余序列（non-redundant sequence）在 GenBank 数据库中进行 BLASTx 比对分析，E-value 设置为 1e-5，进行基因功能注释。

2. 荧光定量 PCR 检测

使用 Promega Reverse Transcription System 分别对 T、D 样本总 RNA 进行反转录合成 cDNA。随机选取与氧化还原、能量代谢、转运和信号转导等途径相关的目标基因，Do-1357（编码过氧化氢酶）、Do-1110（编码半胱氨酸蛋白酶）、Do-42（编码 ABC 转运蛋白）、Do-131（编码天冬酰胺合成酶）和 Do-520（编码富含亮氨酸重复受体蛋白激酶），使用 Primer5.0 软件设计定量引物。应用 ABI PRISM 7500（Applied Biosystems，美国）实时定量 PCR 仪，进行 PCR 扩增。反应体系为 25μL，包含 cDNA 2μL，SYBRPremixExTaq^{TM}12.5μL，正、反向引物各 0.5μL，ddH$_2$O 9.5μL。扩增程序为 95℃ 30s；95℃ 5s，60℃ 34s，运行 40 个循环，然后从 60℃到 95℃进行熔解曲线分析。每个样本做 3 次重复，包括不加模板的对照（none template control，NTC）。用 ABI PRISM 7500 软件分析各基因在两个样本中的 Ct 值，以 GAPDH 为内参基因，未萌发组为校正样本，采用 $2^{-\Delta\Delta Ct}$ 算法计算各基因相对表达量。

3. 总 RNA 的提取及质量检测

提取的总 RNA，经 DNase I 去除基因组 DNA 后，T 样本组总 RNA 的含量为 77.3ng/μL，（A_{260}/A_{280} 值为 1.98）；D 样本组总 RNA 的含量为 233ng/μL（A_{260}/A_{280} 值为 2.0）。电泳结果显示 T 样本组与 D 样本组的总 RNA 的 28S ∶ 18S 的亮度均为 2 ∶ 1，质量均符合下一步实验的标准。

4. 杂交效率检测

按照 SMARTer PCR cDNA Synthesis Kit（Clontech）手册使用说明，以未接菌未萌发的铁皮石斛种子 cDNA 为驱动方，以接菌萌发的铁皮石斛种子 cDNA 为检测方进行差减杂交。杂交后的 cDNA 以通用引物 Primer1，进行第一次 PCR 扩增，以巢式引物进行第二次 PCR 扩增。以二次 PCR 产物为模板，扩增管家基因 GAPDH，以检测差减效率。结果表明，差减后样本在 25 个循环后出现目的条带，比未差减样品晚了 10 个循环以上。说明大量组成型基因被有效去除，稀有基因在库中出现率大量提高。

5. SSH 文库构建和序列分析

经 2 次抑制消减杂交 PCR，产物纯化，载体连接后，对随机挑选的 267 个阳性克隆进行测序，获得 202 条表达序列标签（EST）。对这些高质量序列进行聚类拼接，得到 163 个一致序列，其中包括 128 个单一序列和 35 个重叠群，将此 163 个一致序列与 GenBank 中 nr 数据库进行 BLASTx 分析。得到具有植物同源性 EST 100 个，具有菌同源性 EST 27 个，没有显著匹配的序列（nohits）36 个（Zhao et al.，2013）。功能已知序列 92 个，占全部单一序列的 56.44%，其中 75 个植物来源的功能已知 EST 序列共编码 10 个功能类群的蛋白质，其中与种子萌发相关的基因有 11 个；与植物与真菌互作相关的基因有 3 个；与信号转导相关的基因有 3 个。

6. 荧光定量 PCR 验证分析

对 SSH 文库中随机挑选的 5 个目标基因 qPCR 表达模式进行验证分析，可以看出，相对于未萌发组，萌发组候选基因的表达量均显著上调。其中，基因 Do-1357 在萌发种子中的表达变化倍数最大，为未萌发种子中的 29.388 倍，ABC 转运蛋白基因 Do-42 转录本上调次之，约为 27.963 倍，Do-1110 上调 14.484 倍，基因 Do-131、Do-520 也上调表达，分别为 4.429、3.238 倍。

实验中检测到编码富含脯氨酸蛋白、天冬氨酸合成酶以及半胱氨酸蛋白酶等在石斛种子接菌共生萌发中差异表达（赵明明等，2013b）。qPCR 分析验证了 Do-1110（编码半胱氨酸蛋白酶）和 Do-131（编码天冬酰胺合成酶）均显著上调表达，暗示氨基酸类代谢调控相关基因可能在石斛种子接菌共生萌发过程中起作用。

研究发现 Do-1357（编码 LRR-RLK）、Do-1361（编码 CDPK）、Do-1229（编码钙结合跨膜蛋白）等基因在种子接菌共生萌发过程中特异表达（张岗等，2012），表明铁皮石斛种子接菌萌发可能涉及 Ca^{2+} 信号途径基因的表达和调控。

细胞壁降解酶类，如纤维素酶、β-1,3- 葡聚糖酶和几丁质酶等，在植物 – 病原微生物互作过程中起重要作用。小麦叶片细胞受条锈菌侵染后，β-1,3- 葡聚糖酶基因诱导表达，且 β-1, 3- 葡聚糖酶胶体金颗粒在抗病反应的植物细胞壁上大量富集，表明 β-1,3- 葡聚糖酶可能通过分解病原菌细胞壁组分参与植物抗病反应，过表达 β-1,3- 葡聚糖酶和几丁质酶基因的转基因豌豆植株，对病原真菌抗性增强。兰科植物与真菌互作过程，存在真菌菌丝消解现象，前人研究认为菌丝消解能提供给宿主植物足够的养分，特别是在那些腐生兰的种子萌发过程（李标等，2012）。Do-1823（编码 β-1,3- 葡聚糖酶）、Do-830（编码几丁质酶）等基因在种子接菌共生萌发过程中特异性表达，暗示宿主植物可能通过分解真菌细胞壁来摄取营养物质，推动种子萌发。该研究利用抑制差减杂交技术，首次系统揭示了铁皮石斛种子接菌共生萌发的基因表达谱特征。这些差异表达基因涉及代谢与能量、信号转导、蛋白质代谢等一系列生物过程（Ling et al.，2016），说明石斛种子接菌共生萌发是植物多方面生理生化反应、多种途径相关基因的协同表达调控的结果。

三、内生真菌对铁皮石斛苗的作用

（一）内生真菌对铁皮石斛苗生长的影响

利用 36 株促进石斛生长的活性菌株与铁皮石斛苗共生培养。培养结束后分析苗的各个生长指标数据，研究 36 个菌株对铁皮石斛苗生长的影响。结果发现，部分菌株在复筛实验中出现了对铁皮石斛苗具有致死、致病的现象（侯晓强等，2014）；另有部分菌株对铁皮石斛苗的作用与对照相比，无明显变化；只有 8 个菌株对铁皮石斛苗产生了不同的促生长作用，主要体现为对植株高度、鲜重、茎直径、新根数、新根长度和新芽数等指标均有不同程度的正向作用。与对照相比，8 个菌株均能够增加铁皮石斛苗的鲜重，其中 05-

R-5 和 34-S-9 对铁皮石斛苗鲜重的影响达到显著水平（$P < 0.05$），分别比对照提高了84.4%和112.0%。8个菌株对铁皮石斛苗干重也有促进作用，但未达到显著水平（$P > 0.05$）。在茎直径方面，G03-R-5、05-R-5、22-R-4、38-S-11、34-S-9 的促进作用都达到显著水平，分别比对照增加85.8%、85.8%、85.8%、143.3% 和114.6%。在苗新根数量上，G03-R-5 和 G08-R-17 没有正向影响，另外 6 个菌株表现出了促进作用，其中 22-R-4 显著增加了苗新根的数量，比对照高出120.1%。在最长根的长度方面，每个菌株也都有促进作用，05-R-5 和 38-S-11 的促进作用显著，分别比对照增加107.8% 和 92.3%。对苗新芽数量的影响，22-R-4 与对照水平相当，其他 7 个菌株具有促进作用，G03-R-5 和 35-R-11 达到显著水平，均比对照高150.0%。8个菌株对苗新芽生长的作用不明显，没有达到显著水平。

不同菌株影响铁皮石斛苗的不同生长指标，且作用强度有差异（Tan et al.，2014）。其中，G03-R-5 对铁皮石斛苗的 8 个生长指标都有正向影响，对茎直径和新芽数量的影响达到显著水平；35-R-11 主要促进铁皮石斛苗的新芽数量；05-R-05 主要促进铁皮石斛苗鲜重、茎直径和最长根的长度；22-R-4 主要影响铁皮石斛苗的茎直径和新根的数量，具有促进生根的作用；38-S-11 显著提高铁皮石斛苗的茎直径和最长根的长度；34-S-9 主要提高铁皮石斛苗的鲜重和茎直径，G08-R-17 显著提高铁皮石斛苗的新芽数量，具有促分蘖的作用；40-R-3 对铁皮石斛苗的株高和最长芽长度没有影响，在其他 6 个方面与对照相比，均表现出促进作用，但并未达到显著水平。

8株真菌中，有 2 株真菌对金钗石斛苗生长也有促进作用，说明这一类内生真菌的宿主专一性不是十分严格；但是，相同菌株对不同宿主的作用效果之间存在明显差异。在菌根真菌和兰科宿主植物之间也存在类似的现象（Zhang et al.，2012），某种菌根真菌倾向于与特定兰科植物建立更有效的共生关系。

（二）内生真菌接种铁皮石斛苗的侵染检测

共生培养过程中，内生真菌是否侵染铁皮石斛苗的根系？其菌丝在根系中是如何分布的？是否对根系结构造成了伤害？为回答这些问题，分别对接种了 8 株促生真菌和 2 株有害真菌（19-R-18 和 38-R-18）的铁皮石斛苗的根系进行解剖观察。

解剖观察表明，铁皮石斛苗与真菌共生培养后，苗的根系都被真菌菌丝包被，根表面无根毛细胞；真菌都能侵入苗的根被组织，并在根被细胞中扩展或定植。不同的真菌在各组织中存在的形式不同。在根被组织中，菌株 22-R-4、G03-R-5 形成了菌丝团，G08-R-17 形成了菌丝圈，05-R-5、19-R-18、35-R-11、38-S-11、38-R-18 和 40-R-3 以菌丝穿行于根被细胞之间，其中 19-R-18 和 38-R-18 能够形成细胞膨大的菌丝，而 34-S-9 则以分生孢子的形式存在。菌丝在进入根被细胞时，根被细胞并没有表现出任何防御的反应。

在外皮层，尤其是在外皮层通道细胞中，真菌的形态主要是菌丝和菌丝团。22-R-4、38-S-11 和 G08-R-17 在外皮层通道细胞内围绕细胞核形成菌丝团结构。05-R-5、19-R-18 和 38-R-18 以菌丝的形式存在。而 34-S-9、35-R-11、40-R-3 和 G03-R-5 并没有侵染通道细胞。19-R-18 的菌丝邻近外皮层及侵染外皮层通道细胞时，皮层细胞、通道细胞以及皮层最外层细胞产生了细胞壁木质化加厚反应，来抵抗真菌的入侵（胡克兴等，2010）。G03-R-5

在外皮层外侧根被细胞定植，外皮层细胞也发生了防御反应。

在皮层细胞中，菌株 G08-R-17 和 22-R-4 形成了菌丝团结构，菌株 05-R-5 的菌丝在皮层细胞中穿行，另外的活性真菌接种的铁皮石斛苗根的皮层细胞中，没有观察到菌丝的存在。皮层细胞也没有表现出任何的不良反应。而 19-R-18 在根被中定植时，皮层靠外侧的细胞产生了防御反应，其细胞壁木质化加厚。共生试验中，菌株 38-R-18 对植株的生长产生了负面影响，对其侵染检测发现，该真菌菌丝可以在皮层细胞中扩展，并进入木质部导管和韧皮部筛管中定植，这可能是对宿主造成伤害的原因。

通过与金钗石斛苗接种内生真菌的侵染检测结果进行比较后发现，真菌对两种植物根的侵染存在一些差异。菌株 22-R-4 在铁皮石斛根被细胞中形成的菌丝团比较致密，而在金钗石斛根被细胞中形成的菌丝团比较疏松。菌株 19-R-18 和 38-R-18 能促进金钗石斛生长，但对铁皮石斛生长有抑制作用。解剖观察发现，19-R-18 在金钗石斛根被最内层细胞定植时，只是个别通道细胞或外皮层细胞的细胞壁木质化，而在铁皮石斛根被最内层细胞定植时，其外皮层、通道细胞及皮层外侧细胞均发生防御反应，大量细胞的细胞壁木质化；38-R-18 的菌丝并没有侵入金钗石斛的维管系统，而在铁皮石斛的维管系统中有菌丝的侵染。这两种情况的发生，原因可能是真菌对铁皮石斛造成了伤害，其损害机制还有待深入研究。

（三）菌根真菌对铁皮石斛生长和多糖化学性质的影响

1. 真菌对铁皮石斛产量的影响

利用石斛菌根真菌 Mycena sp. 对伴栽铁皮石斛不同时期苗的生长及其所含多糖类成分的影响进行了研究。文中提及的"T 组"为试验组；"CK 组"为对照组。接菌栽培 19 个月时 T 组铁皮石斛全株干重为（6.766±1.110）克/丛，是 CK 组的 2.69 倍（$P < 0.01$）；T 组茎干重为（3.758±0.603）克/丛，是 CK 组的 2.87 倍（$P < 0.01$）。结果表明接种真菌能大幅度提高铁皮石斛的生物量，提高茎产量。在栽培过程中，两组铁皮石斛干重变化的趋势不同（陈晓梅等，2016）。栽培 3 个月和 6 个月时，CK 组全株干重分别为（0.758±0.123）克/丛和（1.083±0.248）克/丛，每次取样的全株干重分别比三个月前增加了 41.7% 和 42.9%，表明这期间 CK 组植物的健康状态良好，生长稳定。与 CK 组不同，T 组全株干重在栽培 3 个月时为（0.554±0.113）克/丛，仅比栽种时提高了 3.6%，极显著低于同期 CK 组（$P < 0.01$）的水平；在栽培 6 个月时为（1.051±0.300）克/丛，比三个月前增加了 89.7%，与同期 CK 组的全株干重没有显著性差异（$P > 0.05$）。这些结果提示在植物和真菌相互作用的初期，菌根菌株对铁皮石斛生长有一定抑制作用，至菌根栽培 6 个月时铁皮石斛基本恢复正常生长，推测此时菌根共生体已经形成。

栽培 9 个月和 12 个月的 T 组和 CK 组的铁皮石斛全株干重之间均无显著差异（$P > 0.05$）。与第 4 次采样的结果相比，T 组和 CK 组第 5 次采样的全株干重分别提高了 2.10 倍和 0.174 倍。利用 SPSS 软件的生长曲线模型对 T 组和 CK 组的干重均值（Y）与生长时间（x）的关系进行曲线拟合，模型均有统计学意义（$P < 0.01$）。T 组和 CK 组的模型

表达式分别为：$Y=0.446e^{0.139x}$（$R^2=0.981$）和 $Y=0.613e^{0.084x}$（$R^2=0.929$）。T 组铁皮石斛全株干重的变化趋势表明，菌根栽培 1 年左右真菌促进铁皮石斛生长的作用效果开始显现（Chen et al.，2012）。

研究还发现真菌影响着干物质在铁皮石斛各营养器官中的分配比例。CK 组的根干重百分比随铁皮石斛生长和季节变化而波动，但始终占到铁皮石斛干重的 30% 以上。T 组的根干重百分比随生长时间延长而持续降低，至接菌栽培 19 个月时降低至（20.7±4.8）%，极显著低于同期 CK 组的比例（$P < 0.01$）。两组铁皮石斛的根干重百分比的不同变化趋势说明，真菌与铁皮石斛根系形成菌根共生体后，T 组铁皮石斛向根部分配干物质的比例降低，地上部分（茎和叶）获得干物质的分配比例提高。铁皮石斛将积累的干物质更多地分配给地上部分，将有利于茎产量的提高，同时也提示 T 组菌根的吸收效率高于 CK 组根系的吸收效率。

2. 真菌对铁皮石斛茎多糖含量及其化学特性的影响

多糖是铁皮石斛中的一类次生代谢产物（陈晓梅等，2008），是目前公认的铁皮石斛主要药效成分。接菌栽培 19 个月时，T 组和 CK 组铁皮石斛多糖含量分别为 28.97% 和 34.52%，多糖水解液中甘露糖与葡萄糖色谱峰面积的比值（$R_{M/G}$）分别为 4.05 和 3.26，均符合国家药典标准；多糖组成中甘露糖和葡萄糖的含量之和（S_{M+G}）分别为 96.44% 和 97.62%，与文献报道相符合。根据以上结果认为栽培 19 个月时 T 组多糖类成分的化学特性与 CK 组相似。

通过比较不同生长时间两组多糖类指标的测定结果，真菌促进铁皮石斛生长但延长了多糖积累和多糖化学特性形成的时间。CK 组栽培 12 个月时多糖含量为 34.33%，$R_{M/G}$ 为 3.46，与栽培 19 个月时的测定结果基本一致，说明 CK 组铁皮石斛栽培 1 年即完成多糖的积累，多糖化学特性基本稳定。栽培 12 个月时，T 组与 CK 组铁皮石斛样品测定值之间的差距最大，至栽培 19 个月时，两组测定值之间的差距缩小，T 组多糖的化学性质趋于稳定，接近 CK 组。比较同时发现，铁皮石斛快速生长期间多糖的化学性质不稳定。CK 组栽培 9～12 个月时全株干重的增加幅度最大，增加了 49.2%，这两次取样的多糖相关指标测定结果之间差距最大。T 组 12 个月和 19 个月取样的样品之间也有类似的情况发生。

但是，真菌对多糖 S_{M+G} 基本没有影响。T 组和 CK 组多糖的单糖组成均以甘露糖和葡萄糖为主，栽培 3 个月时两组 S_{M+G} 均大于 65%，栽培 12 个月时均达到 90%。用对数曲线模型对茎多糖的 S_{M+G}（Y）与生长时间（x）的关系进行曲线拟合，经方差分析曲线模型有统计意义（$P < 0.05$）。模型表达式分别为 $Y=0.189\ln（x）+0.434$（$R^2=0.911$）和 $Y=0.162\ln（x）+0.503$（$R^2=0.991$）。拟合曲线显示两组多糖 S_{M+G} 的变化趋势基本一致。

3. 菌根栽培方法的优化

正交实验的茎干重结果经方差分析表明 3 个因素的总体效应（A+B+C）达到显著性检验水平（$F_{6,2}=65.62$，$P < 0.05$），随机误差占总变异的 0.51%，影响因素主次顺序为 C > A > B，其中因素 A（$F_{2,2}=56.72$，$P < 0.05$）和因素 C（$F_{2,2}=125.58$，$P < 0.01$）对茎干

重有显著影响。因素主效应多重比较结果，因素 C 的水平 3 与水平 2 之间有显著性差异（$P < 0.05$）。茎干重收获量高的最佳水平组合是 $A_3B_1C_3$，收获量 135.2g/m²。全株干重收获量高的最佳水平组合与茎干重的一致。

从正交实验的茎多糖含量结果分析可以看出，方差分析表明 3 个因素的总体效应未达到显著性检验水平（$F_{6,2}=2.80$，$P > 0.05$），随机误差占总变异的 10.63%，影响因素主次顺序为 A ＞ B ＞ C，各因素对茎多糖含量均无显著影响。因素主效应多重比较结果，因素 A 的水平 3 与水平 2 和水平 1 之间均有显著性差异（$P < 0.05$）。茎多糖含量高的最佳水平组合是 $A_3B_2C_1$，含量为 28.57%。

根据正交实验结果，菌根栽培时对茎干重有显著影响的最重要因素是补菌量，其次是栽培时的加菌量；提高补菌量和栽培时的加菌量，有利于茎干重的积累。同时，后者对茎多糖含量有一定影响；提高移栽时的加菌量，有利于提高茎多糖含量。3 个因素对茎多糖 $R_{M/G}$ 均没有显著影响。

铁皮石斛是合轴式生长，每年 2 ~ 6 月从茎基部萌发新枝，并在 1 年内（1 个生长季）完成新枝的营养生长。第二年的同一时期，在二年生的枝条上开花，茎基部再次萌发出新的枝条。我们的研究发现，菌株 M2 能诱导宿主铁皮石斛的新枝提前分化发生，这为栽培后期植株干重快速积累和茎产量大幅度提高奠定了基础。根据化学分析的结果，菌根栽培 19 个月的茎多糖相关检测指标符合药典标准，菌株 M2 对多糖的化学性质基本没有影响。这些结果表明菌株 M2 在铁皮石斛栽培生产上有着良好的应用前景。菌株 M2 促进铁皮石斛新枝提前分化发生的作用机制还有待深入研究。目前普遍认为，菌根化铁皮石斛通过增强水分和矿物质营养吸收，改善铁皮石斛的营养状况，从而促进铁皮石斛的生长发育（杨慧等，2009）。

内生真菌影响宿主铁皮石斛干物质积累与分配，影响代谢产物分配的研究已有报道，但菌根真菌的类似研究还未见报道。菌根栽培的铁皮石斛能提前分化新枝，在实验后期保持旺盛的生长，从而极大地提高了干物质积累量；但是，菌根化铁皮石斛的根干重百分比随生长时间延长而持续、显著降低，且实验期间菌根栽培铁皮石斛的茎多糖含量始终低于对照组。本研究历时 19 个月，取样间隔最短为 3 个月，这种设计排除了铁皮石斛应激反应的干扰，揭示了铁皮石斛生长和多糖积累的过程以及真菌在这个过程中的作用。以持续降低的根干重比例维持铁皮石斛干物质的快速积累意味着菌根化铁皮石斛吸收和利用营养的效率在不断提高。同时，我们认为对菌根栽培铁皮石斛的观察和取样时间延长至两年以上，将有助于进一步明确真菌对多糖积累及其化学性质形成的影响。

四、铁皮石斛软腐病的生物防治

由终极腐霉（*Pythium ultimum*）引起的软腐病是石斛属（*Dendrobium*）植物铁皮石斛最具破坏力的病害，一旦发病，植株将很快死亡，基本没有挽回的余地。病原菌分离株 IsolateH 已经分离、鉴定并保存。这种基质传播的病原菌宿主范围广泛，超过 148 种植物包括农作物和苗木深受其害，而且这种病原菌在全球广泛分布，它的高发病率和疾病控制的高昂花费给种植户带来了严重的经济损失。

现有的防治石斛苗软腐病的方法主要有两种，一是栽培管理，如保持基质良好的透气性和透水性，控制基质的干湿度；另外一种方式就是大量、频繁使用农药。近年来有关植物病害生物防治的方法（张丽春等，2009）越来越引起人们的极大关注，因为它不仅可以减少农药的使用，而且具有安全、环保和成本低廉等优势，有鉴于此，将实验室丰富的内生真菌资源用于此病害的生物防治，以期从中找出优良的拮抗菌株（李向东等，2013）。目前国内外未见由终极腐霉引起的石斛属植物软腐病的生物防治的有关报道，开展石斛属植物内生真菌资源用于此病害的生物防治（李向东等，2011），并从中筛选出具有良好生物防治效果的菌株，为大田应用打下了良好的基础。

（一）内生真菌分离菌株对瓶栽铁皮石斛苗生长的影响

在培养铁皮石斛苗的根部接种 18 株内生真菌分离株 PDA 菌片的试验中发现，有 10 株内生真菌对铁皮石斛苗有程度不等的致病作用（Xing et al.，2015），或者出现叶片湿腐，导致石斛苗完全死亡；或者导致幼嫩茎水浸状坏死，见少量气生菌丝分布于树皮基质和植株表面。这 10 株真菌可能是铁皮石斛的潜伏致病菌。其余 8 株内生真菌对铁皮石斛植株的病理性损害比较小，在共生培养后石斛苗均有较高的存活率，这 8 株内生真菌用于栽培铁皮石斛苗的生物防治实验。在盆栽铁皮石斛苗生物防治实验中，统计了在接种拮抗内生真菌分离株固体培养接种剂和软腐病病原菌终极腐霉固体培养接种剂后共培养的第 3 个月时铁皮石斛苗的存活率和新芽数。研究结果显示，内生真菌分离株 4829 显示了良好的生物防治软腐病病原菌终极腐霉的效果，铁皮石斛苗的存活率达到 66.7%，阴性对照存活率达到 100%，而阳性对照存活率为 30%，三者之间有显著性差异（$P < 0.05$），说明内生真菌分离株 4829 具有良好的生物防治软腐病病原菌终极腐霉的效果，而分离株 3952 的生物防治效果也较好，铁皮石斛苗的存活率达到 60.5%，与阳性对照相比，两者之间差异不显著（$P > 0.05$），说明分离株 3952 的生物防治效果不如分离株 4829 理想，但其生物防治效果还是比较好的。

同样内生真菌分离株 3773、3796、3909 和 3939 的生物防治效果也较好，铁皮石斛苗的存活率分别达到 48.3%、33.8%、62.5% 和 41.5%，与阳性对照相比，两者之间差异不显著（$P > 0.05$），说明此 4 株内生真菌生物防治效果不如分离株 4829 理想，但单从存活率来说，分离株 3909 生物防治效果还是比较好的，铁皮石斛苗的存活率达到 62.5%。在共生培养的第 3 个月时统计的铁皮石斛苗的新芽数显示，内生真菌分离株 4829 和 3773 显示了较好地促进铁皮石斛苗发新芽的效果，新芽数分别达到 1.00 和 0.67，阴性对照新芽数达到 1.33，三者之间的差异不显著（$P > 0.05$），而阳性对照铁皮石斛苗新芽数为 0，说明内生真菌分离株 4829 和 3773 促进铁皮石斛苗发新芽的效果还是较好的。而分离株 3772、3796、3909、3939 和 3952 促进铁皮石斛苗发新芽的效果较差，新芽数分别为 0.33、0.33、0.50、0.33 和 0.50，分离株 4026 促进铁皮石斛苗发新芽的效果最差，铁皮石斛苗的新芽数为 0.17，与阳性对照之间的差异不显著（$P > 0.05$）。

（二）铁皮石斛苗的生物防治实验生物量统计分析

在盆栽铁皮石斛苗生物防治实验进行到第 7 个月时，收获铁皮石斛植株，称取每个花盆内铁皮石斛苗的鲜重和干重，用于生物量数据统计分析。

考虑到生物防治的目的是降低铁皮石斛苗的死亡率，提高其存活的能力，故应重点比较分析铁皮石斛苗在生物防治实验持续到第 7 个月时，考察不同处理的铁皮石斛苗其生物量还剩下多少，直接的比较就是看鲜重、干重和折干率的差异。研究发现，内生真菌分离株 4829 表现出了良好的生物防治效果，平均鲜重达到 758.3mg，与阳性对照相比有显著性差异（$P < 0.05$），与铁皮石斛苗存活率相关的数据分析中的结果是一致的，又一次有力地证明了内生真菌分离株 4829 具有良好的生物防治效果；这项统计也显示出其与阴性对照存在显著性差异，后者平均鲜重达到 2325mg，说明分离株 4829 其生物防治效果是有限的，不能完全抑制软腐病病原菌终极腐霉对铁皮石斛植株的破坏，下一步的工作就是进一步提高 4829 菌株生物防治的效果，比如接种剂型的改进或是遗传改造等方法的选用是很有必要的。

在干重统计分析中，分离株 4829 也显示了良好的生物防治效果，平均干重达到 140.8mg，阴性对照平均干重达到 437.1mg，而阳性对照平均干重为 37.1mg；在折干率统计分析中，铁皮石斛苗的平均折干率达到 21.8%，阴性对照 CK 平均折干率达到 18.6%，而阳性对照平均折干率为 15.9%。

结合以上分析，内生真菌分离株 4829 生物防治软腐病病原菌终极腐霉的效果最理想，当然也不排除内生真菌分离株 3952 和 3909 具有一定的生物防治效果，在后面的研究中，通过改变一些接种方法或栽培环境等因素来进一步提高这些内生真菌的生物防治效果。

在栽培环境下，石斛植株体内有多种多样的内生真菌，它们之间拮抗或互利合作，相互关系复杂，形成一种微妙平衡，在环境改变时则会发生变化，占优势菌株如果是病原菌就会对植株产生危害，表现为不同程度的病害。内生真菌作为生物防治因子，当单独与石斛植株共培养时，有可能对植物本身生长有益，也有可能对植株有害。所以选择无危害或者危害较小而又能在植物体内很好定植的内生真菌菌株用于生物防治是非常重要的。

总体而言，内生真菌对植物是有益的，特别是兰科石斛属植物，它们对石斛属植物的生长产生广泛的影响，它们的有效开发将为病害的生物防治提供一个良好的途径，相信它们将在兰科石斛属植物生物防治的应用中发挥积极的作用，产生良好的经济效益。

通过盆栽苗生物防治软腐病病原菌终极腐霉的实验研究，利用统计学分析确定了 2 株具有良好生物防治效果的内生真菌菌株 4829 和 3952，铁皮石斛苗的存活率分别达到 66.7% 和 60.5%。虽然在继续培养过程中，菌株 3952 的生物防治效果没有菌株 4829 理想，但铁皮石斛苗的存活率仍然较高。

分析产生以上现象的原因有两点：一个原因是内生真菌用于生物防治，其接种在植物根部的时间很重要，基于内生真菌在盆栽环境下需要与空气中多样的病原菌或微生物竞争，在彼消此长的过程中，内生真菌承受着强大的环境压力，在其不占优势的情况下，其在铁皮石斛根部的定植和分布会随着环境微生物的不断入侵而被抑制，所以需要不断地补加内生真菌培养物，才能充分发挥其拮抗病原菌的优势。另外一个原因是菌株 3952

本身的拮抗活性和在环境的适应能力还有待提高，让其可以在生境中旺盛生长，从而起拮抗病原菌的作用。

（郭顺星　陈晓梅　陈　娟　刘思思　赵明明　侯晓强　李向东）

第二节　内生真菌在铁皮石斛栽培中的应用前景

一、铁皮石斛种子与真菌共生萌发技术探索

通过种子与真菌共生萌发可以获得大量被真菌侵染的健康植株，这种方法用于兰科植物的规模化繁殖能够极大地减少能源消耗，降低生产成本，具有广泛的应用前景。原地共生萌发技术是目前发现并获得兰科植物种子共生萌发真菌较为常用的方法（陈晓梅等，2013）。

从兰科植物原球茎中分离的 3 种真菌对促进石斛种子萌发有显著效果，采用种子伴菌播种方法，罗河石斛种子发芽率达 20%，铁皮石斛种子发芽率达 64%，而无菌播种则无一粒种子萌发（郭顺星等，1991）。

房慧勇等公开了 1 株促进铁皮石斛、齿瓣石斛等多种石斛属植物种子萌发的真菌 CGMCC No.2451（*Tulasnella* sp.）（郭顺星等，2009）。

郭顺星等报道将装有种子的尼龙袋等埋在特定兰科植物的原生境中，获得了 2 株能够促进铁皮石斛和金钗石斛种子萌发的蜡壳菌科（Sebacinaceae）真菌 SHH53 和 SHH44（郭顺星等，2011）。

通过对铁皮石斛种子的原地萌发试验，认为埋藏种子的腐殖质及兰花根系对石斛属植物原地萌发至关重要，因此选择合适的微环境埋放种子袋并定期回收，可能有助于提高种子袋回收率和幼苗成活率（Wang et al.，2011）。

在燕麦培养基上进行共生萌发研究发现，来源于美花石斛的瘤菌根菌菌株 L24b 和 L28 能显著提高铁皮石斛种子萌发率，但原球茎仅发育至原生分生组织阶段，未能形成幼苗；来源于铁皮石斛的瘤菌根菌菌株 C20 和源于美花石斛的链格孢菌株 L12（*Alternaria* sp.）对萌发率没有显著影响，但能促进原球茎进一步分化，长出叶片，形成幼苗（吴慧凤等，2012）。

郭顺星指出，利用组织培养技术能够使种子在含有糖和其他生长因子的人工培养基上大量萌发，获得种苗。这是目前石斛属药用植物栽培中生产种苗的最主要来源。但共生萌发技术，其低能耗、低人工成本、环境友好的特点，吸引学者对共生萌发机制及其技术应用开展深入研究。共生萌发技术的应用有望成为提升石斛产业品质、实现石斛产业技术创新的一个突破口。但由于一些技术原因共生萌发技术还没有在生产中应用（陈晓梅等，2013）。

明兴加于 2008 年在云南龙陵县调研时发现，部分小环境中齿瓣石斛种子萌发较

多，并据此提出了石斛种子自然繁殖方法（the natural propagation of *Dendrobium* seeds，NPDS），认为适宜环境下可能广泛存在有利于种子萌发的真菌等微生物群落，直接从种子萌发的环境调控入手可能是实现其有性繁殖的一条捷径。

为了降低石斛种苗培育成本，云南、广西等地部分药农对石斛原始生境种子直播进行了探索，方法包括直接在附生树种、纱布袋、育苗盘和苗床上进行播种，播种结果表明，适宜环境下所播种子大量萌发，并生长成苗（图 6-1～图 6-3）。

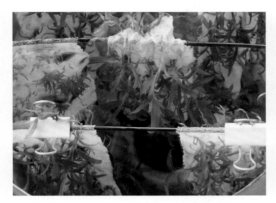

图 6-1　铁皮石斛种子在纱布袋上萌发

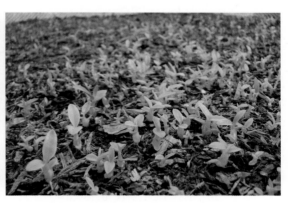

图 6-2　铁皮石斛种子在基质上萌发

同时，也存在幼苗生长缓慢、种子萌发生长不均匀、播种难以定量估计等问题。值得肯定的是，随着人们对原生态石斛产品的迫切需求，石斛种子自然繁殖方法具有较好的发展潜力，值得进行深入研究开发。

二、内生真菌的促进生长作用和菌肥研发

内生真菌对铁皮石斛的生长有促进作用。高薇薇（2001，2002）研究发现，3 种小菇属内生真菌能够促进铁皮石斛幼苗生长，内生真菌对铁皮石斛的促生长作用与菌丝内及分泌到菌丝外的代谢产物有关（高薇薇等，2001，2002）。

金辉对铁皮石斛的组织培养苗人工接种

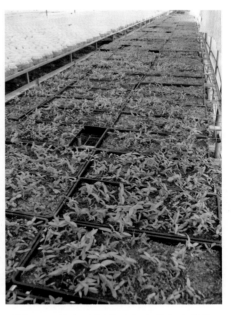

图 6-3　铁皮石斛种子在育苗盘内萌发

GDB181 菌株（*Epulorhiza* sp.）。培养 60d 后，接菌苗平均鲜重增长率比对照苗高出了 84.8%。在营养元素含量方面，接菌苗的 B、Si、Fe、Cu 和 Mn 元素含量的净增率分别为 780%、533%、192%、191% 和 128%，均在 100% 以上；其他元素的含量也有不同程度的增加（除 Zn 外），结果证明两者有效地建立了共生关系（金辉等，2009）。

　　在专利中，公开了一种鞘氨醇单孢菌株(*Sphingomones* sp.)，用于铁皮石斛种苗促生长。将鞘氨醇单孢菌 CCTCC NO：M2010041 发酵原液或发酵液接种于铁皮石斛组培苗的基部，从而促进铁皮石斛组培苗的生长（胡秀花等，2010）。

　　在专利中，公开了一种铁皮石斛菌根真菌节菱孢菌株 ZJ11C12，用于铁皮石斛种苗移栽过程中，可使铁皮石斛幼苗移栽存活率提高 5.96%（冯尚国，2016）。

　　铁皮石斛内生细菌 ZJSH1 对铁皮石斛组培苗具有显著的促生作用，且培养液稀释 100 倍后促生效果最佳（俞婕等，2010）。

　　在专利中，公开了拟盘多毛孢属菌株 YN11LA3 并配制成新型栽培基质，施用在铁皮石斛幼苗上 60d 后，幼苗平均增重显著提高，表明该内生真菌可大幅度促进铁皮石斛生长（吴剑丙，2016）。

　　从铁皮石斛根部分离得到的编号为 Tj2 的真菌，对铁皮石斛的地上植株和地下根系生长有作用，株数增多，株高增加，新芽和新根萌发均具有较强的促进作用，Tj2 菌对石斛组培苗的成功栽培具有实际应用价值（黎勇等，2011）。

　　从铁皮石斛根部分离得到的 TPSH4 真菌为柱霉属，其对铁皮石斛生长促进作用明显，成活率提高 30.43%，植株高度增加了 31.21%，鲜质量增加 40.61%，TPSH4 为具有促宿主生长作用的新菌株，其发酵液可作为菌肥，用以促进人工栽培铁皮石斛的生长（赵昕梅等，2012）。

　　选用内生真菌 Chs-1-1、R2、S3 制备菌剂，研究结果表明，草炭土的保存效果最好，在 6 个月后菌体数量达到 8.1×10^7 CFU/g；田间试验中，接种处理后铁皮石斛幼苗的存活率显著高于对照，最高者达 95.78%；接种菌剂能有效提高幼苗的株高和根系生长，株高增幅为 7.6%～59.2%，根总长增幅为 19.39%～88.1%，根总表面积增幅为 21.3%～30%，根平均直径增幅为 32.5%～80%，根体积增幅为 117.6%～239.4%；叶绿素 a、叶绿素 b 的含量，植株 N、P、K 的含量均显著高于对照，铁、锌、锰、铬等微量元素的含量也都高于对照；接种菌剂的铁皮石斛植株鲜重和干重显著提高，其中鲜重增加率为 80%～104.8%，干重增加率为 67.9%～101.9%。试验说明内生真菌在制成菌剂后不影响其侵染能力，且固体菌剂有良好的促生效果（徐文婷等，2014）。

　　谢玲等研究了深色有隔内生真菌（DSE）对铁皮石斛苗生长的影响。用 7 个 DSE 菌株分别与铁皮石斛组培苗和盆栽苗共生培养两个阶段，按不同 DSE 菌株接种铁皮石斛组培苗设 7 个处理，另以不接种菌株为对照处理，测定不同处理下铁皮石斛组培苗生长指标；按不同 DSE 菌株制成的菌液浇灌盆栽苗设 7 个处理，以未浇菌液为对照处理，测定不同处理下铁皮石斛盆栽苗生长指标。结果表明供试菌株均能与铁皮石斛苗共生，其中菌株 24L-4 处理的促生作用较为突出；接种该菌株后，铁皮石斛组培苗的株高、叶宽、茎直径和干重分别较对照处理显著增长 33.3%、65.7%、27.3% 和 45.1%；铁皮石斛盆栽苗的茎直径、鲜重和干重分别较对照显著增长 104.0%、83.9% 和 114.7%；显微镜观察发现该菌株的深色有隔菌丝和类似微菌核的定植结构分布于铁皮石斛根部皮层的细胞内。DSE 真菌能明显提高铁皮石斛的生长能力，具有较好的开发利用潜力（谢玲等，2014）。

　　从不同植物的茎和叶中分离获得 204 株真菌，通过对白菜的致病性测定筛选获得 1 株能显著促进白菜生长的内生真菌菌株 24L-4。结合形态学特征观察进行 ITS-rDNA 和 18S rDNA 序列分析，对其进行鉴定，确定为 *Devriesia lagerstroem*。接种该菌株铁皮石斛组培苗的株高、叶宽、茎直径和干重分别较未接种对照处理增加 33.3%、65.7%、27.3% 和 45.1%，显著高于对照处理。同时，盆栽试验表明：*D. lagerstroem* 铁皮石斛盆栽苗的茎直径、鲜重和干重分别较无接种对照增加 104.0%、83.9% 和 114.7%，显著高于对照处理。显微镜观察发现：*D. lagerstroem* 可定植于铁皮石斛根部的外皮层和皮层。研究结果表明，*D. lagerstroem* 对铁皮石斛具有明显的促生作用，可用于铁皮石斛菌肥的开发（谢玲等，2016）。

利用 2 种从齿瓣石斛根中分离筛选获得的促生菌根真菌，采用注射器接种法分别将单一菌剂及混合菌剂接种到松树皮基质上与铁皮石斛幼苗进行共生培养，分析 2 种真菌及其不同接菌方式对铁皮石斛株高及生物量等生长指标的影响。结果表明：共生培养 130d 后，与对照组相比，FDdS-5 接种组对铁皮石斛幼苗叶长、株高及干重具有显著促进作用，FDdS-9 接种组对叶数、根数、分蘗数、根长、株高、茎粗、鲜重及干重具有显著促进作用，混合菌剂（$V_{FDdS-5} : V_{FDdS-9}$=1 : 1）接种组对根数、叶长、根长、株高、茎粗、鲜重及干重具有显著促进作用，且与单菌株接菌组相比，混合菌株接种对株高的促生作用为协同效应，在茎粗、鲜重及干重指标上表现为累加效应。齿瓣石斛促生真菌同样能促进铁皮石斛幼苗的生长，混合接种有可能更大程度地发挥微生物的效能（孟娉等，2017）。

以生物量为指标，在种植基地筛选出优势菌株；进一步考察其初始用菌量和补充施用对铁皮石斛生长和化学成分的影响。结果表明，栽培 16 个月，接种优势菌株 M2（*Mycena* sp.）的 3 个处理组茎干重均显著高于对照组（$P < 0.05$）；其中初始用量 1.0 克 / 丛的处理（*M*）茎干重最高，比对照组提高了 39.2%，比初始用量 0.5 克 / 丛的处理（*L*）提高了 11.1%（$P < 0.05$）；菌根栽培对铁皮石斛多糖化学性质基本没有影响，能提高茎中柚皮素和联苄类化合物含量。菌根栽培后补充施菌，能增强 M2 促进植物生长的作用，补充施菌组茎干重比未补充施菌组提高了 18.0%（$P < 0.05$），但补充施菌对多糖化学性质有一定的影响。菌株 M2 用于铁皮石斛的栽培生产有良好的应用前景（陈晓梅等，2017）。

选用木霉菌的 F35 菌株、石斛小菇的 F48 菌株和石斛生长需要的营养元素，研制出石斛菌根菌复合菌剂，其方法为，取 F35 菌株和 F48 菌株，接种在无菌的盛有 100mL 液体培养基的 500mL 的三角瓶内，置 28℃ 的摇床上振荡（往复式）培养 7～10d，作为液体菌种。选用木屑、麸皮、玉米粉、稻糠、草灰、泥炭等按不同比例组成固体培养基。将固体基质按比例配好拌匀，利用固体生物发酵技术生产菌根真菌，将培养好的菌根真菌（木霉菌、石斛小菇）固体纯培养物存放在无菌室内进行干燥，用植物粉碎机粉碎，并加入一定量的营养物质和黏合剂，造粒机造粒分装，产品则为石斛菌根菌剂。金钗石斛组培苗的移栽结果表明，经石斛菌根菌复合菌剂处理的金钗石斛组培苗干重比对照组提高 29.03%，比单一菌剂提高 8.11%～17.65%；石斛多糖含量比对照组提高 85.29%，比单一菌剂提高 14.55%～50.00%；总生物碱的含量比对照组提高 16.30%，比单一菌剂提高 4.90%～11.46%（应奇才等，2012）。

以铁皮石斛为试材，采用菌根真菌（S1 和 S3）与铁皮石斛幼苗共生培养的方法，研究了菌根共生对铁皮石斛幼苗阶段生长发育的影响。结果表明：共生培养前期，菌根真菌

（S1 和 S3）与寄主保持着共生关系；后期，这种共生关系逐渐消失，真菌菌丝大量聚集在根外。菌根真菌在铁皮石斛生长前期促生作用强于生长后期，表明菌根真菌在兰科幼苗生长阶段仍保持着一定的促生作用，但随着共生关系的消解，促生作用也逐渐减弱（王秋霞等，2019）。

三、内生真菌在病虫害生物防治中的应用

病虫害防治是我国中药材生产最薄弱的一个环节。药用植物的病虫害防治和农药污染之间的矛盾，已成为实现中药材 GAP 生产的最大难点。但近年来，越来越多具有抗病原菌作用的内生真菌被分离出来，仅人参中就分离出不下 20 种。这些内生真菌种类繁多、抑菌谱广，使人们看到了内生真菌作为生防菌的巨大潜力。大量研究证实，内生真菌可显著提高药用植物在病虫害胁迫下的成活率。通过与内生真菌建立共生关系，铁皮石斛在软腐病病原菌终极腐霉侵染下的存活率超出无菌组 122%（李标等，2016）。

从药用植物石斛中分离、鉴定和筛选出对常见病原真菌镰刀菌（*Fusarium* sp.）有拮抗作用的木霉菌（*Trichoderma* sp.），通过平板对峙培养，观察其对镰刀菌生长的影响；通过几丁质水解霉实验，检测木霉几丁质酶的活力。该研究所筛选获得的木霉生防菌株，可应用于石斛的栽培管理，提高石斛抗病能力（朱江敏等，2011）。

通过盆栽苗生物防治软腐病病原菌终极腐霉的实验研究，利用统计学分析确定了 2 株具有良好生物防治效果的内生真菌菌株 4829 和 3952，铁皮石斛苗的存活率分别达到 66.7% 和 60.5%（李向东等，2013b）。

在盆栽铁皮石斛基质表面接种菌根菌剂 JSNL003、JSNL004，接种菌剂 15 个月后再接种叶斑病病原菌（*Pestalotiopsis* sp.）孢子悬浮液，结果表明不同处理的铁皮石斛植株抗病能力依次为 JSNL003 > JSNL004 > CK。通过对酶活性测定，优良菌株 JSNL003 能够通过提高 SOD、苯丙氨酸解氨酶（PAL）和多酚氧化酶（PPO）的活性，增强细胞膜的调节功能，进而提高菌根化铁皮石斛植株的抗病能力（徐超等，2017）。

（张治国　徐　超　明兴加　王慧中　卢江杰　李露丹）

参 考 文 献

陈娟，谭小明，邢咏梅，等 . 2013a. 石斛属植物内生真菌及菌根真菌物种多样性研究进展 [J]. 中国药学杂志，48（19）：1649-1653.

陈娟，张丽春，邢咏梅，等 . 2013b. 兰科石斛属植物菌根共生研究进展 [J]. 中国药学杂志，48（19）：1644-1648.

陈晓梅，李媛媛，郭顺星 . 2013. 石斛属植物种子萌发的研究进展 [J]. 中国药学杂志，48（19）：1629-1633.

陈晓梅，肖盛元，王春兰，等 . 2008. 真菌诱导子处理的铁皮石斛原球茎 HPLC-MS 指纹图谱分析 [J]. 中国药学杂志，43（24）：1859-1862.

陈晓梅，闫浩利，田丽霞，等 . 2017. 菌根栽培铁皮石斛的研究 [J]. 中国药学杂志，52（13）：1120-1125.

陈晓梅，闫浩利，王春兰，等 . 2016. 菌根真菌 *Mycena* sp. 对铁皮石斛生长和多糖化学性质的影响 [J]. 中国科学：生命科学，46（7）：872-879.

冯尚国，吴剑丙，王慧中，等 . 2016-3-24. 一种铁皮石斛菌根真菌节菱孢菌株 ZJ11C12 及其应用 [P]. 中国：CN201610172897. 5.

高微微，郭顺星 . 2001. 内生真菌菌丝及代谢物对铁皮石斛及金线莲生长的影响 [J]. 中国医学科学院学报，23（6）：556-559.

高微微，郭顺星 . 2002. 三种内生真菌对铁皮石斛、金线莲生长影响的研究 [J]. 中草药，33（6）：543-545.

郭顺星，房慧勇，陈晓梅，等 . 2009-10-28. 促进兰科植物种子萌发的三株真菌菌株 [P]. 中国 CN101565676A.

郭顺星，王卉，陈娟，等 . 2011-07-20. 促进兰科石斛属植物种子萌发的两株内生菌 [P]. 中国 CN102127510A.

郭顺星，徐锦堂 . 1991. 真菌在罗河石斛和铁皮石斛种子萌发中的作用 [J]. 中国医学科学院学报，13（1）：46-49.

郭顺星 . 2016. 药用植物内生真菌生物学（上卷）[M]. 北京：科学出版社：1-9.

侯晓强，郭顺星 . 2014. 铁皮石斛促生长内生真菌的筛选与鉴定 [J]. 中国中药杂志，39（17）：3232-3237.

胡克兴，侯晓强，郭顺星 . 2010. 铁皮石斛内生真菌分布 [J]. 微生物学通报，37（1）：37-42.

胡秀花，赵凯鹏，俞婕，等 . 2010-12-22. 具有促生作用的铁皮石斛内生菌及其用途 [P]. 中国 CN101921718B.

金辉，许忠祥，陈金花，等 . 2009. 铁皮石斛组培苗与菌根真菌共培养过程中的相互作用 [J]. 植物生态学报，33（3）：433-441.

黎勇，王小丹，罗培凤，等 . 2011. 铁皮石斛菌根真菌对铁皮石斛组培苗的接种效应 [J]. 安徽农业科学，39（36）：22212-22214，22225.

李标，李清，唐坤，等 . 2016. 内生真菌在中药现代化中的作用 [J]. 中国中药杂志，41（1）：14-18.

李标，唐坤，张岗，等 . 2012. 菌根真菌诱导的铁皮石斛根差减 cDNA 文库构建 [J]. 中国药学杂志，47（22）：1790-1796.

李向东，王云强，王卉，等 . 2011. 金钗石斛和铁皮石斛软腐病原菌的分离和鉴定 [J]. 中国药学杂志，46（4）：249-252.

李向东，王云强，王卉，等 . 2013. 铁皮石斛软腐病的生物防治 [J]. 中国药学杂志，48（19）：1669-1673.

刘思思，陈娟，郭顺星 . 2015. 兰科植物种子萌发的研究进展 [J]. 种子，34（6）：43-50.

孟娉，邵士成，彭贵湖 . 2017. 不同内生真菌对铁皮石斛幼苗生长的效应 [J]. 贵州农业科学，45（6）：106-110.

孟志霞，舒颖，王春兰，等 . 2012. 铁皮石斛原球茎与活体真菌液体悬浮共培养研究 [J]. 中国中药杂志，37（12）：1710-1714.

王秋霞，胡虹 . 2019. 菌根共生对铁皮石斛生长发育的影响 [J]. 山东农业科学，51（1）：55.

吴慧凤，宋希强，刘红霞 . 2012. 铁皮石斛种子的室内共生萌发 [J]. 生态学报，32（8）：2491-2497.

吴剑丙，冯尚国，王慧中 . 2016-03-04. 一种铁皮石斛栽培基质及其配制方法 [P]. 中国 CN201610125406. 1.

谢玲，张雯龙，蓝桃菊，等 . 2016. 1 株内生真菌的分离鉴定及其对铁皮石斛的促生作用 [J]. 华中农业大学学报，35（3）：83-88.

谢玲，张雯龙，覃丽萍，等 . 2014. 深色有隔内生真菌（DSE）引进菌株对铁皮石斛的接种效应 [J]. 南方农业学报，45（6）：1010-1014.

徐超，张红岩，刘国华，等 . 2017. 菌根真菌对铁皮石斛的影响及其抗病机理研究 [J]. 西部林业科学，46（3）：1-5.

徐锦堂，郭顺星 . 1989. 供给天麻种子萌发营养的真菌——紫萁小菇 [J]. 真菌学报，8（3）：221-226.

徐文婷，张雅琼，董文汉，等 . 2014. 石斛内生真菌固体菌剂对铁皮石斛组培苗促生作用研究 [J]. 西南农业学报，27（1）：317-324.

杨慧，陈晓梅，郭顺星 . 2009. 真菌诱导子对铁皮石斛原球茎多糖含量的影响 [J]. 世界科学技术，11（5）：719-722.

应奇才，徐祥彬，王慧中 . 2012. 石斛菌根菌复合菌剂的研制及应用 [J]. 浙江农业科学，（8）：1119-1120，1124.

俞婕，赵凯鹏，董飞，等 . 2010. 野生铁皮石斛内生菌的分离及促生作用研究 [J]. 现代农业科技，（9）：96-97.

张岗，赵明明，李标，等 . 2012. 一个受菌根真菌诱导的铁皮石斛钙依赖蛋白激酶基因的克隆及表达分析 [J]. 药学学报，47（11）：1548-1554.

张丽春，郭顺星 . 2009. 5 种石斛内生真菌的分离及其抗菌活性研究 [J]. 中国药学杂志，44（20）：1540-1543.

赵明明，张岗，郭顺星 . 2013b. 铁皮石斛 S- 腺苷酸脱羧酶基因 DoSAMDC1 的克隆及特征分析 [J]. 药学学报，48（6）：946-952.

赵明明，张岗，宋超，等 . 2013a. 铁皮石斛种子接菌共生萌发抑制差减杂交文库的构建及序列分析 [J]. 中国药学杂志，48（5）：341-345.

赵昕梅，远凌威，张苏锋，等 . 2012. 铁皮石斛内生真菌的分离鉴定及其促宿主生长作用 [J]. 河南农业科学，41（6）：101-105.

朱江敏，赵英梅，白坚，等 . 2011. 石斛共生真菌木霉菌拮抗作用的初步研究 [J]. 杭州师范大学学报：自然科学版，10（4）：340-344.

Chen J，Hu K X，Hou X Q，et al. 2011. Endophytic fungi assemblages from 10 *Dendrobium* medicinal plants（Orchidaceae）［J］. World J Microbiol Biotechno，27（5）：1009-1016.

Chen J，Wang H，Liu S S，et al. 2014. Ultrastructure of symbiotic germination of theorchid *Dendrobium officinale* with its mycobiont，Sebacinasp［J］. Australian Journal of Botany，62（3）：229-234.

Chen J，Zhang L C，Xing Y M，et al. 2013. Diversity and Taxonomy of Endophytic Xylariaceous Fungi from Medicinal Plants of *Dendrobium*（Orchidaceae）［J］. PloS One，8（3）：e58268.

Chen X M，Wang F F，Wang Y Q，et al. 2012. Discrimination of the rare medicinal plant *Dendrobium officinale* based on naringenin，bibenzyl and polysaccharide［J］. Science China Life Sciences，55（12）：1092-1099.

Ling H，Zeng X，Guo S. 2016. Functional insights into the late embryogenesis abundant（LEA）protein family from *Dendrobium officinale*（Orchidaceae）using an Escherichia coli system［J］. Scientific Reports，6（1）：39693.

Tan X M，Wang C L，Chen X M，et al. 2014. *In vitro* seed germination and seedling growth of an endangered epiphytic orchid，*Dendrobium officinale*，endemic to China using mycorrhizal fungi（*Tulasnella* sp.）［J］. Scientia Horticulturae，165：62-68.

Wang H，Fang H Y，Wang Y Q，et al. 2011. In situ seed baiting techniques in *Dendrobium officinale* Kimura et Migo and *Dendrobium nobile* Lindl：the endangered Chinese endemic *Dendrobium*（Orchidaceae）［J］. World J Microbiol Biotechn，26（9）：2051-2059.

Xing Y M，Li X D，Liu M M，et al. 2015. Morphological and enzymatical characterization of the infection process of *Pythium ultimum* in *Dendrobium officinale*（Orchidaceae）［J］. Cryptogamie Mycologie，36（3）：275-286.

Zhang L，Chen J，Lv Y，et al. 2012. *Mycena* sp.，a mycorrhizal fungus of the orchid *Dendrobium officinale*［J］. Mycol Progress，11（2）：395-401.

Zhao MM，Zhang G，Zhang D W，et al. 2013. ESTs Analysis Rebeals Putative Genes Involved in Symbiotic Seed Germination in *Dendrobium officinale*［J］. PloS One，8（8）：e72705.

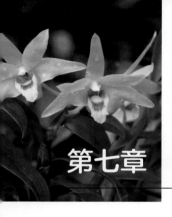

第七章　铁皮石斛 DNA 分子鉴定研究进展

近年来，由于铁皮石斛保健品和药品的大规模开发和使用，其野生资源遭受严重的破坏，而人工栽培种植铁皮石斛投入高，周期长，使得铁皮石斛的价格一直居高不下，同时也导致商品市场上铁皮石斛混入的伪品泛滥，造成质量不稳定，对铁皮石斛进行真伪优劣鉴别，正本清源，成为当务之急。

DNA 分子标记（DNA molecular marker）是 DNA 分子碱基序列变异的直接反映，是继形态学标记、细胞学标记之后发展起来的以生物大分子 DNA 的多态性为基础的遗传标记。与植物形态、组织细胞特征等传统的形态学标记相比，DNA 分子标记具有不受器官、组织、发育阶段与经验判断的影响，标记数量丰富，多态性高，遍及整个基因组，结果直观等特点。DNA 分子标记技术在铁皮石斛鉴定中的应用，弥补了传统形态学与理化分析方法在铁皮石斛真伪鉴别方面的不足，目前已有许多成功的分子鉴别方面的研究报道（张岗等，2013）。

第一节　基于 PCR 技术的 DNA 指纹

随着分子生物学的不断发展，以 PCR 为基础的 DNA 指纹已应用于铁皮石斛的分子鉴定研究，主要包括随机扩增多态性 DNA 标记、简单重复序列分子标记、扩增片段长度多态性标记、简单重复序列区间标记和序列特异扩增区域标记、随机扩增微卫星多态性标记、相关序列扩增多态性标记等（张岗等，2013）。

一、随机扩增多态性 DNA 标记

随机扩增多态性 DNA（random amplified polymorphic DNA，RAPD）标记是 20 世纪 90 年代发展起来的一项 DNA 标记技术。它的引物为 10 个碱基随机组成的寡聚 DNA 片段单引物，通常在较低的退火温度（36℃）下，能够与基因组上许多被间隔开的多个位点互补结合，完成 PCR 产物的随机扩增。该标记技术简单、检测迅速、灵敏度高、特异性强、检测容易、DNA 样品用量少，而且同一种引物可应用于任何一种生物的研究，具有一定的广泛性和通用性。其不足之处是检测标记为显性遗传，存在共迁移、重复性差等问题。颜松等（2009）采用改良的 SDS-PAGE 法获得铁皮石斛基因组 DNA，然后考察 PCR 反应体系中 dNTPs、$MgCl_2$、引物、模板等 4 个因素各自对 RAPD-PCR 扩增结果的影响，并在此基础上，进行 4 因素 3 水平的系统研究，对铁皮石斛 RAPD-PCR 反应系统进行优化，获得了适合铁皮石斛 RAPD-PCR 扩增的最适反应体系，从而为铁皮石斛品种鉴定提供稳定的分子标记方法。张铭（2001）对 26 种石斛进行 RAPD 聚类分析的基础上，对铁皮石斛特异性 RAPD 标记序列进行分析，从而设计出一对长度大于 15bp 的高度特异性引物，该引物只能与铁皮石斛基因组的某一区域特异性结合并完成 PCR 反应。白音等（2007）使用 5 种随机引物对 41 种药用石斛及其混淆品进行 PCR 扩增，均扩增出条带清晰、稳定性好、多态性比较丰富的 DNA 片段。经比较发现，5 种随机引物的扩增产物中，41 种药用石斛及其混淆品没有共同的扩增位点，说明 41 种药用石斛及其混淆品之间差异较大。通过药用石斛及其混淆品的 RAPD 聚类分析能够辨别出细茎石斛、铁皮石斛、滇桂石斛等几种药用石斛。

顾慧芬等（2007a）采用 RAPD 标记技术对铁皮石斛试管苗及石斛属 23 个种进行了基因组 DNA 多态性分析，从中找出铁皮石斛试管苗特征性条带进行克隆和测序。结果表明，铁皮石斛试管苗及不同产地野生铁皮石斛在 1.3kb 左右处均出现相同条带，而非铁皮石斛均不出现相应条带，因此引物 H-20 在 1.3kb 左右处出现的条带可以作为铁皮石斛试管苗特异性标记。丁鸽（2005）等使用 RAPD 技术对铁皮石斛 8 个野生居群的遗传多样性、亲缘关系以及分子鉴别等进行研究，结果表明 RAPD 技术可以作为铁皮石斛野生居群遗传多态性、居群亲缘关系和分子鉴别研究的有效手段，并且引物 S412 可以有效鉴别铁皮石斛的 8 个野生居群。

二、简单重复序列分子标记

简单重复序列（simple repeated sequence，SRS）分子标记又被称为微卫星标记，是基因组中广泛分布的由 1～6 个碱基为基本单位组成的长约几十甚至上百个核苷酸的简单重复序列，如（GA）$_n$、（GAA）$_n$、（GAGA）$_n$ 等，随机分布在基因组中的不同位置上，在不同的生物体间，SRS 的数量、重复次数和单位、拷贝数变异及染色体分布等有很大的差别，而呈现多态性，所以 SRS 技术已经作为比较理想的分子标记广泛应用于动植物以及医学研究的诸多领域（Li et al.，2008；Reif et al.，2006）。谢明璐等（2010）选取了贵州居群的 48 份铁皮石斛野生样本，利用磁珠富集开发了 60 对铁皮石斛的 SRS 引物，从中筛选出 15 对多态性位点丰富、带型清晰、重复性好的引物用于铁皮石斛的遗传多态性检测；对贵州居群 48 个样本基因组 DNA 进行 SRS-PCR 扩增，选取 15 个 SRS 位点的多态信息含量平均值为 0.702，并有 14 个 SRS 位点均为高度多态性位点，该结果和杂合度分析结果表明铁皮石斛 SRS 引物遗传多态性较高；进一步用这 15 个 SRS 位点进行了石斛属的通用性检测，通用率达到了 86.7%；基于开发的铁皮石斛 SRS 引物的高度多态性及属间通用性，从 15 对引物中选取 4 对分辨率较高的引物用于组培苗种质 SRS 鉴定，通过 4 对引物的组合使用，检测出 3 个特殊单株在这 4 个 SRS 位点均存在带型差异，497 个单株的带型完全相同，品种纯度为 99.4%，该鉴定结果在组培苗成长后已得到形态学验证。李雪霞（2009）采用高效的磁珠富集法构建铁皮石斛微卫星文库，筛选出有效的 SRS

标记。Xiao et al.（2012）对铁皮石斛的 SRS 引物进行筛选，选出有较清晰且稳定的目标扩增产物的引物 21 对，对 8 个种源的铁皮石斛进行多态性分析和聚类分析，结果表明种源的亲缘关系和种源地无直接联系，可能和引种有关。最近，Lu et al.（2012，2013）开发了新型 EST-SRS 标记，为石斛分子鉴定、遗传多样性、分子辅助育种等提供帮助。利用 SRS 分子标记对铁皮石斛个体和居群进行遗传多样性和聚类分析，结果表明铁皮石斛遗传多态性丰富，居群间遗传差异较大（Zhao，2012）。

三、扩增片段长度多态性标记

扩增片段长度多态性（amplified fragment length polymorphism，AFLP）标记将第一代分子标记技术 RFLP 技术与 PCR 技术相结合，既具有可靠性又具有高效性。AFLP 技术同 RAPD 技术一样，预先不需要知道 DNA 序列的情况，获得的指纹信息位点丰富，一次AFLP 反应的扩增产物带纹可达到上百条，通常多态性条带在 20～30 条。不足之处主要表现在对基因组 DNA 的纯度和完整性要求很高，否则不能真实地反映基因多态性；另外由于 DNA 的提取、酶切、连接、预扩增、选择性扩增、变性电泳、银染等环节过程较长，因此试验过程复杂，有一定的实验技术难度。李雪霞（2009）用 AFLP 标记来研究铁皮石斛 12 个道地居群的遗传多样性和居群遗传结构，阐明该物种的濒危原因并提出了潜在的保护策略。细茎石斛、铁皮石斛、滇桂石斛等药用石斛在外部形态特征来看很相似，性状鉴别方法很难鉴别它们，白音等（2007）在 AFLP 聚类分析图中分析发现上述药用石斛相互距离比较明显，说明 AFLP 标记能为形态特征相似的药用石斛的鉴别提供更为丰富的分子标记特征。王慧中等（2007）采用 AFLP 技术对 13 种石斛属植物进行研究，获得了丰富的条带，同时为铁皮石斛鉴定提供了依据。Li et al.（2008）利用 AFLP 标记对12 个铁皮石斛居群的 71 个植株的遗传多样性及居群遗传结构进行研究发现，铁皮石斛在种的水平上拥有较高的遗传多样性；聚类分析表明广西乐业居群与其他 11 个居群的遗传距离最远，成为最基部的一支。其余居群分成 2 个大支，第一大支中的居群主要分布于我国西南部省份，而第二大支中的居群则主要分布于我国东南部省份；不同居群的个体间有相互重叠和相互混杂的现象，而这一现象恰好说明个体间的遗传关系与它们的空间分布上缺少明显的关联，自交不亲和，较为广泛的地理分布和较长的生命期限可能是其拥有较高遗传多样性的原因。

四、简单重复序列区间标记

简单重复序列区间（inter-simple repeated sequence，ISRS）是位于 SRS 序列间的间隔区域。由于无须预先克隆和测序，引物在不同物种间具有一定通用性，因此 ISRS 标记具有比较广的实用性。在实验操作上，ISRS 具有 RAPD 的简单性，同时引物序列长、退火温度较高，稳定性和重复性更好，实验精度可与 RFLP 相媲美。不足之处是 ISRS

作为一种显性标记，多数情况下不能区别一个位点扩增的 DNA 片段，且不同物种 SRS 不同，造成引物在筛选上具有相对的不随机性。杨立昌（2010）等在实验中尝试了 5 条引物，在 8 个居群石斛的 PCR 扩增，结果表明药用石斛基因组中简单重复序列（AC）$_n$ 含量丰富，存在高度多态性。同时，引物 ISRS-5 可以有效鉴别 6 种药用石斛和 3 个居群的铁皮石斛，表明该引物适用于构建药用石斛条形码鉴别系统。李明焱等（2011）经过十余年的系统选育，成功获得了铁皮石斛新品种"仙斛 1 号"。基于 ISRS 分子标记分析表明"仙斛 1 号"与其他铁皮石斛品种（系）有着明显的遗传差异。沈洁等（2005a）等运用 ISRS 分子标记技术对铁皮石斛的不同居群进行 DNA 指纹分析，探讨可作为铁皮石斛野生居群识别卡的 ISRS 分子指纹标记；利用锚定 PCR 法，选择其中的 2 个引物扩增出的 7 个多态性 DNA 片段作为鉴定标记，由此建立了铁皮石斛 10 个野生居群的 ISRS 鉴定识别卡，能够准确区分供试的 10 个铁皮石斛居群。Shen et al.（2006）利用 ISRS 分子技术对铁皮石斛的 8 个居群进行研究，获得 16 个特异性条带并确立了 ISRS 指纹鉴别标记，经研究证实可准确区分供试的 8 个野生居群。沈颖等（2005）将 ISRS-PCR 方法用于石斛的种间鉴别，在采用的 10 条引物中，有 7 条能产生多态性条带，其中的 2 条引物（UBC-807 和 UBC-864）均可独立区分所有被测样品，能将铁皮石斛有效地与其他种石斛区分开来，因此可作为石斛属种间鉴别的方法之一。卢家仕等（2013）采用 ISRS 分子标记技术和非加权平均距离法（UPGMA）对包括铁皮石斛在内的 24 份石斛属样品进行遗传多样性和聚类分析，结果 6 对 ISRS 引物遗传相似系数 0.119 ～ 0.545，能将 24 份石斛属材料完全分开，并且亲缘关系的远近与石斛的来源相关性不大，但与品种相关性较大。

五、序列特异扩增区域标记

序列特异扩增区域（sequence-characterized amplified region，SCAR）标记是在 DNA 指纹标记基础上衍生出来的检测单基因位点的分子标记，通过对多态性的 RAPD、ISRS 产物克隆测序，针对多态性片段设计一对特异性引物对基因组 DNA 进行扩增，琼脂糖凝胶电泳检查多态性的 DNA 片段。SCAR 标记为共显性遗传，相对其他分子标记，具有开发成本低、稳定性高、单位点多态性等特点，克服了 RAPD 等指纹标记稳定性、重复性差的缺点。金波等（2010）采用 RAPD 方法对 11 种石斛进行多态性分析，建立 DNA 指纹图谱，获得铁皮石斛特异的 RAPD 分子标记片段，通过对特异性的 DNA 序列 DS-302 进行序列分析，将其转化为 SCAR 标记，用于铁皮石斛与石斛属其他种的鉴定。

六、随机扩增微卫星多态性标记

随机扩增微卫星多态性（random amplified microsatellite polymorphism，RAMP）标记是一种结合 SRS 标记和 RAPD 标记两者优点而发展的一种新型分子标记，利用 RAPD 随机引物和微卫星的上游或下游引物一起组合完成 PCR 扩增。沈洁等（2011b）使用 RAMP 技术，筛选出 16 个多态性 RAMP 引物组合用于铁皮石斛 9 个居群的多态性检测，总共获得 123 条扩增带，87 条多态性带，70.7% 的扩增片段能够揭示材料间的遗传差异，并且 16 个 RAMP 引物可将不同居群铁皮石斛分开。聚类分析结果表明，供试材料可以划分为三大类，表明 RAMP 标记能揭示铁皮石斛较高的遗传多样性，是评价植物遗传资源遗传多样性的一种十分有效的分子标记技术，具有极其广泛的应用价值。

七、相关序列扩增多态性标记

相关序列扩增多态性（sequence-related amplified polymorphism，SRAP）是近年发展起来的新型 DNA 分子标记技术。针对基因外显子里 GC 含量丰富而启动子、内含子里 AT 含量丰富的特点来设计引物进行扩增，不同生物个体的内含子、启动子与间隔区长度不等而产生多态性。樊洪泓等（2010）利用 SRAP 和 RAPD 两种分子标记技术对包括铁皮石斛在内的 9 份石斛种质进行遗传多样性研究。结果表明两种标记皆可有效应用于该属植物种质资源的遗传多样性分析，而 SRAP 标记在石斛的遗传多样性与亲缘关系的研究中，则表现出了极大的优越性，具有更大的标记效率，在铁皮石斛中能检测出更丰富的遗传多样性。周琪（2008）运用 SRAP 技术对来自我国湖南、贵州、广西、浙江、云南、广东等省（自治区）的 12 个铁皮石斛野生居群进行 DNA 指纹分析，从而探讨铁皮石斛居群的特征性分子标记，实验中挑选出两对（MlE2，M6E5）重复性好、条带丰富的引物组合对铁皮石斛的 12 个居群进行 SRAP 的分析，Nei 基因多样性指数和 Shannon 信息指数的 SRAP 统计结果，都显示出铁皮石斛遗传多样性主要存在于居群内。Feng et al.（2014）利用 SRAP 分子鉴定技术，将 31 种石斛分为 6 个居群，并且成功地鉴别出两种不同产地的铁皮石斛。

八、基于目标起始密码子多态性标记开发铁皮石斛特异性鉴定检测技术

目标起始密码子多态性（start codon targeted polymorphism，SCoT）标记最早是由 Collard 和 Mackill 在水稻中提出的一种新型分子标记。SCoT 标记指根据植物基因中 ATG 位点侧端的保守性来设计引物（单引物）并扩增全基因组，产生与目标基因相关联的显性标记。

SCoT 标记具有以下特点：操作简便，多态性丰富，尤其是能有效地产生与性状相联系的标记。

SCoT 作为一种全新的基因型分子标记已经被许多学者开发利用。SCoT 标记技术已经成功运用于水稻、大豆、花生、牡丹及菊属等的遗传背景分析。而且，多种粮食作物、蔬菜作物、经济作物等建立起了各自的 SCoT 分子标记体系，以对它们各自的性状改良提供理论依据。SCoT 标记可为现有的传统非基因型标记提供有效的补充。

在专利"一种鉴别铁皮石斛的核苷酸序列、分子探针及其应用"中，王慧中等（2014）利用 SCoT 分子标记方法，对铁皮石斛及其他一些石斛种类的遗传多样性进行研究，获得了石斛属植物 SCoT 指纹图谱，从中筛选出 SCoT 通用引物 13 在铁皮石斛材料中的特异性条带（图 7-1），通过克隆、测序等，设计了特异性探针，应用于铁皮石斛的种质鉴定，为解决药材市场上铁皮石斛药材混乱和品质优劣不一等问题，以及产业可持续发展和利用提供有效的分子鉴定技术。

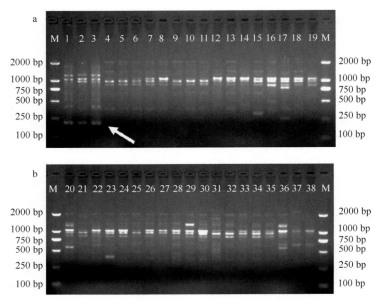

图 7-1 采用 SCoT 通用引物 13 进行 PCR 扩增的电泳图

（箭头所指的条带是铁皮石斛特有的条带，分子质量为 200bp 左右，1～3 分别是云南、广西和浙江的铁皮石斛，4～38 为石斛属其他 35 个不同种）

所得的铁皮石斛特异性核苷酸序列为：

ACGACATGGCGACCATCGGGGGGTCACTCTGGCTACGGTTGGGAAGAAACTTCGACAATGGTCGAGAAGAAACTCCGGTGATAGTCGGGAAGAAAACTCCTGTGACAATCAGGAAGAAACTCTGACTAAGATTGGGAGAAACTCCGACGGTGGTTAGAAACGGCTAGAACTCTGACGGAGATTGGGAGGAACTCTGACGATGGTCGCCATGTCGTA

根据上述铁皮石斛特有核苷酸序列设计 DNA 分子探针（SHF/SHR），该探针上游引物 SHF 序列为 5′-GGGGTCACTCTGGCTACG-3′；下游引物 SHR 序列为 5′-TACGACATGGCGACCATC-3′。进一步用于 3 个铁皮石斛种源和 35 个石斛属材料的鉴定，发现 DNA 分子探针（SHF/SHR）具有极高的专一性，仅在铁皮石斛中有特异性条带，而在其他石斛材料中没有（图 7-2），可见这个基于 SCoT 标记获得的特异性 DNA 探针可以通过常规 PCR 扩增实现铁皮石斛种质资源的快速、准确和简便鉴别。

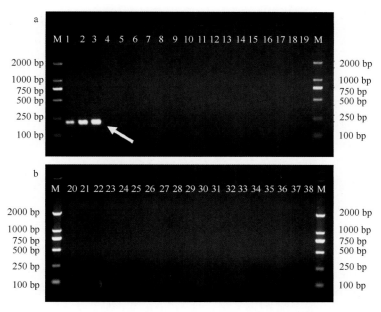

图 7-2　特异性 DNA 分子探针 SHF/SHR 对 38 份石斛样品进行检测的 PCR 扩增电泳图
（1 ～ 3 分别是云南、广西和浙江的铁皮石斛，4 ～ 38 为石斛属其他 35 个不同种）

（徐　红　王慧中　卢江杰）

第二节　DNA 条形码技术

DNA 条形码（DNA barcode）是指生物体内能够代表该物种的标准 DNA 片段，该片段应具有足够的变异性，可与其他物种区分，易扩增且相对较短以便于部分降解的 DNA 样品的扩增，主要用于物种鉴定与物种间亲缘关系研究。目前在植物中常用的 DNA 条形码序列主要包括核基因组的 rDNAITS1、ITS2，叶绿体基因组的 *rbc*L、*mat*K、*rpo*C、*psb*A-*trn*H，动物中常用的线粒体基因组 COI、nad1-intron2 等基因序列（宋晓艳等，2015）。

李雪霞（2009）讨论了包括铁皮石斛在内的石斛属 12 个组共 62 个种的系统发生分析，对于同种不同居群存在多条 ITS 序列，如在铁皮石斛、细茎石斛、金钗石斛等物种中都存在着不同居群有不同序列的现象，则可从中任意选取一条来分析。耿丽霞等（2015）首次将 nrDNAITS 与线粒体基因片段联合用于枫斗类石斛的鉴定，他们从线粒体基因片段入手，利用 PCR 技术扩增出 17 种枫斗类石斛，39 个个体的线粒体基因 COI、nad5 部分序列及 nad1-intron2 序列，核糖体 DNA（ribosome DNA，rDNA）ITS 及叶绿体基因序列 *rbc*L、*mat*K、*psb*A-*trn*H，同时筛选出合适的基因片段来研究多片段联合在枫斗类石斛植物鉴定方面的应用，rDNAITS+nad1-intron2 新型联合片段构建的 UPGMA 树与其他联合片段相比，能更有效地对枫斗类石斛基原植物进行鉴别，借助改的新型联合片段构建的 UPGMA 树成功鉴别了霍山石斛、细茎石斛和铁皮石斛等易混淆种。实验结果表明，9 个变异类型铁皮石斛分为四大类，不同变异类型的铁皮石斛 ITS 序列信息为铁皮石斛的种质资源鉴定提供了丰富的鉴别信息；从 9 个变异类型铁皮石斛的 ITS 序列的 BLAST 比对分析表明，序列同源性水平达到 91%～99%，说明从这些变异类型中获取高同源性 ITS 序列可以作为我国铁皮石斛种质资源的鉴别特征和指标。严华等（2015）应用 DNA 条形码技术，从分子水平快速、准确地鉴定我国 12 个省区铁皮石斛栽培基地铁皮石斛及其同属常见植物，实验结果表明 ITS2 片段 DNA 条形码可有效鉴定中药铁皮石斛及其常见同属植物。丁小余等（2002）对包括铁皮石斛在内的枫斗类石斛来源的 21 种石斛属植物的 ITS 区全序列进行了测定，结果表明 ITS 区全序列在种间有较大的差异，可作为石斛类药材分子鉴定的标记。

丁小余等（2002，2003）在铁皮石斛与其他 37 种石斛的 rDNA ITS 序列的基础上，设计了一对位点特殊性 PCR 鉴别引物 TP-JB01S 和 TP-JB01X 以鉴别铁皮石斛，当退火温度降到 66℃，只有铁皮石斛有阳性反应。叶子等（2014）从石斛类药材中提取可用于 PCR 扩增的基因组 DNA，基于 ITS 序列分析进行药材基原鉴别，根据序列相似性程度从 12 批黄草药材中鉴定石斛 14 种，近似种 5 种；从 10 批枫斗中鉴定石斛 6 种，近似种 3 种。顾慧芬等（2010b）采集 25 种 40 个石斛样品分离提取 DNA，PCR 扩增 ITS 区 5.8SrDNA 完整序列并测序。结果表明 ITS 序列在石斛种间存在极其显著的差异，铁皮石斛与其他各种石斛均有各自特异性的序列位点，因此 ITS 序列作为石斛属植物种间的分子鉴定标记是可行的。刘静等（2009）通过测定 17 种药用石斛的 rDNAITS 全序列，利用 17 种石斛的全序列数据库及遗传分析软件，通过对待检种 rDNAITS 区进行序列测定，可以在分子水平对石斛不同种质进行鉴别。刘依丽等（2014）通过分析铁皮石斛及其常见混伪品的 ITS2 序列差异，实验结果表明，铁皮石斛及其混淆品 ITS2 之间存在明显差异，所有铁皮石斛样品在 UPGMA 树上单独聚为一类，所以 ITS2 序列可以作为 DNA 条形码用于铁皮石斛与其混伪品的快速分子鉴别。杨培（2015）以石斛属 40 个物种、173 条序列为研究对象，考察 ITS2 序列对石斛属的鉴定能力，结果发现石斛属 ITS2 序列种内变异远小于种间变异，尤其在铁皮石斛、鼓槌石斛、细叶石斛、兜唇石斛、细茎石斛等部分物种中序列种内高度保守，能够实现物种的快速区分。马艳红等（2010）首次运用叶绿体基因组 *trn*T-L 对 19 种常见的石斛属植物序列分析与比较，以期为 19 种石斛属原植物的鉴别及亲缘关系提供有效的分子依据。通过分析比较发现，15 种石斛有属于自己的特异位点，铁皮石斛的特异位点有三处，即 97bp 处为特异位点 A，404～405bp 处存在特异位点 TC，423bp 处存在特异位点 A。这些特异位点的存在为铁皮石斛的鉴别提供了理论依据。姚辉等（2015）对 18 种石斛属药用植物及其混伪品的叶绿体 *psb*K-*psb*I 序列进行 PCR 扩增和测序，比较分析其序列特征，结果表明石斛属种间均能在 NJ 树中明显区分，*psb*K-*psb*I 序列在石斛属及其混伪品中的扩增和测序效率均为 100%，通用性较强，且测序质量高。不同石斛 *psb*K-*psb*I 序列在种间均存在差异，铁皮石斛、金钗石斛等物种的种内均无变异位点。该研究初步表明 *psb*K-*psb*I 序列可以作为石斛属药用植物及其混伪品鉴定的分子标记。日本学者 Asahina et al.（2010）等研究 *mat*K 序列和 *rbc*L 序列在 5 种石斛的分化时发现，*mat*K 序列比 *rbc*L 序列有较高的分辨率，更容易地将各种石斛鉴别出来，利用 *mat*K 序列对铁皮石斛进行亲缘关系研究时发现，铁皮石斛与黄石斛亲缘关系较近。

（徐　红）

第三节　其他分子标记技术

扩增受阻突变系统（amplification refractory mutation system，ARMS）是一种主要用于突变位点检测和基因分型的技术，由于其方便稳定、便于检测的特点，同样可以在物种检测中发挥重要作用。顾笋（2008）从铁皮石斛及其 9 个常用相似种的 ITS 序列中找到 2 个特异性位点，并用 ARMS 系统进行鉴别，阳性者为铁皮石斛，阴性者为其相似种。SCoT 技术是 2009 年提出的一种新型分子标记法，其原理是根据植物基因中的 ATG 翻译起始位点侧翼序列的保守性来设计单引物并对基因组进行扩增。徐旭栋等（2012）采用单因素实验优化铁皮石斛 SCoT-PCR 反应体系，为铁皮石斛种质资源遗传多样性评价、分子标记辅助选择育种和遗传改良提供一种新的技术手段。为了提高鉴别石斛的灵敏度和便捷性，研究人员开发了基于分子杂交的 DNA 微阵列技术，用于铁皮石斛及其近缘种的分子鉴定。Li et al.（2006）利用抑制差减杂交技术（SSH）从铁皮石斛、叠鞘石斛、密花石斛、金钗石斛、流苏石斛和黄草石斛等几个近缘种的基因组 DNA 中筛选出各物种的特异性探针，这些探针具有很高的筛选效率，可准确地检测出各自的靶目标。说明多态性抑制差减杂交技术是鉴别石斛属种间差异的一种精确有效的方法。此外，将目标石斛 ITS 序列固定于尼龙膜上，用经过氧化物酶标记的待测样本 ITS 杂交，迅速实现铁皮石斛等中药石斛类的鉴别，SSH 技术对于铁皮石斛的品种鉴别具有很大的应用潜力（Xu et al.，2010）。

DNA 分子标记技术在铁皮石斛中的应用，为铁皮石斛种质资源评价与植物鉴定、药材鉴别提供了一种新的技术方法与手段，与传统的鉴别方法相比，分子标记技术具有多态性高、结果直观等特点，应用于铁皮石斛研究中的主要集中在基于 PCR 法的分子标记技术和 DNA 条形码技术。虽然很多中药品种的分子鉴定已从实验室研究进入广泛应用阶段，如《中国药典》收载了蕲蛇基于聚合酶链反应的鉴别法，川贝母基于聚合酶链反应 – 限制性内切酶长度多态性方法的鉴别法，索尼亚石斛的聚合酶链反应法收录到索尼亚石斛进口中药材注册标准中，但是目前有关铁皮石斛 DNA 分子鉴定还没有真正应用于相关标准中，建议可基于现有有关铁皮石斛分子鉴定的研究积累，选择简便实用的方法技术进行进一步的方法验证，评价其应用于铁皮石斛药材鉴别中的科学性、客观性，在此基础上建立符合实际需要的分子鉴定技术体系，以达到快速、高效、低成本的铁皮石斛定性鉴别，为铁皮石斛产业健康有序的发展提供进一步的技术支持。

（徐　红）

参 考 文 献

白音.2007.药用石斛鉴定方法的系统研究 [D].北京：北京中医药大学：92-96.

丁鸽，丁小余，沈洁，等.2005.铁皮石斛野生居群遗传多样性的 RAPD 分析与鉴别 [J].药学学报，40（11）：1028-1032.

丁小余，王峥涛，徐红，等.2002.枫斗类石斛 rDNAITS 区的全序列数据库及其序列分析鉴别 [J].药学学报，37（7）：567-573.

樊洪泓，李廷春，邱婧，等.2010.石斛属几种植物遗传关系的 SRAP 和 RAPD 比较分析 [J].中草药，41（4）：627-632.

耿丽霞，郑瑞，任洁，等.2015.新型联合片段：nrDNAITS+nad1-intron2 在枫斗类石斛鉴定中的意义 [J].药学学报，50（8）：1060-1067.

顾慧芬，庄意丽，马子建，等.基于 ITS 序列分析铁皮石斛与近缘类群的亲缘关系 [J].中成药，32（4）：628-632.

顾慧芬，庄意丽，梅其春.2007.铁皮石斛试管苗的 RAPD 分析及其特异性鉴定引物设计 [J].复旦学报（自然科学版），46（3）：401-405.

顾笋.2008.铁皮石斛微卫星标记的开发及 ARMS 分子鉴别 [D].南京：南京师范大学：14-42.

金波，蒋福升，余静，等.2010.铁皮石斛的 SCAR 标记研究 [J].中药材，33（3）：343-346.

李明焱，谢小波，朱惠照，等.2011.铁皮石斛新品种"仙斛一号"的选育及其特征性研究 [J].中国现代应用药学，28（4）：281-283.

李雪霞.2009.中国石斛属系统发育及铁皮石斛的保护遗传学研究 [D].南京：南京师范大学：71-80.

刘静，何涛，淳泽.2009.基于 ITS 序列的中国药用石斛及其混伪品的分子鉴定 [J].中国中药杂志，34（22）：2853-2856.

刘依丽，冯尚国，何仁锋，等.2014.基于 ITS2 条形码对铁皮石斛及其混伪品分子鉴定的初步研究 [J].杭州师范大学学报（自然科学版），13（1）：35-41.

卢家仕，卜朝阳，吕维莉，等.2013.不同产地石斛属种质资源的 ISSR 遗传多样性分析 [J].中草药，44（1）：96-100.

马艳红.2010.铁皮石斛基于 trnT-L 序列的鉴别与三核苷酸 SSR 的开发应用 [D].南京：南京师范大学.

沈洁，丁小余，刘冬扬，等.2005.铁皮石解野生居群的 ISSR 分子指纹标记 [C].武汉：全国药用植物和植物药学学术研讨会：189.

沈洁，徐慧君，袁英惠，等.2011.铁皮石斛野生居群基于 RAMP 标记的遗传多样性评价 [J].药学学报，46（9）：1156-1160.

沈颖，徐程，万小凤，等.2005.ISSR-PCR 在石斛种间鉴别中的应用 [J].中草药，36（3）：423-427.

宋晓艳，冯晓，赵雪梅.中药铁皮石斛研究概况 [J].辽宁中医药大学学报，17（8）：118-120.

王慧中，冯尚国，何仁峰，等.2014-03-06.一种鉴别铁皮石斛的核苷酸序列、分子探针及其应用 [P].中国 CN201410081496.X[P].

王慧中，卢江杰，施农农，等.2007.13 种石斛属植物遗传多样性的 AFLP 分析 [J].分子细胞生物学报，40（3）：205-210.

谢明璐，侯北伟，韩丽，等.2010.珍稀铁皮石斛 SSR 标记的开发及种质纯度鉴定 [A].药学学报，45（5）：667-672.

徐旭栋，蒋瑞彬，蓝小明，等.2012.铁皮石斛 SCoT-PCR 反应体系的优化 [J].中草药，43（12）：2481-2484.

严华，石任兵，姚辉，等.2015.铁皮石斛的 ITS2 条形码分子鉴定及 5 种重金属及有害元素的测定 [J].药物分析杂志，35（6）：1044-1053.

颜松.2009.药用植物基因组 DNA 提取及铁皮石斛 RAPD 反应体系的优化 [D].成都：西南交通大学.

杨立昌，邓辉，乙引，等.2010.药用石斛 ISSR 分子标记研究 [J].中药材，33（12）：1842-1844.

杨培.2015.石斛、北豆根、肉桂的 DNA 条形码鉴定及铁皮石斛叶绿体基因组研究 [D].北京：北京协和医学院 & 中国医学科学院：9-39.

姚辉，杨培，周红，等.2015.基于叶绿体 psbK-psbI 序列的石斛属药用植物鉴定 [J].药学学报，50（6）：783-787.

叶子，卢叶，王峥涛，等.2014.基于 ITS 序列鉴别石斛类药材 [J].中国中药杂志，39（20）：3928-3935.

张岗，张大为，赵明明，等.2013.铁皮石斛分子生物学研究进展 [J].中国药学杂志，48（19）：1614-1619.

张铭，黄华荣，廖苏梅，等.2001.石斛属 RAPD 分析及鉴定铁皮石斛的特异性引物设计 [J].中国中药杂志，26（7）：442-447.

周琪.2008.铁皮石斛组培条件的正交试验与基于 SRAP 分子标记的遗传多样性研究 [D].南京：南京师范大学：33-45.

赵瑞强.2012.基于分子标记的铁皮石斛种质资源遗传多样性研究 [D].杭州：浙江农林大学：1-60.

Asahina H，Shinozaki J，Masuda K，et al. 2010. Identification of medicinal *Dendrobium* species by phylogenetic analyses using matK and rbcL sequences[J]. Journal of Natural Medicines，64（2）：133-138.

Ding X Y，Wang Z T，Zhou K Y，et al. 2003. Allele-specific primers for diagnostic PCR authentication of *Dendrobium officinale*[J]. Planta Medica，69（6）：587-588.

Feng S G，Lu J J，Gao L，et al. 2014. Molecular phylogeny analysis and species identification of *Dendrobium*（Orchidaceae）in China[J]. Biochemical Genetics，52（3/4）：127-136.

Li G，Hu W，Qin R，et al. 2008a. Simple sequence repeat analyses of interspecific hybrids and MAALs of Oryza officinalis and Oryza sativa[J]. Genetica，134（2）：169-180.

Li T X，Wang J K，Bai Y F，et al. 2006. Diversity suppression-subtractive hybridization array for profiling genomic DNA polymorphisms[J]. Journal of Integrative Plant Biology，48（4）：460-467.

Li X X，Ding X Y，Chu B，et al. 2008b. Genetic diversity analysis and conservation of the endangered Chinese endemic herb *Dendrobium officinale* Kimura et Migo（Orchidaceae）based on AFLP[J]. Genetica，133（2）：159-166.

Lu J J，Gao L，Kang J Y，et al. 2013. Thirteen novle polymorphic microsatellite markers for endangered Chinese endemic herb *Dendrobium officinale*[J]. Conservation Genetic Resources，5（2）：359-361.

Lu J J，Sun N N，Hu X，et al. 2012. Development and characterization of 110novel EST-SSR makers for *Dendrobium officinale*（Orchidaceae）[J]. American Journal of Botany，99（10）：415-420.

Reif J C，Warburton M L，Xia X C，et al. 2006. Grouping of accessions of Mexican races of maize revisited with SSR markers[J]. Theoretical and Applied Genetics，113（2）：177-185.

Shen J，Ding X Y，Liu D，et al. 2006. Intersimple sequence repeats（ISSR）molecular fingerprinting markers forauthenticating populations of *Dendrobium officinale* Kimura et Migo[J]. Biological & Pharmaceutical Bulletin，29（3）：420-422.

Xiao D C，Zhang Z J，Guan Y. 2012. Microsatellite markers primer designing and screening from *Dendrobium officinale*[J]. Biotechnology Bulletin（7）：88-92.

Xu H，Ying Y，Wang Z T，et al. 2010. Identification of *Dendrobium* species by dot blot hybridization assay[J]. Biological & Pharmaceutical Bulletin，33（4）：665-668.

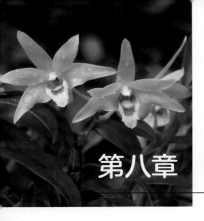

第八章　铁皮石斛的种质保存

种质保护是指利用天然或人工环境保存种质资源，使个体中所含有的遗传物质保持遗传完整性，且具有高的生命力，并能通过繁殖使其遗传特征传递下去。现代生物工程技术的发展促进了药用植物资源的多渠道、多方法的活体保护，如离体保存和组织培养快速繁殖等。

开展铁皮石斛种质资源保存的研究，建立药用石斛种质资源库，既可保护遗传资源，又可为基础研究和组培苗繁殖提供材料。离体保存又被称为设施保存，是在人工控制环境下排除环境压力和破坏，有效保存种质材料最安全的方式，它包括低温保存、超低温保存、离体培养保存等方法。主要适用于对就地保存、迁地保存有一定困难或珍稀濒危的药用植物种质资源，能较好地保存物种的遗传多样性。铁皮石斛种质的保存研究主要有以下两个方面。

第一节　超低温保存

超低温保存是指采用干冰（–79℃）、超低温冰箱（–80℃）或在液氮（–196～–150℃）低温下保存种质资源。超低温下，可以减缓甚至停止组织和细胞的代谢及衰老过程，保存组织细胞的活力和形态发生的潜能。超低温保存由于不受自然条件的限制，具有安全稳定、遗传变异小、保存时间长、节省人力物力等优点，是长期贮存植物种质的最有效方法，甚至被认为是实现生物种质永久保存的最好途径，近年来研究进展迅速（黄璐琦等，2008）。

一、铁皮石斛的种子、原球茎和类原球茎液氮超低温保存研究

1. 种子的超低温保存

未经脱水或少量脱水的铁皮石斛种子冻后不能存活。随着脱水程度的加深，种子的含水量下降，存活率上升。当种子含水量为8%～19%时（经过24～48h脱水），冻后种子的存活率可达95%左右。含水量为8%～12%的样品，其存活率虽然很高，但它们在冻后恢复生长时延滞期比含水量为12%～19%的样品长，前者为10～15d，后者为

7～10d；并且前者一些原球茎生长成黄色，而不是绿色（说明原生质体受到了损伤），同时有许多多生原球茎形成（有不定生长）。因此，4个月龄铁皮石斛种子在液氮保存前的最佳含水量为12%～19%（经过24～36h的脱水）。低于这个含水量，种子受到的脱水损伤增加；高于这个含水量，种子受到的冷冻损伤增加。

2. 初生原球茎的超低温保存

种子在脱落酸培养基上萌发3周后获得的原球茎，用PVS2处理0min、7.5min、15min和30min，超低温保存后存活率分别为0、36%、88%和72%。因此，15min是铁皮石斛原球茎较佳的玻璃化法脱水时间。培养基（1/2MS，1/2MS+60g/L蔗糖，1/2MS+0.5mg/L脱落酸）和培养时间（2周或3周）对原球茎的冻后存活率非常重要。脱落酸培养基上生长3周的原球茎，存活率最高。分析认为，反映脱落酸基因的活动和反映脱落酸蛋白的表达，可能有利于样品的玻璃化法冻存。恢复生长的原球茎能发育成正常小苗，一些幼苗可被移栽到大棚进一步生长。

3. 类原球茎的超低温保存

正常类原球茎体的起始含水量为91.3%，随着脱水后含水量的降低，冻后存活率上升，当含水量达到进入胞内玻璃化要求时（30%±2%），冻后存活率到达高峰（48%～80%）。温度偏低时生长缓慢的一个类原球茎体株系，起始含水量为84.2%，随着脱水进程，冻前存活率急剧下降，而冻后存活率也不能提高。另外，脱水速度也影响存活率，将起始含水量正常的样品在2d内脱水至30%±2%，其冻后存活率极低（0～5%）。在本试验体系中，脱水速度与三角瓶中所放样品量、干燥箱的相对湿度、箱内样品总量和前一天含水量等几个因素有关。样品量越多，脱水速度越慢；相对湿度越低，或前一天含水量越低，则脱水速度越快。因此，应该每天记录含水量和存活率，当含水量低于40%后要每过几小时就记录。另外，类原球茎体的颗粒大小和分化程度也影响脱水速度。为了获得理想的冻存结果，对铁皮石斛种子、初生原球茎和类原球茎体采用了快速脱水干冻法、玻璃化法和慢速脱水干冻法。虽然3种冻存方法在形式上有所不同，但实质是一样的，都是通过合适的脱水方式，使样品的胞内含水量达到进入玻璃化的条件，避免投入液氮贮存时致胞内冰晶损伤（王军晖等，1999）。

二、原生质体的玻璃化超低温保存

陈勇（2000）对铁皮石斛原生质体进行了玻璃化超低温保存研究，采用FDA-PI双染色荧光法检测冻存后的铁皮石斛原生质体的存活率，结果如下：

1. 冻存过程中的活性变化规律

铁皮石斛原生质体在高浓度玻璃化保护剂处理时受到较大伤害，活性下降明显，只有

62%。但在冻存的过程中，保护剂起了明显的保护作用，冻后原生质体存活率仍达48%，如与冻前相比存活率达77%，仔细观察可发现冻后细胞荧光亮度低。

2. 取材部位对冻存率的影响

来自不同部位的原生质体获得率相差很大，以幼嫩叶片，愈伤组织作为酶解材料，易获得高质量的原生质体；而茎部组织脱壁较难，需切碎酶解，易造成细胞损伤。因此，对照原生质体存活率受到较大影响，还发现来自不同部位的原生质体，在冻存前后，冻存效果相差不大。因此，从最终存活率来看，取材刚展开的幼嫩叶片，愈伤组织较理想。

3. 化冻方法对存活率的影响

不同的化冻方法对经玻璃化法冻存的铁皮石斛原生质体的存活率有一定的影响。用37℃水浴快速化冻后原生质体的存活率较高，可能是避免了重冰晶和去玻璃化的损伤。

三、影响铁皮石斛种子超低温保存的主要因素

1. 铁皮石斛种子的抗脱水性能

铁皮石斛种子数量大，体积小，实际上是一个胚，含水量较低，为41.12%，同时抗脱水性能好，当含水量降到8.21%时，萌芽率与未脱水的种子萌芽率相似（表8-1），这对于超低温保存是一个有利因素。

表8-1　种子含水量对萌芽率的影响

脱水时间（h）	含水量（%）	萌芽率（%）
0	41.12	94.30
24	28.50	93.12
48	18.79	95.51
72	12.05	94.47
96	8.21	94.34

2. 种子含水量对冷冻保存的影响

植物细胞含水量过高，在冷冻过程中，细胞内易形成冰晶，使细胞膜受损，导致细胞死亡。因此，在冷冻前细胞必须干燥脱水，使含水量降低到一定范围。该试验中用定量变色硅胶脱水，不同脱水时间的种子都能萌发。当含水量下降到8.21%～18.79%时，冷冻后萌发率与正常种子没有明显差别（表8-2）。

表8-2　不同种子含水量下冷冻保存对萌芽率的影响

含水量（%）	萌芽率（%）
41.12	0
28.50	18.69
18.79	92.34
12.05	92.93
8.21	94.06

3. 解冻方法对种子萌发率的影响

采用两种方法解冻，在温室（20℃）下慢速化冻和40℃水浴上快速解冻，种子的萌芽率是一致的（表8-3）。大量试验证实，植物冻害发生在冰冻和化冻两个过程中，为了在化冻时防止细胞内次生结冰，需要采用慢速化冻方法，即在20℃温度下化冻。或在铁皮石斛种子超低温冷冻后，采用40℃水浴上快速解冻。

表8-3　解冻方法对种子萌芽率的影响

含水量（%）	萌芽率（%）	
	40℃（1min）	20℃（30min）
28.50	18.69	19.48
18.79	92.34	95.28
12.05	92.93	95.50
8.21	94.06	93.50

4. 再培养方法对种子萌芽率的影响

将冷冻后的铁皮石斛种子转移到1/2MS培养基上，分2组，一组直接放在光下培养；另一组，先在黑暗中培养1周，再转入光下培养。这2组种子的萌芽率差异不明显。用干燥脱水24h种子试验，直接在光下培养，萌芽率为16.61%，先黑暗培养，再转入光下者萌芽率为18.26%。

5. 超低温保存时间对种子萌芽率的影响

经24h干燥脱水的种子，在液氮中保存24h或1个月的试验表明，前者的萌芽率为18.26%，后者为18.10%。二者基本一致。这说明种子在液氮中可长期保存。

6. 超低温保存后种子的萌发与成苗

超低温保存的种子萌发有一个延滞期，比正常种子萌发延迟7～10d。但萌发后种子的发育过程与未经超低温保存的种子一样，在1/2MS培养基上，先萌发成原球茎，原球茎长出2～3片真叶后，转入附加香蕉提取液的培养基上，可形成完整的植株（张治国等，1997）。

（张治国）

第二节　离体培养保存

种质离体培养保存就是通过改变培养物生长的外界环境条件，使细胞生长降至最小限度但不死亡，以达到保存种质的目的。这种保存方法的优点有：增殖率高；无菌和无病虫环境；不受自然灾害的影响；材料体积小，节省贮存空间；人力花费相对较少；不存在田间活体保存因异花授粉、嫁接繁殖而导致的遗传侵蚀，有利于种质交流和濒危物种的抢救及快繁等（黄璐琦等，2008）。

一、常温继代保存

史永忠等（2000）研究了铁皮石斛组培管苗在温室（25±2℃）下保存的条件。

1. NAA 和 BA 对组培苗生长和保存的影响

铁皮石斛组培苗在无激素、单独附加 0.5 或 1.0mg/L NAA、以及 1.0mg/L NAA 与 0.5 或 1.0mg/L BA 配合使用的培养基上保存 12 个月，各种处理都能成活，但添加不同种类与浓度的外源激素后，组培苗的生长状况有显著差异。

不加任何激素，铁皮石斛组培苗仍能萌发新梢，叶片展开，叶色较绿，根系良好，但部分茎尖及幼叶枯死。添加 0.5 或 1.0mg/LNAA，组培苗明显变壮，叶片大而厚，深绿色，茎较粗，根量增多，长达 15cm 以上，且无枯尖现象。同时添加 NAA 和 BA，组培苗细弱，叶片较小，根少而短。另外，添加 BA 的处理，保存至 6 个月，培养基变褐色；12 个月，个别新梢有死亡。

2. 蔗糖浓度对组培苗生长和保存的影响

在无蔗糖培养基上，植株细弱，下部叶片白化并脱落，萌发新梢少，个别新梢死亡，没有或很少根长出。这是因为在离体培养条件下，组培苗光合作用微弱，而培养基中又无碳源供应，植株长期处于碳饥饿状态，生长受阻。

添加蔗糖，随着浓度的升高，侧芽萌发增多，叶片变大加厚，叶色加深。添加 5g/L 蔗糖的处理，萌发率为 6.4%，平均株高 1.35cm；而添加 40g/L 蔗糖，萌发率达 24.6%，但株高降低至 1.03cm。继续增加蔗糖浓度，侧芽萌发反而减少，叶片变小并黄化脱落。这是因为，蔗糖浓度提高，培养基渗透压增加，超过一定浓度，植株吸收水分和养分受阻，抑制了生长。

3. 活性炭对试管苗生长和保存的影响

在培养基中加入活性炭 0g/L、0.5g/L 和 1g/L，保存 12 个月，组培苗高度相近，新梢萌芽数也无显著差异，分别为 8.9、7.3 和 9.5。但添加活性炭的处理，组培苗较壮，根系发育良好。活性炭能够吸附培养过程中材料分泌的有害物质，从而保护根系。良好的根系可增强植株的抗逆性。

4. 保存材料恢复生长情况

经过保存的组培苗，切去根系，转接到 1/2MS，附加 0.5mg/L BA 或 0.5md/L NAA 培养基上继续培养，生长、增殖情况与未保存正常继代苗并无明显差异，但前者部分老叶黄化死亡，新叶正常。保存苗与未保存苗都能生根形成完整植株。这说明，在普通组织培养条件下，保存铁皮石斛组培苗，材料受损伤程度较小，无须长时间恢复。

铁皮石斛组培苗在 1/2MS，附加 0.5mg/L NAA、20mg/L 蔗糖、0.5g/L 活性炭和 7g/L 琼脂的培养基上，在普通培养室条件（25±2℃）下，连续保存 12 个月，存活率达 100%。

罗吉凤报道了铁皮石斛离体保存材料可采用组培瓶丛芽和原球茎两种方式，以保持其遗传多样性。铁皮石斛原球茎和组培瓶丛芽，放在 15℃培养条件下保存，继代间隔期可延长至 18 个月，一旦需要取出来就可以用于快速繁殖，几乎无不正常现象。离体材料在 1/2 MS+ 蔗糖 1% 限制碳源的培养基上，培养的原球茎和丛芽继代周期也可延长 10 ～ 12 个月。由此可见，在没有低温设施的情况下，也可用此方法达到限制生长和离体保存的目的（罗吉凤等，2006）。

二、低温继代保存

培养基的不同成分影响铁皮石斛组培苗在 4℃低温条件下的保存（史永忠等，2000）。

1. 培养基浓度的影响

铁皮石斛组培苗接种在 MS、1/2MS 和 1/4MS 培养基上，在低温下保存 80d 时发现，MS 培养基上的植株生长势最旺，但根少而短。保存 12 个月后，情况发生了变化，MS 培养基保存效果最差，存活率只有 41.67%，平均生根 1.58 条。而在 1/4MS 和 1/2MS 培养基上的存活率分别为 91.67% 和 100%，平均根数 3.75 条和 2.75 条。根的平均长度也以 1/4MS 为最长（3.99cm），在 MS 上最短（2.28cm）。从植株的生长状态来看，1/4MS 和 1/2MS 上的植株较壮，茎较粗，叶片肥厚。这可能是因为在保存的前期，在 MS 培养基上的组培苗由于无机养分供应充足而生长迅速，消耗体内大量的贮藏营养所致。因而，对低温的抵抗力也较弱。在 1/4MS 和 1/2MS 上的植株，一开始就处于营养饥饿状态，生长缓慢，消耗少；根系发育较好，对低温胁迫抵抗力也强，存活率也就较高。从试验结果来看，铁皮石斛组培苗保存以 1/2MS 培养基和 1/4MS 培养基为佳。

2. 甘露醇的影响

在培养基中补加甘露醇，减缓了组培苗的生长，但新梢萌发却有所增加，存活率下降。不加甘露醇，平均发根 2.75 条；添加 10g/L 甘露醇的处理，发根为 2.17 条。添加 20g/L 甘露醇的处理，发根为 3.08 条。4℃下保存 12 个月，对照存活率为 100%，而加入甘露醇的处理存活率为 60%～80%，且浓度越高，存活率越低。另外，凡添加甘露醇的处理，植株细弱，叶片小，并纵向卷曲，根系发育不良；对照根长 2.42cm；而添加 20g/L 甘露醇者为 1.18cm，仅为对照的一半。保存 80d 时，添加甘露醇的培养基上，植株下部叶片开始发黄脱落；而对照在 12 个月时，几乎没有落叶。可见，甘露醇对铁皮石斛组培苗保存的效果不佳。

3. 蔗糖浓度的影响

铁皮石斛组培苗在无蔗糖的培养基上保存 1 个月，几乎不生长，侧芽也无萌发，个别植株的顶端已开始枯死；至 10 个月，全部死亡，无一存活。添加蔗糖，随着浓度的增加，存活率上升。添加 5g/L 蔗糖的处理，存活率为 66.67%；添加 20～60g/L 蔗糖的处理，存活率均为 100%。在较低浓度（5～20g/L）下，植株形态正常，叶片开展，茎较粗壮。其中，5～10g/L 处理，组培苗下部叶片有脱落。附加高浓度蔗糖（40～60g/L），叶片变小，纵向卷曲，茎细弱，萌发的新芽呈白色，并向下弯曲，尤其是添加 60g/L 蔗糖的处理，整株叶片均脱落，新芽全部弯曲进入培养基，新叶也不展开，全株呈凤爪状。在这种高浓度蔗糖培养基上保存的组培苗，生长受阻，根系很短（在 0.5cm 以下）。可见，铁皮石斛组培苗离体保存，蔗糖浓度以 20～40g/L 为宜。

4. 活性炭的影响

在培养基中加入活性炭 0.5g/L 和 1.0g/L，以不加者为对照。处理与对照保存 1 年后，存活率达到 100%。添加 1.0g/L 活性炭，发根数量只有对照的一半。但是，凡添加活性炭的处理，植株较矮，茎较粗。这可能是由于活性炭吸附了培养基中的激素和营养成分，从而抑制了植株生长所致。

5. 保存材料恢复生长情况

在低温和黑暗中连续保存 12 个月的铁皮石斛组培苗，切去根系，转接到新鲜培养基上，在正常条件下培养。保存幼苗首先有一个恢复期，7～10d 后开始生长，部分老叶黄化死亡，新叶生长正常。培养 2 个月时调查，保存苗增殖倍数为 2.38，平均株高 1.79cm；未保存苗增殖倍数为 2.75，苗高 1.69cm。保存苗与未保存苗都能生根形成完整植株。这说明，在低温下保存的铁皮石斛组培苗，能够迅速转入正常生长，无须长时间恢复。有趣的是，铁皮石斛组培苗在附加 NAA 或 BA 的培养基上都能增殖和生根。而在一般情况下，细胞分裂素促进芽的分化和增殖，生长素则刺激生根。

结果表明，铁皮石斛组培苗在 4℃黑暗条件下可连续保存 12 个月，并能恢复正常生长。1/2MS 培养基和 1/4MS 培养基上的存活率高于 MS。蔗糖浓度以 20～40g/L 为宜，添加低浓度活性炭可明显改善保存材料的状态。甘露醇对铁皮石斛组培苗的保存效果不佳。

三、不同方法对原球茎增殖生长和分化成苗的影响

蒙爱东等（2009）研究了不同培养基、蔗糖浓度、继代周期、保存时间等多种因素对原球茎在常温保存过程中增殖生长和分化成苗的影响。

1. 不同培养基对原球茎保存的影响

用 1/2MS、1/2MS+200g/L 马铃薯煮出液、MS、B_5、KC 共 5 种培养基保存 3 个月（90d）、原球茎平均鲜重以 1/2MS+200g/L 马铃薯煮出液培养最高，增殖倍数为 7.60 倍，分化率达到 72.6%。其次是 MS 和 1/2MS 培养基，原球茎增殖倍数分别是 6.32 倍和 6.14 倍，分化率为 56.1% 和 53.7%，而在 B_5 和 KC 培养基原球茎增殖慢，增殖倍数分别为 5.28 和 5.16，分化率也较低，分别为 31.0% 和 30.5%。

在 1/2MS 添加马铃薯浸出液培养基中，苗的分化率太高，不宜保存原球茎。在 B_5 和 KC 培养基中，虽以原球茎增殖为主，苗分化少，但原球茎个体小，色偏黄，生长不饱满，也不宜保存原球茎。而在 1/2MS 和 MS 培养基中，保存的原球茎生长好，苗分化程度不高，适于保存原球茎，1/2MS 培养基大量元素成分比 MS 培养基减少一半，更经济，所以选择 1/2MS 作为基本培养基最适宜。

2. 不同蔗糖浓度对原球茎保存的影响

以 1/2MS 为基本培养基，添加不同浓度的蔗糖进行原球茎接种保存。培养 3 个月后（90d）原球茎增殖和分化以蔗糖浓度为 2% 和 3% 最好，分化率分别是 52.2% 和 56.7%，原球茎的增殖倍数为 5.90 和 6.13；其次是 1% 蔗糖浓度，原球茎的增殖倍数为 4.36，有近一半的苗分化；4% 和 5% 的蔗糖浓度下，苗分化不到 10%，原球茎增殖也少。较高的蔗糖浓度（4%～5%）可抑制原球茎分化成苗，并使原球茎的生长速度减慢，增殖倍数降低；而较低的糖浓度（1%～3%）有利于原球茎分化成幼苗，并加快原球茎生长；在较高的糖浓度的培养基中，原球茎颗粒松散、体积较小、颜色发黄、生长质量较差；在低糖浓度的培养基中，原球茎颗粒紧密、饱满、体积较大、颜色浅绿、生长质量较好。综合分析认为，以蔗糖浓度为 1% 的培养基进行保存，更能保证原球茎的生长质量。

3. 继代周期对铁皮石斛原球茎保存的影响

把来源相同的原球茎，接入 1/2MS 培养基中，置于培养室内培养保存，当保存 4 个月、7 个月和 10 个月时，分别进行原球茎称重、取样、分化苗计数，观察分析原球茎增殖和分化情况，可看出继代周期长短不同，原球茎增殖倍数没有明显差别。4 个月、7 个月和 10 个月三个不同的继代周期里，原球茎增殖倍数相似。保存 4 个月与保存 10 个月原球茎鲜重增殖倍数只相差 0.54，说明原球茎的增殖主要是在前 4 个月，后面的 3～6 个月基本不生长，只处于维持阶段，这可能与培养基消耗有关。幼苗的分化率随着继代周期的延长而下降，从 50.5% 降至 38.3%，但其分化能力并没有丧失。

4. 不同保存时间对铁皮石斛原球茎增殖和苗分化的影响

分别取 2000 ～ 2004 年间带芽茎段诱导的原球茎（至今最长已保存培养 5 年，共 15 代）进行统计和观察，可看出原球茎增殖能力并没有随着保存时间的加长而产生很大变化，其增殖倍数保持在 4 倍左右。随着保存年限的增加，原球茎的增殖较分化占绝对优势，通常在瓶内增殖的原球茎高度可达 1.5 ～ 2.5cm，而分化成幼苗的仅占很少部分，并且分化能力随保存年限的增加而减少，保存 1 年的原球茎分化率为 57.0%，保存 3 年的原球茎分化率下降到 11.5%，而保存 5 年的分化率仅为 3.5%。

5. 复壮培养对原球茎分化率的影响

把在 1/2MS 培养基上保存了 1 年、3 年和 5 年的铁皮石斛原球茎，分别接进 1/2MS+200g/L 马铃薯浸出液的培养基上，经 3 个月的壮苗培养后，取样统计分化率和测量苗高、叶片数量、叶片大小、平均根数、平均根长等，比较原球茎分化率和苗的生长状况。可看出，在相同培养基和培养条件下，经 1 个周期的成苗培养，不同保存年限的原球茎的成苗质量也有较大差别。保存年限短的原球茎分化生长的幼苗发育较好，苗高大，叶片多且大，发根多，根较长；而随着保存年限的不断延长，原球茎分化生长的幼苗越来越细弱，植株生长矮小，叶和根数少，且叶小根短。

试验表明，铁皮石斛原球茎常温（25±2℃）保存的适宜培养基为 1/2MS、蔗糖浓度为 1%，继代周期可达 10 个月；原球茎在 5 年内能保持分化和增殖能力，随着保存年限的增加，分化率越来越低，可通过复壮和成苗培养提高分化成苗率。

（张治国）

参 考 文 献

陈勇 . 2000. 铁皮石斛原生质体的玻璃化法超低温保存 [J]. 温州师范学院学报（自然科学版），21（3）：40-41.

黄璐琦、王永炎 . 2008. 药用植物种质资源研究 [M]. 上海：上海科学技术出版社：65-68.

罗吉凤、程治英、龙春林 . 2006. 铁皮石斛快速繁殖和离体种质保存的研究 [J]. 广西植物，26（1）：69-73，62.

蒙爱东、余丽莹、董青松，等 . 2009. 铁皮石斛原球茎常温保存研究 [J]. 广西植物，29（6）：808-811.

史永忠、潘瑞炽、王小菁，等 . 1999. 铁皮石斛种质室温离体保存 [J]. 华南师范大学学报（自然科学版）（4）：73-77.

史永忠、潘瑞炽、王小菁，等 . 2000. 铁皮石斛种质资源的低温离体保存 [J]. 应用与环境生物学报，6（4）：326-330.

王军晖、张毅翔、刘峰，等 . 1999. 铁皮石斛的种子原球茎和类原球茎体的超低温保存研究 [J]. 园艺学报，26（1）：59-61.

张治国、刘骅、夏志俊，等 . 1997. 铁皮石斛种子的超低温保存研究 [J]. 安徽中医学院学报，16（5）：40-42.

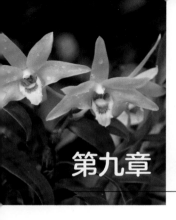

第一节　铁皮石斛组培苗生产技术

一、植物组织培养的相关知识

植物组织培养是在无菌条件下，将离体的植物器官（根尖、茎尖、叶、花、未成熟的果实、种子等）、组织（形成层、花药组织、胚乳、皮层等）、细胞（体细胞、生殖细胞等）、胚胎（成熟和未成熟的胚）、原生质体（脱壁后仍具有生活力的原生质体）等，在人工培养基上培养，给予适宜的培养条件，诱发产生愈伤组织、丛生芽等，进而长成完整植株的过程。因此，植物组织培养也被称为离体培养（culture in vitro）或试管培养（in test-tube culture），从植物母体上分离出来用于培养的离体材料被称为外植体（explants）。

（一）植物细胞的全能性

1934 年，美国植物生理学家 White 人工培养番茄根，建立了第一个活跃生长的无性繁殖系，并反复转移到新鲜培养基中进行继代培养，从而使根的离体培养实验获得了真正成功，并在以后 28 年间培养了 1600 代。这之后，White 又以小麦根尖为材料，研究了光、温度、通气、pH、培养基组成等各种培养条件对生长的影响，并于 1937 年建立了第一个组织培养的综合培养基，其成分均为已知化合物，包括 3 种 B 族维生素，即吡哆醇、维生素 B_1 和烟酸，该培养基后来被定名为 White 培养基（White 发现了 B 族维生素对离体根生长的重要性）。1943 年，White 提出了植物细胞"全能性"（totipotency）学说，并出版了《植物组织培养手册》专著，使植物组织培养开始成为一门新兴的学科，奠定了植物组织培养的理论基础，植物细胞的全能性（图 9-1）是指植物体任何一个细胞都携带有一套发育成完整植株的全部遗传信息，在离体培养条件下，这些遗传信息可以表达，产生具有与母体完全相同遗传信息的、新的再生植株。植物细胞全能性只是一种潜在的可能性，大量的实验研究证明，要把这种可能性变为现实性，必须满足两个条件，一是要使这些细胞处于离体条件下，解除植物体其余部分对这些细胞的抑制性影响；二是要给予它们适当的刺激，就是给予它们一定的营养物质和激素，满足了这两个条件，细胞的全能性就会表现出来。细胞表现出全能性一般需要经过脱分化和再分化的过程，所谓的脱分化是指已有特定结构与功能的植物组织，在一定条件下，其细胞被诱导而改变原来的发育途径，转变为具有分生能力的胚性细胞或愈伤组织的过程；再分化是指经过脱分化的细胞，在合适的条件下的第二次分化，即产生新的、具有特定结构和功能的组织或器官的现象。

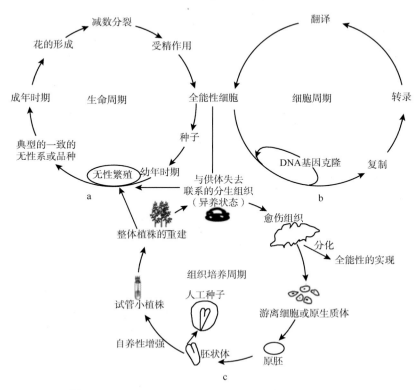

图 9-1　细胞全能性实现与利用（引自陈正华，1986）

a.生命周期；b.细胞周期；c.组织培养周期

（二）组培苗的成苗途径

植株再生途径一般可划分为无菌短枝型、丛生芽增殖型、器官发生型、胚状体发生型和原球茎发生型五种类型，所形成的植株称为再生植株。

1. 无菌短枝型

将顶芽、侧芽或带有芽的茎切段接种到伸长（或生长）培养基上，进行伸长培养，逐渐形成一个微型、多枝、多芽的小灌木丛状结构。继代时，将丛生芽苗反复切段转接，重复芽-苗的增殖培养，从而迅速获得较多嫩茎（在特殊情况下也会生出不定芽，形成芽丛）。这种增殖方式也称作"微型扦插"或"无菌短枝扦插"。

2. 丛生芽增殖型

茎尖、带有腋芽的茎段或初代培养的芽，在适宜的培养基上进行诱导，可使芽不断萌发、生长，形成丛生芽。将丛生芽分割成单芽，再进行增殖培养成新的丛生芽，如此重复芽生芽的过程，可实现快速、大量繁殖的目的。将生长势强的单个嫩枝进行生根培养，培养成再生植株。

3. 器官发生型

外植体经诱导脱分化形成愈伤组织，再由愈伤组织细胞分化形成不定芽（丛生芽）。这种途径也被称为愈伤组织再生途径。

4. 胚状体发生型

胚状体类似于合子胚，但又有所不同，它是通过球形胚、心形胚、鱼雷形胚和子叶形胚的胚胎发育过程，形成类似胚胎的结构，最终发育成小苗，但它是由体细胞发育而成的。

5. 原球茎发生型

原球茎是一种类胚组织，它是由胚性细胞组成的、呈珠粒状短缩的、类似于嫩茎的器官；也是兰科植物特有的现象，可以通过兰科植物的茎尖、侧芽、叶片、种子等培养直接诱导产生，继而分化成植株。

二、组培工厂的设计与设备配置

铁皮石斛的组培苗工厂应根据培养目的和生产规模来设计。设计时布局要合理，符合生产工艺流程和工作程序，便于操作，体现系统性、适用性，有利于防止污染和提高生产效率。一般铁皮石斛组培工厂包括组培车间（图9-2）和驯化车间，包含以下几个功能分区：①洗涤车间；②培养基配制车间；③灭菌车间；④缓冲间；⑤接种车间；⑥培养车间；⑦驯化车间。

（1）洗涤车间　主要用于组培器皿、器械的清洗，植物材料的预处理、试管苗出瓶、清洗与整理等工作，面积根据组培工厂的规模而定，通常为 $20 \sim 60m^2$，可与其他组培车间相连，也可另辟他处。主要配置水槽（池）器皿架。

（2）培养基配制车间　主要用于铁皮石斛培养基的配制，面积通常为 $30 \sim 50m^2$，主要配置冰箱、天平、纯水机、灌装机、试验台、试剂柜等设备。

（3）灭菌车间　主要用于铁皮石斛培养基的灭菌，通常与接种车间紧密相连，配置高压蒸气灭菌器。由于高压灭菌锅用电量大，应考虑用电负荷而设置专用的电线和配电板（盘）。灭菌车间必须有消防设施。

（4）缓冲间　主要作用是在无菌接种车间与外界有菌环境间形成一个缓冲地带，保证无菌接种车间始终保持无菌状态，不受外界有菌环境的干扰，一般要求面积为 $3 \sim 5m^2$，需配制紫外灯，缓冲间还可用于无菌操作人员更换灭菌工作服、拖鞋，戴口罩等。

（5）接种车间　主要用于铁皮石斛的初代培养，继代转接等工作，面积应根据生产规模而定，要求清爽安静、清洁明亮、墙面光滑平整、地面平坦无缝。除此以外，在设计时需要注意以下几个问题：

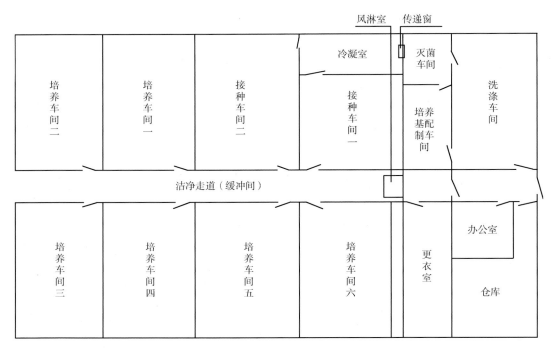

图 9-2   铁皮石斛组培车间设计图

1）根据工作量的大小决定接种间的面积，但不宜过大，可以多设几个小接种间。

2）为便于无菌操作和提高接种的工作效率，以选用平流风式单人单面超净工作台为宜。

3）接种车间内需安装紫外灯，定期打开进行空间消毒。

接种车间需要配置紫外灯、超净工作台、空调机、医用小推车、酒精灯、剪刀、镊子等（图 9-3）。

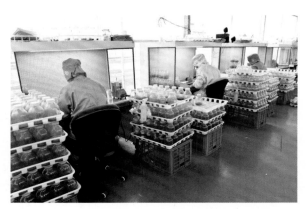

图 9-3   铁皮石斛组培苗接种车间（照片由厦门塔斯曼生物工程有限公司提供）

（6）培养车间   是铁皮石斛培养的场所，面积根据生产规模而定，计算公式为：培养车间面积＝产能／生产周期／每个组培架培养的瓶数×每个组培架的平均占地面积。通常需配制培养架、组培灯（有条件的组培室可配置 LED 灯）、空调机、除湿机、小推车、折叠梯子等设备（图9-4）。

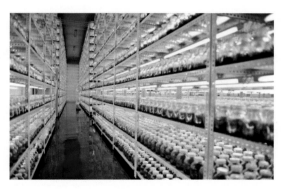

图9-4　铁皮石斛组培苗培养车间（照片由四川千草生物技术股份有限公司提供）

（7）驯化车间　用于组培苗出瓶后的驯化。通常在温室基础上营建，要求清洁，面积根据生产规模而定。需装备空调机、加湿器、恒温恒湿控制仪、光照调节装置等设备。

三、培养基配制

培养基（medium）是供微生物、植物和动物组织生长和维持的人工配制养料，一般都含有碳水化合物、含氮物质、无机盐（包括微量元素）以及维生素和水等。铁皮石斛常用的基础培养基为改良 N_6 培养基，改良 N_6 培养基的配制流程如下：

（一）改良 N_6 培养基母液的配制（配方见表9-1）

表9-1　改良 N_6 培养基配制

母液种类	成分	规定量（mg/L）	扩大倍数	称取量（g/L）	母液体积（mL）	吸取量（mL）
母液1	KNO_3	2830	50	141.5	1000	20
	$(NH_4)_2SO_4$	463	50	23.15		
	$MgSO_4 \cdot 7H_2O$	185	50	9.25		
母液2	$CaCl_2 \cdot 2H_2O$	166	100	8.3	500	10
母液3	KH_2PO_4	400	100	20.0	500	10
母液4	Na$_2$-EDTA	37.3	100	1.865	500	10
	$FeSO_4 \cdot 7H_2O$	27.8	100	1.390		
母液5	H_3BO_3	6.2	100	0.31	500	10
	$MnSO_4 \cdot 4H_2O$	22.3	100	1.115		
	$ZnSO_4 \cdot 7H_2O$	8.6	100	0.43		
	KI	0.83	100	0.0415		

续表

母液种类	成分	规定量（mg/L）	扩大倍数	称取量（g/L）	母液体积（mL）	吸取量(mL)
	$NaMoO_4 \cdot 2H_2O$	0.25	100	0.0125		
母液5	$CuSO_4 \cdot 5H_2O$	0.025	100	0.001 25		
	$CoCl_2 \cdot 6H_2O$	0.025	100	0.001 25		
	肌醇	100	200	5.0		
	甘氨酸	2.0	200	0.1		
母液6	烟酸	0.5	200	0.025	250	5
	VB_6	0.5	200	0.025		
	VB_1	0.1	200	0.005		

1. 大量元素

大量元素母液通常配制成 10～100 倍，原则上配方中的所有大量元素都可以混在一起，但硫酸镁与氯化钙要单独配制，因为高浓度的 Ca^{2+}、Mg^{2+} 与磷酸盐混合，会产生不溶性沉淀。

配制方法：用天平称取药品，分别加入 600～700mL 蒸馏水中，再用磁力搅拌器搅拌，待第一种药品溶解，加入第二种药品，最后定容。或每一种药品分别溶解，然后混合，最后定容。

2. 微量元素

用分析天平准确称取药品，分别先溶解，再混合，最后定容。有时 KI 单独配制。

3. 铁盐母液

易沉淀，需单独配制，一般配成硫酸亚铁（$FeSO_4 \cdot 7H_2O$）与乙二胺四乙酸二钠（Na_2-EDTA）的铁盐螯合剂。

用少量蒸馏水将 Na_2-EDTA 加热溶解后，再缓缓倒入 $FeSO_4$ 溶液充分搅拌，并加热 5 分钟，使其充分螯合。

4. 有机物母液

分别称取药品，溶解，混合后加水定容。

5. 植物激素母液的配制

每种激素必须单独配成母液，浓度一般配成 1mg/mL。用时根据需要取用。因为激素用量较少，一次可配成 50mL 或 100mL。另外，多数激素难溶于水，要先溶于可溶物质，然后才能加水定容。通常 IAA、IBA、GA 等用 95% 的乙醇助溶后，再加水定容到一定浓度。NAA 用热水或少量 95% 的乙醇助溶，再加水定容到一定浓度。2, 4-D 用 1.0 M NaOH 助溶，再加水定容到一定浓度。将 Kt 和 BA 用 1.0 M HCl 助溶，再加水定容。玉米素用 95% 的乙醇助溶，再加水定容到一定浓度。配制好的母液瓶上应分别贴上标签，注明母液名称、浓度和日期。

（二）培养基的配制过程

1）将母液按顺序摆放。

2）取适量的蒸馏水（所需培养基量的 2/3）装入容器。

3）按需要量依次取母液（吸取量＝配制浓度 × 配制培养基体积 / 母液浓度）及生长调节物质（吸取量＝工作液浓度 × 配制培养基体积 / 母液浓度）。

4）加琼脂（6 ～ 10g/L），煮沸，2 ～ 3min。

5）加入蔗糖（30g/L）溶解。

6）定容。

7）调节 pH（pH 5.6）。

8）分装培养瓶，封口。

（三）高压灭菌

铁皮石斛培养基采用湿热灭菌法，灭菌时间一般为 20min，灭菌时间太长易造成培养基变酸，不凝固。

（四）培养基成分在铁皮石斛培养中的作用

1. 大量元素

大量元素是指植物生长发育所需的浓度大于 0.5mmol/L 的营养元素，主要有 N、P、K、Ca、Mg、S 等。其中，N 是植物矿质营养中最重要的元素，分为硝态氮（NO_3^-）和铵态氮（NH_4^+），这两种状态的氮都是铁皮石斛组织培养所需要的。P 能促进植物细胞的生长和分裂，K、Ca、Mg 等元素能影响植物细胞代谢中酶的活性。

2. 微量元素

微量元素是指植物生长发育所需的浓度小于 0.5mmol/L 的营养元素，主要有 Fe、Mn、Cu、Mo、Zn、Co、B 等。它们用量虽少，但对植物细胞的生命活动有着十分重要的作用。其中，Fe 是用量较多的一种微量元素，对铁皮石斛叶绿素的合成起重要作用。

3. 有机营养

铁皮石斛组培中所需的有机营养成分复杂，主要分为维生素、肌醇、氨基酸和天然附加物 4 类。维生素在植物细胞里主要是以各种辅酶的形式参与多种代谢活动，对生长、分化等有很好的促进作用。主要有 VB_1（盐酸硫胺素）、VB_6（盐酸吡哆醇）、Vpp（烟酸），有时还使用生物素、叶酸、VB_2 等。一般用量为 0.1 ～ 1.0mg/L。肌醇在糖类的相互转化中起重要作用，可以促进组织和细胞的繁殖、分化，对细胞壁的形成也有作用，使用浓度一般为 100mg/L。氨基酸是有机氮源，可直接被铁皮石斛细胞吸收利用。铁皮石斛常用的天然附加物主要为土豆汁和香蕉汁，成分比较复杂，大多含氨基酸、激素等一些活性物质，一般认为土豆汁能促进铁皮石斛种子的萌发，香蕉汁则有利于铁皮石斛的生长、壮苗和生根。

4. 蔗糖

蔗糖在铁皮石斛组培中不仅作为碳源提供能量，作用于相关器官和促进呼吸作用，还提供一定的渗透压，30g/L 的蔗糖浓度有利于铁皮石斛组培苗生产出最多的生物活性物质。

四、外植体接种与培养

铁皮石斛外植体可选择叶片、茎段、种子、细胞、组织等器官，但为了适合药用铁皮石斛工厂化育苗的需要，通常选用未成熟种子（未成熟胚）作为外植体，有时也可选择茎段作为外植体。

（一）种子作为外植体

1. 种子的制备及消毒

每年 5 ～ 6 月对铁皮石斛的亲本进行人工授粉，11 月取未成熟蒴果，带入实验室，用流水冲洗 2 ～ 3min，去污剂浸泡 10min（其间不时摇晃），然后流水冲洗 10min，带入超净工作台，先用 70% 乙醇浸润 30s，0.1% 升汞浸泡 5 ～ 10min，无菌水冲洗 3 ～ 5 次，备用。

2. 铁皮石斛无菌播种

将铁皮石斛蒴果置于无菌纸上，用解剖刀将蒴果切开，将种子均匀播种于原球茎诱导培养基（改良 N_6+NAA 0.5mg/L+ 马铃薯提取液 80g/L+ 琼脂 7g/L+ 蔗糖 30g/L，pH5.6）中，置于培养室中培养，培养条件为 25±2℃，光照 1000Lx，光照周期 12h/d（开始 7d 给予暗培养），培养 3 个月后，铁皮石斛种子被诱导成原球茎（图 9-5）。

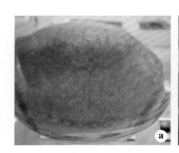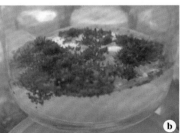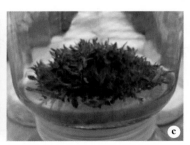

图 9-5 铁皮石斛播种后培养不同时间原球茎诱导情况
a. 播种 30d；b. 播种 60d；c. 播种 90d

3. 原球茎分化增殖与壮苗生根培养

将原球茎转接至铁皮石斛分化增殖培养基（改良 N_6+NAA 1.0mg/L+ 香蕉汁 80g/L+ 琼脂 7g/L+ 蔗糖 30g/L，pH5.6）中，置于培养室中培养，培养条件为 25±2℃，光照 1500Lx，光照周期 12h/d，培养 3 个月后，原球茎分化成苗，再将分化出的幼苗重新转接至壮苗生根培养基（改良 N_6+NAA 1 ~ 2mg/L+ 香蕉汁 80g/L+ 活性炭 18g/L+ 琼脂 7g/L+ 蔗糖 30g/L，pH5.6）中，每瓶接种 20 ~ 25 株（以 550mL 兰花瓶计），从转接至培养 3 个月即可出瓶移栽（图 9-6、图 9-7）。

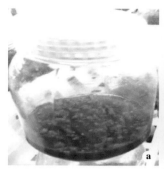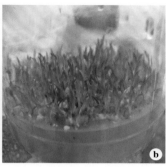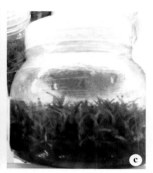

图 9-6 铁皮石斛原球茎分化培养

a. 分化培养 7d；b. 分化培养 45d；c. 分化培养 75d

（二）以铁皮石斛茎段作为外植体

1. 茎段的预处理及消毒

将铁皮石斛带节的茎段先用洗洁精清洗干净，剥去叶片和膜质叶鞘，流水冲洗 10 ~ 15 分钟，剪成 1 ~ 1.5cm 的带节小段，带入超净工作台，先用 75% 乙醇浸润 30s，用 0.1% 升汞浸泡 10min，无菌水漂洗 4 ~ 5 次，最后用无菌滤纸吸干水分。

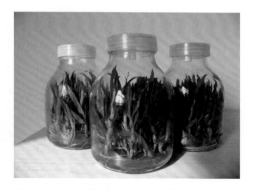

图 9-7 铁皮石斛组培苗（照片由四川千草生物技术股份有限公司提供）

2. 茎段的初代培养

将铁皮石斛茎段接入初代培养基（1/2MS+6-BA 2.0mg/L+NAA 0.5mg/L+ 蔗糖 3%+ 活性炭 0.8g/L+ 琼脂 7g/L），置于 25±2℃，光照强度 1500Lx，光照周期 12h/d 条件下进行培养，培养中每 25d 继代一次，75d 后可获得茎段腋芽。

3. 丛生芽诱导

将铁皮石斛初代培养产生的腋芽从茎段上切下，再接种到丛生芽诱导培养基（1/2MS+6-BA1.5mg/L+NAA 0.5mg/L+ 蔗糖 3%+ 活性炭 0.8g/L+ 琼脂 7g/L）上，置于

25±2℃，光照强度 1500Lx，光照周期 12h/d 条件下培养 40d，可在腋芽基部产生大量的丛生芽簇，增殖系数可达 5 以上，产生的丛生芽簇可继续切割增殖培养，也可用于壮苗生根培养。

4. 壮苗生根培养

将铁皮石斛丛生芽诱导培养中产生的丛生芽簇切割成单芽，重新接种到壮苗生根培养基（1/2MS+IBA 0.5mg/L+NAA 0.5mg/L+ 蔗糖 3%+ 活性炭 0.8g/L+ 琼脂 7g/L），培养条件为 25±2℃，光照强度 1500Lx，光照周期 12h/d，培养 90～120d 后，铁皮石斛小苗长至 3cm 高，有 3～4 条根，即可移栽。

五、组培苗驯化与移栽

（1）驯化　组培苗驯化采用瓶内驯化的方式，将铁皮石斛组培苗置于温室中，不开盖驯化 10d，然后打开瓶盖再驯化 3d。

（2）洗苗　将铁皮石斛组培苗从瓶中取出，用清水仔细洗去基部的培养基，然后用 0.8% 高锰酸钾溶液浸根 30s，置于通风处将根晾干即可移栽。

（3）基质准备　铁皮石斛栽培基质要求通气、透水，通常铁皮石斛的基质以松鳞：石子 =2～3：1 的比例进行配制。

（4）移栽　铁皮石斛栽培可以采用容器栽培（图 9-8）和地面栽培（图 9-9），容器栽培即将基质置于花盆或穴盘内，然后将铁皮石斛组培苗栽种于其中，每丛 3 株左右；苗床栽培需在苗床上铺设 3cm 左右石子，石子上方铺设 10cm 左右基质，将组培苗种植其中，每丛 3 株左右，株行距为 10cm×10cm 至 15cm×15cm。

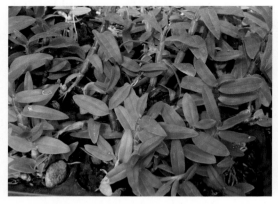

图 9-8　容器栽培（赵桂华提供）

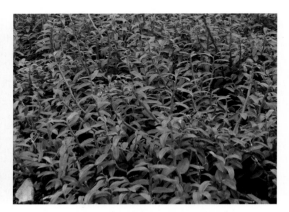

图 9-9　地面栽培（赵桂华提供）

六、组培过程中污染控制

污染是指在组织培养过程中培养基和培养材料滋生杂菌，导致培养失败。铁皮石斛组培过程中污染源主要分为三类：细菌污染（图9-10）、真菌污染（图9-11）和小型节肢动物造成的污染（如螨虫污染），后期组培瓶壁上能看到螨虫卵泡（图9-12）。

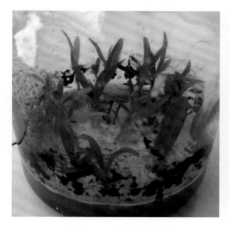 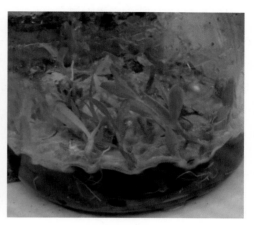

图 9-10　细菌污染　　　　　　　　　　图 9-11　真菌污染

（一）污染的特点

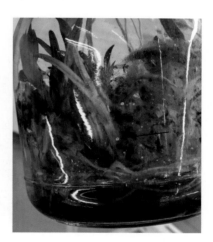

细菌污染的特点是菌斑呈黏液状，接种后 1～2 天就可发现；真菌污染的特点是污染部分长有不同颜色的菌丝；小型节肢动物造成的污染，特别是螨虫造成的污染，在铁皮石斛组培过程中较为常见，为危害最大的污染源，稍微疏忽便可能造成整个组培室的污染，未及时转接的老苗较易感染螨虫，螨虫造成的污染通常是以真菌污染的形式表现出来，具体表现为在污染初期有白色菌丝沿组培瓶内壁向上生长，后期组培苗全部被白色菌丝覆盖，并在菌丝中出现螨虫颗粒状的卵泡。

图 9-12　螨虫污染

（二）造成污染的主要原因

1. 环境因素

空气中的微生物种类众多，室内空气也是如此，如室内不清洁，且环境湿度大，真菌、细菌随空气流动进入组培室或组培瓶内造成污染。

室外风大，易扬尘，组培室门密封不好，灰尘易进屋，有尘就有菌，易造成组培室污染。

2. 人员因素

1）接种人员自身卫生状况不佳，无菌服未经常清洗消毒，接种前未洗手消毒，带菌操作。

2）接种操作不规范，接种时说话、聊天，未佩戴口罩、帽子。

3）接种器械消毒不彻底。

4）组培室管理不到位，污染苗未及时清理出去，造成交叉污染，紫外灯未经常开启杀菌，组培室未能定期熏蒸。

3. 培养基因素

1）培养基配制灌装时培养基沾在组培瓶瓶口或外壁，易造成污染。

2）瓶盖破损。

3）灭菌操作不规范，灭菌温度不够或时间太短，造成灭菌失败。

（三）采取的措施

1）清洁室内环境，控制湿度，加强组培室门的密封性，有条件的组培室可采用空气净化系统。

2）接种人员强化卫生意识，不得留长指甲、长发，无菌服（工作服）经常清洗消毒，接种前双手要仔细清洗干净。

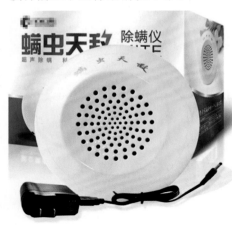

图9-13 超声波除螨仪

3）接种操作要规范，接种时，超净工作台上不要放置太多的组培瓶，防止气流不畅造成污染，双手不得从无菌纸、无菌盘、无菌苗上方通过，剪刀、镊子等接种工具经常消毒，双手、台面常用75%乙醇擦拭消毒。

4）加强组培室管理，及时清理污染苗，经常采用紫外灯杀菌，定期甲醛熏蒸。

5）培养基灌装时尽量不要将培养基沾在瓶口上，保证瓶盖的完好，灭菌时要彻底。

6）为预防螨虫污染要及时转接组培苗，及时清理污染苗，可喷洒杀虫气雾剂，有条件的组培室可购置超声波除螨仪（图9-13）。

七、生物反应器的应用

生物反应器最初是应用在微生物的发酵上，近20年来逐渐应用于植物细胞以及植物器官的培养上。采用液体培养基培养时，可以加速培养过程中培养基物质交换，不易在培养的组织块周围形成营养梯度和代谢产物梯度，不易使培养物产生褐变，植物组织生长速度快于固体培养。目前生物反应器在铁皮石斛上主要用于原球茎增殖培养的研究和组培快繁，在铁皮石斛组培快繁过程中，常用的生物反应器主要为间歇浸没式生物反应器、主要采用气泵驱动RITA间歇浸没式生物反应器（图9-14）和BIT间歇浸没式生物反应

器（图 9-15）。应用间歇浸没式生物反应器培养
的铁皮石斛组培苗的茎较为粗壮，充满整个反应
器，增殖系数很大，均一性好，叶片深绿，长势好，
根略短于固体培养（图 9-16，图 9-17）。虽然生
物反应器在铁皮石斛组培快繁方面还存在着一些
问题，如铁皮石斛易产生玻璃化现象，污染问题
较难解决，对设备、工艺要求高，技术操作严格等，
但生物反应器具有工作体积大、单位体积生产能
力高、物理和化学条件精准控制方便，便于实现
智能化控制，降低劳动强度，便于组培规模化生
产，为铁皮石斛组织培养工业化生产开辟了广阔
的前景。

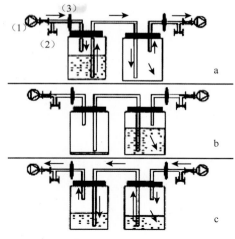

图 9-14　气泵驱动 RITA 间歇浸没式生物反
应器

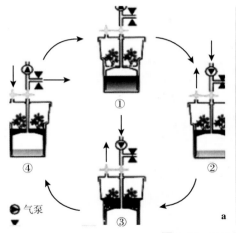
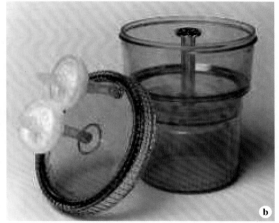

图 9-15　BIT 间歇浸没式生物反应器

a. 工作原理；b. 生物反应器

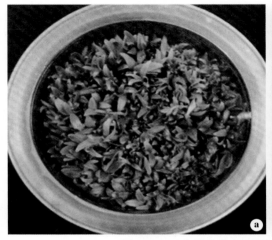
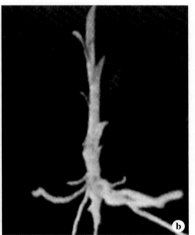

图 9-16　反应器培养得到的铁皮石斛组培苗

a. 正面观；b. 生根的幼苗

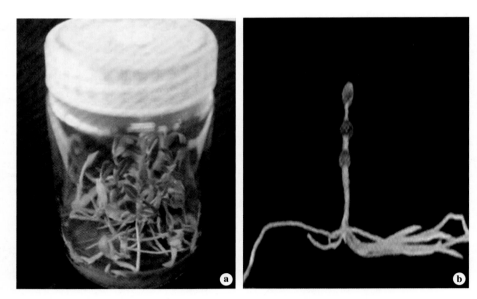

图 9-17　固体培养得到的铁皮石斛组培苗
a. 瓶苗侧面观；b. 生根的幼苗
（引自陈集双、贾明良、欧阳平凯：《半夏生物资源与细胞工程》）

八、LED 光源的应用

　　光是植物生长过程中的重要因子之一，有了合理的光环境，植物才能健康地生长发育，在铁皮石斛组织培养中通常以荧光灯、节能灯作为光源，但这两种灯有体积大、能耗高、寿命短等缺点；随着技术的进步，近年来 LED（light emitting diodes）发展相当迅速，白光 LED 的发光效率已大大超过白炽灯，达到荧光灯、节能灯水平；同时，LED 拥有体积小、重量轻，固态、寿命长、波长具体、光谱性能好、光效率高、能耗小、不容易色衰等优点。

　　目前，LED 光源已逐步应用到铁皮石斛的组培生产中，但在选用 LED 作为铁皮石斛的光源时，应更多考虑光质对铁皮石斛的影响，研究发现，红光有利于铁皮石斛种苗根系与苗高生长，蓝光有利于种苗增粗与生物碱积累，铁皮石斛试管苗株高在 100% R 处理下达到最大值；叶数、根长均在 80% R ＋ 20% B 处理下达到最大值；根数在 70% R ＋ 30% B 处理下达到最大值。在 50% R ＋ 50% B 处理下，铁皮石斛试管苗的干重、鲜重、叶绿素 a、叶绿素 b、叶绿素（a+b）、可溶性糖含量和根系活力均达到最大值。可溶性蛋白在 100% B 处理下达到最大值。总体来讲，当红蓝光比例为 1 ：1 时最有利于铁皮石斛试管苗的生长、叶绿素合成及干物质积累和糖积累。

九、种苗工厂化快繁生产管理与效益分析

（一）组培工厂的机构设置与岗位职责

组培育苗工厂的机构设置、管理体制和各项管理制度，虽然不属于组培技术，但是它直接影响组培技术的贯彻实施，人才及技术储备潜能的发挥和生产效益的高低，常常是一个组培苗生产企业成败的关键要素之一。因此，在组培苗的生产实践中绝对不容忽视。

一般组培苗工厂可由厂长统揽全局，副厂长协助主管日常行政事务和生产管理，下设必要的机构。除厂办公室和财务会计人员外，可设立以下各部门：

1. 生产部

（1）负责人　1～2名，主要职责是：①根据总体生产规划，制订具体生产计划上报审批后负责实施；②制订各工种工人的定额管理和奖惩办法上报审批后负责实施；③安排、协调下属各部门的日常工作；④对下属人员进行考勤、考核；⑤负责工人的业务学习和技能培训；⑥生产上发现重大问题时及时研究解决并上报处理意见及处理情况。生产部按生产作业分工，须招聘以下各工种工人，人员数量按生产任务而定。

（2）勤杂、清洁工　主要职责是：①洗涤组培生产用的各种器皿、用具，保证培养基制作和接种的需要；②保持生产作业区的公共环境卫生；③组培苗的出货、包装等各种杂活。

（3）培养基制作工人　其主要职责为：①按操作规程配药、制作培养基和消毒，保证培养基配方正确无误，消毒完全，各种培养基代号标写清楚无误并做好登记；②按要求及时提供所需的培养基和接种工作所需的消毒用品等；③及时将消毒后的培养基及用具等，送至培养基储备间，排放整齐，标记清晰；④保持药品间、培养基制作消毒间的整洁，保持培养基储备间的卫生，并经常用紫外线消毒；⑤保持各种仪器设备的完好使用状态，各种药品、母液存放整齐有序，并做好各种药品的使用登记。

（4）接种工　对接种工人的要求是有良好的卫生习惯，接种操作敏捷，并有长时间接种操作的耐心。其主要职责如下：①领班人负责按计划做好接种材料、培养基的接种前清点核查，对需要预先清洁消毒的培养瓶进行消毒等，做好接种前的准备工作，并做好接种工人的接种安排；②接种工人由领班人安排，按操作规范进行接种，保质保量完成接种任务；③接种后的材料及时标记清晰，由领班人核查登记，并填写接种工作日报表；④接种后的材料及时转运培养间，由培养间负责人签收登记；⑤接种完成后，保持超净工作台台面整洁。需要清洗的用具、器皿等及时转送洗涤间；⑥经常保持缓冲间、接种间和紫外消毒间的整洁，并定期进行消毒。

（5）培养车间管理工　对培养间管理人员的要求是责任心强，管理精心、细心。其主要职责如下：①验收由接种间送来的铁皮石斛培养材料，进行登记并及时上架。培养架上排放的材料必须规整，充分利用培养架上的空间；②按照铁皮石斛的培养阶段及时调控光照和温度，保证组培苗的正常生长；③根据组培苗的生长情况，及时（一般每5d一次）上报需要继代、生根、出苗的铁皮石斛的数量及质量情况；④做好各类材料出入库登记，

保证随时能提供铁皮石斛各培养阶段的库存量；⑤及时检查污染材料，登记后清除并移送消毒间经消毒后清洗；⑥按生产部下达的计划，将次日或后 1 ~ 2d 内需作继代转移或壮苗生根的材料，送至紫外线消毒间，移交给接种间领班人员查收；⑦每天定时记录培养间的温度（可用自记温度计），发现温度不正常时及时调整培养间温度。培养架上的灯管损坏时应及时更换；⑧保持培养间的整洁，材料排放整齐有序，并对培养间定期进行消毒。

（6）铁皮石斛驯化炼苗管理工人　宜选用有一定的温室或大棚栽培管理经验的人员担任。其主要职责为：①备足铁皮石斛组培苗驯化所需的基质、营养钵或苗盘，并做好移苗前基质的发酵、营养钵和苗盘消毒；②精心做好铁皮石斛组培苗的瓶内驯化；③细心移栽和管理铁皮石斛幼苗，提高移栽成活率，并做好移栽记录；④认真负责地做好温室（或大棚）的保温、通风、遮阳、喷水、打药、施肥等日常管理，保证铁皮石斛苗的正常生长，保持温室内的整齐美观；⑤做好铁皮石斛苗的出入库登记，随时提供铁皮石斛苗的数量和生长情况。

2. 质量检验部

质检人员必须熟悉组培生产的全过程，具有认真负责的工作态度。其职责是：

1）参照有关铁皮石斛种苗的质量标准，征求生产部和市场部负责人员的意见，主持制订铁皮石斛苗出厂的质量标准，上报审批后负责质量检验。

2）按各部门制订的各项作业的定额管理和质量要求，负责监督检查。

3）严格检查出售铁皮石斛苗质量的合格情况，签发铁皮石斛种苗质量等级证。

4）保存各项检验档案备查并注意技术保密。

3. 技术开发部

技术开发部是铁皮石斛组培新配方开发，组培新工艺引进和消化的重要部门，是铁皮石斛组培工厂能否保证持续竞争力的关键。要求从职人员有一定的植物组织培养工作的经验和较高的技术素养。其主要职责如下：

1）通过实验，不断优化铁皮石斛培养基配方及培养条件。

2）根据生产上出现的问题，及时开展实验研究，提出解决方案。

3）根据生产发展的需要，研制、引进、消化新的组培工艺，做好技术储备。

4）做好各项实验的记录并建立完整的技术档案，严格遵守技术保密制度。

4. 市场营销部

在市场经济条件下，如何针对市场需求，打开产品销路和拓展市场份额，将直接影响经济效益的好坏和工厂的市场形象。对市场营销人员的要求是既要有吃苦耐劳的精神，又要有机动灵活和敏捷的工作作风。其主要职责是：

1）做好广告策划，制订产品目录、价格及产品介绍等，制订销售合同书和营销计划。

2）完成销售指标。

3）及时反馈市场信息并做出市场预测。

4）做好产品的售后服务。

5. 物资供应、后勤保障部

以保障生产经营中必需的物资供应为主，兼顾职工的生活福利等方面的需求。其主要职责：
1）按生产要求，及时采购供应必需的仪器设备和各种物品，并做好物品出入库登记。
2）保证水、电供应正常。
3）负责仪器设备的维修，保证各种仪器设备能正常运转。
4）搞好职工的生活福利设施（必要的食、宿条件和交通工具等）。

（二）铁皮石斛组培苗工厂生产计划的安排

铁皮石斛栽培有季节性要求，因此铁皮石斛组培苗的出苗必须满足栽培的时间要求，通常春季苗 3～6 月出苗，秋季苗 9～10 月出苗，这就要求铁皮石斛组培苗的整个生产必须按照出苗的时间节点来安排。

铁皮石斛组培苗的生产周期约为 10 个月，分为无菌播种（3 个月）、继代分化（3 个月）、壮苗生根（3～5 个月）三个阶段，因此如果需在春季 4～6 月出苗，那就需要在前一年的 5～7 月播种，如需秋季 9～10 月出苗，那就需在前一年的 10～12 月播种，同时需要根据出苗量、成苗率及后期接种工人的接种生根苗的速度安排好播种量和播种节奏，一般情况下，一颗优质的铁皮石斛种果可以生产 800 瓶（35 株/瓶计）以上的种苗，一个熟练的接种工人一天约可接种铁皮石斛生根苗 200 瓶，综上所述，以春季和秋季都出10 万瓶组培苗，每次转接成苗率为 90% 为例，需播种 170 颗种果，整个铁皮石斛组培苗生产可参照表 9-2 安排。

表 9-2　铁皮石斛组培苗生产计划表

时间节点	项目	生产量（瓶）	备注
5～7 月	无菌播种	170×7×90%=1071	考虑到壮苗生根时的接种压力，播种时可分 2～3 个月播完，平均每周播种 15～20 颗；需接种工人 1 人
8～10 月	继代分化	1071×30×0.9=28 917	共需转接约 3.2 万瓶，按照 350 瓶/（日·人）的转接速度，约需 100 个工，需安排工人 2～3 人
11 月～次年 1 月	壮苗生根	28 917×4×0.9=104 101	共需转接约 11.6 万瓶，按照 200 瓶/（日·人）的转接速度，约需 580 个工，约需安排 8 个工人
11～12 月	无菌播种	170×7×90%=1071	播种时可分 2 个月播完，需接种工人 1 人
3～6 月	出苗	104 101	需勤杂工 2～3 人
2～4 月	继代分化	1071×30×0.9=28 917	共需转接约 3.2 万瓶，按照 350 瓶/（日·人）的转接速度，约需 100 个工，需安排工人 2～3 人
5～7 月	无菌播种	170×7×90%=1071	分 2～3 个月播完，平均每周播种 15～20 颗；需接种工人 1 人
5～6 月	壮苗生根	28 917×4×0.9=104 101	共需转接约 11.6 万瓶，按照 200 瓶/（日·人）的转接速度，约需 580 个工，约需安排 12 个工人
8～10 月	继代分化	1071×30×0.9=28 917	共需转接约 3.2 万瓶，按照 350 瓶/（日·人）的转接速度，约需 100 个工，需安排工人 2～3 人
9～10 月	出苗	104 101	需勤杂工 2～3 人

除了上述生产计划方案外，还有其他方案，各个铁皮石斛组培苗工厂可根据自身的实际情况合理安排生产。

（三）生产成本核算

铁皮石斛组培苗工厂化生产既有工业特征，又有农业特征，成本核算的方法比较复杂。一般铁皮石斛组培苗生产成本包括直接成本、间接成本和期间成本三部分，具体如表9-3所示。

表9-3　铁皮石斛组培苗工厂化生产成本核算明细表

成本项目	明细
直接成本	直接工资：生产人员工资、奖金、津贴等
	直接材料：消耗的各种生产资料，包括生化试剂、琼脂、蔗糖、肥料农药等
	其他直接费用：水电费、种苗费（引种费）
间接成本	生产设施折旧费：设备、仪器、房屋、温室、工具等的折旧
	生产中保险费，试验检验费
	季节性、修理期间的停工损失
	其他间接费用：燃料、机械费等
期间成本	销售费用：销售人员工资、广告费、展览费、运输费、包装费等
	管理费：管理人员工资、招待费、技术转让费、技术培训费等
	财务费用：利息支出、汇兑损失、手续费等

1. 直接生产成本

按每生产1万瓶铁皮石斛组培苗约耗用2000L培养基推算，培养基制备的药品、人工工资、电耗及各种消耗品约需直接生产成本6000元；接种费用约需10 000元；种苗培养所需电费约需10 000元；组培瓶成本8000元；直接成本约34 000元，如果成苗率为90%，则折合到每瓶铁皮石斛组培苗成本约为3.8元（按生产1万瓶铁皮石斛组培出瓶苗计）。

其中，培养期间的电耗常占极大比重，如果能采用更加节能的LED光源或充分利用自然光来减少人工光照，都将大大地降低成本。此外，随着各项生产技术的改进、提高和自动化设备的引进，扩大生产规模也可以有效地降低人工成本。

2. 固定资产折旧

按年产15万瓶铁皮石斛苗的组培工厂规模推算，约需厂房和基本设备投资100万元，如果按每年10%折旧推算（厂房、设备及设备维修等），即10万元的折旧费，则每瓶组培苗增加成本0.6元左右。

3. 市场营销和经营管理开支

如果市场营销和各项经营管理费用的开支按铁皮石斛直接成本的 30% 计算，每瓶铁皮石斛组培苗的成本约增加 1.2 元。

从以上各项成本费合计计算，每瓶铁皮石斛组培苗的生产成本约为 5.54 元 / 瓶。因此在铁皮石斛组培苗投入生产前应进行充分的市场调研，否则产品一旦出现积压或产品价格大幅度下降，则铁皮石斛组培苗工厂陷入亏损。

（史　俊　刘　骅　张治国）

第二节　铁皮石斛组培苗繁殖技术研究进展

用组织培养的方法，大量快速繁殖性状一致的组培苗，并进行人工栽培，是保护和发展铁皮石斛的有效途径。

自 20 世纪 70 年代以来，众多学者对铁皮石斛的组培苗繁殖进行了大量研究，现就以铁皮石斛种子和茎段作为外植体繁殖组培苗有关研究进展进行综述。

一、铁皮石斛组培苗繁殖途径

（一）种子组培苗培养

用种子作为外植体繁殖组培苗，经过几十年的研究与应用，该技术现已成熟，目前绝大多数组培苗生产采用此方法。

1. 铁皮石斛种子的形态结构和萌发过程

叶秀粦等（1988）研究表明铁皮石斛 2 ～ 6 个月种龄的胚均处于球形胚阶段，不同种龄的胚在体积大小、胚细胞数目、胚细胞内的淀粉粒含量和超微结构上有差异。在离体培养条件下铁皮石斛种子萌发率可达 95%，种子萌发后形成原球茎可以直接发育形成幼苗，又可以由原球茎产生大量愈伤组织，然后再分化发育成幼苗。种子萌发过程中，胚顶端分生组织细胞的淀粉逐渐消耗，淀粉的变化与分生组织和子叶的形成有明显的相关性。

2. 铁皮石斛种子萌发

（1）种龄　把 2 个月、3 个月、4 个月、5 个月和 6 个月种龄的种子接入改良 N_6 培养基中，并置于同一条件下培养，观察结果表明：授粉后两个月的果实，在同一果实中中间部位的种子有一部分的胚在培养基中能继续进行细胞分裂和生长，胚的体积逐渐增大。培养一个月后，胚细胞内积累了大量淀粉，此时胚细胞明显胀大，突破种皮，种子开始萌发，萌发率为 6%。位于果实两端的种子，经过一个月的培养，所有的胚细胞逐渐解体，不能萌发成苗。3 个月种龄的种子接入培养基后，胚也能继续分裂和生长，培养 2 周后，胚细胞胀大，突破种皮，开始萌发，萌发率为 87%。4 个月、5 个月和 6 个月种龄的种子接入培养基中，只要培养一周即可萌发，萌发率为 95%（叶秀粦等，1988）。

将铁皮石斛不同胚龄的种子接种在改良 N_6+NAA 0.2mg/L+10% 椰乳的最适培养基上，幼胚胚龄在 45d 以下时，萌发率极低，萌发过程长，即使萌发也难形成胚状体而成苗；随着胚龄的增长，其萌发期逐渐缩短，萌发率逐渐升高，成苗率也逐步升高，但到达一定胚龄后，差异并不明显。

石斛兰种子从受粉到成熟的时间相差很大，无距石斛（*D. hercoglossum*）90d 左右，铁皮石斛 230d 左右，密花石斛（*D. densiflorum*）、单斑石斛（*D. fimbriatum*）、美花石斛（*D. loddigesii*）360d 左右；种子成熟期和蒴果开裂期基本一致；120d 左右的胚基本能达到最大萌发率、最短萌发期和最高成苗率（曾宋君等，1998）。

（2）基础培养基　赵天榜等（1994）比较了 N_6、MS 等 14 种培养基对铁皮石斛种胚成苗率的影响发现，除 B_5 外，所有基础培养基均优于其减半培养基。其中，N_6 最好，SH、Kn、MS 次之，1/2MS、$1/2V_W$ 最差。

铁皮石斛种子在 MS、KS、SH、V_W、Kundson C 培养基，以及改良 N_6 培养基［改良 N_6 培养基中 KNO_3 的含量改为 3000mg/L，$(NH_4)_2SO_4$ 改为 200mg/L］上均可萌发，改良 N_6 培养基萌发和成苗效果较好（曾宋君等，1998）。

将铁皮石斛种子在 1/2MS 附加马铃薯提取液的培养基上，经 2.5 个月培养萌发率达 95%，原球茎呈深棕色，大多数原球茎具 2 片真叶（张玲等，1997）。唐桂香等（2005）将铁皮石斛种胚接种在 1/2MS 添加 20% 马铃薯液的培养基上，种胚萌发率为 79.37%。

（3）植物激素　刘瑞驹等（1988）在 1/2MS 培养基加 NAA 0.5mg/L，种胚萌发及原球茎生长成苗的速度明显加快，第 90d 出现 2 片真叶的百分数也最高，但原球茎的白化比率也高。加 BA 0.5mg/L 或 NAA 0.2mg/L+BA 1.0mg/L 种胚生长缓慢。

适宜的 NAA 浓度对幼胚的萌发和成苗均起促进作用，以低浓度（0.2～0.5mg/L）时效果最佳，当浓度超过 2.0mg/L 时对胚萌发和成苗起抑制作用（曾宋君等，1998）。

（4）天然附加物　在最适胚培养（改良 N_6 培养基 +NAA 0.2mg/L）中，分别加入椰乳、香蕉汁、番茄汁、马铃薯汁、绿豆芽汁做胚萌发和成苗及生根壮苗组培实验，结果表明，除番茄汁外，均对胚萌发、成苗和生根壮苗有促进作用。在胚萌发中以椰乳的效果最好（曾宋君等，1998）。

在 1/2MS 培养基加入马铃薯水浸液，从种胚萌发到成苗的过程中，在生长速度和出现 1～2 片真叶的百分数等方面均较高，还可见出苗整齐、苗苗壮、叶色浓绿，原球茎和幼苗无黄化、白化和褐化的现象（刘瑞驹等，1988）。

铁皮石斛种子在 1/2MS 培养基上就能正常萌发形成原球茎，长出子叶和真叶，附加一定量的马铃薯水提物可促进萌发，香蕉提取物和椰乳对种子萌发和正常发育有不利影响，干扰其正常发育过程（张玲等，1997）。

3. 壮苗生根培养

（1）基础培养基　比较了 MS、B_5、N_6、Kc 四种培养基对幼苗生长的影响，从幼苗的株高、叶数、根数综合分析，N_6 培养基最好，B_5 培养基次之（张玲等，1997）。刘骅等（1998）研究铁皮石斛小苗在 4 种基础培养基上生长情况表明，培养到 120d 时，B_5 培养基上的小苗生长最好，苗高、根多、叶色浓绿；其次为 1/2MS 培养基，而 Kc 和 V_W 培养基上的试管苗，生长明显不如 B_5 培养基和 1/2MS 培养基。孟志霞等（2008）研究认为 1/2MS（大量元素减半）+20% 马铃薯汁是铁皮石斛幼苗分蘖和生长的适宜培养基。培养基中氮源浓度过高会抑制幼苗的生长，氮源以 30mmol/L 总氮量，NH_4^+/NO_3^- 的比例为 0∶3 或 1∶2 较适宜幼苗生长。

（2）植物激素　3 种生长素：IAA、NAA 和 IBA，浓度均为 2mg/L，试验表明，添加 NAA 的培养基，组培苗的生长明显较好，苗高、茎粗、叶色浓绿、根系发达。添加 IAA 和 IBA 对试管苗生长也有一定的作用（刘骅等，1998）。

不同含量 NAA（0.01mg/L、0.1mg/L、0.5mg/L、1mg/L、2mg/L）对组培苗生根的影响试验表明，NAA 0.5mg/L 组培苗平均根数最多和平均根系最长（唐桂香等，2005）。

（3）天然添加物　在 1/2N_6 培养基内添加香蕉汁、酵母、酪蛋白、椰乳、玉米嫩芽汁、番茄果汁、马铃薯汁，比较发现其中以添加香蕉汁对铁皮石斛胚苗生长最好，酪蛋白、酵母次之，其他较差，马铃薯汁最差（赵天榜等，1994）。

比较了香蕉提取物、荸荠提取物、马铃薯提取物对组培苗生长的影响发现，添加香蕉提取物培养基上的小苗，生长情况优于其他两种提取物。添加香蕉提取物，小苗整齐，株高，叶色浓绿，根系发达，根多，长又粗。添加荸荠提取物，苗淡黄、稀少而且不整齐，根也较少。添加马铃薯提取物，苗淡绿，不整齐、根也较少（刘骅等，1998）。

（4）活性炭　胚培养中，在改良 N_6 培养基中分别加入 0.5%、1.0%、2.0% 的活性炭对胚萌发和成苗的影响不大，只是在生根培养时加入活性炭能使根系长得更为粗壮，浓度以 1.0% 较佳（曾宋君等，1998）。培养基中 3g/L 的活性炭可使组培苗每株生根数提高为对照的 3.26 倍，使干重显著提高，且生长健壮（孟志霞等，2008）。

（5）其他因素　范俊安等（1999）在种子培养中，不同光照的比较试验表明，一直强光照培养，对种子的膨大和萌发并不是最好，其膨大转绿率为 89.47%，萌发率为 22.81%。若以黑暗 – 弱光 – 强光转换培养，则使膨大转绿率提高 96.30%。

邵世光等（2009）研究表明，铁皮石斛组培丛生苗生根的最优配方是 N_6+2.5mmol/L KCl +4g/L 琼脂。影响诱导生根的主要因素是 KCl 浓度，其次是琼脂浓度，最后是基础培养基种类。丛生苗壮苗生根的适宜 pH 为 5.4，适宜的温度为 25℃，光照强度为 1500Lx（陈青青等，2010）。

（二）茎段培养组培苗

1. 茎段灭菌方法

外植体茎段主要取材于栽培的植株，植株带菌影响着培养的成活。试验灭菌效果好的方法是重要的一环。几种灭菌方法如下：

王春等（2007）先用体积分数为 70% 的乙醇脱脂药棉擦洗整个带叶和叶鞘的幼茎，

再剥去下部叶和叶鞘，留下包裹茎尖的 1 ～ 2 片叶，在 1g/L 升汞（加 2 滴吐温 20）中浸泡 8min，100g/L 的 NaClO 溶液中浸泡 20min，蒸馏水洗 4 ～ 5 次，用刀背挤出茎尖接种。茎尖成活率可达 76.2%。

李泽生等（2011）将外植体以 75% 乙醇 20s+0.1% 升汞 15min+2% 次氯酸钠 20s+2% 抗生素 20s 的组合处理污染率最低，只有 42%，外植体成活率最高，达到 58%。再用此法对污染外植体进行二次消毒，污染数最低，污染率只有 8%；而单独使用一种消毒剂，消毒的效果较差，其中以 75% 的乙醇消毒 20s 效果最差，污染率达 100%。

庾韦花等（2014）研究不同消毒时间对 3 种铁皮石斛外植体消毒的影响，试验表明，随着 0.1% HgCl$_2$ 消毒时间延长，外植体污染呈下降趋势，但茎段的死亡率呈上升趋势。消毒 7min 的 3 种不同来源的铁皮石斛外植体污染率均很高，其中，西林种污染率达 96.3%，容县种和桂平种污染率达 100%；消毒 13min 的污染率最低，西林种污染率为 10.0%，容县种为 10.6%，桂平种为 20.6%，但西林种死亡率达 4.8%，萌发率达 85.2%，说明消毒时间过长，外植体茎段容易被伤害或致死。消毒时间 10min 的处理控制污染效果最佳，死亡率较低，萌发率较高，因此，以 0.1% HgCl$_2$ 消毒 10min 为 3 种铁皮石斛茎段外植体最佳消毒处理方法。

2. 茎段诱导芽成苗

带芽茎段具有分生能力强的特点，作为组织培养的外植体，不经过愈伤组织阶段，直接萌发出芽，有利于保持该品种遗传性的稳定，是最理想的外植体（刘金英等，2006）。

王春等（2007）探索了不同植物生长调节物质组合对茎段诱导不定芽的影响，研究表明，培养基 BA 质量浓度小于 1.5mg/L 时，叶形都正常，BA 质量浓度过高，容易出现茎节肿大、节间变短和叶畸形，且叶色变浅。NAA 质量浓度小于 0.25mg/L 时无根系发生，NAA 质量浓度在 0.50mg/L 和 0.75mg/L 时，BA 质量浓度为 1.5mg/L 时，有根系发生。综合评判激素组合 1.5mg/L BA+0.25mg/L NAA 对不定芽的诱导率较高，不定芽叶形正常，且根系生长量少。

用带节茎段诱导丛生芽研究表明，基本培养基 1/2MS、B$_5$ 生成的芽多，1/2MS 和改良 N$_6$ 生成的苗粗壮，故 1/2MS 诱导丛生芽效果最好；三种细胞分裂素 KT、ZT、6-BA，其中 6-BA 形成的芽多，2mg/L 6-BA 能打破顶端优势形成丛生芽；生长素种类相差不大，以 0.2 ～ 0.5mg/L 范围内效果较好，在 1/2MS 培养基上附加 10% 香蕉汁和 0.5%AC，生根效果最好（朱艳等，2003）。

以无菌苗分成的茎段、带顶芽的茎段和根蔸 3 类外植体在 MS+6-BA 0.5mg/L+NAA 0.2mg/L 上均能诱导出丛生芽，只有根蔸能诱导原球茎，且诱导丛生芽倍数高于其他两类；茎段和带顶芽的茎段只产生丛生芽，且茎段产生的丛生芽多于带顶芽的茎段（秦廷豪，2008）。

把幼嫩茎段切成 2.0cm 左右的切段，每一切段保留 1 个节，接入芽增殖培养基 MS+NAA 0.1 ～ 0.5mg/L+6-BA 0.5 ～ 2.0mg/L 培养基上，培养基 30 ～ 50d，可在节间处长出 1 ～ 2 个新芽，新芽切下，在原培养基上继代培养，30d 后可形成芽簇，丛生芽切割后，可获得大量丛生芽。丛生芽在 MS 无激素的培养基上，培养 40d，丛生芽可发育为高 3.0cm 以上，并具 2～3 片叶的健壮无根苗，无根苗在 1/2MS+IBA 0.1mg/L 培养基上培养 40～60d，形成完整植株（陈薇等，2002）。

把茎段（切成长度为 1～1.5cm 带 1～2 个腋芽的小茎段）在 MS+NAA 0.4mg/L+6-BA 5.0mg/L 的培养基上培养 50d 后，腋芽萌发率、增殖倍数最高，分别为 93.33% 和 1.97，植株生长健壮，以该培养基继代培养时，其增殖倍数达到 3.2。香蕉汁对丛生芽增殖、根的发生均有不同程度的促进，有利于培养壮苗。土豆汁可以显著提高腋芽增殖倍数，但对根的生成有抑制作用（郭洪波等，2007）。

丛生芽的增殖倍数和增殖芽的质量不但与光照、温度、激素有关，而且与培养基的成分、苗的大小和接种的株数有关。这些因素直接影响组培苗是否能移栽成活。适合铁皮石斛丛生芽的培养基为 MS+6-BA 0.1mg/L+NAA 1.0mg/L+ 腺嘌呤 3mg/L+ 多效唑 3mg/L+KH$_2$PO$_4$ 120mg/L+ 琼脂 7.2g/L，每瓶接 2～3 株，每株高度 1～2cm。多效唑对铁皮石斛组培苗有矮化作用，加深叶色，增殖系数提高，茎直径变粗。低浓度的磷有助于侧根原基的发生，加快侧根原基的形成，促进侧根原基突破主根的表皮。但在本实验中，附加磷酸二氢钾的培养基中，形成丛生芽的根数较少。磷酸二氢钾具有促进铁皮石斛组培苗生长的作用，培养基中添加 120mg/L 磷酸二氢钾可增加组培苗的高度、叶片的长度，明显提高了组培苗的质量。在铁皮石斛丛生芽增长阶段，培养基中加入 1～4mg/L 腺嘌呤能促进丛生芽的增殖，提高增殖率，同时能增加组培苗的高度、叶长、叶宽和叶片数。腺嘌呤浓度为 3mg/L 时，组培苗的长势最好，并且增殖率最高（莫昭展等，2008）。

铁皮石斛腋芽（长 0.5～1.0cm）在 1/2MS+NAA 0.2mg/L+BA 1.0mg/L 培养基上能成活生长。BA 与香蕉汁组合有利于丛生芽的诱导增殖，其最适比例为 1/2MS+NAA 0.5mg/L+BA 2.0mg/L+ 香蕉汁 100g/L，增殖倍数最大可达 14.0，平均增殖倍数为 6.4。培养基中添加 100g/L 香蕉汁或 200g/L 马铃薯汁均有利于壮苗生根。如果 1 个芽 1 年继代培养 5 次，可获得 6.4^5=10 737.4 个芽，培养 100 个腋芽可获得 100 万个左右的丛生芽，进而可获得 100 万试管苗（何涛等，2010）。

用 N$_6$ 基本培养基 +NAA 0.5mg/L+6-BA 1.0mg/L，添加 20% 椰子汁，用一年生嫩茎中部，产生的再生丛生芽数量最多，芽的平均长度长而且生长良好（李进进，2010）。张红梅等（2010）以茎段为外植体，芽诱导增殖以 MS+NAA 0.1mg/L+6-BA 0.5mg/L 为最好，茎段外植体生长健壮，芽分化数和诱导率较高，诱导率可达 86.7%，最适生根培养基为 1/2MS+NAA 0.5mg/L+0.5% 活性炭。以一年生铁皮石斛茎段为外植体，基础培养基以 1/2MS 较佳；1/2MS+NAA 0.5mg/L+6-BA 2.0mg/L 是最适合丛生芽分化的诱导培养基；在培养基中添加香蕉 10%+ 洋芋 10%，芽生根多，瓶苗长势好（李泽生等，2013）。

以铁皮石斛的带节茎段作为外植体，最适茎段诱导腋芽的培养基为 1/2MS+6-BA 2.0mg/L+NAA 0.2mg/L，腋芽诱导率可达 93.3%；最适丛生芽增殖的培养基为 1/2MS+6-BA 1.5mg/L+NAA 0.5mg/L，平均增殖倍数达到 5.46；最适的生根培养基是 1/2MS+IBA 0.5mg/L+NAA 0.5mg/L+0.2%AC，组培苗生根多，生根率达到 72%。以上各种培养基琼脂浓度均为 0.8%，蔗糖浓度均为 2%，pH5.6～5.8（马玉申等，2013）。

以广西桂平种、容县种和西林种 3 种野生铁皮石斛后代材料茎段作为外植体，进行丛

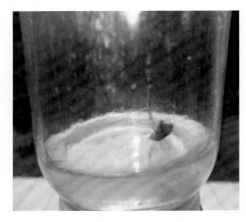

图 9-18 选择茎段外植体

生芽诱导、增殖和壮苗生根培养，桂平种丛生芽最佳诱导培养基为 MS+6-BA 2.0mg/L+NAA 0.2mg/L+10% 椰子汁，丛生芽诱导率为 7.8%；容县种和西林种丛生芽诱导最佳培养基为 MS+6-BA 1.5mg/L+NAA 0.2mg/L+10% 椰子汁，丛生芽诱导率分别为 23.1% 和 30.8%；3 种材料丛生芽继代增殖最佳培养基为 MS+6-BA 0.5mg/L+NAA 0.2mg/L+10% 椰子汁，平均增殖倍数为 3 ～ 5 倍；壮苗生根最佳培养基为 1/2MS+IBA 0.2mg/L+NAA 0.5mg/L+10% 香蕉泥，生根率达 95% 以上；以松树皮为移栽基质，移栽成活率在 90% 以上；铁皮石斛以

芽繁芽组培流程（图 9-18 ～图 9-23）（庾韦花等，2014）。

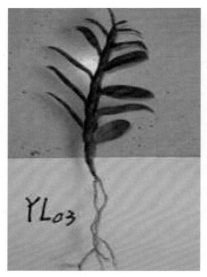

图 9-19 侧芽启动

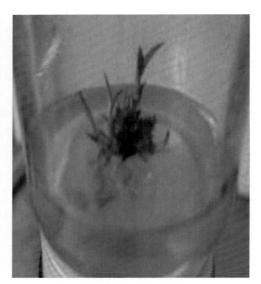

图 9-20 丛生芽诱导

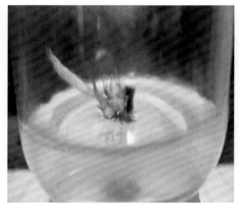

图 9-21 丛生芽连续诱导

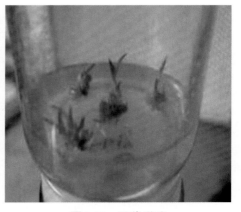

图 9-22 继代增殖

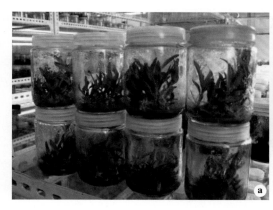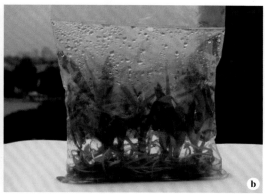

图 9-23　壮苗生根
a. 组培瓶壮苗培养；b. 袋培壮苗培养

将消毒后的茎段水平放置于 MS+6-BA 2.0mg/L+NAA 0.3mg/L 培养基中，10d 左右开始萌发，且萌发的腋芽长且壮，为 9 组不同生长调节剂浓度组合培养基中最佳的初代培养基。水平放置的茎段约 10d 开始萌发腋芽，萌发率达 100%；而直立放置的茎段约 15d 后腋芽才开始萌发，萌发率只有 65%（何静茹等，2016）。

以铁皮石斛茎段作为外植体，研究了铁皮石斛茎段组织培养一次成苗技术。一次成苗培养基 1/2MS+6-BA 3.0mg/L+NAA 0.5mg/L+ 香蕉泥 100g/L+ 琼脂 7%+ 蔗糖 25g/L 增殖及生长情况最好；在该组培系统中铁皮石斛适宜的继代周期为 50d，成苗率为 100%，平均根数 5.4，繁殖系数 5.6；铁皮石斛组培苗移栽以腐叶土和腐叶土：河沙（1：1）两种基质的成活率高，且生长健壮（琚淑明等，2016）。潘梅等（2013）研究认为丛生芽继代增殖的最佳配方为 MS+6-BA 2.0mg/L+NAA 0.2mg/L+ 香蕉 100g/L+ 活性炭 0.5g/L+ 蔗糖 30g/L，丛生芽长势好，60d 增殖倍数达到 7.16；最适培养温度为 25℃，最佳的光照强度为 2000Lx。

以茎段作为外植体，诱导丛生芽，形成完整的植株，一些学者探索了培养条件，归纳如下：

1）茎段作为外植体，应选择一年生带茎节的茎段（即带芽的茎段），诱导效率高，有认为中部茎段诱导产生的丛生芽数量多。

2）诱导和增殖培养基的选择，基本上都是用 MS 培养基，少数用 1/2MS 培养基。MS 基本培养基为营养成分比较全面的培养基，符合铁皮石斛丛生芽的诱导生长要求，为其最适培养基。

3）丛生芽的诱导和增殖中，植物激素起着重要作用，6-BA 和 NAA 的组合为最佳组合，但 6-BA 与 NAA 的浓度配比，各学者见解有所不同，但认为 6-BA 的浓度高于 NAA 的浓度为宜；BA 的浓度过高，对形态发生有不良影响。

3. 茎段诱导原球茎成苗

以茎段为外植体诱导原球茎形成、原球茎分化、形成植株是茎段繁殖的另一途径。

把茎节段放在 1/2MS+BA 2.0mg/L + NAA 0.2mg/L 的培养基上，先诱导形成愈伤组织，然后出许多绿色小芽，进一步移至 1/2MS+NAA 0.5mg/L 培养基上产生大量的丛生芽，丛生芽培养于 1/2MS+ IBA 0.5mg/L+ NAA 0.5mg /L 培养基上，可诱导生根形成完整植株（王进红等，2000）。

以铁皮石斛茎段为外植体，优选出铁皮石斛组培快繁的最适条件。各阶段最佳培养基如下。原球茎诱导：MS+BA 2.5mg/L+IBA 0.2mg/L；原球茎分化：MS+BA 1.5mg/L+NAA 1.2mg/L+5% 香蕉汁；壮苗生根：MS+ NAA 0.15mg/L+5% 香蕉汁、MS +NAA 0.20mg/L+7.5% 香蕉汁；MS +NAA 0.25mg/L+10% 香蕉汁（分阶段补加）（赵兴兵等，2012）。

以铁皮石斛成熟茎段为外植体，腋芽诱导最适宜培养基的配方为 MS+6-BA 2.0mg/L + NAA 0.5mg/L，诱导率达 91.28%，平均芽数可达 2.34；原球茎诱导的最适宜培养基为 1/2 MS+6-BA 0.5mg/L + NAA 0.5mg/L+2, 4-D 1.0mg/L，诱导率可达 66. 67%；原球茎增殖最佳培养基为 1/2MS+6-BA 3.0mg/L + NAA 0.3mg/L，原球茎分化最适宜培养基为 1/2MS +NAA 1.0mg/L+6-BA 3.0mg/L+KT 1.0mg/L，最适宜生根的培养基配方为 1/2MS+NAA 2.0mg/L+AC 0.5g/L（朱庆坚等，2015）。

以铁皮石斛嫩茎作为外植体诱导原球茎，外植体灭菌条件为：70% 乙醇浸泡 3s 后，0.1% $HgCl_2$ 溶液中浸泡 8min，诱导原球茎最佳培养基为 MS+6-BA 0.5mg/L+NAA 0.5mg/L+2, 4-D 1.0mg/L，原球茎增殖最佳培养基为 MS+6-BA 3.0mg/L+NAA 0.3mg/L（王丽萍等，2010）。

以铁皮石斛无菌苗的茎段作为外植体，最适合铁皮石斛原球茎诱导的培养基为 MS+6-BA 0.5mg/L + NAA 1.5mg/L，原球茎诱导率为 95%；最适合原球茎增殖的培养基为 MS+6-BA 1mg/L +NAA 1mg/L；最适合原球茎分化的培养基为 MS+6-BA 5mg/L +NAA 1mg/L，其分化率达 80%；最适合铁皮石斛根诱导的培养基为 MS+IBA 1.5mg/L+ 香蕉泥 100g/L，其生根率为 100%（宋顺等，2013）。

采用一年生的铁皮石斛组培苗茎段为外植体，以茎段→原球茎诱导→原球茎增殖分化→幼苗壮苗生根为途径，建立稳定的铁皮石斛再生体系。铁皮石斛原球茎诱导最佳培养基为 MS+ 活性炭 1.0g/L +NAA 1.5mg/L +6-BA 0.5mg/L，诱导率达 31.33%；原球茎增殖最佳培养基为 1/2MS+ 香蕉 100g/L+NAA 1.0mg/L +6-BA 1.5mg/L。此条件下培养的原球茎质地紧密，颜色墨绿，不易分化；原球茎分化最佳培养基为 MS+ 香蕉 100g/L+NAA 1.0mg/L +6-BA 2.0mg/L；壮苗生根最佳培养基为 MS+ 香蕉 100g/L+NAA 1.0mg/L，生根率达 75.0%（宋丽娟等，2015）。

以带腋芽的无菌茎段为材料，原球茎诱导的最佳培养基为 1/2MS+6-BA 4mg/L+NAA0.1mg/L；原球茎增殖与分化的最佳培养基分别为 MS+ 蔗糖 30g/L 和 1/2MS+ 蔗糖 10g/L+ 马铃薯泥 10%；生根的最佳培养基为 1/2MS+NAA 1mg/L+ 马铃薯泥 10%+ 香蕉泥 10%，成功建立了铁皮石斛茎段从原球茎诱导到植株再生的组培技术体系（林江波等，2016）。已报道的研究结果如下：

以铁皮石斛的茎尖为外植体，原球茎诱导以 1/2MS+6-BA 0.3mg/L+KT 0.1mg/L+LH 1.0g/L 为最优，而生根培养以 MS+NAA 0.05mg/L+KT 0.1mg/L+ 叶酸 2.0mg/L+La 稀土 10mg/L 为佳（张启香等，2005）。

张治国等（1992，1993）研究了铁皮石斛原球茎增殖和分化的培养条件，认为原球茎增殖的适宜条件为 1/2MS 培养基，蔗糖浓度 3%，光照下，25℃下培养；原球茎分化的适宜培养基为 1/2MS+20% 马铃薯提取液 +6-BA 2.0mg/L+ NAA 0.2mg/L+2% 蔗糖。

莫昭展等（2007）研究表明，铁皮石斛原球茎在 5 种培养基（改良 MS、1/2MS、MS、N_6、B_5）中培养，改良 MS 的增殖倍数明显高于其他培养基；ABA 在低浓度条件下，随浓度的增加，原球茎的增殖速度加快，当浓度为 0.5mg/L 时，增殖最大；蔗糖为碳源时原球茎增殖的效果比葡萄糖、果糖好；固体培养和液体振荡培养时都比液体静止培养增殖倍数高；但液体振荡培养时原球茎颗粒较小。

用无菌苗的茎段、带顶芽的茎段和根蒁 3 类外植体在 MS+ 6-BA 0.5mg/L + NAA 0.2mg/L 上均能诱导出丛生芽，只有根蒁能诱导原球茎，且诱导丛生芽倍数高于其他两类，在此培养基上原球茎的增殖率极高。25±1℃最适合原球茎的生长繁殖；温度对生根的影响较为明显，较低的温度（23℃）有利于减少分生苗的数量，形成健壮的试管苗，适量的香蕉促进形成粗壮的根和苗（秦廷豪，2008）。

已报道的研究结果如下：

1）在茎段诱导原球茎再成苗的培养基上，基本采用的是 MS 或 1/2MS 培养基。

2）原球茎的诱导、增殖、分化在植物激素的应用上大多是 6-BA 与 NAA 组合，但浓度和配比不同学者有差异。这可能因所选的外植体的年龄和生理状况不同而异；植物激素种类、浓度和配比不同，诱导的效果不同，成苗的质量也不同。应选择合适的培养基配方，达到原球茎诱导率高、质量高、分化整齐、成苗粗壮的效果。

（三）原球茎的悬浮培养

目前，铁皮石斛的组织培养一般是采用固体培养的方法，方法较为简单，但是存在培养周期长、成本高等问题。近年来很多学者利用悬浮培养对原球茎的增殖效果进行了研究，研究发现悬浮培养对于原球茎的增殖效果远大于在固体培养上的增殖效果，史俊等（2012）在 15 种液体培养液中筛选出铁皮石斛种子液体培养最适培养基配方：1/2MS+NAA 0.5mg/L + 土豆泥 80g/L + 蔗糖 45g/L。相对较低的无机盐浓度对种子的萌发有较显著影响，低浓度的 NAA，不添加 6-BA 有利于原球茎的形成，不添加激素也可以诱导出原球茎。宋经元等（2008）发现原球茎悬浮培养后鲜重和干重的增殖率均优于原球茎在固体培养上的增殖率，并且利用正交实验研究了悬浮培养的接种量和体积比对原球茎增殖的影响，结果发现接种量对铁皮石斛原球茎增殖的影响最大，体积次之。王增利（2012）研究发现悬浮培养原球茎的增殖率是固体培养原球茎的 1.5 倍，其最有利于原球茎生长的培养基为 N_6+NAA1.0mg/L +KT1.0mg/L+5% 香蕉汁 +5% 土豆泥。原球茎悬浮培养者不但可以缩短培养周期，同时经过悬浮培养增殖后的原球茎含有与成熟铁皮石斛相似的多糖，可以作为石斛多糖提取的原料，满足市场需求（徐玲等，2015；侯丕勇等，2005）。

二、组培苗遗传稳定性

利用从 20 个随机引物筛选出来的 3 个稳定性较好的 10 对碱基引物，对已继代

12～13次仍然维持在不同生长阶段、来自同一蒴果的铁皮石斛T31种群进行RAPD检测以观察其遗传稳定性。发现不同生长阶段内遗传相似系数较高，在89.36%和100%之间，其中原球茎期的变异比萌芽期、一叶期、两叶期、开花期要显著，但程度都极其微弱，又利用从100个随机引物筛选出23个稳定性较好的10对碱基引物，对来自单蒴果的7代无性繁殖种苗进行RAPD检测，发现7代无性繁殖的组培苗内代代之间遗传距离很小，但代数相差越大其遗传距离就越大，在0～0.0435范围内。其中在1～3代未探查到变异，但从第4代开始，有部分引物RAPD带型发生变化，但变化甚微。23个稳定引物只探查到了7个变异位点。铁皮石斛组培过程中种内存在一定的变异，但变异甚微，所以建立铁皮石斛稳定的无性快繁体系是切实可行的（刘石泉等，2005a，2005b）。

利用磁珠富集法开发了60对铁皮石斛的SRS引物，从中筛选出15对多态性位点丰富、带型清晰、重复性好的引物。利用筛选出的SRS引物对铁皮石斛野生居群材料进行了遗传分析，共鉴定出等位变异92个，平均每个SRS位点等位变异数为6.1个；表观杂合度（H_O）范围是0.60～0.85，平均值为0.72；期望杂合度（H_E）范围是0.49～0.85，平均值为0.74。平均每个SRS位点多态信息含量（PIC）为0.702，变化范围为0.437～0.829。利用15对SRS引物对20种石斛试验材料进行跨种扩增，检测出有13对SRS引物具有种间通用性。此外，还利用所筛选的4对SRS引物检测了集约化种植过程中的铁皮石斛组培苗的种质纯度，结果显示：所开发的SRS标记可用于铁皮石斛组培苗的品种纯度鉴别（谢明璐等，2010）。

三、光照对铁皮石斛组培苗培养的影响

植物组织培养过程中，幼苗的形态建成与生理生化变化受多种环境因子的调控，其中光对植物细胞、组织、器官的生长和分化有极其重要的作用（Vieira et al.，2015；Kong et al.，2008）。不同的光质及光质组合对铁皮石斛组培苗生长产生很大的影响。

鲍顺淑等（2007）利用鲜重约300mg的铁皮石斛单腋芽作为外植体，在温度24±1℃、湿度65%±5%、光周期12h/d及CO_2浓度800±50μmol/mol的环境条件下，设置光照强度为37μmol/（m^2·s）、68μmol/（m^2·s）、92μmol/（m^2·s）、120μmol/（m^2·s）的4组试验区，并使用容积为380mL的方形聚碳酸酯组培容器在人工光型密闭式植物工厂中培育92d。组培容器的顶部留2个直径为10mm的圆孔覆盖高分子透气膜用来与容器外进行气体交换。铁皮石斛组培苗的生长发育和生理活性在光照强度为68μmol/（m^2·s）时最佳，超过92μmol/（m^2·s）时呈现明显的光抑制；多糖含量随着光照强度的增强而增加，超过92μmol/（m^2·s）时呈下降趋势，但是68μmol/（m^2·s）和92μmol/（m^2·s）光照强度试验区的多糖含量没有显著性差异。因此，铁皮石斛组培苗在人工光型密闭式植物工厂内培育的适宜光照强度为60～70μmol/（m^2·s）。高亭亭等（2012）采用8种光质（红光、蓝光、黄光、绿光和3个不同比例的红蓝混光），对3个家系（8）进行组培试验，测定农艺性状及叶绿素、总生物碱、多糖的含量。结果表明，光质和种质对铁皮石斛种苗和有效成分均有极其显著的影响，红光有利于种苗根系与苗高生长，蓝光有利于种苗增粗

与生物碱积累，红蓝混光有利于叶绿素与多糖含量增加。侯甲男等（2013）以铁皮石斛原球茎及组培苗为试材，采用冷阴极荧光灯（CCFL）光源的白光（W）、红光（100%R）、蓝光（100%B）、60%R+40%B、70%R+30%B、80%R+20%B 6 种不同光质配比，以普通荧光灯（PGFL）作为对照，探讨不同光源及不同光质比处理对铁皮石斛原球茎增殖及组培苗生长状况的影响。结果表明 CCFL 红蓝光比例为 6∶4 时，更有利于铁皮石斛组培苗光合作用以及干物质和糖的积累。尚文倩等（2013）研究不同红蓝光质比 LED 光源对铁皮石斛组培苗生长的影响，发现红蓝光比例为 1∶1 时有利于铁皮石斛组培苗的生长、叶绿素合成及干物质积累和糖的积累。龙祥友等（2015）研究结果表明：铁皮石斛组培苗增殖阶段增殖系数、株高光照时间在 10h/d 到最大值，为适宜光照时间；在生根阶段苗高、叶片数、根长均在光照时间为 12h/d 培养条件下到最高，为铁皮石斛生根阶段适宜光照时间。周鹏等（2017）采用不同红蓝光质比（R，R7B3，R5B5，R3B7，B）的 LED 为光源，研究不同光源对铁皮石斛组培苗移栽后生长的影响，认为 R7B3 是适宜铁皮石斛组培苗移栽的最佳光质比。刘慧雯（2017）以铁皮石斛组培苗为试验材料，研究 LED 光质对铁皮石斛拟原球茎和组培幼苗生长及有效成分的影响，发现 LED 光质处理对铁皮石斛拟原球茎诱导、增殖、分化有较大影响，蓝光或红蓝 2∶1 混合光质有利于拟原球茎的诱导，红蓝 3∶1 混合光可促进拟原球茎增殖，红蓝 2∶1 混合光能促进原球茎分化，同时还发现在红蓝 3∶1 混合光下组培苗的生长发育状态最佳。

四、产业化研究

铁皮石斛为兰科石斛属植物，是我国传统名贵中药材，价格昂贵，自然繁殖率低，自然资源枯竭，是国家保护的珍稀濒危植物，用组培方法快速大量繁殖性状一致的种苗，并进行人工栽培是保护和发展这一名贵中药材的有效途径。20 世纪 90 年代，浙江率先实现铁皮石斛产业化，2018 年铁皮石斛产值超过 50 亿元，现在云南、广西、广东、贵州、安徽、福建及湖南等地都在发展这一产业。铁皮石斛组培苗生产有多种途径，但目前铁皮石斛组培苗多采用种子作为外植体，铁皮石斛种子呈橄榄形，黄色粉末状，非常细小，由一个简单的胚及单层细胞的翅状种皮构成，无胚乳，在自然状态下，很难发育成苗；在组培条件下，种子的萌发率与种子的种龄有很大关系，叶秀燊（1988）在培养铁皮石斛 2～6 个月种龄的种子时发现，4～6 个月的种子萌发时间短（一周），萌发率高（95%）。曾宋君认为，120d 左右的胚能达到最大萌发率、最短萌发期和最高成苗率。铁皮石斛种子在多种基本培养基上均可萌发和成苗，赵天榜研究发现，N_6 培养效果最好，在培养基中添加 NAA 和马铃薯汁可使种胚萌发和原球茎生长成苗速度加快，但 NAA 的添加量应以低浓度（0.2～0.5mg/L）为佳，高浓度（>2.0mg/L）时对种胚萌发和成苗有抑制作用。张玲等（1997）比较了四种培养基（MS、B_5、N_6、Kc）对幼苗生长的影响，认为 N_6 培养基是幼苗生长的适宜培养基。在铁皮石斛壮苗生根培养中，N_6 培养基依然是十分适宜铁皮石斛幼苗的生长，NAA（0.5～1mg/L）时，同时添加香蕉汁，组培苗不但长得高，叶色深绿，根长且壮，活性炭也可以促进根系的生长，浓度以 0.1% 为佳。随着铁皮石斛种植业的迅速发展，铁皮石斛组培苗工厂雨后春笋般地建立起来，满足了种植户对种苗的需求，但由于技术和管理不到位，也出现了较多的问题，如种苗质量得不到保证，移栽成活率低，生长缓慢，试管苗品种混杂，在组培中组培苗提早封顶，瓶内开花，影响生长，组培苗组培生长中污染率高，损失大，因此为了铁皮石斛组培苗产业健康发展，必须及时解决在大规模生产中出现的问题，并采用新技术、新方法保证种苗质量，降低成本，提高效益。

（张治国　史　俊　杨鹤同）

参 考 文 献

鲍顺淑，贺冬仙，郭顺星，等.2007.铁皮石斛在人工光型密闭式植物工厂的适宜光照强度[J].中国农学通报，23（3）：469-473.

陈青青，赖钟雄，朱金秀.2010.铁皮石斛试管苗生根影响因素研究[J].福建农业学报，25（5）：602-605.

陈薇，寸守铣.2002.铁皮石斛茎段离体快繁[J].植物生理学通讯，38（2）：145.

范俊安，张艳，李泉森，等.1999.铁皮石斛种子培养试验研究[J].重庆中草药研究，40（2）：48-49.

高亭亭，斯金平，朱玉球，等.2012.光质与种质对铁皮石斛种苗生长和有效成分的影响[J].中国中药杂志，37（2）：198-201.

郭洪波，于晓丹，陈丽静，等.2007.铁皮石斛茎节离体培养的研究[J].时珍国医国药，18（11）：2659-2660.

何静茹，刘会颖.2016.铁皮石斛离体快繁初代培养基的筛选[J].南方农业，10（21）：38-40.

何涛，淳泽，汪天杰，等.2010.铁皮石斛腋芽的快速繁殖[J].中国野生植物资源，29（1）：58-61.

侯甲男，王政，尚文倩，等.2013.CCFL光源不同光质比对铁皮石斛原球茎增殖及试管苗生长的影响[J].河南农业科学，42（1）：86-89，101.

侯丕勇，郭顺星.2005.悬浮培养的铁皮石斛原球茎在固体培养基上生长和分化的研究[J].中国中药杂志，30（10）：729-732.

琚淑明，朱伟玲，王伟亮，等.2016.铁皮石斛茎段离体培养一次成苗技术研究[J].甘肃农业大学学报，51（1）：45-48.

李进进.2010.铁皮石斛茎段离体初代培养研究[J].作物杂志，（1）：79-80.

李泽生，白燕冰，耿秀英，等.2011.铁皮石斛茎段丛生芽诱导研究[J].热带农业科技，34（2）：28-31.

林江波，王伟英，李海明，等.2016.铁皮石斛茎段原球茎的诱导、分化与植株再生[J].福建农业学报，31（10）：1075-1079.

刘骅，张治国.1998.铁皮石斛试管苗壮苗培养基的研究[J].中国中药杂志，23（11）：654-656.

刘慧雯.2017.LED光质对铁皮石斛组培拟原球茎和幼苗生长及主要有效成分的影响[D].济南：山东农业大学.

刘金英，徐有明，李双来，等.2006.佛手山药组织培养的研究[J].植物研究，26（3）：323-328.

刘瑞驹，蒙爱东，邓锡青，等.1988.铁皮石斛试管苗快速繁殖的研究[J].药学学报，23（8）：636-640.

刘石泉，李小军，余庆波，等.2005a.铁皮石斛不同生长阶段遗传稳定性的RAPD分析[J].上海师范大学学报（自然科学版），34（2）：72-76.

刘石泉，李小军，周根余，等.2005b.铁皮石斛不同繁殖代数遗传稳定性RAPD的研究[J].江南大学学报（自然科学版），4（5）：518-521.

龙祥友，朱虹，孙长生，等.2015.铁皮石斛试管苗生长的适宜光照时间[J].贵州农业科学，43（4）：173-175.

马玉申，刘钦，刘小倩，等.2013.铁皮石斛带节茎段的组培快繁体系研究[J].中国民族医药杂志，19（9）：24-28.

孟志霞，房慧勇，郭顺星，等.2008.营养因子对铁皮石斛幼苗生长的影响[J].中国药学杂志，43（9）：665-668.

莫昭展，贝学军，覃贵毕，等.2008.铁皮石斛丛生芽增殖研究[J].西北林学院学报，23（6）：104-107.

莫昭展，贝学军，韦江萍.2007.不同培养条件对铁皮石斛原球茎增殖的影响[J].安徽农业科学，35（22）：6835-6836，7036.

潘梅，王景飞，姜殿强，等.2013.铁皮石斛丛生芽增殖培养条件的优化[J].北方园艺，（13）：128-130.

秦廷豪.2008.铁皮石斛的组织培养与快速繁殖[J].热带农业科学，28（1）：25-29.

尚文倩，王政，侯甲男，等 . 2013. 不同红蓝光质比 LED 光源对铁皮石斛试管苗生长的影响 [J]. 西北农林科技大学学报，41（5）：155-159.

邵世光，侯北伟，周琪，等 . 2009. 基于正交实验法的铁皮石斛原球茎分化和生根条件研究 [J]. 南京师大学报，32（4）：98-102.

史俊，赵荣 . 2012. 铁皮石斛种子液体悬浮培养的研究 [J]. 安徽农业科学，40（2）：727-728，737.

宋经元，郭顺星，肖培根 . 2008. 氮源和真菌诱导子对铁皮石斛原球茎悬浮培养的影响 [J]. 云南植物研究，30（1）：105-109.

宋丽娟，冯玉杰，王爱英，等 . 2015. 铁皮石斛再生体系的建立 [J]. 种子，34（9）：36-40.

宋顺，许奕，王必尊，等 . 2013. 不同培养基成分对铁皮石斛组织培养的影响 [J]. 中国农学通报，29（13）：133-139.

唐桂香，黄福灯，周伟军 . 2005. 铁皮石斛的种胚萌发及其离体繁殖研究 [J]. 中国中药杂志，30（20）：1583-1586.

王春，郑勇平，罗蔓，等 . 2007. 铁皮石斛试管苗快繁体系 [J]. 浙江林学院学报，24（3）：372-376.

王进红，张雪梅，付开聪 . 2000. 黑节草茎段直接诱导丛生芽 [J]. 时珍国医国药，11（11）：1052.

王丽萍，梁淑云 . 2010. 铁皮石斛原球茎诱导与增殖研究 [J]. 中国农学通报，26（1）：265-268.

王增利 . 2012. 铁皮石斛原球茎悬浮培养技术研究 [D]. 大连：大连工业大学 .

谢明璐，侯北伟，韩丽，等 . 2010. 珍稀铁皮石斛 SSR 标记的开发及种质纯度鉴定 [J]. 药学学报，45（5）：667-672.

徐玲，陈自宏，杨晓娜，等 . 2015. 龙陵铁皮石斛原球茎的液体悬浮培养条件 [J]. 保山学院学报 34（5）：4-7.

叶秀舞，程式君，王伏雄，等 . 1988. 黑节草未成熟种子的形态发育及其在离体培养时的表现 [J]. 云南植物研究，10（3）：286-290.

庾韦花，蒙平，张向军，等 . 2014. 铁皮石斛以芽繁芽离体培养技术体系的建立 [J]. 南方农业学报，45（10）：1831-1836.

曾宋君，程式君，张京丽，等 . 1998. 五种石斛兰的胚培养及其快速繁殖研究 [J]. 园艺学报，25（1）：76-81.

张红梅，刘建东，王岩花，等 . 2010. 铁皮石斛茎段快繁技术研究 [J]. 山西农业大学学报（自然科学版），30（6）：495-499.

张玲，张治国 . 1997. 铁皮石斛种子试管苗适宜培养基研究 [J]. 浙江省医学科学院学报，29（1）：4-6.

张启香，方炎明 . 2005. 铁皮石斛组织培养及试管苗营养器官和原球茎的结构观察 [J]. 西北植物学报，25（9）：1761-1765.

张治国，刘骅，王黎，等 . 1992. 铁皮石斛原球茎增殖的培养条件研究 [J]. 中草药，23（8）：431-433.

张治国，王黎，刘骅，等 . 1993. 铁皮石斛原球茎分化适宜培养基研究 [J]. 中国中药杂志，18（1）：16-19，61-62.

赵天榜，陈志秀，陈占宽，等 . 1994. 石斛组织培养与栽培技术的研究 [J]. 河南农业大学学报，28（2）：128-133.

赵兴兵，吴维佳，庞璐，等 . 2012. 珍稀濒危药材铁皮石斛组培快繁关键技术研究 [J]. 湖南中医药大学学报，32（3）：27-30.

周鹏，张敏，吴双竹，等 . 2017. 不同红蓝光质比 LED 光源处理对铁皮石斛试管苗移栽的影响 [J]. 江苏林业科技，44（3）：19-22.

朱庆竖，陈勇，余花，等 . 2015. 铁皮石斛组织培养及快繁技术研究 [J]. 中国农学通报，31（31）：19-24.

朱艳，秦民坚 . 2003. 铁皮石斛茎段诱导丛生芽的研究 [J]. 中国野生植物资源，22（2）：56-57.

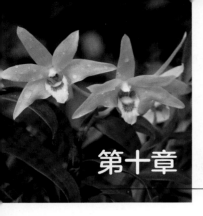

第十章 铁皮石斛栽培技术与加工

第一节 铁皮石斛栽培技术研究进展

一、铁皮石斛生长的生态因子

（一）生态因子对铁皮石斛生长的影响

铁皮石斛是附生、阴生植物，对生态环境要求苛刻，生态因子对铁皮石斛生长影响很大，对铁皮石斛影响的主要生态因子有温度、湿度、海拔、光照等。

温度对铁皮石斛的光合速率有明显影响，30℃处理的植株具有最高的饱和光合速率，其较高的光合速率与RuBP电子传递速率和羧化速率间相对平衡有关。温度对铁皮石斛茎的生长及多糖含量有明显影响，20℃处理的石斛多糖含量显著高于30℃与40℃两种处理方式的多糖含量，而茎长、茎节数、茎鲜重等则是在30℃下最高。30℃的温度对铁皮石斛的光合作用较为适宜，但在20℃条件下植株具有更高的多糖含量（艾娟等，2010）。

在低温、低湿环境下，光照强度的变化对净光合速率的影响不是特别明显；在低温、高湿环境下，光合速率值随光照强度增加而增加；在高温、低湿环境下，光合强度越低其光合速率值反而越高，光照强度最强时其净光合速率值达到最低；当温度为20～25℃、湿度为80%以上、光照强度为240μmol/（m² · s）时，铁皮石斛的净光合速率达到最大，为其生长的最佳条件（张宇斌等，2013）。

根据湖南新宁县的气候条件选择铁皮石斛生长地点。以海拔在600m以下（包括600m）的地方为好。海拔900m以上的地区，铁皮石斛不能露天越冬，否则会发生严重冻害。海拔400～600m的山区种铁皮石斛最好。因为这些地方夏日清凉；空气湿度大，即使是伏天高温期铁皮石斛也不停止生长。在这些地方，从4月份至11月份，铁皮石斛的生长期可达8个月之久（罗仲春，2013）。

铁皮石斛单丛鲜重和茎长在25℃和28℃条件下差异不显著，但与22℃差异显著。铁皮石斛适宜生长的温度为25～28℃。铁皮石斛需要较高的空气湿度，在环境通风良好的情况下，相对湿度（relative humidity，RH）越高，生长发育越快，产量也越高。90%的空气湿度和70%、50%空气湿度环境下产量有显著差异。

40%光照处理下，铁皮石斛单丛鲜重、茎长与新增殖芽数均为最高，且单丛鲜重、新增殖芽数与80%光照处理差异显著（石丽敏等，2014）。对于阴性植物栽培来说，采用接近光饱和点的光照强度是提高产量的重要措施（付晓莹等，2016）。

光照是影响生物量、多糖和叶绿素含量的首要因子，高光照（21 600lx）有利于生物量的积累，而低光照（2400lx）则会增加叶绿素和多糖含量。空气湿度是影响茎粗、分蘖数、ETR_{max}、Fv/Fm 和生物碱、黄酮含量的重要因子，中等水平湿度（昼/夜相对湿度 80%/65%）有利于以上形态指标和叶绿素荧光参数，而高湿度（昼/夜相对湿度 90%/75%）则有利于生物碱和黄酮的积累。温度是影响株高的主要因子，高温（昼/夜温度 28℃/13℃）有利于株高的生长。此外，营养成分虽然显著影响了大部分的指标参数，但均不是最主要影响因子。综合产量和品质分析，昼/夜温度 28℃/13℃、昼/夜湿度 80%/65% 为铁皮石斛适宜的生长条件，但 21 600lx 高光照有利于其提高生物量，而 2400lx 低光照则更有利于提高其多糖含量（唐丽等，2019）。

（二）铁皮石斛栽培基地的选择

1. 区域性

当一个区域的生态环境与某一生物的生态习性相匹配时，这一生物就能生存，其分布区域就是生态适应区的范围，分布区域中心，耐性限度处于最适范围，即生态最适区。人们在生产布局中，可以对限制因子进行定性和定量分析，确定药用植物的最适区域。只有在这一区域建立药材产地才是合理的，这也是我们反复强调的发展地产药材，尤其是地道药材的原因。

从分布区域看，铁皮石斛分布较广，云南、广西、贵州、浙江、安徽、福建、四川、江西、广东、湖北、湖南、河南省区都有分布，从纬度上看，主要分布在 25°N～30°N 地区；在 23°N～24°N（广东河源，以及平远、蕉岭）到 31°40′N（安徽霍山）也有分布，从海拔 500 米到 1500 米都有分布。

萧凤回等（2008）对云南主要药用石斛种植区域调查认为，最适宜区其特点是气候条件最好，年均气温在 16.0～18.9℃，年相对湿度在 81% 以上，有利于铁皮石斛和齿瓣石斛的最佳生长。次适宜区其特点是年均气温在 14.9～15.1℃ 或年均相对湿度在 75% 以上，不利于这二种石斛的高产要求。

除考虑大的区域适应性外，还要考虑铁皮石斛种植的小环境，一定海拔山区，或靠近水源，夏季较凉爽，湿度较大地区是宜选之地。

但铁皮石斛有一定耐寒性，在冬季低温休眠是必要的。铁皮石斛在河南分布北缘的伏牛山地区（年平均温度 8.5～12.1℃），冬季最冷月（−16℃）的短期低温下，仍能正常生长越冬，未受冻害。

2. 安全性

安全性，即要求药材不受污染。浙江省要求无公害铁皮石斛种植基地，应选择距离交通主干道 100m 以外的生态环境良好，不受污染影响或污染源限量控制在允许范围内，并具有可持续生产能力的生产区域。浙江乐清市相关地方标准规定铁皮石斛种植基地空气必须符合国家大气环境质量二级标准；土壤符合国家土壤质量二级标准；灌溉水符合国家农田灌溉水质量标准。选择的基地必须由有资质的检验机构作出环境评价报告。

3. 可操作性

种植基地除要求优越的自然环境外，也需要良好的社会环境，包括当地人文状况，经济状况，投资环境以及交通、供水、劳动力、通讯、治安等（任德权等，2003）。

刘德锋等（2017）根据云南省的气候资源特点及铁皮石斛对生长环境的要求，分析确定影响铁皮石斛生长分布的适宜性区划指标，选取年平均温度、年极端最低温度、年极端最高温度、全年≥10℃活动积温、年降水量、海拔、年平均相对湿度7个气象因子作为种植区划指标，利用云南省109个气象台站1981～2010年的气候资料及云南省地理信息数据，采用全球定位系统（GIS）空间分析技术对区划指标进行细网格推算。得到云南省1.0km×1.0km网格化气候资源的空间分布情况，并按照最适宜生长区、次适宜生长区、不适宜生长区对云南省铁皮石斛进行了种植区域划分，并给出了区划专题图，为云南省铁皮石斛的合理种植提供了一定的科学依据。

由云南省铁皮石斛的生态适宜性区划结果可以看出，25°N以南的滇西南、滇南以及滇东南的绝大部分地区，即云南省南部9个地市（州）中涉及瑞丽、陇川、芒市、盈江、耿马、澜沧、勐海、景洪、思茅、勐腊、金平、河口、马关、文山、西畴、广南、富宁等40多个县（市、区）都比较适合铁皮石斛的生长。绥江、永善、大关等滇东北地区，环境条件适宜，也比较适合铁皮石斛的种植。在100°E以西、25°N以北的滇西地区也有少量地区适宜种植，但是由于湿度、海拔、温度等气候环境的限制，分布面积较小。

最适宜区：从区划结果上看，铁皮石斛的最适宜生长区主要集中在滇西南的瑞丽、陇川、盈江、芒市、梁河、沧源地区，滇东南的文山、西畴、金平、河口、屏边、马关、麻栗坡地区，以及滇南的勐海、勐腊等少量地区。这些地区的年平均温度在16.1～19.0℃之间，≥10℃年活动积温在5000℃·d以上，年降水量在1000mm以上，年平均相对湿度在78%以上。温度适宜、光照和降水量充足、空气湿润，各项生态条件均处于铁皮石斛生长的最佳位置。因此可以将这些地区作为铁皮石斛的重点种植地区，以充分利用当地优异的气候资源，减少种植成本，提高经济效益。

次适宜区：25°N以南的大部分地区、滇东北的部分地区以及滇西的极少数地区，是铁皮石斛的次适宜生长区。这些地区的气候条件也比较适合铁皮石斛的生长，但条件没有最适宜区好。年平均温度在14.5～16.1℃或16.1～22.4℃之间，≥10℃年活动积温在4500～5000℃·d之间，年降水量在850～1000mm之间，年平均相对湿度在73%～78%之间。各项条件基本满足铁皮石斛生长的需求，亦适合大面积种植，但产量、质量可能会有所降低。

不适宜区：云南省的其他地区为不适宜区。这些地区由于地势的原因，温湿度、光照等条件达不到铁皮石斛生长的要求，因而不适合种植铁皮石斛。

二、铁皮石斛的栽培模式

铁皮石斛药材来源，长期以来靠野生资源的采集，自20世纪90年代以来，人们探索人工栽培的技术，从试管苗种活到种出产量，再到种出质量，经过了大量试验和探索，积累了丰富的经验，这一技术的突破，改变了药材依赖野生资源的状况，为铁皮石斛药材的可持续利用提供了保障。

从大面积栽培模式来看，主要可分为两类，一是设施栽培，二是仿野生栽培。

（一）设施栽培

设施栽培，主要是大棚栽培还有温室栽培，是根据铁皮石斛的生长习性，用人为的方法创造适合其生长的环境，对温度、光照、水分、湿度进行调控，同时给予肥料和农药的投入，种植的药材产量较高，但易造成农药和重金属残留污染。因此，必须按照中药材生产质量管理规范（GAP）和有机栽培的要求，达到药材安全、有效、质量可控的要求。

1. 栽培设施的建设

浙江省乐清市相关地方标准规范对大棚建设提出以下要求：以单体（或连体）钢架大棚设施为宜。棚架宜采用热镀锌 1.2～1.5m 薄壁钢管搭建，棚宽 6.0m 或 8.0m，棚顶高度 2.2～2.8m，肩高 1.5～1.8m，棚架拱杆间距 55～80cm，棚顶和两侧各装一道拉杆，棚长以 30.0～45.0m 为宜。大棚钢管材料及安装技术应符合 DB 33/T 865—2002 的规定要求。棚架顶部应覆盖多功能大棚薄膜，膜宽依棚宽而定。棚顶部和四周的薄膜用压膜线和卡膜槽固定在棚架上。棚顶应覆盖耐老化、耐腐蚀、耐辐射等特点的遮阳网。喷灌系统由"水源 – 水泵 – 总过滤器 – 地下输水管 – 田间出地管 – 水阀 – 末端过滤器 – 田间输水管 – 喷灌管"组成。喷灌系统安装与技术要求参照 GB/T 50085—2007 执行。喷灌管采用不少于 120目的网式或叠片式过滤器。水源至田块的地下输水管采用 PPD 管，管径依输水流量而定；棚内输水管采用直径为 25mm 的饮用级管（图 10-1）。

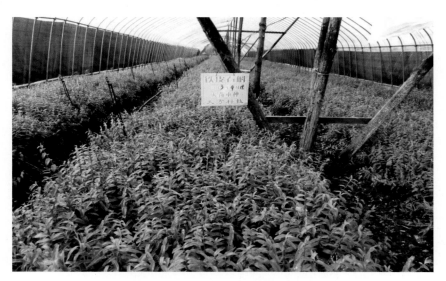

图 10-1　浙江嵊州地区大棚地床栽培
（照片由浙江天方科技股份有限公司提供）

　　高架栽培选用角钢、砖头、耐腐烂木材等材料作为种植畦的框架，畦宽 1.2～1.4m，畦长度可依据大棚长度而定，立地架空高度 30～50cm。栽植床搭建过程中取材方便，方法简单；栽植床透水透气性大幅度提高；栽培基质用量适中，使用年限长，成本低，易于推广（卢江杰等，2018）（图 10-2、图 10-3）。

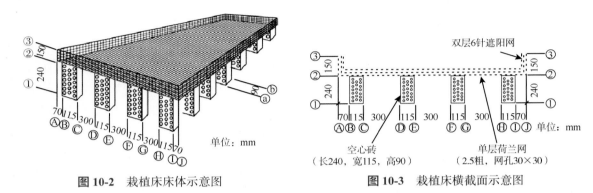

图 10-2　栽植床床体示意图　　　　　图 10-3　栽植床横截面示意图

　　白燕冰等（2012）介绍了云南石斛离地床式栽培技术，其设施建设如下：

　　1）拉网搭棚，遮阳网密度 60%～70%，网高 3～3.5m，大棚外遮阳网应比拱高出 50cm，平地种植搭建外遮阳时应间隔 8m 处留一道上下错开的通风口。塑料大棚应建成四周通风、透气的单栋大棚或联栋大棚，大棚高度 2.5～3m，长、宽度根据地形而定。为保持棚内良好通风，大棚长控制在 30.0m 以内。

　　2）搭苗床，床可采用钢架、木条或竹干、空心砖等材料做骨架，床畦高 60～80cm，宽 110cm，床畦面高约 6cm。床底呈网状，用沥水透气的材料垫底。床之间留 60cm 宽的走道。或将边皮、杉木锯成段均匀地搭在床架上（图 10-4、图 10-5）。

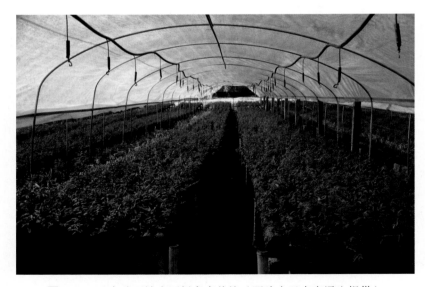

图 10-4　云南瑞丽铁皮石斛高床栽培（照片由云南李泽生提供）

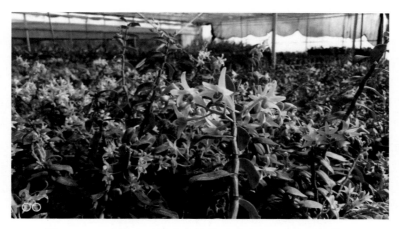

图10-5 云南铁皮石斛高床栽培（照片由云南张川提供）

在设施建设中，对整片土地平整后，撒生石灰750kg/hm²，进行全面土壤消毒。有条件的地方可增加防虫网，防止害虫侵入。床面不宜用石棉瓦，会产生安全隐患。

黄茂康等（2011）研究表明，床架栽组培苗的生长势、生长量和茎条产量均明显优于地厢栽，其中成药茎条产量高出1/2以上，这主要是因地厢栽种遭受白蚁、蚯蚓、蛞蝓、蜗牛等危害较严重，种植基料的有机基质、植株的根和叶片等不断被啃食，而导致株丛生长恶化，严重减产。因此，在广西自然气候条件下，选择优质组培苗并采用立柱搭床架种植是铁皮石斛获得高产的关键。

2. 大棚栽培小气候调控

赵跃宾等（2017）针对福建省南靖县的气候特点，对大棚内小气候进行调控，为铁皮石斛营造适宜的生长环境。南靖县属于南亚热带季风气候，其特点是温暖湿润。

（1）温度调控　铁皮石斛喜温暖的环境，忌冷怕热。春、夏、秋三季时，种植大棚内易出现棚温高于铁皮石斛生长温度上限值的现象，此时应及时采取遮阳网降温、通风降温、喷水降温等三种方式进行降温，当温度达20℃以上时可进行通风散热。春季和秋季昼夜温差大，在10：00～15：00，阳光比较强，使用单层遮阳网遮阳即可，棚内温度要控制在20～25℃之间；夏季高温时段，采用80目以上的双层遮阳网遮荫，可避免棚内温度升得过高；也可以使用微喷设施通过向空中、枝叶、地面喷水，水分蒸发带走大量热能从而进行降温。冬季气温低于5℃时，仍能对处于休眠期的铁皮石斛造成冻害。故冷空气影响时，可提前在夜间对棚外的上风方向进行烟熏，从而提高棚内温度；或在棚内放置蒸汽式火炉，提高棚内温度和湿度；也可以在棚顶外铺盖草苫、纸被等，棚内加盖塑料薄膜，以起到保温效果。

（2）湿度调控　铁皮石斛适宜在阴凉、潮湿、空气畅通的地方生长。春季昼夜温差较大，棚内空气湿度宜保持在40%～70%，一般无需浇水，只需间隔3～4d在叶子和基质的表面上喷水保持表面湿度即可。夏季温度高，昼夜温差较小，湿度昼夜差也较小，但水分蒸发量较大，故而可以在植株的基质表面覆盖上一层苔藓，同时需注意日常浇水，将空气中的相对湿度维持在70%～90%为宜；盛夏高温时，日间每隔一小时必须喷水一次。

秋季相对干燥，高温时段棚内易出现低湿，此时可采用微喷和淋水措施增湿。观察基质表面苔藓，若苔藓萎蔫则为干燥；若苔藓长霉，按压有水则为过湿，可采取通风降湿。冬季昼夜温差较大，湿度较小，以喷湿叶子表面、基质表皮为准，一般半个月喷湿一次即可，要求空气湿度控制在20%～40%左右。

（3）光照调控　铁皮石斛对光照强度很敏感，大棚内的光照强度可通过遮阳网来调控。春季晴好天气时将对铁皮石斛进行移栽炼苗，光照过强会使小苗叶片变黄脱落，此时需对大棚进行遮光处理，可采用遮阳网等遮蔽物遮光。种植一年以上的铁皮石斛，在阴雨天或冬季多云天气及日落前光照不足时，应打开遮阳网或人工补光。一般来说，夏天和秋末前光照较强，当有强太阳光的天气时，在10：00～17：00要对大棚拉上两层遮阳网；其他季节，当有强太阳光的天气时，拉上一层遮阳网就可以。

潘宏兵等（2017）针对四川省攀枝花干热河谷区干热气候是影响铁皮石斛生长的主要因素，采取综合措施对大棚种植环境进行光照、温度和湿度调控。

（1）光照调控　铁皮石斛为耐阴较强的植物，适宜光照强度为5000～15 000lx。种苗初移栽时，大棚内光照尽量控制在10 000lx以内，待种植的种苗成活且开始生长后，适当增加大棚内光照强度，但应尽量控制在25 000lx以内。种植过程中选用拉遮阳网调控种植大棚光照，一般选用遮光度75%的遮阳网，避免因光照过强而使叶面变黄脱落，引起植株衰弱等。攀枝花干热河谷区光照充足，紫外线强，晴天光照为80 000～126 000lx，一年中光照最强的月份为3～6月份。一般11月份至翌年2月份拉遮阳网1层（棚外1层），3月份、7～10月份拉遮阳网2层（棚外1层，棚内1层），4～6月份拉遮阳网3层（棚外1层，棚内2层），期间如遇连续阴天，应根据实际情况适度增减遮阳网层数。

（2）温度调控　攀枝花干热河谷区昼夜温差较大，旱季气温高，根据统计，在2014～2016年间，年日最高温度＞35℃有效天数为21d，年日最低温度＜5℃有效天数为4d。铁皮石斛生长的适宜温度为15～30℃，推荐种植大棚内的温度调控到10～35℃。夏季超过35℃时需采取降温措施，主要降温措施有拉遮阳网、卷起四周棚膜、棚顶外喷水、苗床高压微喷浇水等，一般拉遮阳网3层，种植苗床高压微喷浇水，1d喷2次，午后棚顶外喷水1.2～3h，多种方法结合可降低棚内温度3～4℃。冬季温度低于5℃，需采取保温措施，主要增温措施有封闭四周棚膜、棚内生炭火等。

（3）湿度调控　攀枝花干热河谷区雨季和秋冬季节（7月份至翌年2月份）环境空气湿度较高，一般采取高压微喷浇水可调控大棚内空气湿度在60%～90%之间；干旱季（3～6月份）环境空气湿度较低，需要采取高压微喷浇水、苗床底部地表开沟灌水、高压微雾加湿等措施相结合，一般可调控棚内空气湿度在50%～80%之间。铁皮石斛种植，首要的是选择适宜的环境条件，在这基础上利用设施加以调控。

3. 组培苗的驯化

铁皮石斛组培苗的驯化是指将瓶苗移植于外界自然环境中的锻炼适应过程，一般要2～3个月以上才能获得有较强适应能力的壮苗，炼苗阶段是种苗成活的最关键阶段。

　　驯化组培苗场地一般在大棚内进行，遮盖透光率75%的遮光网，可以利用穴盘育苗，穴盘规格选用长×宽为50cm×2cm，孔径为5cm，50穴的穴盘。这样的盘每穴可栽3～5株。育苗基质的取材选择是育苗驯化成功的关键因素之一。取材原则是易得、无虫卵、无杂物、无杂草种子，有良好的保水性和透水性。经实践证明，用大小为2～5mm的松木糠较合适，小于2mm的小木糠粉因透气性差要坚决不用，木糠经太阳暴晒干后备用。基质也可用其他配方料。移苗前3～5天将基质置于大水缸或水池中，用添加有800倍多菌灵或800倍甲基托津的MS液浸透，捞起沥干待用。如条件不允许或规模较大可用3%的精制腐熟有机肥液加药喷洒基质，要求肥药足、匀、透。

　　组培苗一般要求株高3cm、根长2cm、三叶以上。组培苗在出袋或出瓶前需要移到大棚内自然光下继续培养20天左右。

　　春秋二季气候最适宜组培苗的移植驯化。移植时取出组培苗，污染苗、裸根苗或少根苗分别放置。正常组培苗先在自来水中洗净培养基，以免琼脂发霉引起烂根，再换自来水清洗一次。裸根或少根组培苗经过上述清洗后，还需将小苗根部置于100mg/L的ABT生根粉中浸泡15min，以进行生根诱导。污染苗经过清洗后，用1000倍多菌灵浸泡整株小苗10min，后期管理得当可有效控制污染的发生。把正常组培苗泡入高锰酸钾1000倍液中消毒5s，取出后植于穴盘中。一般可以3～5株作一穴，一手拿苗一手放基质定苗，基质盖过根部苗能立定即可。植好后置于大棚里的小拱棚内。如果不用穴盘，基质总厚度可铺7～10cm，移种时可先铺一半基质，另一半摆苗时添加，放好一行基质后摆苗，用一块宽3cm长同畦宽的薄木板片定行距，往木板和苗间填充基质，填完以薄木片稍压木糠，使之平直以便再摆下行苗，如此重复操作，直至植完一畦。

　　组培苗在移植初期，对外界空气湿度及微风特别敏感，缺水则生长缓慢、干枯、成活率低，而喷雾过多湿度过大则渍水烂根，温度高、湿度大时还易引发软腐病大规模发生。移栽后一周内，空气湿度宜保持在90%左右，一周后，幼苗旧根开始伸长，空气湿度可保持在70%～80%。种植畦干湿交替有利于发根长芽。植后及时用薄膜覆盖封闭小拱棚，保湿3～5d，以后每天揭开薄膜透气并喷适量雾水保湿，透气时间由最初10min逐步增加到3h，第15d后可打开小拱棚两头透气，第20d后白天覆盖薄膜，晚上揭开，逐渐使其与外界环境相适应。这段时间是驯化组培苗成功的关键时期。25d后可撤去小拱棚。春天要注意防湿度过大造成烂苗，秋天要注意保湿。

　　大棚移栽期间的施肥以叶面肥为主。由于铁皮石斛为气生根，因此要喷施适宜的叶面肥作为营养液，以供给植株充足的养分，有利早发根。叶面肥可以选择硝酸钾、磷酸二氢钾、腐植酸类等，以及进口三元复合肥和稀释的MS培养基等。一般移栽后一周，植株旧根伸长后开始喷施千分之一的硝酸钾或磷酸二氢钾，7～10d喷一次，连续喷3次。长出新芽后每隔10～15d喷3‰的三元复合肥等。一般情况下，施肥后两天停止浇水。若空气对流太大，则视基质干湿度适当喷雾补水。

　　两个月后旧根明显伸长、叶色浓绿时可考虑移植，如不是穴盘育苗，可让驯化苗在驯化棚中长足一年。如是种植户育苗，密度可扩大到7～10cm，每穴2～3苗，除去小拱棚后即可逐步增加大棚通风，最后大棚周边揭开约1m高就可进入正常生长管理，这样能节约重新移植的人工并可加快生长速度（梁重坚等，2009）。

4. 栽培基质

铁皮石斛为附生兰科植物，其气生根附着在岩石表面或树上，在设施栽培中必须选择合适的基质栽种。固体基质具有支持作用、保水作用和透气作用。

袁正仿等（2002）分别用河沙粗麻石，碎砖石，珍珠岩（100%），珍珠岩：椰糠（1：1），椰糠（100%），泥炭土（100%）同时栽种铁皮石斛苗，结果表明，泥炭土效果最好，椰糠及珍珠岩组合、椰糠次之，其余的最差。

付开聪等（2003）试验的几种基质中，不论成活率、产量、粗壮程度和株高都是木块与苔藓的组合最好，而锯末与腐质土组合最低。

刑福桑等（2002）对树皮中加泥炭的比例作了研究，结果表明，以树皮中添加20%泥炭的处理，在花朵数、叶面积两个形态指标上优于纯树皮处理。

朱艳等（2004）研究认为，最适宜的基质是1/3泥炭+1/3锯末+1/3珍珠岩，覆以苔藓类伴生植物可大大提高移栽成活率。

郑勇平等（2006）采用三种基质对铁皮石斛成活率影响的研究表明，采用纯水苔，成活率可达99.1%，树皮与锯末各半的成活率为97.1%，纯树皮为94.9%。

李进进等（2006）采用栽培基质对移栽成活率的影响研究表明，根系生长以水苔最快，发生新根的能力最强，根系的粗度以松树皮+碎石、花生壳+碎石两种混合质量较好。水苔适合于根系较少的种苗移栽。

梁巧明等（2006）研究表明杂木屑和蔗渣在铁皮石斛栽培中，新根数、叶面积和鲜重等指标均达到或超过了苔藓基质。

蒙平等（2007）在研究中采用 V 树皮：V 泥炭 =1：1 栽培铁皮石斛获得较好效果。

刘洪科等（2008）研究了 6 种不同基质对成活率的影响，水苔在成活率、株高、叶片数、单株鲜重方面都优于其他几种基质。

白美发等（2008）研究表明，三种栽培基质都适合铁皮石斛生长，以基质石灰岩碎石滤水层 5cm+ 锯末（杂木粗糙的锯末）8cm+ 活苔藓 2cm 的效果最好。

吴雅等（2010）研究表明，移栽 365d 后铁皮石斛在基质配比泥炭：树皮：刨花 =2：4：4 上的成活率为 95.6%，平均萌芽数达到 8.2 个，株高 52.16mm，茎粗 3.47mm，显著优于其在纯细锯末、泥炭：树皮：刨花 =3：3：4、泥炭：树皮：刨花 =2：3：5 上的表现。

李雪等（2012）以树皮和水苔为栽培基质，通过植株形态、光合色素、蛋白质以及多糖含量等生理特性变化，筛选出适宜铁皮石斛组培苗生长的栽培基质。结果表明：树皮基质能显著提高铁皮石斛的鲜质量、干物质质量分数、株高和节间距等生长指标，提高铁皮石斛叶片和茎干的蛋白质质量分数；而水苔基质能显著提高叶片中叶绿素 a、叶绿素 b、总叶绿素质量分数以及类胡萝卜素的质量分数，促进铁皮石斛多糖质量分数的提高。

杨岚等（2013b）以蘑菇渣基质为原料加入不同体积比的锯末屑、苔藓、松树皮形成蘑菇渣复合栽培基质并进行铁皮石斛组培苗移栽试验。结果表明，在相同的栽培管理条件下，移栽 30d 后，组培苗在处理 GC（V 蘑菇渣：V 锯木屑：V 苔藓：V 泥炭 =12：9：8：6）、GD（V 蘑菇渣：V 锯木屑：V 苔藓：V 泥炭 =11：10：10：4）中成活率达 97.3%、95.8%，显著高于其他处理和对照，其中处理 GC 的株高、茎粗、根长和新根数也显著高于其他处理；移栽 365d 后，处理 GC 的成活率、株高、茎粗、根长和新根数依然最高，分别达到 94.6%、7.87cm、0.307cm、5.57cm、7.67 个，与其他处理差异显著，同时石斛多糖和总生物碱含量在处理 GC 中也达到最大，分别为 8.88% 和 0.30%，并与其他处理差异显著。可见，处理 GC 的配比有效地提高了铁皮石斛组培苗的生长和有效成分含量，为生产实践提供了可靠理论依据。

李宏蛟等（2014）以铁皮石斛组培苗为材料，采取盘栽试验研究炼苗期树皮基质与水苔基质对铁皮石斛幼苗生长动态的影响。结果表明：采用水苔基质栽植铁皮石斛幼苗的新根萌发快，新芽分蘖力较强。幼苗生长强壮，叶色浓绿；而采用树皮基质栽植的幼苗根系萌发慢，易出现失水萎蔫、叶片发黄或脱落现象。在炼苗结束时，树皮基质和水苔基质栽植铁皮石斛幼苗的叶厚为（0.57±0.09）mm 和（0.68±0.11）mm，茎粗为（2.76±0.47）mm 和（3.38±0.75）mm，差异均达极显著；株高为（58.1±10.5）mm 和（66.8±13.9）mm，叶宽为（7.6±1.1）mm 和（8.4±1.4）mm，根长为（54.4±15.0）mm 和（63.3±15.9）mm，根数为（18.9±4.9）条 / 丛和（25.3±5.7）条 / 丛，生物量为（0.217±0.014）g/10 株和（0.259±0.008）g/10 株，差异均达显著；而两种基质栽植幼苗的叶长、叶数、节数、根粗及根冠比差异不显著。铁皮石斛炼苗期选用水苔作为幼苗栽植基质较好。

韦菲等（2016）以 48% 废弃食用菌糠、5% 中草药废渣、11% 桑秆 + 玉米芯、11% 食物废弃壳、8.5% 黏土 + 草皮土、6% 木屑混合而成的栽培基质具有较适宜的理化性质和合理的营养成分，能有效减少铁皮石斛病害的发生，对植株的成活率、植株生长、多糖含量及产量均有明显影响。

谢静等（2017）试验显示，松树皮混合泥炭土（体积比为 2：1）能显著促进铁皮石斛茎伸长，节数、根数增多，提高生物量，增加鲜条和鲜叶产量，总体情况显著优于其他处理，是适宜铁皮石斛生长的栽培基质。

郜李彬等（2017）对不同附主种植的铁皮石斛有效成分检测分析，结果表明：石子种植的铁皮石斛中多糖及醇溶性浸出物等有效成分要远远高于木屑种植的铁皮石斛，其营养更好、品质更优。

在铁皮石斛大面积种植中，栽培基质主要是松树皮。松树皮树皮疏松、孔隙量大，通水透气性好，加之资源来源较多、价格便宜、植株生长状况好，是铁皮石斛种植的主要基质。但树皮具有疏水性，且含有单宁酸和酚类等有害物质，C/N 较高，经发酵后方可使用，且发酵后可提供植物生长所需的微量元素（黄万琳等，2012）。可采取以下方法发酵，把收购来的松树皮进行粉碎，拇指大小最为适宜，然后进行发酵。与营养液搅拌均匀，封闭。每一个月翻动一次，达到发酵均匀的目的。至少要发酵 4 个月以上才能使用（冉景丞等，2010）。

由于纯树皮持水能力差影响植株的正常生长，于是提出树皮和其他基质混合使用，以改善其理化性质。树皮常与泥炭、锯末等配比混合使用，效果更好。在一些试验中发现基质不仅对成活率和植株生长至关重要，而且与多糖等成分的积累也有关系。在环境适宜条件下，基质的理化性质对铁皮石斛组培苗移栽生长起重要作用。可以通过测定基质的容重、总孔隙度、通气孔隙度、毛管孔隙度、大小孔隙比、pH、EC 值来确定应采用的基质种类或配比比例。试验发现，铁皮石斛组培苗移栽基质较适宜的理化性质为：容重 0.2～0.8g/cm³、总孔隙度 60%～68%、通气孔隙度 19%～30%、大小孔隙比 1：2.0～1：1.4、pH 为 6.8～7.3，若基质的 pH 达不到适宜的条件，可用草炭灰或生石灰调节（韦菲等，2016）。

总之，铁皮石斛的栽培基质应保湿透水、透气、无毒，且来源丰富、价格便宜。

5. 施肥技术

施肥影响着铁皮石斛的生长、产量和多糖的形成，在进行人工栽培的开始一直在探索合理的施肥技术。

白美发（2009）以铁皮石斛组培苗为试验材料，移栽后 15d 开始对其喷施专用叶面肥（N：P_2O_5：K_2O=25：13：13，N、P、K 总含量为 51%，B、Fe、Zn、Cu、Mn、Mo 总含量为 1%），每隔 7d 喷施 1 次，共喷 5 次，以喷清水为对照，研究叶面肥对铁皮石斛单株鲜重、茎多糖含量、叶面积及叶绿素含量的影响。结果喷施叶面肥可促进铁皮石斛茎叶伸长生长，茎节、直径加长加粗，平均单株鲜重（6.6g）明显高于对照（4.45g），但多糖含量（167.45mg/g）较对照（172.4mg/g）略低；喷施叶面肥后，铁皮石斛平均叶面积和叶绿素含量分别较对照增加 2.35cm² 和 1.25mg/g。长期喷施专用叶面肥可促进铁皮石斛茎叶伸长生长、提高其茎叶比和产量、增加叶面积。

孔德栋等（2015）以一年生铁皮石斛为试材，研究了不同施肥措施对铁皮石斛生长特性、叶绿素含量及多糖含量的影响。结果表明：不同施肥措施均显著影响铁皮石斛的生长特性；不同施肥措施均显著提高其叶片的叶绿素含量和茎的多糖含量；通用肥（20-20-20）和高氮肥（30-10-10）适当补充钾肥（15-10-30）施用，能有效提高铁皮石斛的生长指标、叶绿素含量以及多糖含量，取得较好效果；施用卢博士有机液肥，铁皮石斛的生长和品质最好，多糖含量达到 36.7%。

胡雁春（2015）以铁皮石斛一年生苗、幼苗为试材，研究了两种有机肥对其生长的影响。发现 6‰ 的有机肥配方一处理的铁皮石斛一年生苗的株高、叶数、直径、节间距分别超过对照 5.3cm、1.9 片、0.2cm、0.6cm；7.5‰ 的有机肥配方二处理的铁皮石斛一年生苗的株高、叶数、直径、节间距分别超过对照 4.8cm、1.6 片、0.1cm、0.4cm；6‰ 的有机肥配方一、7.5‰ 的有机肥配方二处理的铁皮石斛幼苗的生长情况也明显优于对照。自制有机肥配方一和配方二。配方一：油枯、骨粉、蚕沙各 5kg，水 10kg，混合均匀，装入坛中加薄膜覆盖，于室外光照下沤制 20d，取发酵物上清液稀释至所需浓度；配方二：$FeSO_4 \cdot 7H_2O$ 1kg、豆饼 5kg、猪粪 6kg、水 10kg，装入坛中加薄膜覆盖，于室外光照下发酵 2 个月，取上清液稀释至所需浓度。

王怀昕等（2016）以硬脚铁皮石斛一年生驯化苗为栽培材料，在施用羊粪、油菜饼肥作基肥基础上，增施 10kg/667m² 腐殖酸螯合肥，铁皮石斛叶色嫩绿，生长势旺盛，茎长、单株根数和根长均显著增加。

曹汉才等（2016）在相同的大棚种植环境条件下，分别施加发酵羊粪、发酵蚕粪和发酵花生麸对铁皮石斛种苗进行处理。1 年后，再分别对不同有机肥处理的铁皮石斛植株相关性状进行调查与分析。结果表明，施加发酵羊粪（加入 10% 硫酸钾造粒）更有利于促进大棚铁皮石斛植株的生长，其植株的存活率、新叶数、茎节数和株高均高于施加发酵蚕粪的和发酵花生麸者。发酵羊粪（加入 10% 硫酸钾造粒）是一种适合铁皮石斛大棚种植的优质有机肥料。

管成林等（2016）以一年生铁皮石斛分蘖苗为材料，比较不同肥料对铁皮石斛生长（根系活力、叶绿素含量）、抗氧化酶活性及多糖含量的影响。结果表明：与对照相比，施肥可显著促进铁皮石斛的生长，提高根系活力、叶片的叶绿素含量和茎的多糖含量，使植物抗氧化酶活性增强；其中栀子渣∶山茶粕 =3 ∶ 1 混肥促进效果最显著，碘肥次之。可见，栀子渣 / 山茶粕混合肥是铁皮石斛理想的生物肥料，显著优于化肥。

李金怀等（2016）在广西壮族自治区林业科学研究院科技园内，分别对水苔基质铁皮石斛容器苗和木屑松树皮基质铁皮石斛盘苗施用藻泥和沼液对比试验，结果表明，沼液比藻泥能更好地促进铁皮石斛幼苗的生长。水苔基质铁皮石斛容器苗施用沼液浓度在 10% ～ 20% 较好，木屑松树皮基质铁皮石斛盘苗施用沼液浓度在 10% ～ 30% 能更有效地促进铁皮石斛苗生长。

陈洲等（2016）以龙虎山优质铁皮石斛"龙虎 1 号"为试材，研究了不同栽培基质（锯末、松树皮、松树木片、杂木、油茶壳）、施用肥料（羊粪、牛粪、菜籽饼和茶籽饼）对铁皮石斛生长特性、多糖含量的影响。结果表明：以松树皮为栽培基质时"龙虎 1 号"生长最为旺盛，多糖含量可达 46.1%，株高为 35.1cm。施用单一羊粪时"龙虎 1 号"长势及品质优于其他肥料，此时多糖含量高达 46.6%，株高可达 34.2cm。

高忠奎等（2017）以嘟乔山种和广南种铁皮石斛为材料，研究了施用不同有机肥对铁皮石斛植株生长、栽培产量及植株多糖含量的影响。结果表明：施用有机肥能够促进铁皮石斛植株生长，提高栽培产量，但不利于铁皮石斛植株多糖积累；嘟乔山种铁皮石斛施用发酵花生麸有机肥能够获得较高的栽培产量和品质，栽培产量比对照提高 58.8%，多糖含量比对照下降 0.2%；广南种铁皮石斛施用发酵混合料有机肥（牛粪 + 羊粪 + 花生麸，各 1/3）能够获得较高的栽培产量和品质，栽培产量比对照提高 70.2%，多糖含量比对照下降 0.8%。

莫雨轩等（2017）在盆栽条件下使用不同含量蚯蚓粪的基质（蛭石）栽种一年生铁皮石斛，并在栽种的第 15d、30d 和 45d 时，分析石斛抗氧化能力和次生代谢产物含量的变化。结果表明：含有蚯蚓粪的栽培基质能提高铁皮石斛的超氧化物歧化酶（SOD）活力、过氧化物酶（POD）活力、丙二醛（MDA）含量、根系活力、可溶性蛋白含量以及茎中黄酮和多糖含量（$P < 0.05$），蚯蚓粪含量不同效果有所差异。其中，蚯蚓粪含量为 60%时，第 45d 石斛 SOD 活力和 POD 活力较之对照分别增加了 29% 和 156%；蚯蚓粪含量为 80% 时，在栽种 45d 后石斛根系活力、可溶性蛋白含量以及多糖和黄酮含量较之对照分别增加了 235%、37%、102% 和 97%；蚯蚓粪含量为 20%、40%、60% 和 80%时石斛体内 MDA 含量均显著降低（$P < 0.05$）。综上，人工栽培中使用适宜含量的蚯蚓粪能提升铁皮石斛品质，80% 为提高其药用品质的最适含量，60% 为提高其抗氧

化能力的最适含量。

　　乐清市铁皮石斛产业协会（2018）开展了不同有机肥施用对铁皮石斛品质和产量的影响试验，试验用有机肥为羊粪和菜籽饼（7∶3）混合，高温发酵腐熟1年。乐禾液由成都正光生态工程有限公司生产。结果表明，采用发酵腐熟的羊粪菜籽饼作为基肥，与乐禾液叶面肥的搭配喷施，亩产最高，达538.49kg。有机肥为铁皮石斛提供大量有机养分，乐禾液含有32.19%有机酸，能促进植株光合作用，刺激作物生长发育，两者配合有利于铁皮石斛对营养的吸收，有效促进鲜重和干重的增加。该处理多糖含量比对照有所下降，但差异性不显著，多糖含量为31.37%，仍超过《中国药典》规定的标准。

　　铁皮石斛开始人工栽培时，大都采用石斛兰栽培的施肥技术，使用复合化学肥料，如奥绿肥、花多多等。随着人们对药材质量的关注，按照有机栽培要求，逐步采用有机肥料。在大面积栽培中使用较多的有羊粪、沼气发酵池肥、蚕沙、饼肥等，取得了较好效果。几种有机肥简介如下：

　　羊粪是家畜粪中养分（尤其有机质和全氮）含量最高的一种。羊粪含有机质24%～27%，氮0.7%～0.8%，磷0.45%～0.6%，钾0.4%～0.5%。羊粪含有机质比其他畜粪多，粪质较细、肥分浓厚。羊粪发热介于马粪和牛粪之间，亦属热性肥料。

　　沼气发酵池肥也称沼气发酵肥料。它是作物秸秆、杂草树叶、生活污水、人畜粪尿等在密闭条件下进行嫌气发酵，制取沼气后的沉渣和沼液，沉渣约占13%，沼液占87%左右。沼气发酵过程中，原材料有40%～50%的干物质被微生物分解，其中的碳素大部分分解产生沼气（即甲烷）被用作燃料，而氮、磷、钾等营养元素，除氮素有一部分损失外，绝大部分保留在沼液和沉渣中，其中还有一部分被转化成腐植酸类的物质，是一种缓速兼备又具有改良土壤功能的优质肥料。制取沼气后的沉渣，其碳氮比明显变窄，养分含量比堆肥、沤肥高。沉渣的性质与一般有机肥料相同，属于迟效性肥料，而沼液的速效性很强，能迅速被作物吸收利用，是速效性肥料。其中铵态氮的含量较高，有时可比发酵前高2～4倍。一般堆肥中速效氮含量仅占全氮的10%～20%，而沼液中速效氮可占全氮量的50%～70%，所以沼液可看作是速效性氮肥（王迪轩，2012）。沼气发酵池肥应用于铁皮石斛，必须掌握适当浓度，过高反而影响苗的生长。

　　蚕沙也称为蚕粪，是一种优质高效的有机肥料，其养分含量高，所含有机质一般高达78%，还含有各种微量元素，蚕粪在使用前必须经过堆沤处理，处理后的蚕粪肥效显著。

　　饼肥是油料作物籽实榨油后剩下的残渣，大豆、花生、芝麻、油菜、桐籽、茶籽、棉籽、菜籽、向日葵榨油后的种渣都可做成饼肥，是一种优质的有机肥料。饼肥的成分和性质：饼肥含氮、磷养分较高，也含适量的钾。不同饼肥的养分含量不尽相同。饼肥中氮主要是以蛋白质形态为主的有机态氮存在着，蛋白质含量在20%～50%，磷以植素、卵磷脂为主，钾大都是水溶性的，用热水浸提可提取油饼中96%以上的钾。此外，饼肥含有一定的油脂和脂肪酸化合物，吸水性慢。这些有机态的氮和磷只有被微生物分解后，作物才能吸收利用，所以饼肥是一种迟效性有机肥，用饼肥做肥料时，一定要经过微生物的发酵分解，并注意正确的使用方法，才能达到最好的效果（王迪轩，2012）。

不同肥料的种类影响铁皮石斛的生长和产量，而且影响多糖的积累和含量，进一步研究施肥技术，以达到药材产量高、质量好。

（二）仿野生栽培

仿野生栽培是选择适宜铁皮石斛生长的生态环境，如气温、湿度、光照、海拔等，将铁皮石斛种苗种植在树上或岩石上，任其自然生长，必要时辅以喷水，生产出的药材比大棚栽培的产量较低，但质量高，农残和重金属残留可得到控制。

1. 活树附生栽培

活树附生栽培（贴树栽培）是选择适合铁皮石斛生长的生态环境，将种苗栽种在树上，任其在自然环境中生长成药材的一种方法。该方法充分利用林木资源，不需设施和肥料、农药等投入，降低成本，生产出的药材质量好。

（1）环境的选择　仿野生栽培在环境选择上，除考虑地理位置、气候条件等大的生态因素外，种植地小环境生态因子适宜性也非常重要，如海拔、植被和水源等，从而达到温暖湿润、通风、适宜的光照等。因贴树栽培，树林一般有一定的海拔，注意冬季气温情况，避免铁皮石斛冻伤，同时应注意交通方便，便于管理与采收。

（2）附生树种的选择　杨旺利（2012）采用不同的附生树种、附着不同的树体部位、不同的基质附着物、不同栽植时间等处理进行人工栽培铁皮石斛试验，结果表明：附主树种以枫香、香樟最好，杉、松最差，其中枫香附主的铁皮石斛三年生平均丛茎重、总茎重分别是松树的 3.86 倍、27.57 倍；枫香树体侧枝两侧与侧枝上部为较佳的栽培部位，侧枝下部次之，大树主干最差，其中侧枝两侧的铁皮石斛三年生平均丛茎重、总茎重分别是主干的 1.52 倍、1.9 倍；除苔藓外，其他基质附着物处理对铁皮石斛后期的生长量影响不大；不同基质附着物处理对铁皮石斛的成活率、三年生铁皮石斛的总茎重影响达极显著差异，基质附着物为苔藓的最高，分别是对照的 1.71 倍、2.2 倍；5 月份栽植的成活率最高。

郭英英等（2014），采集野外与设施地不同树种（枫香、樟树、枫杨、板栗、杉木、柏木、马尾松、杨梅、木荷）上附生的铁皮石斛，并测定其多糖含量，结果表明：不同附生树种上采集的铁皮石斛多糖含量存在极显著差异，二年生变幅为 26.27% ～ 37.83%，平均为 33.02%，变异系数为 10.15%；三年生变幅为 20.73% ～ 28.83%，平均为 25.93%，变异系数为 11.08%。附生树种的生境、树种的生物特性与多糖含量存在一定的相关性，孤立木附生的铁皮石斛多糖含量要高于林分中；林分中落叶树种附生的铁皮石斛多糖含量要高于常绿树种；常绿树种中针叶树种附生的铁皮石斛多糖含量要高于阔叶树种；树冠小的树种附生的铁皮石斛多糖含量要高于树冠大的，这些因素均直接影响光照，说明铁皮石斛野外生态栽培适度的光照有利于多糖的积累；而树皮粗糙程度对多糖含量的影响没有规律。同时表明二年生铁皮石斛多糖含量明显高于三年生者，与设施地栽培铁皮石斛多糖含量变异规律一致。

袁颖丹等（2015）以枫香、杉木、樟树、马尾松作为铁皮石斛附生树种，以草绳、草绳＋水苔、木屑、混合基质作为铁皮石斛幼苗上树后的生长基质，就不同附生树种和生长基质对铁皮石斛幼苗上树后不同时期的株高、茎粗、节数等生长量的影响情况进行了试验、观测与分析。研究结果表明：4种附生树种均可作为铁皮石斛的附生树种，其中，杉木和枫香上面附生的铁皮石斛的长势均相对较好；混合基质能促使附生在马尾松树上的铁皮石斛快速地生长。

肖强等（2015）对5种不同仿生态栽培模式种植铁皮石斛的研究表明，在5种栽培方式（树栽：板栗、杉木、马尾松、五倍子树，石灰岩贴石栽培）中，杉木栽培所产铁皮石斛根、茎含水量最低，其多糖含量最高，达33%；其余4种栽培方式所产铁皮石斛多糖质量分数为18%左右；对多糖中单糖组分分析显示，D-甘露糖和D-葡萄糖是5种栽培模式下铁皮石斛多糖组成中的主要单糖成分，甘露糖与葡萄糖之比为4.5～5.98，符合《中国药典》要求。在鄂西南天保工程混交林中，杉木栽培铁皮石斛较其他栽培方式具有更快多糖累积能力，充分利用混交林大树和林下丰富的苔藓资源发展铁皮石斛仿生态栽培在鄂西南具有技术上的可行性。

徐兰芳等（2016）选取5种活树附生栽培的铁皮石斛作为实验材料，采用柱前衍生反相高效液相色谱法测定其总氨基酸含量。结果表明总氨基酸含量以及必需氨基酸的含量均为：竹子＞降香黄檀＞龙眼＞檀香＞马占相思；而必需氨基酸所占总氨基酸的比例：檀香＞竹子＞龙眼≈降香黄檀＞马占相思。说明不同活树附主对铁皮石斛的氨基酸含量有影响。

陈长远（2016）以闽南一带种植数量较多的龙眼、荔枝、马尾松3种乡土树种为附主树种，开展铁皮石斛活树附生栽培试验，探究不同附主树种对铁皮石斛生长的影响。铁皮石斛附生栽种的成活率和保存率大小均为：龙眼树栽种＞荔枝树栽种＞马尾松栽种；附生龙眼栽种的铁皮石斛，在株高和茎枝数上也占明显优势，在茎粗上稍落后于附生荔枝栽种，但差别不大。附生龙眼栽种的铁皮石斛生长表现最好，龙眼是闽南一带铁皮石斛比较理想的附生树种。

罗在柒等（2016），测试盆栽、大棚、岩石仿野生以及仿野生贴树栽培等4种栽培方式下铁皮石斛的生长量、含水率、药用有效成分总生物碱和多糖含量等生物学特征指标。结果表明：4种栽培方式收获枝条生物总重量，大棚＞岩石仿野生＞仿野生贴树＞盆栽，枝条数量相当，大棚栽培单条重量达7.46g，显著高于其他3种方式；仿野生贴树栽培方式的含水量最低，含水量为71.69%；仿野生贴树栽培方式铁皮石斛中总生物碱和多糖含量最高，分别达到0.0503%和31.6540%，显著高于其他3种栽培方式；仿野生贴树栽培方式收入产出率最高，经济效益好，适合大面积种植，可作为种植铁皮石斛的较佳栽培方式。

张子燕等（2016）对铁皮石斛等6种石斛，进行贴树和贴石两种仿野生栽培试验，结果表明，贴树栽培的成活率和单株鲜重都显著优于贴石栽培；6种石斛贴树栽培，测定发芽率、存活率等，铁皮石斛、金钗石斛和细茎石斛都显著优于束花石斛、鼓槌石斛和长苏石斛。

罗志强等（2016）对棕榈科植物蒲葵、中东海枣以及香樟进行附生栽培试验，表明铁皮石斛附生于棕榈科植物，可充分利用其松散棕皮扎根，根系生长速度快、扎根牢固，吸水吸肥能力强，在野外条件下具有较好的保湿性，在一定程度上促进了根茎的生长，可达到早生快发，为高产打下基础；附生在香樟上，不易扎根，根系生长到一定程度后裸露，水分管理不到位极易失水干枯，从而影响产量。

陈向东（2017）对铁皮石斛林下种植营养土的配制及附生树种选择进行探索，结果表明，营养土即50%青苔+25%木屑+25%树皮种植后，保存率可达86.9%，茎枝数/丛，平均茎高及茎粗等生物量达到最高，同时明显提高铁皮石斛的产量。在针叶马尾松附生种植，铁皮石斛的样地产量只达到普通水平（1.443kg），而在阔叶树树皮无纵裂纹（红椎、木荷）种植后，有了近20%的增产，特别是阔叶树树皮有纵裂纹（闽叶栲）种植后，样地产增产量有50%的增量，可达2.17kg以上，明显提高铁皮石斛的产量。

崔之益等（2017）研究表明：不同树种和附生部位对铁皮石斛的株高生长、茎粗、生物量等影响差异显著，但两者没有交互作用。附生60d时，郁闭度大的杨桃最优，120d开始，檀香迅速表现出绝对优势，各树种均以中部（1.2～1.5m）最适附生，马占相思附生的石斛生物量最大。檀香、马占相思和降香黄檀的综合评价显著优于龙眼和杨桃；铁皮石斛附树种植在林分郁闭度为0.3～0.5，光照入射强度为空地的62.5%左右对其生长最为有利；附树种植铁皮石斛可以显著增加附主胸径。

王晖等（2017）选用香樟、杉木、毛竹进行活树附生栽培铁皮石斛研究，结果显示，杉木栽培铁皮石斛的出芽率和总多糖含量显著高于香樟和毛竹栽培的铁皮石斛。

陈芳等（2017）比较大棚栽培铁皮石斛与仿野生栽培铁皮石斛的生物量、多糖、生物碱、氨基酸含量等主要药用成分和光合特性的差异性。结果表明，仿野生栽培的铁皮石斛多糖含量与大棚栽培差异不大，最大含量分别为39.02%、37.90%；大棚和仿野生栽培铁皮石斛的生物碱含量最高，分别为0.314mg/g、0.295mg/g，两者之间差异不显著（$P < 0.05$），而总氨基酸含量最高分别为24.711mg/g、16.252mg/g，两者的差异较明显；铁皮石斛的光饱和点、光补偿点相对较低，仿野生栽培的光饱和点仅为327.484μmol/（$m^2 \cdot s$），具有明显的阴生植物特性。仿野生栽培铁皮石斛是一种较优的栽培方式，质量与野生材料相近，可作为野生铁皮石斛的替代资源加以开发利用。

郑汉阳（2017）对大棚栽培、杉木附生栽培（贴树仿生态栽培）、盆栽三种模式栽培铁皮石斛的试验结果表明，不同栽培模式铁皮石斛茎鲜重、折干率和多糖含量皆不相同，且存在较明显差异。大棚栽培的茎鲜重最大，达到79.27g，明显高于其他两种栽培模式，贴树仿生态栽培模式茎鲜重最低。折干率则是贴树仿生态栽培模式＞盆栽模式＞大棚栽培模式，贴树仿生态栽培模式折干率达到30.28%，远高于其他两种模式。多糖含量也呈现明显的差异，贴树仿生态栽培模式最高达到30.91%，盆栽为22.09%，大棚为22.07%。

各地根据本地主产的一些树种进行了铁皮石斛附生栽培试验，如枫香、杉木、樟树、马尾松、马占相思、檀香、降香黄檀、竹子、龙眼、荔枝、蒲葵、中东海枣、闽叶栲、红椎、木荷、茶树、梨树等。结果表明铁皮石斛对附生树种的适应性很大，包括针叶树种、阔叶树种，常绿和落叶树种都能生长。但树种，与附生存活率、生长、产量以及多糖等成分积累都有很大关系。应选择树较高、树干直径适中、树冠茂盛、分枝多且粗壮、树枝横向生长，树皮较厚、有纵裂纹，不易脱皮的树种为宜。有研究认为，树皮有纵裂纹比树皮无纵裂纹，在铁皮石斛保存率、茎枝数／丛、平均茎高和茎粗方面，有明显差异。

在众多树种中，对杉木的附生栽培研究表明，茎的含水量低，多糖含量高。也有研究表明，固定在樟树上，铁皮石斛越冬存活率较低。对树种选择需要行进一步研究。

（3）栽培用苗要求及移栽时间　栽培用苗必须为健壮的组培苗在大棚或温室炼苗半年或一年后的驯化苗，这样附生在树上容易成活、生长。适宜的移栽时间是移栽成活的重要因素。适宜的移栽时间是指这段时间，气温等环境因子有利于移栽苗的成活。各地应根据当地的气候条件选择合适的移栽时间，如在浙江，春季为3月下旬至5月上旬，秋季为9月上旬至10月下旬。在福建，每年3～5月份及9～10月份是移栽的最佳时间。

蔡建水（2016）研究了不同移栽时间对成活率及生长的影响，结果表明，移栽45天测定成活率，3月20日、4月20日、5月20日成活率分别为81.3%、84.3%、84%。测定不同移栽时间的铁皮石斛180天后的生长量，以3月20日移栽的生长量最小，株数为6.6株，株长为18.6cm，茎粗3.9mm；4月20日移栽的与5月20日移栽的生长量相当，株数为7株，株长约为21cm，茎粗为4.1mm。因此，建议移栽时间以4月下旬为宜。

（4）栽培方式（上树方式）　移栽方式关系到种苗在树上的成活率和生长状况。各地根据自己的情况试验一些方法。袁颖丹等（2017）以草绳、草绳＋水苔、木屑、混合基质（细锯末、松树皮、石灰石、泥炭）作为铁皮石斛幼苗上树后的生长基质，混合基质能使附生在马尾松上的铁皮石斛快速地生长。

肖强等（2015）在距地面120cm以上树干部位或树杈处按照20cm间距，采用苔藓覆盖苎麻捆绑的方法移栽铁皮石斛种苗。

陈长远（2016）将铁皮石斛苗用青苔、海藻或棕榈等易吸水的材料覆盖根部外围后用线卡固定在树上，使其根系紧贴树干。

崔之益等（2017）研究表明，附生林分郁闭度为0.3～0.5的檀香或降香黄檀树干中部的铁皮石斛生长最好，不同附树高度改变了林下小生态环境，对铁皮石斛生长有一定影响，距地高度1.2～1.5m是最佳的附生高度，其次是上部（1.8～2.1m），下部（0.6～0.9m）最差。

吴谷汉等（2015）认为移植上树期间气温稳定在15℃以上，在文成县低海拔山区，每年的3～5月份都可进行种植。在树干上间隔30cm种植1圈，每圈用无纺布或稻草自上而下呈螺旋状缠绕，绑住铁皮石斛苗的根部，进行固定，松紧度以苗不滑落为准。捆绑时，只可绑其靠近茎基的根系，露出茎基，以利于发芽。在树干上按3～5株／丛、丛距8cm左右栽植种苗。

蔡建水（2016）用2种方式挂树种植：①捆绑式，即用棉线绳将种苗捆绑在树干上，种苗根部用苔藓覆盖，棉线绳绑牢；②订定式，即选用麻袋等透气性好的材质作为种苗的承载体。将麻袋剪裁成长70～80cm，宽20cm左右，平铺于工作台上，将准备好的基质在麻布条上沿中心线铺开，苗株等距离排开，麻布条沿中心线对折，用麻线缝合以固定石斛苗。之后，在树干离地约 4m 处将装有石斛苗的麻布条沿树干圆周用订书机固定。考虑实际操作的难易及成本，建议采用订定式挂植。

张海龙（2017）介绍，在选好的树干上每隔 35cm（层距）种植 1 圈，每圈用稻草或无纺布自上而下呈螺旋状缠绕，3～5 株 1 丛。丛距 8cm 左右。捆绑时，只可绑其靠近茎基的根系，露出茎基，以利于发芽；但也不能离茎基太下，否则影响植株固定与直立，甚至影响生长。植株直立，外敷树皮，用木工枪钉固定，此种方法为乐清斛农首创，效率最高。

（5）树栽的管理

1）林分管理：在移植铁皮石斛前，对乔木林进行全面清理，清除灌木和杂草，以减少蜗牛、蛞蝓等的滋生。此外，还要对种植的树木进行清理，先清理枯枝、萌芽枝，然后适当修枝，调整林分的郁闭度在 0.5～0.7。根据林分生长的变化，冬季应对种植的树木进行适量修剪，确保林分的郁闭度始终在 0.5～0.7。修剪过程中尽量减少对铁皮石斛的损坏，并对乔林下进行全面清理，清除灌木和杂草。

2）喷灌设施：在栽种种苗前铺设喷水系统。喷灌设施理想的是在种植林地的上方建贮水池，这样可通过落差自由喷水，节省能源，降低养护成本。喷水管道的铺设高度，一般距种植的最上层 50～100cm，安装 1 个雾化喷头，树体较大的可增设 2～3 个，确保水雾能喷到每棵铁皮石斛苗为准。夏、秋季晴日早晚各喷雾 1 次，每天喷水控制在 1h 左右，雨后不需喷雾；冬、春季一般不喷雾，如遇多个晴日、空气湿度低于 60% 时，可开启喷雾 30～40min。

浙江铁枫堂生物科技股份有限公司在贵州省锦屏县大力发展铁皮石斛产业，目前铁皮石斛种植面积达 1.12 万亩。利用该县丰富的杉木资源，在杉木上种植铁皮石斛取得很好的经济效益。贴树栽培的铁皮石斛参见图 10-6～图 10-16。

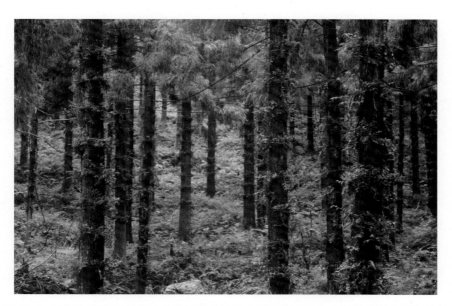

图 10-6　浙江永嘉柳杉树栽培铁皮石斛（照片由浙江四海山生物科技有限公司提供）

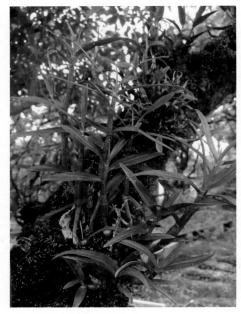

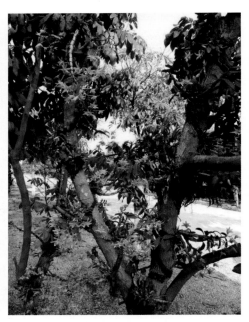

图10-7 福建漳浦龙眼树栽培铁皮石斛（照片由福建扬基生物科技股份有限公司提供）

图10-8 云南龙陵茶树栽培铁皮石斛（照片由云南天泉生物科技股份有限公司提供）

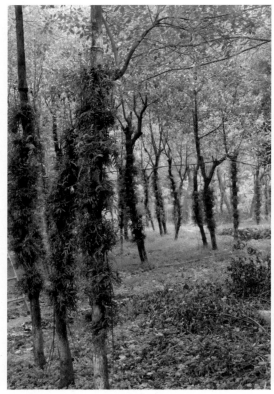

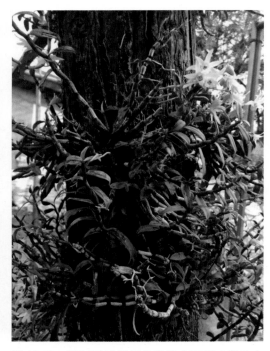

图10-9 浙江乐清樟树栽培铁皮石斛（照片由浙江铁枫堂生物科技股份有限公司提供）

图10-10 浙江乐清杉树栽培铁皮石斛（照片由乐清市雁荡山林场张海龙提供）

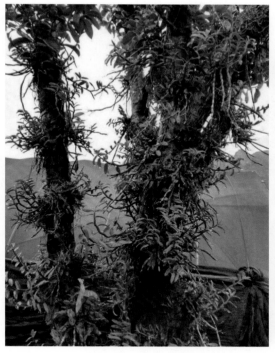

图 10-11　浙江乐清李树栽培铁皮石斛（照片由乐清市雁荡山林场张海龙提供）

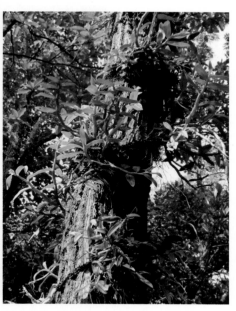

图 10-12　四川江油青木树栽培铁皮石斛（照片由四川壹原草生物科技有限公司杨明志提供）

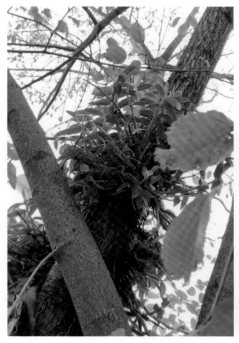

图 10-13　四川江油桑树栽培铁皮石斛（照片由四川壹原草生物科技有限公司杨明志提供）

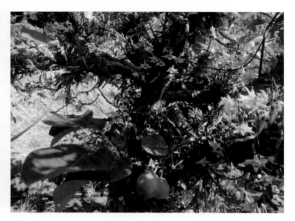

图 10-14　贵州丹寨梨树栽培铁皮石斛（照片由苏燕贵提供）

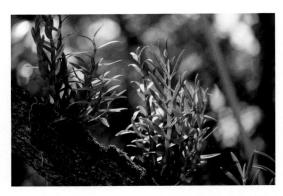

图 10-15　云南西双版纳龙眼树栽培铁皮石斛（照片由石屏润德生物科技有限公司张笑逸提供）

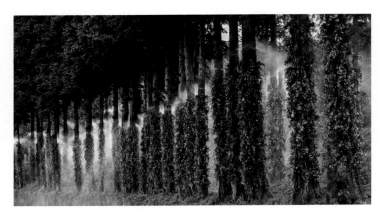

图 10-16　贵州锦屏杉树栽培铁皮石斛（照片由浙江铁枫堂生物科技股份有限公司提供）

2. 岩壁附生栽培

岩壁附生栽培是选择适宜铁皮石斛生长的山坡崖壁，将种苗固定在石壁的石凹处或石缝里，任其自然生长，往往辅以人工灌喷，但不施任何肥料与农药，药材质量比大棚佳（图 10-17，图 10-18）。

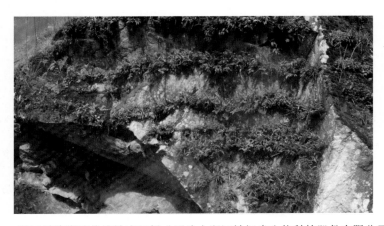

图 10-17　浙江乐清岩壁栽培铁皮石斛（照片由浙江铁枫堂生物科技股份有限公司提供）

罗仲春等（2013）介绍了崖壁原生态栽培技术。选择便于操作、避风、阴凉湿润、巷弄两边的悬崖峭壁，以避北风面和岩壁孔、穴为好。用人工吊绳把工作人员从山顶上一步步放到栽植位置。栽植方法：用少量苔藓将铁皮石斛苗的根部略包一下，然后糊上保水黏胶剂，将苗根系连同苔藓一道黏附于岩壁上。注意：用于岩壁上栽植的铁皮石斛苗必须是驯化一年以上的健壮苗；根部包裹苔藓贴石壁面要少；栽植密度不限，以便于操作和采收为准则；同时，不要将苗栽种在流水冲刷很强的石壁上，以防止苗被雨水冲走。石壁栽植时间，以 4 月份和 5 月份最好。在进入三伏天高温期前，它有两个月的生长适应期，对提高成活率很有好处。因为伏天丹霞石壁表面中午至下午 3 点温度高达 60 ～ 70℃，一般植物是很难成活的。所以，不要在 6 月份栽植，因为铁皮石斛尚未扎根就进入伏天，往往被高温灼

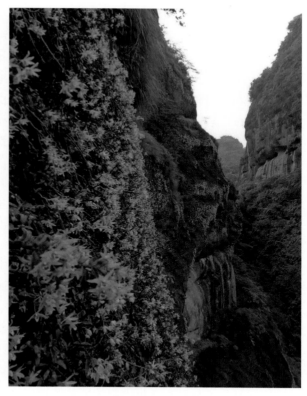

图 10-18　江西龙虎山岩壁栽培铁皮石斛（照片由江西云崖仙斛农业科技股份有限公司提供）

伤致死。秋季只宜 9 月份栽植，因为 10 ～ 11 月份为入冬前的适应期，植株必须长出新根系牢牢附着在石壁上，才能安全越冬。

斯金平等（2015）研究悬崖附生铁皮石斛生长情况、农艺性状、产量、多糖及醇溶性浸出物含量。结果表明，将铁皮石斛附生于 85° ～ 90° 悬崖表面，在生长季节喷水（1 ～ 2）h/d 的条件下，即使在裸露的环境中，不用基质，不施肥料也能够较好生长，获得较高的产量，其形态与悬崖上野生铁皮石斛无异；一至二年生悬崖栽培铁皮石斛多糖与醇溶性浸出物含量均显著高于设施基质栽培，其中一年生萌蘖的多糖含量高 9.21%，二年生萌蘖的多糖含量高 6.7%；一年生萌蘖的醇溶性浸出物含量高 2.6%，二年生萌蘖的醇溶性浸出物含量高 5.32%。悬崖附生铁皮石斛的多糖、醇溶性浸出物含量均与萌蘖生理年龄密切相关，其中多糖含量以一年生萌蘖最高，达到 38.84%，比二年生萌蘖高 2.93%，比三年生萌蘖高 12.45%；醇溶性浸出物含量一年生萌蘖和二年生萌蘖无显著差异，但显著高于三年生萌蘖；多糖与醇溶性浸出物总量一年生萌蘖和二年生萌蘖无显著差异，显著高于三年生萌蘖。逆境有利于铁皮石斛多糖与醇溶性浸出物等功效成分的积累。

刘秀娟等（2016）研究表明：岩壁的坡度显著地影响岩壁表面的极端温度，夏季，水平的岩壁表面极端温度可高达 69.4℃以上，垂直岩壁表面温度不高于 50℃；冬季，垂直岩壁表面温度较高，低温持续的时间更短；岩壁坡度还显著地影响岩壁表面的湿度，垂直岩壁表面月均相对湿度都在 80% 以上；岩壁的坡向对岩壁表面的温度有显著的影响，但

对垂直岩壁的日均温与极端温度影响不显著，对岩壁表面的湿度也有显著的影响。岩壁坡度通过影响岩壁表面的极端温度影响铁皮石斛生存，还通过影响岩壁表面的湿度影响铁皮石斛生长，岩壁坡度的选择是铁皮石斛岩壁附生栽培成败的关键。

林弋凯等（2017）研究表明，生长环境显著地影响铁皮石斛的生长，在农艺性状上，岩壁附生和梨树附生的铁皮石斛叶片稀少、颜色由绿变紫红、伸展角度减小，茎秆多呈紫色、较粗壮，茎长分别为 3.4cm，4.0cm，普遍比设施盆栽（7.5cm）短，且根系特别发达；在显微结构上，野外生长的铁皮石斛与设施栽培比均表现出叶片增厚、上表皮厚度增加、下表皮表皮毛丛生、气孔小而密，根被细胞、外皮层、内皮层的细胞壁均偏厚，且根被、外皮层、内皮层、髓部的细胞小且排列紧密，但栽培环境没有产生特异性的组织结构，主要是结构参数大小和数量的变化，说明铁皮石斛具有很好的环境适应能力；此外，生长环境显著地影响铁皮石斛多糖和醇溶性浸出物等代谢成分的积累，岩壁附生铁皮石斛多糖和醇溶性浸出物含量最高，质量分数分别达 37.34%，11.66%；梨树附生次之，质量分数分别为 33.90%，9.62%，均高于设施盆栽。通过 HPLC 分析，岩壁附生铁皮石斛醇溶性浸出物成分比另外 2 种栽培模式更加复杂，说明岩壁附生栽培环境更有利于铁皮石斛次生代谢产物的合成和积累。

在仿野生栽培中，活树附生栽培和岩壁附生栽培，哪种栽培积累的多糖含量高，不同作者结果不一致，有待更多的试验证实。从大面积推广的角度，活树附生栽培操作较方便，可充分利用林下资源，节约土地，且药材质量好。岩壁栽培质量有保证，但岩壁的选择和栽培操作有一定难度，可根据各地的具体情况选择栽培模式。

三、栽培铁皮石斛的安全性评价

黄茂康等（2011），分析了不同栽培方式（床架栽、地厢栽）铁皮石斛中农药残留（六六六、DDT、乐果、毒死蜱、丙溴磷、三唑磷、五氯硝基苯），地厢栽产品中检测到部分有机磷农药残留（毒死蜱、丙溴磷、三唑磷），床架栽因远低于限量标准而未检出，此外，铁皮石斛组鲜茎炮制加工成枫斗后，其对应的农药残留量明显降低。

严华等（2015）建立微波消解方法进行样品前处理，采用 ICP-MS 技术对铁皮石斛中 5 种重金属和有害元素（Pb、Cd、As、Hg、Cu）进行测定，结果表明，5 种重金属及有害元素各地的含量差异较显著，但各元素的含量在现行相关标准的安全范围内。

倪张林等（2017）研究了重金属对不同栽培模式的铁皮石斛食用安全性影响，结果表明：3 种不同栽培模式下的铁皮石斛中重金属 Pb、Cd、As 和 Cu 含量均低于 WM/T2—2004《药用植物及制剂外经贸绿色行业标准》，但树栽培和石壁栽培的 Pb 含量要显著高于大棚栽培。利用日摄入量（EDI）和复合污染指数（HI）对 3 种不同栽培模式下的铁皮石斛进行健康风险评价，发现 Pb、Cd、As、Cu 和 Al 的日摄入量远低于 FAO/WHO 和 USEPA 推荐的参考剂量；HI 估算结果显示 Pb、Cd、As、Cu 和 Al 的 HI 值均低于 1，表明正常消费不同栽培模式下的铁皮石斛基本不产生重金属健康风险。

（张治国　席刚俊　刘　骅　杨鹤同）

第二节　铁皮石斛育种

中药材品种是人类在一定的生态条件和经济条件下，根据需要而创造的药用植物群体，这一群体既具有相对稳定的遗传性，又具有生物学和经济学上相对的一致性。优良品种必须具有高产、稳定、优质和适宜于当地生育条件等特点；因此，药用植物任何一个品种的推广都有其区域性，任何一种品种的利用都有其时间性，并要求有品种特点相适应的耕作栽培技术。这就表明了必须不断选育新品种，保证及时进行品种提纯、复壮，甚至交换，才能适应生产和社会发展的需要。

中药材的育种工作与一般农作物育种有着明显的区别。一般农业上常用的育种方法是通过杂交，特别是采用远缘杂交，以获得更加优良的新品种。但是，这种方法在药用植物育种上一般是不合适的，因为无论从中医药理论的传统理念，还是从药材的有效成分及毒副作用的复杂性来考察，都难以接受一个新的物种。因此，对于中药材的育种工作，最稳妥，成功可能性最大的方法是与之相对的近缘杂交和利用现有种质资源进行优选（任德权等，2003）。

一、铁皮石斛种质的遗传多样性研究

遗传多样性是指种内不同个体间或一个群体内不同个体间遗传变异的总和，是生物多样性的基本组成部分，是植物抵抗不良气候和防御毁灭性病害虫的需要。利用生物多样性可分离出生产上所期待的农艺与品质性状，因而对育种工作意义重大。

铁皮石斛分布较广，由于地理位置，海拔高低，气候条件，生态环境等影响，增加了其遗传的多样性，这些种质资源为育种奠定了基础。

查学强等（2007）利用可溶性蛋白和同工酶电泳技术，对来自8个产地（浙江富阳、浙江雁荡山、江西、福建、广东、广西、云南、湖南）的8种铁皮石斛的可溶性蛋白、过氧化物酶（POD）、多酚氧化酶（PPO）和超氧化物歧化酶（SOD）进行聚丙烯酰胺凝胶电泳分析。电泳分析表明，8种铁皮石斛材料共得到119条谱带，特异性条带6条，多态性谱带占总谱带数的94.6%。在3种同工酶中，POD的谱带最为丰富，8种材料共得到36个条带；而PPO的谱带最少，8种材料只得到22个条带，说明其蛋白质和同工酶在种类和表达量上均有比较明显的差异。对8种铁皮石斛电泳条带进行的主成分分析表明，8个产地铁皮石斛的遗传变异不同，可分为4类。因此可以据此将它们鉴别开来。

徐程等（2008）选择了8种不同地域铁皮石斛，分别来自浙江富阳、浙江雁荡山、云南、广西、广东、江西、福建以及湖南。除湖南种外，通过花形态分析，其他种均确定为铁皮石斛，湖南种的花不具有铁皮石斛萼片花瓣所特有的淡黄绿色或白色，而呈浅紫红色，药农以铁皮石斛称之并加工，故亦作为样品测定。测定了它们的株高、茎粗、叶面积和叶长宽比等农艺性状及其含水量、总多糖、水溶性多糖和纤维素含量，结果发现它们存在农艺性状的地域差异。富阳品种在有效成分上指标较好，但株高、茎粗与其他品种相比差距较大，生长量较小；而广西品种株形大，茎粗，但纤维素含量较高，总多糖低，农艺性状较好，但有效成分含量低，以上两品种不适合大面积推广种植。雁荡山品种株形中等，茎较粗，有效成分指标较好，是适于浙江省推广的品种之一。云南株形中等，茎粗，有效成分中上，可推广种植，但该品种原产云南，浙江引种时必须大棚种植。

史骥清等（2009）对不同地域铁皮石斛二年生苗进行抗寒性研究。2008 年 12 月至 2009 年 2 月试验区月平均气温分别为 7.0℃、3.4℃、8.7℃，极端最低气温为 –5.6℃，与历年月平均值相比没有明显的变化。经过一个冬季后，常规大棚条件下，5 个不同地域铁皮石斛种质的受冻情况差异很大。其中以云南种源受冻最为严重，受冻率达 99.2%，平均冻害指数达 90.9，与其他地域种源差异为极显著，因此云南种源在吴江地区类似生长条件下不能正常越冬；其次是广东与福建种源，冻害指数分别为 64.0 和 44.1，受冻程度较大，不适合在吴江地区栽培，与其他地域种源之间差异显著；江西种源受冻害程度较轻，与其他地域的种源差异表现为极显著；受冻最轻的为浙江种源，冻害指数仅为 9.8，与其他地域种源差异表现为极显著，为最抗寒类型。

从外观茎秆颜色看，浙江地域种源茎秆颜色大多较深；云南、广东、福建地域种源茎秆带有紫红色小点；江西地域种源茎秆呈青色、少有紫红色小点等。在这些不同外观特征表现中，"软脚"种源普遍较"硬脚"种源抗寒性强；颜色深的种源普遍较颜色浅的种源抗寒性强。

由于云南种源受冻程度严重，地上部分多被冻死，基部萌发新芽很少，且恢复生长势弱，与其他地域种源差异为极显著；江西、广东和福建种源受冻后可以恢复生长，其中福建品种恢复较差，与江西种源差异表现为显著，而江西和广东种源萌发新芽数量方面差异不明显；浙江种源受冻程度较轻，萌芽数量多，生长旺盛，与其他地域种源差异极显著。生长表现方面：云南种源无法恢复正常生长；广东和福建种源基部萌芽细小而密集，生长势弱；江西种源新芽数量少但茎秆粗壮，恢复生长势旺盛；浙江种源新芽数量多而且茎秆粗壮，生长势最佳。

冷春鸿等（2010）对温州地区 4 个铁皮石斛栽培品种的形态特征与多糖含量进行比较分析。4 个品种来自浙江雁荡山、云南、广西及福建，分析结果表明，4 个品种铁皮石斛的形态特征存在明显差异，其中云南品种茎特别粗、叶片大，广西品种茎特长且细，雁荡山与福建品种植株大小接近，区别在于雁荡山品种叶片及茎上具有明显紫色斑点，而福建品种叶片及茎上紫色斑点稀少。云南品种的含水量最高，但多糖含量却最低；雁荡山品种多糖含量最高，明显高于其他品种；广西品种的含水量及多糖含量均较低；福建品种多糖含量低于雁荡山品种，高于广西、云南品种。

据当地药农反映，云南品种抗寒性差，易发生冻害现象，鲜样产量高，嚼之味酸涩、渣多；雁荡山品种抗寒性好，不易发生冻害现象，但鲜样产量一般，嚼之味甘甜、渣少；广西品种的产量及品质均较差。

张振臣等（2010）从不同来源的铁皮石斛种质资源中选取二至三年生、具有代表性的植株 83 丛，对其 10 个表型性状进行了差异性评价和相关分析。结果表明：铁皮石斛种质资源的表型性状具有较高的遗传多态性，其茎长、茎节数、节距、茎粗、叶长和叶宽的变幅分别为 5.0 ~ 30.3cm、7.5 ~ 27 个、0.44 ~ 1.75cm、2.44 ~ 6.84mm、2.3 ~ 6.9cm、0.7 ~ 1.97cm，叶形指数变幅为 2.3 ~ 4.9，叶面积变幅为 2.0 ~ 11cm^2；各性状指标的变异系数在 18.8% ~ 44.0% 之间。由大到小依次为茎长＞叶面积＞茎节数＞节距＞叶形指数、茎粗＞叶长＞叶宽。其中，茎长的变异系数最大，为 44.0%，明显高于其他性状，表明铁皮石斛茎长的遗传多态性高，在资源筛选与遗传改良时可以作为一个重要指标。

铁皮石斛主要以茎为采收对象，单位面积茎的数量与单茎重是构成单位面积产量的重要因素，同时与茎粗和茎长呈显著正相关的表型性状只有叶片宽度，是否表明叶片宽度与产量的关系较为密切，这有待于进一步深入研究。

张雅琼等（2015）对云南省铁皮石斛主产区收集到的 9 个变异系（景洪、屏边、勐海、江城、思茅、绿春、景谷、瑞丽、耿马）和 2 个野生种质（文山州马关县、普洱市思茅区）分别从基原、生物学特性、生态学特性、分子标记技术和总多糖、甘露糖等方面进行了比较研究。结果表明 9 个二年生铁皮石斛无性变异，形态差异较大，茎长、节间长、茎色、药帽颜色等差异显著；9 个无性变异总多糖存在显著差异，变幅在 14.93% ～ 42.36%，平均为 28.81%，2 个野生种平均为 29.41%；9 个无性变异甘露糖含量差异显著，变幅为 18.82% ～ 35.27%，平均值为 20.60%，2 个野生种平均为 20.39%，人工栽培种多糖质量分数普遍高于野生药材，甘露糖含量差异较大。

利用 SSR 标记聚类分析表明 11 份材料的遗传相似系数在 0.5827 ～ 0.8268，平均为 0.7267，表明即使在一个较小区域范围内，铁皮石斛仍然存在丰富的多样性；聚类结果分成两个大类，恰好把两个野生种分开，说明种质的亲缘关系与其地理种源具有显著的相关性，也佐证了云南省铁皮石斛主产区组培苗所用的原始母株主要来自广南野生种和普洱野生种。

张鹏博等（2015）从云南、贵州、广西、福建和浙江 5 省区收集野生铁皮石斛 126 株，经两年栽培，存活 106 株，从中挑选具有代表性的植株 80 丛用于表型测定。

对 80 份野生铁皮石斛的茎生长状态和茎秆颜色进行观察描述，测定茎长、茎粗、茎节数、叶长、叶宽和叶面积等主要表型性状和石斛多糖含量。结果表明，野生铁皮石斛表型多态性丰富，直立生长植株是铁皮石斛的主要类型，占总数的 43.6%；茎长变幅为 16.45 ～ 33.26cm，茎粗变幅为 0.44 ～ 0.67cm；表型性状变异系数由大到小分别为茎长＞叶面积＞叶长＞茎粗＞叶宽＞茎节数。表明铁皮石斛表型多态性丰富，茎长可作为铁皮石斛资源筛选与遗传改良的重要指标。

二、铁皮石斛居群研究

1. 铁皮石斛居群植物形态结构的差异

根据铁皮石斛茎的形态结构和我国铁皮枫斗加工的具体情况，并结合 rDNA ITS 序列的居群差异，研究了 6 个具有代表性的铁皮石斛居群，将其分为 2 种类型：① F 型铁皮石斛居群：包括广西西林居群、云南广南居群、贵州三都居群、广西天峨居群。② H 型铁皮石斛居群：包括环江居群、融江居群。F 为"枫斗-Fengdou"的首字母，H 为"硬的-hard"的首字母。F 型铁皮石斛因其茎圆，叶鞘具紫斑，与节部常有一黑褐色的环状间隙，因而被人们称为黑节草。H 型铁皮石斛的茎较长、质硬，不适合于加工成铁皮枫斗，民间称之为"硬铁皮"，仅煮水服用。

根据铁皮石斛形态结构的居群差异及铁皮枫斗加工的具体情况，将广西、贵州、云南的铁皮石斛居群被划分为两种居群类型。在铁皮枫斗加工时，只有 F 型居群的铁皮石斛适宜被烘软加工成铁皮枫斗，而 H 型居群的铁皮石斛因其茎秆较硬不适宜加工成铁皮枫斗。在 F 型铁皮石斛居群中，广西西林居群和云南广南居群因其茎的柔软性强，且角质层中具有较丰富的蜡质，所加工成的铁皮枫斗因而具有一定光泽，被传统认为是 F 型铁皮石斛居群中品质最优的居群。贵州三都居群和广西天峨居群的植株也用于加工成铁皮枫斗，但因其茎的柔软性及角质层中的蜡质较广西西林居群及云南广南居群少，所加工成的铁皮枫斗光泽稍差、价格较便宜。

铁皮石斛 F 型居群与 H 型居群在解剖结构方面表现出一定的差异：F 型茎的中部节间不具或只具 1～2 层由厚壁细胞组成的下皮层，基本组织含有多糖，有些个体黏液丰富，横切面上维管束总数较少，维管束鞘纤维不发达；而 H 型茎的中部节间具有由 3～4 层厚壁细胞组成的下皮层，横切面上维管束总数较多，且维管束鞘纤维发达，黏性差。由于 H 型茎具发达的厚壁的下皮层，且维管束的数目较多、维管束鞘纤维发达，故 H 型的茎秆较硬，不易被烘软加工成枫斗，而 F 型铁皮石斛居群的植株因其茎秆柔软可被加工成铁皮枫斗。

优质的铁皮枫斗味甘富黏性，被传统认为是枫斗药材的上乘品质特征。经过观察，铁皮石斛的黏性成分属基本组织细胞中的多糖类成分。前人通过研究认为石斛多糖具有显著的养阴生津功效。F 型居群铁皮石斛的茎秆粗壮柔软，细胞含有丰富的黏性多糖成分，因此，由它加工成的铁皮枫斗具增强人体免疫功能、防癌抗癌、恢复嗓音等显著功效，价格昂贵。H 型铁皮石斛，虽不适宜加工成铁皮枫斗，但因其细胞中也含有一定的淀粉及少量多糖成分而被民间煮水饮服具有一定的功效且价格便宜，在开发利用时应予以重视。根据药农经验将所谓的质地较软的铁皮石斛称之为软脚；质地较硬的称之为硬脚（丁小余等，2001）。

2. 铁皮石斛 F 型和 H 型居群 rDNA ITS 碱基序列的差异

运用 PCR 直接测序法，对广西、贵州、云南铁皮石斛主要居群的 rDNA ITS 区（包括 ITS1，5.8SrDNA，ITS2）碱基序列进行了序列测定。

从铁皮石斛 6 个居群类型的 rDNA ITS 序列中，现属于 F 型居群的广西西林居群、云南广南居群、贵州三都居群、广西天峨居群均具有相同的碱基序列，属于 H 型居群的环江居群、融江居群也具有相同的碱基序列。但是，F 型与 H 型居群植株的 ITS 区域（含 5.8S）内有两个碱基位点的差异。第一个碱基变异位点发生在 ITS1 区的第 168 个碱基位点（自 5′ 端起），F 型居群该位点的碱基为 T，而 H 型居群的为 A。第二个碱基变异位点发生在 5.8S 区的第 4 个碱基位点，F 型居群的碱基为 C，而 H 型居群的为 T。

测定了我国云南、广西、贵州铁皮石斛 6 个居群 12 个样品的 ITS 及 5.8SrDNA 序列，所测定的碱基序列在 F 型或 H 型居群内部没有差异，但在 F 型和 H 型居群间却有着显著而又稳定的差别。

运用 rDNA ITS 区的碱基序列，并不在于揭示铁皮石斛各居群间的差异，而是为了寻找 F 型和 H 型居群间差异的分子标记，因此 F 型和 H 型居群间存在的 rDNA ITS 区碱基序列差别为鉴别枫斗型铁皮石斛居群和非枫斗型铁皮石斛居群提供了可靠的分子标记（丁小余等，2002）。

3. 铁皮石斛 ISSR 指纹标记方法的建立与优化

根据铁皮石斛 ISSR 的反应特点，建立稳定可靠的 ISSR 分子指纹标记反应体系，为进一步研究铁皮石斛的居群差异奠定基础。通过筛选引物并设定影响铁皮石斛 ISSR 反应的诸因子的不同浓度，检测 ISSR 不同反应体系的扩增效果；通过分析非特异性条带的产生原因，并进行条件优化，建立铁皮石斛 ISSR 稳定可靠的反应体系。首次建立了可用于铁皮石斛 ISSR-PCR 分析的最适宜的反应体系：25μL PCR 反应体系中，10×Taq 酶配套缓冲液，1.5UTaqDNA 聚合酶，$1.2 \sim 1.8$mmol/L $MgCl_2$，80μmol/L dNTP，0.2μmol/L 引物，DNA 模板约 20ng，退火温度 $52 \sim 60℃$；实验表明，Taq 酶质量、DNA 模板品质、退火温度等对 ISSR 反应结果具有较大影响。所建立的铁皮石斛 ISSR 反应体系具有标记位点清晰、反应系统稳定、检测多态性能力较强、重复性好等特点，可以较好地应用于铁皮石斛的居群鉴别及居群分子生态的研究（沈洁等，2006）。

4. 铁皮石斛不同居群的农艺性状与化学成分

对云南省收集到的 36 个铁皮石斛居群栽培植株进行多糖和生物碱的含量测定，并对不同居群的铁皮石斛的多糖和生物碱含量以及其农艺性状差异进行分析发现：各居群间的株高、叶长、叶宽、丛数、茎粗、石斛碱、多糖等差异极显著。株高最高的是广西石斛 2 号（为 19.36cm），最矮的是文山石斛 4 号（为 3.04cm）。茎粗最粗的是增靓石斛（为 0.74cm），最细的是文山石斛 2 号（为 0.28cm）。多糖含量最多的是浙江石斛 4 号（为 0.095mg），与浙江石斛 5 号和浙江石斛 3 号差异不显著，与大金石斛等 32 个居群差异极其显著；多糖含量最少是文山石斛 2 号（为 0.085mg），与英茂石斛差异不显著，与瑞丽石斛 2 号等 33 个居群差异极其显著。生物碱含量最多的是文山石斛 2 号（为 0.0054mg），与巨丰石斛差异不显著。分析表明，英茂石斛、标准药典石斛和增靓石斛 3 个居群是农艺性状好且多糖及生物碱含量较高的优质铁皮石斛资源，可以为今后铁皮石斛的优良品种选育、种植推广提供原料（刘莉等，2016）。

三、铁皮石斛种质资源

（一）广西种质

1. 容县种质

容县种质原产地是广西丹霞地貌的容县，茎杆直立，呈深紫色，叶挺，株型较好，成熟鲜条长度较适中，为 $25 \sim 35$cm（图 10-19），成熟鲜条多糖含量一般在 30% 以上，是广西一个比较受欢迎的野生种。

2. 桂平种质

桂平种质原产地是广西桂平市麻垌镇洞天村，茎杆直立，大多有黑节，分绿杆和浅紫杆，叶挺，株型较好，成熟鲜条长度为 $30 \sim 70$cm（图 10-20），茎杆长度受栽培影响较大，成熟鲜条多糖含量一般在 35% 以上，也是广西一个比较受欢迎的野生种。

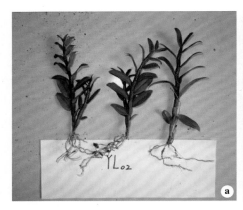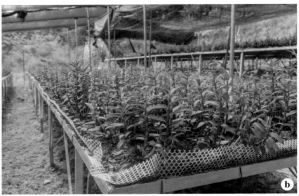

图 10-19　广西容县种质（照片由庾韦花提供）

a. 单株形态；b. 畦栽

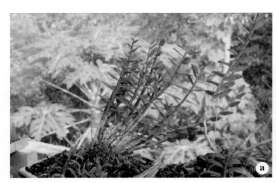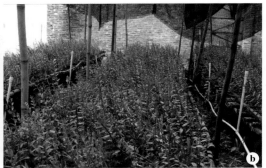

图 10-20　广西桂平种质（照片由庾韦花提供）

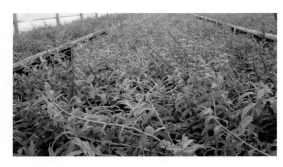

图 10-21　广西西林种质（照片由庾韦花提供）

3. 西林种质

该群体株型较为丰富，原产地是广西西林县，茎秆直立，分绿秆和浅紫秆，叶多为下披，其中也有株型较好植株，成熟鲜条长度为 25 ～ 100cm（图 10-21），茎秆长度受栽培影响较大，成熟鲜条的多糖含量一般都在 28% 以上。

（二）云南广南种质

云南广南种质茎直立，圆柱形，较短（长约 8 ～ 15cm），较粗（粗约 3 ～ 6mm），不分枝，具多节，节间长 1.3 ～ 17cm，叶互生（约 3 ～ 12 枚）；叶二列，纸质，长圆状披针形，长 3 ～ 4cm，宽 9 ～ 13mm，先端钝并且不对称，基部下延为抱茎的鞘，边缘和中肋常带淡紫色；叶鞘常具紫斑，老时其上缘与茎松离而张开，并且与节留下 1 个环状铁青的间隙（图 10-22）。

四、铁皮石斛育种研究

（一）选择育种

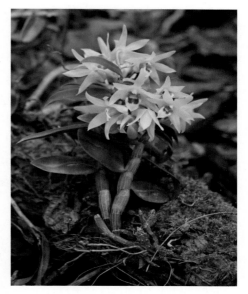

图 10-22　云南广南种质铁皮石斛（照片由李泽生提供）

选择育种是根据育种目标，在现有的天然或人工群体出现的变异类型中，通过单株选择或混合选择，选出优良的变异类型或个体，经后裔鉴定，选优去劣而育成新品种的育种方法。

选择育种是为生产需要提供新品种最基本、简易、快速而有效的育种方法。人们开始杂交育种以前的大多数栽培植物品种，都是通过选择育种这一途径创造出来的。选择育种有别于杂交育种、诱变育种等方法，它以自然变异或现有品种在生产和繁殖过程中产生的变异作为选择材料，而杂交育种等则是由人工创造出变异，然后进行选择培育而成的。选择育种无论采用系统育种还是混合选择育种，都是利用自然变异进行优中选优，连续选优，育成新品种或对现有品种不断改良和提高。选择育种具有以下特点。

1. 选择优株，简便有效

选择育种和杂交育种方法相比，工作环节少，过程简单，试验年限相对较短，也不需要复杂的设备，适用于开展群众性育种。

2. 连续选优，遗传增益不断提高

一个比较纯的品种，在广大地区长期的栽培过程中，产生新的变异，进行选择育成新品种；新品种又不断变异，为进一步选择育种提供了材料。

但选择育种也有一定的局限性，它只是从自然变异中选出优良个体，只能从现有变异中分离出优良基因型，不能有目的地创造新变异，产生新的基因型。随着杂交育种等育种方法的广泛应用，选择育种的比重随之降低。尽管如此，选择育种在现代药用植物品种改良中仍具有不容忽视的重要作用（萧凤回等，2008）。

铁皮石斛大面积种植，仅 20 多年的历史，目前各地栽培的品种，大都是从野生石斛资源中，经过选择和驯化而成的。

3. 铁皮石斛"仙斛 1 号"新品种的选育

"仙斛 1 号"的选育：经过从 1998 年开始近两年的时间里，从武义及周边地区收集到 18 个野生铁皮石斛种质，并进行栽培试验，从中筛选出表现较优的一份材料，编号为 Sxg-2。2002 年，用 Sxg-2 茎段为外植体进行组织培养，诱导出原球茎，并分化成苗。2003 年，Sxg-2 组培苗与优选的云南软脚铁皮石斛、广西硬脚铁皮石斛作共同栽培比较，当年 Sxg-2 即表现出了明显的生长优势，并用其人工授粉的种子（蒴果）进行了组培快繁，获得了大量的实生苗。2004～2006 年，连续 3 年品比试验，Sxg-2 在产量、石斛多糖含量和抗逆性等方面均表现优异，确定为主栽品种，定名为"仙斛 1 号"。"仙斛 1 号"的特征特性如下。

"仙斛 1 号"的植物学形态：茎丛生，圆柱形，质地结实，高 20～30cm，最高可达 60cm，粗 5～10mm，干后青黄色；叶纸质，椭圆状披针形，长 4～7cm，宽 1～2cm，顶端微钩转，边缘和中脉淡紫色；叶鞘不完全包被，叶鞘具紫斑，鞘口张开，常与节留下 1 个环状间隙，形成明显黑节；总状花序生于茎的上部，长 2～4cm，常 3～5 朵花；唇瓣不裂或不明显三裂，唇盘具紫红色斑点。

"仙斛 1 号"的成活率及抗逆性表现："仙斛 1 号"产地适应性强，移栽成活率达 99%；抗逆性较强，主要表现在耐冻性和抗病能力上。在 2007 年初零下 7℃的条件下，云南软脚铁皮石斛冻伤率达 43%、广西硬脚铁皮石斛叶片基本被冻坏，而"仙斛 1 号"仍然只有少量冻伤，没有冻死情况出现。同时，"仙斛 1 号"在生长期内基本无病害发生，但云南软脚铁皮石斛易发叶斑病，广西硬脚铁皮石斛在冬季也易发灰霉病。

"仙斛 1 号"的产量和品质表现："仙斛 1 号"10 个月茎叶鲜品生长量极显著低于云南软脚铁皮石斛和广西硬脚铁皮石斛，但干品率和多糖含量均极显著高于上述两个对照品种；经过 24 个月、36 个月茎叶生长量、干品率及干品多糖含量极显著高于对照品种，36 个月生长期多糖含量为 47.1%。

"仙斛 1 号"茎切片显微鉴定结果：边缘呈不规则波状，每 2～3 个波状中夹有一个深波状弯曲；角质层厚 5～9μm；表皮细胞 1 列，扁平，表皮细胞长 11～15μm、宽 3～6μm，外壁稍厚、木化；皮下层有 1～2 列细胞，壁稍厚，非木化或微木化；薄壁组织细胞大小相近，围绕微管束的一圈薄壁细胞较小；外侧纤维群帽状，由 2～5 列纤维组成，直径 3～10μm，外缘嵌有小薄壁细胞，有的含有硅质块；木质部导管大小近似，直径约 11μm，内侧具 1～2 列纤维细胞，纤维细胞直径约 9μm，壁厚约 3μm；草酸钙针晶多见于近表皮的薄壁细胞中。

"仙斛 1 号"叶鞘显微鉴定结果：上表皮细胞宽 25～50μm，长 80～150μm，大多含有长梭形或不规则结晶，长 10～20μm；可见分泌细胞，长 40～44μm；下表皮细胞宽 45～55μm，长 60～80μm，含有众多针晶束，长约 50μm；可见分泌细胞、叶肉中的微管束、草酸钙晶体、硅质块。

"仙斛 1 号"的 ISSR 分析：采用 ISSR 分子标记对"仙斛 1 号"和其他 6 个铁皮石斛品种（系），以及马鞭石斛、金钗石斛、重唇石斛、紫皮石斛、铜皮石斛的 DNA 水平差异进行了比较分析。结果表明"仙斛 1 号"与"天斛 1 号"等 5 个铁皮石斛品种（系）带型明显差异，与马鞭石斛、金钗石斛、重唇石斛、紫皮石斛、铜皮石斛的差异更大（图 10-23）（李明焱等，2011）。

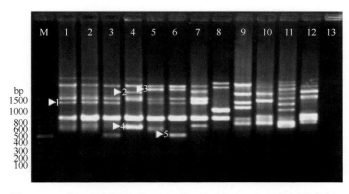

图 10-23 药用石斛属植物 ISSR 分子标记 UBC825 的图谱分析

M. DNA 标记志物；1. 铁皮石斛 Ⅰ；2. 铁皮石斛 Ⅱ；3. 铁皮石斛 Ⅲ；4. 铁皮石斛 Ⅳ（"仙斛 1 号"）；5. 铁皮石斛 Ⅴ（"天斛 1 号"）；6. 铁皮石斛 Ⅵ；7. 铁皮石斛 Ⅶ（硬脚铁皮）；8. 马鞭石斛；9. 金钗石斛；10. 重唇石斛；11. 紫皮石斛（齿瓣石斛）；12. 铜皮石斛；13. 阴性对照（H_2O 代替 DNA 模板）。箭头 1.2015bp；箭头 2.1842bp；箭头 3.1377bp；箭头 4.708bp；箭头 5.597bp

4. 铁皮石斛"仙斛 2 号"新品种的选育

铁皮石斛"仙斛 2 号"原始编为"仙字 1 号"，采集于武义县大红岩。

"仙斛 2 号"的植物学形态特征：植株高 30 ～ 50cm，茎丛生、青色、表面有紫色斑点，直径 0.6 ～ 1.0cm，节间腰鼓形、长 1.5 ～ 2.5cm；叶鞘不完全包被，叶矩圆状披针形，长 4 ～ 7cm，宽 1.0 ～ 2.5cm，厚 0.6 ～ 0.9mm，顶端微钩转，叶鞘具紫斑，鞘口张开，具宽约 0.3mm 的明显黑节；总状花序生于茎的上部；长 2 ～ 4cm，常 3 ～ 5 朵花；花被片黄绿色，长约 1.8cm；唇瓣不裂或不明显三裂，唇盘具紫红色斑点。

"仙斛 2 号"的产量及品质表现：2005 ～ 2007 年在浙江武义、建德和乐清 3 地连续 3 年的品种比较试验中，分别测定了移栽后 12 个月、24 个月、36 个月的新鲜茎叶产量。结果表明，"仙斛 2 号"12 个月 3 地平均新鲜茎叶产量 0.647kg/m²，极显著低于对照"云南软脚"铁皮石斛，但极显著高于"仙斛 1 号"；24 个月和 36 个月 3 地平均新鲜茎叶生长量分别为 2.494kg/m² 和 2.948kg/m²，均极显著高于对照品种"云南软脚"和"仙斛 1 号"。对干品率和石斛多糖含量两项品质指标进行测定比较，结果表明，在移栽定植后生长 12 个月、24 个月、36 个月，"仙斛 2 号"的干品率分别为 20.57%、21.07% 和 21.49%，干品石斛多糖含量分别为 39.37%、29.01% 和 25.33%，均极显著高于对照"云南软脚"，但低于"仙斛 1 号"；干品率随着种植时间的延长逐渐增加，而干品中的石斛多糖含量则逐渐降低。从石斛多糖的积累角度分析，生长 12 个月后是比较适宜的采收时间。

"仙斛 2 号"与其他铁皮石斛品种的 ISSR 分子标记分析：采用 ISSR 分子标记对"仙斛 2 号"和其他铁皮石斛品种（或品系）的遗传差异进行了分析，结果表明，采用 UBC807 和 UBC825 两个 ISSR 分子标记能够将"仙斛 2 号"与"仙斛 1 号"、"天斛 1 号"、"森山 1 号"3 个认定的铁皮石斛品种和另外 5 个铁皮石斛品系分开（图 10-23）。从带型分析，UBC807 基本上可以将"仙斛 2 号"与其他铁皮石斛和石斛属的其种区分开，与"仙斛 1 号"、

"森山 1 号"差异明显，仅与"天斛 1 号"有较为接近的扩增条带（图 10-24a）。进一步通过 UBC825 的扩增，可以清晰地区分出与"天斛 1 号"的差异（图 10-24b）。因此，从这两个 ISSR 分子标记的 PCR 结果可以看出"仙斛 2 号"在遗传上具有特异性，区别于已认定的"仙斛 1 号"、"天斛 1 号"和"森山 1 号"。

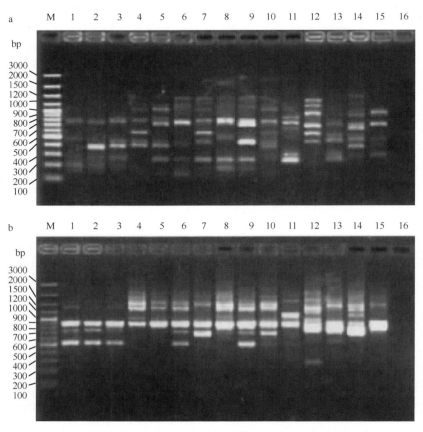

图 10-24　"仙斛 2 号"与其他铁皮石斛品种（系）、近缘种的 ISSR 分析

a. UBC807 扩增结果，引物序列：（AG）$_8$T；b. UBC825 扩增结果，引物序列：（AC）$_8$T；M. DNA 标志物；1. 仙斛 2 号；2. 铁皮石斛品系 XH14；3. 铁皮石斛品系 XH603；4. 铁皮石斛品系 1 号；5. 铁皮石斛品系 2 号；6. 铁皮石斛品系 3 号；7. 仙斛 1 号；8. 天斛 1 号；9. 森山 1 号；10. 硬脚铁皮；11. 马鞭石斛；12. 金钗石斛；13. 重唇石斛；14. 紫皮石斛；15. 铜皮石斛；16. 阴性对照（水为模板）

　　"仙斛 2 号"是继"仙斛 1 号"后选育的第 2 个铁皮石斛新品种，与"仙斛 1 号"一样来源于野生铁皮石斛。从品种比较试验可以看出，该品种具有高产、优质、抗逆性强等特点，综合性状明显优于"云南软脚"铁皮石斛；与"仙斛 1 号"比较，在产量上具有明显优势，但其干品率和干品石斛多糖含量要略低于"仙斛 1 号"。同时，对抗逆性、栽培成活率也进行了比较，结果显示与"仙斛 1 号"相当，但明显优于"云南软脚"，移栽成活率也高出"云南软脚"约 4 个百分点。铁皮石斛的品质指标目前主要按照《中国药典》的说明比较多糖含量和甘露糖含量，并采用《中国药典》上的方法进行检测。在品种比较试验中，测定了多糖的含量。经浙江省食品药品检验所检验，结果 2 个批次不同采收时间的"仙斛 2 号"干品多糖含量分别为 39.6% 和 58.7%、甘露糖含量分别为 23.2% 和 14.7%，"仙斛 1 号"和"云南软脚"各 1 个批次的多糖含量分别为 42.7% 和 25.0%、甘露糖含量分别为 25.6% 和 14.8%，"仙斛 2 号"的前一个样品和"仙斛 1 号"、"云南软脚"系同一时间采收的样品，均在 11 月份，"仙斛 2 号"第二批次样品采收于 4 月份，测定的数值均符合《中国药典》规定的多糖含量不低于 25.0%、甘露糖含量为 13.0% ～ 38.0% 的标准，但是两个批次的"仙斛 2 号"样品表现了较大差异，表明不同采收时间对多糖的积累有很大影响（李明焱等，2013）。

5. 铁皮石斛新品种"森山 1 号"的选育

将从云南、贵州、福建及浙江等地采集到的铁皮石斛，从中选择出 3 个类型，即宽叶型、青秆型和窄叶型。对其生物学特性及 DNA 指纹图谱进行了研究。

3 种类型的形态特征如下所述。

宽叶型形态特征：茎直立，圆柱形，高 14.0 ～ 36.6cm，茎粗 5.0 ～ 7.0mm，具多节，节间长 0.8 ～ 2.0cm；叶二列，纸质，厚实，矩圆状披针形或椭圆形，长 3.2 ～ 5.2cm，宽 1.7 ～ 2.2cm，先端钝并且多少钩转，叶片正面深绿色，叶片背面灰绿色并有紫色小斑点；基部下延为抱茎的鞘，叶鞘常具有紫斑，老叶其上缘与茎松离而张开，并且与节留下 1 个环状铁青的间隙。

青秆型形态特征：茎直立，圆柱形，高 8.6 ～ 35.2cm，茎粗 4.26 ～ 5.56mm，具多节，节间长 1.1 ～ 1.4cm；叶二列，纸质，有光泽，长圆状披针形或椭圆形，长 2.8 ～ 5.5cm，宽 1.1 ～ 1.6cm，先端钝并且多少钩转，少数新生的叶片边缘带有紫斑，叶片正面颜色为浅绿色，叶背面颜色为灰绿色；基部下延为抱茎的鞘，边缘和中肋为青绿色，叶鞘颜色为青绿色并带有黄绿色肋。

窄叶型形态特征：茎直立，圆柱形，高 13.0 ～ 17.6cm，茎粗 3.14 ～ 4.83mm，具多节，节间长 2.1 ～ 2.7cm；叶二列，纸质，柔软，长披针形或长椭圆形，长 4.3 ～ 6.5cm，宽 1.2 ～ 1.3cm，先端尖并且多少钩转，少部新生的叶片有紫斑，叶正面深绿色，叶背面灰绿色；基部下延为抱茎的鞘，边缘和中肋常常为淡紫色，叶鞘常具有紫斑，老时其上缘与茎松离而张开，并且与节留下 1 个环状铁青的间隙（图 10-25）。

3 种类型的叶片分析：用加拿大 Regent 仪器公司生产的 WinFOLIA 叶面分析仪对铁皮石斛的 3 个类型进行叶面分析。结果表明，宽叶型在长度、宽度、面积、周长上都高于窄叶和青秆 2 个类型。

3 种类型光合作用特性：宽叶型和青秆型的光响应曲线大致相同，当光有效辐射约为 71μmol/（m² · s）左右时，净光合速率达到最大值，分别为 0.368μmol/（m² · s）和 0.405μmol/（m² · s）。窄叶型则在光强达到 123μmol/（m² · s）时，净光合速率达到最大 0.353μmol/（m² · s）。同时，窄叶型的光补偿点较宽叶类型和青秆类型低了许多，表现为低补偿点，高饱和点，但其净光合速率较其他 2 个类型低。

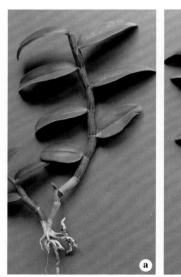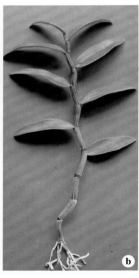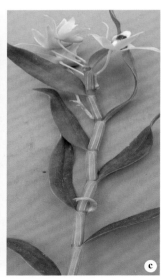

图 10-25 铁皮石斛 3 种类型的形态（赵桂华提供）

a. 宽叶型；b. 窄叶型；c. 青秆型

3 种类型的净光合速率在早上 7：30 前后均达到最大值。随后降低，在 11：00 前后窄叶型和青秆型净光合速率有所上升，在 12：30 时，两者均为负值，表现为明显的午休现象。在下午 3：30 前后 3 个类型净光合速率均达到又一最高值，其中窄叶型最大，青秆型和宽叶型 2 个比较接近。

经济产量 =［（光合面积 × 光合速率 × 光合时间）− 呼吸消耗］× 经济系数。根据这一理论，当其他因素相同时，经济产量与光合面积、光合时间和净光合速率成正比。宽叶型在叶型指数上远远大于其他两个类型，对光照强度的适应较宽，在相当一段光强内表现为高净光合速率，这充分体现了宽叶型在相同条件下具有高产量的优势和潜能。

宽叶型和青秆型 DNA 指纹图谱分析：运用 PCR 直接测序法对宽叶型和青秆型 rDNA ITS 区碱基序列进行了序列测定和比较。

铁皮石斛两个类型的 ITS 区序列长度与变异：两种类型铁皮石斛 ITS 序列长度均为 635bp。有两个碱基的变异，第一个碱基的变异位点位于 ITS1 区的第 81 个碱基位点（自 5′ 端起），青秆型该位点的碱基为 A，宽叶型为 G；另一个碱基变异位点位于 5.8S 区的第 125 个碱基（自 5′ 端起），青秆型在该位点的碱基为 C，宽叶型为 G。

铁皮石斛两个植株的 ITS 区序列与 F 型和 H 型铁皮石斛居群的 ITS 序列比较：据丁小余等（2001）报道，F 型与 H 型居群植株的 ITS 区域（含 5.8S）内有两个碱基位点的差异。第一个碱基变异位点发生在 ITS1 区的第 168 个碱基位点（自 5′ 端起），F 型居群该位点的碱基为 T，而 H 型居群的为 A。第二个碱基变异位点发生在 5.8S 区的第 4 个碱基位点（自 5′ 端起），F 型居群的碱基为 C，而 H 型居群的为 T。所鉴定的两种铁皮石斛的 ITS 区与 F 型居群的一致，而与 H 型居群不同，因此根据 F 型和 H 型居群的差异位点，表明所鉴定的这两种铁皮石斛类型均为 F 型，即适宜被烘软加工成铁皮枫斗，为较好品质的铁皮石斛。

但是这两种铁皮石斛的 ITS 区序列与 F 型居群的 ITS 序列并不完全一致，在 ITS1 区的第 15 个碱基位点缺失了 1 个碱基，在 ITS2 区的第 211 个碱基位点多了 1 个碱基的插入。青秆型 ITS 区序列与 F 型居群的 ITS 序列有 2 个碱基位点的差异，分别位于 ITS1 区的第 81 个碱基位点和 5.8S 区的第 125 个碱基位点（自 5′ 端起），为 A 和 C。宽叶型的 ITS 区序列与 F 群居群的 ITS 序列插入／缺失，没有变异位点，宽叶型经大田试验，移栽后第 3 年亩产鲜石斛（茎和叶）1000kg，命名为"森山 1 号"品种（张治国等，2006）。

6. 铁皮石斛"桂斛 1 号"新品种的选育

从 2004 年开始，广西壮族自治区农业科学院生物所铁皮石斛研究小组开展铁皮石斛种质资源收集、筛选、以芽繁芽组培技术及配套栽培技术等研究，先后到广西西林、桂平、容县、乐业、荔浦、永福等县及云南、浙江、湖南、贵州等省进行调研及种质资源收集，收集铁皮石斛种质资源 40 多份，建立了一个种质资源圃，并从野生种子实生苗后代群体中选出优良单株，结合"以芽繁芽"快繁技术，经过 4 ～ 5 年田间植物学和生物学性状观察，选育出一个适合广西种植的多糖含量高、茎叶带有紫（红）色斑点（块）的新品种"桂斛 1 号"，审定编号为桂审药 2012001 号，也是广西首个通过审定的铁皮石斛新品种。

生物学特性："桂斛 1 号"铁皮石斛种质为须根系，根发于肉质茎基，埋入基质中的为白色，外露根常为绿色，无根毛，常跟某些菌根真菌共生。茎直立，圆柱形，不分枝，茎直径 3 ～ 8mm，大部分节间留有 1 个黑色环套，形成黑节，剥开叶鞘，茎壁上具有紫红色斑点。叶互生，叶 2 列，叶片长椭圆形，叶长 2 ～ 7cm，宽 0.5 ～ 2.5cm，叶墨绿色，叶背及叶鞘带有紫红色斑点（块），叶鞘环抱茎，叶鞘上伴有 7 ～ 8 条线状条纹。花总状花序着生于茎上部，花苞片干膜质，萼片和花瓣淡黄色，披针形，唇瓣明显散裂，唇盘具紫色斑块，合蕊柱，花粉粒结合为粉块，药帽黄色，长卵状三角形。花期在 3 ～ 5 月份。果实蒴果纵裂，每个果实中含有上万颗粉状种子，无胚乳，成熟时种子为黄色。通过桂平、容县、南宁 3 个地区的不同农户试种观察，种植地为气候荫凉、早晚温差大的临山地方，种苗移栽种植 18 ～ 20 个月后可第 1 次采收，采收产量在 2250 ～ 6300kg/hm^2，而后每隔 12 ～ 14 个月采收 1 次，正常管理均可采收 4 次或以上，第 2、3 次采收产量可达到 3750 ～ 7500kg/hm^2。"桂斛 1 号"人工种植第 2 年与第 3 年采收鲜条，经广西壮族自治区分析测试研究中心检测鲜条多糖成分，报告结果分别为 35.2%、35.9%，比 2010 年版《中国药典》铁皮石斛多糖含量临界值 25% 高出 10% 以上。

"桂斛 1 号"耐根腐病，耐旱不耐涝。广西 7 ～ 8 月份属高温高湿季节，是发病高峰期，要提前做好控温、控湿和控肥管理以减少病害的发生（张向军等，2014）。

7. 铁皮石斛"白石山 2 号"新品种的选育

"白石山 2 号"铁皮石斛是桂平市经济作物工作站在白石山铁皮石斛居群中挑选优良株系结合组培技术育出来的良种，适应广西和云南等地种植。其特征：

品质优：2013 年 3 月经广西壮族自治区分析测试研究中心分析，"白石山 2 号"铁皮石斛多糖含量达 29.5% ～ 41.5%，比"桂斛 1 号"（28.0% ～ 35.9%）高；甘露糖含量达 22.5% ～ 29.1%，氨基酸总量达 4.0% ～ 6.9%，纤维较多。

农艺性状优良，抗逆性强：茎丛生，直立，圆柱形，不分枝，具多节，株高15～70cm，中部茎直径0.4～0.9cm，节间长2.0～3.0cm，茎黄绿色，茎壁无斑点。节间环棕褐色、碧绿色，有光泽，节间环明显，节上有芽点。叶互生，二列，叶片呈长椭圆形、披针形，中部叶长4.0～6.5cm，中部叶宽1.2～2.5cm，叶厚0.7～0.9mm，先端急尖并略有钩转、不对称，叶黄绿色。叶鞘环抱茎，绿色，叶鞘黄色条纹（筋）9～13条，明显，老时变白，白筋从节上发出的点仍保持黄色。总状花序着生于茎上部，花苞片干膜质，花梗和子房长2.0～2.5cm；萼片和花瓣浅黄色，披针形，长约2.5cm，宽约0.8cm；唇瓣明显散裂，浅黄色，卵状披针形，长约1.7cm，基部具1个黄色的胼胝体，两侧具紫红色条纹，中部反折，具浅紫色斑块，中部以下唇盘密布细乳突状的短绒毛，先端急尖；合蕊柱，蕊柱浅黄色，先端两侧各具1个紫点，蕊柱足浅黄色，密布浅紫色条斑；药帽白色，长卵状三角形，长约3.0mm，宽约2.5mm，顶端微裂；黄色花粉块4个。在桂平6月中旬盛花，比"容山堂3号"迟1个月；10月份有第2批花，量少；10月份蒴果始熟。2月底开始萌芽，比"容山堂3号"早1个月，1年有3批芽，春芽多，老茎新芽比可达1∶2，其他品种一般少于1∶1；鲜条11月份成熟，比"容山堂3号"迟熟1个月以上。比"桂斛1号"、"桂斛2号"、"容山堂3号"耐高温，病少，生长繁茂，纤维较多，产量高。

2014年高产栽培试验点"白石山2号"产量为1.60kg/m²，比对照品种"桂斛1号"、"容山堂3号"分别高出0.50kg/m²、0.66kg/m²，分别增产46.0%、70.2%（梁重坚等，2015）。

8. 龙虎1号新品种的选育

龙虎1号新品种为由江西省鹰潭市天元仙斛生物科技有限公司选育，品种来源于龙虎山地区的野生铁皮石斛种群，经系统选育而来的铁皮石斛新品种。

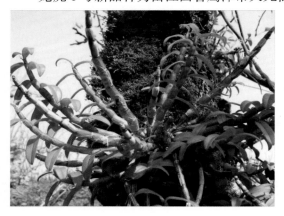

特征特性：品种茎秆丛生，圆柱形，较直立，平均株高达到34.2cm，茎粗，一年生一般为0.6～0.8cm；叶鞘不完全包被，叶互生，单叶面积大；总状花序生于茎的上部节上，萼片花瓣淡黄绿色或白色，唇瓣白色而在上部是一紫红色大斑块，下部两侧是紫红色条纹（图10-26）；表现出极强的抗病性；抗冻能力强。

图10-26　龙虎1号新品种

栽培技术要点：一般采用长45m，宽8m，肩高1.8m，顶高4.5m的标准大棚进行栽培，棚顶覆盖塑料无滴薄膜和遮阳度为65%的遮阳网，大棚四周和入口装有防虫网。棚内搭建高架种植苗床，以便能够控制水分，并透气，从而为组培苗的生长提供有利条件。可用松树皮做基质，栽种效果最好，其他基质如杉木皮、锯末、苔藓等依序次之。栽培定植时间以3～6月份为好，按15cm×20cm的株行距种植。定植后加强肥水管理，保持基质处于湿润状态。在新根萌动后即可开始喷施液体肥，如用 0.1% 磷酸二氢钾液，10d 左右喷施 1 次。每年 11 月份至次年 4 月份为"龙虎 1 号"铁皮石斛适宜采收时间。

产量：栽培 30 个月以上的龙虎 1 号铁皮石斛，每亩产量为 1765kg，茎段多糖含量为 46.6%。

适宜地区：适宜于江西、浙江、湖南栽培。

（二）杂交育种

杂交育种是不同类型或基因型品种杂交，将不同亲本优良性状组合到杂交种中，对后代进行多代选择、培育和比较鉴定，获得纯合基因型新品种的育种途径；其中常规杂交育种一般指不存在生殖隔离的同一物种内不同品种或变种间的杂交，远缘杂交育种通常指植物分类学上的不同属、种间的杂交。杂交可实现基因重组，产生广泛变异，获得丰富的变异类型，因而成为目前植物育种应用最广泛、成效最显著的育种途径。自花和常异花授粉植物采用纯合亲本杂交育成新的优良品种；异花授粉植物选用适当的亲本杂交，在控制授粉条件下混合选择或轮回选择育成新的品种和若干优良自交系杂交育成杂种优势强的综合品种，即通过有性杂交育成纯系品种、自交系、多系品种和自由授粉品种等。另外，无性繁殖植物可诱导开花，杂交后在 F₁ 代选出优良类型并将优良性状保留下来，育成优良品种。此外，诱变育种、倍性育种和生物技术育种等与杂交育种相结合，可获得更好的效果。杂交育种无论是作物育种还是药用植物育种均有选育出许多新品种的成功例子，甚至取得了突破性进展（萧凤回等，2008）。

1. 铁皮石斛的种内杂交

铁皮石斛 F₁ 代苗期农艺性状研究：选取 4 个种源，浙江雁荡山，多糖含量高、抗寒性好、外观漂亮、直立性好、萌蘖能力强；云南广南，化渣性好、适合鲜食、多糖含量低、抗寒性差、直立性差；浙江庆元，多糖含量高、抗寒性好、外观漂亮、直立性中、萌蘖能力强；浙江四明山，多糖含量较低、抗寒性好、直立性好、萌蘖能力强。26 个优良亲本设计 26 个交配组合，测量统计各组合 F₁ 代农艺性状，用 DPS 等软件分析数据。结果表明：不同交配组合 F₁ 代家系间农艺性状存在显著差异，全同胞家系间变异显著高于半同胞家系，全同胞家系内变异显著低于半同胞家系；12 个农艺性状简化为 4 个主成分，即叶片生长因子、根系主因子、茎产量因子与根系副因子，累计贡献率达 84.13%，其中叶片生长因子贡献率最高，26 个交配组合划分为 6 个类群，其中第 V 与第 VI 类群综合性状表现较好，植株叶片大而狭长，苗较高，茎较粗，茎萌条分枝少，根系发达。在铁皮石斛杂交优势利用时，应重视杂交亲本的选择与控制，开展全同胞 F₁ 代选择与利用比半同胞能获得更高的遗传增益，家系内一致性更好；在参试的 26 个家系中，初步筛选出 8 个苗期农艺性状较好的全同胞家系（刘志高等，2013）。

基于随机区组试验设计，对 14 个铁皮石斛 F₁ 代家系进行遗传测定，结果表明不同家系间农艺性状和产量均存在显著差异，杂交优势明显；筛选出 6a×2b，9×66，78×69 共 3 个优良家系在产量、农艺性状与产品专用化等方面具有明显的优势。其中 6a×2b 家系具有茎粗壮、化渣性好、鲜品产量特别高等优点，非常适合鲜食；9×66家系茎呈深紫色、萌蘖能力强、嚼之黏性大、鲜食芳香甘甜，适合鲜食与加工两用；78×69家系耐低温、茎呈紫褐色、鲜食芳香甘甜，适合鲜食与加工两用，并因其良好的抗低温能力适合原生态栽培。

农艺性状与生物产量、经济产量相关性分析表明，株高、茎粗、茎节数量、节间距、叶片数量、叶长、叶宽等农艺性状与生物产量、经济产量存在显著相关性，其中茎粗、叶片数量和叶长对生物产量、经济产量影响最为显著，并能建立最优线性回归模型；萌蘖小于4.5株/丛时，生物产量、经济产量均会随萌蘖数的增加而增加，但大于4.5株/丛时，萌蘖数对生物产量、经济产量影响不大。二年生与一年生主要农艺性状的比较：萌蘖数、茎粗和叶形指数性状基本稳定，可用于早期选择。供试亲本主要性状见表10-1（章晓玲等，2013）。

表10-1 供试亲本主要性状

种源	亲本号	主要形态特征	生长特征	株高（cm）	茎粗（cm）	节间距（cm）	叶形指数
云南广南	2b, 30, 31	茎紫色，茎秆中部粗壮，基部细小	易倒伏，第一年冬天叶片落光，耐0℃低温	34.2	5.80	1.4	≥3.0
浙江武义	6a, 65, 66, 69, 71, 72, 75, 77	茎紫色，茎秆上下粗细相近	不易倒伏，第二年基部叶片变黄，部分落下，耐-6℃低温	24.9	3.74	1.5	≥3.0
浙江雁荡山	9, 17	茎紫色，节间黑色，茎秆上下粗细相近	不易倒伏，第二年基部叶片变黄，部分落下，耐-4℃低温	29.5	4.27	1.6	≥3.0
广西桂林	56	茎紫色，茎秆上下粗细相近	不易倒伏，第二年基部叶片变黄，部分落下，耐-2℃低温	31.3	4.28	2.0	<3.0
浙江四明山	78, 83	茎紫色，茎秆上下粗细相近	不易倒伏，第二年基部叶片变黄，部分落下，耐-8℃低温	30.0	4.46	1.6	≥3.0
浙江庆元	86	茎紫色，茎秆上下粗细相近	不易倒伏，第二年基部叶片变黄，部分落下，耐-6℃低温	10.6	3.91	1.1	≥3.0
云南麻栗坡	91	茎紫色，茎秆上下粗细相近	不易倒伏，第二年基部叶片变黄，部分落下，耐-2℃低温	12.7	6.23	1.3	≥3.0
浙江金华	99	茎紫色，茎秆上下粗细相近	不易倒伏，第二年基部叶片变黄，部分落下，耐-6℃低温	–	–	–	–
云南英茂	124, 140	茎紫色，茎秆上下粗细相近	不易倒伏，第二年基部叶片变黄，部分落下，耐-2℃低温	32.3	4.66	1.3	<3.0
森山1号	CK	茎紫色，茎秆上下粗细相近	不易倒伏，第二年基部叶片变黄，部分落下，耐-8℃低温	21.8	2.8	1.6	≥3.0

　　利用 4 个种源 26 个优良亲本设计得到 26 个交配组合，用苯酚－硫酸法与酸性染料比色法分别测定 F_1 代苗期总多糖与总生物碱含量，结合前期农艺性状研究结果，运用相关性分析和聚类分析方法筛选优良家系。结果表明，不同交配组合间多糖与生物碱含量差异极显著（$P < 0.01$），半同胞家系间多糖含量差异显著（$P < 0.05$），生物碱含量差异不显著，全同胞家系内多糖与生物碱变异显著小于半同胞家系；铁皮石斛苗期叶片数量与多糖含量，叶长宽比、根冠比与生物碱含量呈显著正相关关系；26 个交配组合划分为 5 个类群，其中类群 II 植株综合性状表现较好。铁皮石斛 F_1 代优良家系选择时，应同时重视父母本的选择，在全同胞家系间选择比半同胞家系能获得更好的遗传增益与家系内稳定性；结合前期农艺性状成果，筛选出 6 个苗期优良家系（66×9，68×2，91×69，66×65，69×91，66×17），表现出苗高，茎粗且分枝少，叶片大而狭长，根系较发达，多糖含量高等特点，为后期选择奠定了基础（朱波等，2016）。

　　（1）铁皮石斛新品种"雁吹雪 3 号"　铁皮石斛新品种"雁吹雪 3 号"，采用亲代杂交授粉、子代群体单株优选、多代自交纯化等常规育种方法和生物快繁技术培育而成。在广东省深圳、广州和兴宁三地栽培试验，对照为"瑞和堂"品种。

　　"雁吹雪 3 号"铁皮石斛速生稳产，生育期 750d，收获期比对照品种提早 30d；平均单茎重 6.8g，最大茎重 9.5g；二年生苗平均每公顷年产鲜条 6165kg，产量虽不算太高，但十分稳定，省内不同区域、不同气候特点的多批次栽种种苗生长表现和鲜条产量保持在稳定值范围，波动性很小。"雁吹雪 3 号"生长势强、直立丛生、二年植株平均株高 25.5cm，最高可达 30cm，平均茎粗 0.6cm；茎圆柱形、多节、不分枝；叶片呈纺锤形，平滑较厚，有光泽、叶互生，叶长 4.8cm，叶宽 1.5cm；萼片与花瓣淡黄绿色，唇瓣有紫红斑块，蕊柱上有紫红色条纹，蕊柱腔两侧有 2 个紫红色斑点，药帽白色；鲜茎外形好，粗细色泽均匀，纤维少，味甘，多液，口感细滑无异味。依据 2010 年版《中国药典》检测标准，2014 年 11 月中国广州分析测试中心检测结果表明，"雁吹雪 3 号"的石斛多糖含量为 57.5%，甘露糖含量为 32.6%，均超过 2010 年版《中国药典》规定的品质标准。"雁吹雪 3 号"对黑斑、软腐、炭疽等主要病害的抵抗能力较强，种植期间发病率很低。本省各点试种结果表明，该品种与对照品种相比，多糖含量更高、耐寒性更强，能够适应省内不同气候条件和生态环境，具有很好的应用前景（赵贵林等，2015）。

　　（2）铁皮石斛新品种"双晖 1 号"　"双晖 1 号"铁皮石斛是采用人工杂交授粉，后代群体单株选优及多代自交纯化等方法育成，母本"雁荡山"铁皮石斛（*D.officinale* "Yandangshan"）于 2000 年从浙江省乐清市大荆镇平园村引进。该品种长势较强，半自立丛生，无分枝，平均株高 28.8cm。假鳞茎呈竹节状，粗大饱满；茎圆柱形，红褐色，平均茎长 26.4cm，直径 0.8cm。叶基部有包茎叶鞘；叶片浓绿色，纺锤形，平均叶长 4.6cm，叶宽 1.9cm。3～5 月份开花，花期 30～45d。总状花序，着花 2～5 朵，花色黄绿，平均花朵直径 2.5cm，该品种抗病性和抗逆性较强。

　　父本"广南"铁皮石斛（*D.officinale* "Guangnan"）于 2001 年从广西思民村引进。该品种直立丛生，无分枝，平均株高 46.4cm。假鳞茎呈竹节状，粗大饱满；鲜茎绿色，平均茎长 42.9cm，直径 0.5cm。叶互生，叶片较薄，部分叶片卷曲不平，浅绿色，长纺锤形，平均叶长 6.8cm，叶宽 1.8cm。3～5 月份开花，花期 30～45d，该品种抗病性较强，但耐寒性较差。

"双晖1号"品种株型直立，丛生，假鳞茎暗绿带红褐斑。二年生植株平均株高40.1cm，叶展13.8cm。茎圆柱形，多节，不分枝，平均茎长36.1cm，直径0.8cm。叶互生，叶片纺锤形，平滑较厚，有光泽，平均叶长6.4cm，宽2.2cm，厚0.06cm。每茎着生3～5个总状花序，每个花序着花2～5朵，平均花径3.1cm，花梗圆柱形；萼片与花瓣淡黄绿色，唇瓣有紫红斑块，蕊柱上有紫红色条纹，蕊柱腔两侧有2个紫红色斑点，药帽白色。

"双晖1号"品种每年5～10月份为生长期，11～12月份为花芽形成期，1月份底始花，3～4月份为盛花期，5月份为谢花期，花期30～45d，该品种生长适温范围15～30℃，耐寒性较强。如广东始兴、惠州良井以及浙江乐清地区，冬季短期温度低至0℃以下，该品种部分苗株虽呈现了红斑、水渍状斑点等冻害症状，但未冻死。在惠州和光明基地经历短期5℃的低温天气，小苗受害轻微，且不久即恢复生机，而对照品种则普遍出现叶片转红、软化等寒害症状。该品种耐热性也较强，在夏季棚内短期持续高于35℃的环境下，植株虽然生长速度会减慢直至停止，但叶片未出现灼伤斑块和黄化现象，而对照的叶片则陆续出现黄色坏死斑、叶片变软等症状。

该品种耐旱性强，在春秋季控水15d植株仍能正常生长，夏季控水7～10d植株未出现叶片软化、萎蔫等症状，该品种在生长期间也能忍耐短期苗床或基质积水。

黑斑病、炭疽病和软腐病是危害铁皮石斛较严重的病害，尤其在春夏季高温高湿时更易发病。而对于这3种病害的田间发病率和病情指数，"双晖1号"品种都低于对照品种。

"双晖1号"属中早熟品种，从播种到初收期约660d，比双亲和对照品种均提早60d。该品种二年生鲜茎产量达到1.4kg/m²，分别比父本、母本和对照品种高出0.2kg、0.4kg和0.2kg。

"双晖1号"品种鲜茎外形好，粗细和色泽均匀，纤维少，口感细腻，胶质丰富，味道略带甘甜，残渣少，品质与母本相当，优于父本和对照品种。

2012年9月广州中医药大学对"双晖1号"品种检测，多糖含量为32.69%，比对照品种高2.67%；甘露糖含量19.20%，比对照品种高2%；甘露糖与葡萄糖的峰面积比为3.8。2013年3月中国广州分析测试中心对该品种进行检测，多糖含量为44.2%，比对照品种高8.7%；甘露糖与葡萄糖的峰面积比为2.7。

"双晖1号"品种鲜茎耐储性强，采收后在自然条件下放置15～20d，茎叶不皱缩、不脱落、不黄化。

"双晖1号"铁皮石斛具有速生丰产、品质好、抗病和抗逆性强、性状遗传稳定等特点。省内多点多代种植结果表明，该品种适宜广东地区种植，具有很好的应用前景（赵贵林等，2013）。

（3）三个杂交品种的耐寒性　用不同基因型的原生种组合，通过常规杂交选育出三个铁皮石斛无性系，分别为"ZD-1"、"ZD-2"、"ZD-3"，将"ZD-1"、"ZD-2"、"ZD-3"3个新品系进行低温（5℃和–2℃）处理6h、12h和18h及恢复生长处理后，分别测定其抗坏血酸过氧化物酶（ascorbate peroxidase，APX）活性、丙二醛（malondialdehyde，MDA）及脯氨酸含量。结果表明：APX活性、MDA和脯氨酸含量均随处理温度的降低和时间的延长而上升。经0℃处理、恢复生长10d后，"ZD-3"恢复正常生长；"ZD-2"除

0℃/18h 外其他各处理均恢复正常生长；"ZD-1"则在短期内难以恢复到正常水平。试验还表明：APX 活性对温度变化敏感，可作为鉴定铁皮石斛耐寒性的指标；MDA 和脯氨酸含量也表现出一定的规律性，可作为铁皮石斛耐寒性鉴定的辅助指标。3 个品种的耐寒性强弱为：ZD-3 > ZD-2 > ZD-1（谭艳玲等，2012）。

（4）仙斛 3 号　以亲本"仙斛 1 号"作父本和"514"号作母本杂交获得 F_1 代蒴果进行航天搭载，并对诱变蒴果进行人工筛选，获得了"仙斛 3 号"，"仙斛 3 号"的产量及品质表现下：

2011 ~ 2013 年，在浙江杭州市、建德市、武义县 3 地进行了两轮连续 3 年的品种比较试验，分别测定了移栽后 12 个月、24 个月、36 个月的新鲜茎叶产量。结果表明，"仙斛 3 号"12 个月 3 地两轮平均新鲜茎叶产量为 0.659kg/m²，比对照品种"新黑"和"仙斛 1 号"分别增产 52.10% 和 20.91%；24 个月 3 地两轮平均新鲜茎叶生长量为 2.515kg/m²，比对照品种"新黑"和"仙斛 1 号"分别增产 65.57% 和 17.74%；36 个月 3 地两轮平均新鲜茎叶生长量为 3.205kg/m²，比对照品种"新黑"和"仙斛 1 号"分别增产 50.33% 和 26.80%，且均显著高于对照品种"新黑"和"仙斛 1 号"。化学成分分析表明：浸出物两轮平均为 13.845%，较"新黑"和"仙斛 1 号"分别增加 58.43% 和 67.47%。多糖和甘露糖含量均显著低于对照品种"新黑"和"仙斛 1 号"。多糖含量两轮平均为 33.410%，较"新黑"和"仙斛 1 号"分别减少 18.65% 和 10.4%。甘露糖含量两轮平均为 21.753%，较"新黑"和"仙斛 1 号"分别减少 29.54% 和 16.06%。两轮三地试验结果表明，"仙斛 3 号"各项品质指标均符合《中国药典》要求（徐靖等，2017）。

2. 铁皮石斛与其他石斛种间杂交研究

利用杂交的方法，获得了铁皮石斛与重唇石斛杂交 F_1 代植株。用酸性染料分光光度法和苯酚 – 硫酸比色法测定铁皮石斛、重唇石斛及其 F_1 代石斛碱、石斛多糖含量，杂交 F_1 代各单株的石斛碱和石斛多糖的含量均介于铁皮石斛和重唇石斛之间，其中的 2 号、58 号、62 号、63 号、74 号、91 号石斛综合了铁皮石斛和重唇石斛的优势，石斛碱和石斛多糖的含量均较高，具有较高的药用价值（王涛等，2010）。

以红秆软角铁皮石斛为母本，龙陵紫皮石斛为父本，杂交得到铁皮石斛杂交种（高燕等，2014）。

（三）多倍体育种

染色体是遗传物质的载体，染色体数目的变化常导致植物形态、结构、生理、生化等诸多遗传特性的变异。各种植物的染色体数目是相对稳定的，但在人工诱导或自然条件下也会发生改变。倍性育种是根据育种目标人为地改变染色体倍性进而选育新种质、新品种的技术。目前最常用的倍性育种主要有 2 种：一种是利用染色体数加倍的多倍体育种，另一种是利用染色体数减半的单倍体育种。植物中的多倍体现象十分普遍，在所有已知属中，有半数含有多倍体。一个物种为了维持其生长发育及遗传的稳定性，其体细胞染色体数目（$2n$）都是相当稳定的。一个属内各个种所特有的、维持其生活机能的最低限度数目的一组染色体，称染色体组（genome）。各个染色体组所含有的染色体数目称染色体基数 x。多数植物属内的物种染色体含有共同的基数。

多倍体即体细胞染色体组在 $3x$ 或 $3x$ 以上的个体。凡是细胞内含有 3 个以上染色体组的植物称为多倍体植物。

1. 同源多倍体和异源多倍体

根据染色体的来源，多倍体一般可分为两大类，即同源多倍体和异源多倍体。自然界中同源多倍体是很少的，绝大多数是异源多倍体。同源多倍体与二倍体相比，常具有下列特征：

（1）生物学性状　由于染色体的加倍，多倍体植株表现出"巨型性"的显著特征，能增大植株的营养器官。药用植物大多以根、茎和叶等器官为收获对象，其染色体加倍后，根、茎、叶往往巨型化，较好地满足了药材生产的要求。

（2）代谢产物含量和成分　多倍植株通常具有较高的活性成分含量。实践表明，大多数多倍体中次生代谢产物的含量都有所增加。

（3）抗性　多倍体植株一般较矮、茎秆粗壮，故能较好地抗倒伏，有的还具有抗旱、抗病等特性。

（4）植株生长发育　多倍体植株在所有的生长发育阶段上都表现缓慢，如种子发芽迟、生长慢、开花晚等，致使生育期延长。

（5）育性　多倍体由于减数分裂中染色体配对的异常，势必会产生一些非整倍性配子，从而导致育性的降低，但降低的程度因基因型的不同有较大差异。

多倍体植株的一些特性对生产有利，而自然界产生多倍体的过程相当漫长，因此人们常用人工诱导的方法来获得多倍体植株。人工诱导方法目前大致分为物理方法、化学方法和生物学方法 3 种。

2. 物理方法获得多倍体

物理方法获得多倍体是指利用温度激变、机械创伤、电离辐射、非电离辐射、离心力等物理因素诱导染色体加倍。此外，一些愈伤组织内的染色体能自然加倍，发育成多倍体。但物理方法由于效率低且不稳定，应用上难以普及。

3. 化学方法获得多倍体

化学诱导多倍体是指利用秋水仙素、富民隆、除草剂等化学药剂处理正在分裂的细胞以诱导染色体加倍的方法，这种方法具有经济方便、诱变作用专一性强、诱变突变广谱等优点，成为目前应用最普遍的方法。其中，以秋水仙素和除草剂效果最好。约有200 多余种化合物可以诱导植物染色体加倍，但目前获得的多倍体植物中，绝大多数仍是用秋水仙素诱导成功的，因此认为秋水仙素是加倍效果最好、使用最广泛的化学诱变剂。

4. 生物学方法

生物学方法包括摘心、切伤、嫁接法，胚乳培养法，体细胞杂交法。

5. 多倍体的鉴定

生产上应用的多倍体可能来源于诱变多倍体、突变多倍体和杂交多倍体等多种形式，无论其来源如何，很多都是嵌合体。植物多倍体的判别和鉴定方法从原理上依据其外在和内在的特征性衍生而来，一般多倍体的鉴定是以形态观察为基础，组织化学、叶绿体计数为辅助，通过细胞学观察染色体数来界定。

科学技术的发展，特别是植物离体培养技术的成熟和分子生物学技术手段的日臻完善，为药用植物多倍体的鉴定提供了有益的借鉴，应该用多种方法相结合来对多倍体进行鉴定，以期得到遗传上稳定的多倍体药用植物（萧凤回等，2008）。

6. 铁皮石斛多倍体诱导研究

以铁皮石斛拟原球茎为材料，利用秋水仙素作为诱导剂，研究不同浓度及时间条件下，秋水仙素对铁皮石斛多倍化的诱导效果。秋水仙素浓度为 0.2%，处理时间为 48h，诱导效果最佳，成活率达 78%，变异率为 32%。

（1）外部形态观察　经秋水仙素处理的铁皮石斛表现出石斛多倍体形态特征，植株粗壮，叶色深绿，叶片增厚，叶形和叶片大小与二倍体对照植株有明显差异，植株生长速度较为缓慢，有少量畸形苗出现。

（2）气孔观察　用光学显微镜观察比较多倍体与二倍体幼苗叶片气孔后发现诱变的多倍体植株气孔增大，单位面积内的气孔数目减少，多倍体植株的气孔形状接近圆形而二倍体植株的气孔形状多呈椭圆形。

（3）染色体数目观察　对初步筛选出的变异植株和对照植株的茎尖或根尖生长点通过染色体压片计数鉴定后发现，对照的二倍体铁皮石斛染色体数目 $2n=38 \sim 40$，而经秋水仙素处理的铁皮石斛染色体数目发生改变，其染色体数目变化范围为 $2n=68 \sim 76$，处理后的植株应为四倍体（唐娅梅等，2010）。

用不同质量分数秋水仙素处理铁皮石斛种胚原球茎诱导多倍体。秋水仙素处理 10 周后，观察秋水仙素不同质量分数、不同处理时间对种胚原球茎成活率的影响。随着秋水仙素质量分数的增长，种胚原球茎的存活率下降，如质量分数为 0.5% 的秋水仙素处理 5d，存活率仅为 12%。在相同质量分数的秋水仙素处理下，随着处理时间的增加，种胚原球茎的存活率也呈下降趋势，尤其是质量分数较高的秋水仙素处理，存活率下降趋势更明显，如质量分数为 0.5% 的秋水仙素处理 10d 以上则种胚原球茎全部白化死亡。

将成活的种胚原球茎转入分化培养基中继续培养 6 周后，观察株高、发根数、叶片数和变异率之间的差异。当处理时间相同，不同质量分数的秋水仙素，对植株的株高、发根数、叶片数均有影响，且随着质量分数的增加，抑制作用明显增强。相同的秋水仙素质量分数，随着处理时间的增长，对植株的株高、发根数、叶片数也有影响，抑制作用有所增强，但差异并不显著。无论是秋水仙素质量分数增加还是处理时间延长，均会使植株的变异率大幅度提高，最高可达 85.71%。

秋水仙素处理后的植株形态表现各异，除株高、叶片数、发根数和根长出现差异外，一部分质量分数较高或时间较长的秋水仙素处理的原球茎均未能发育成苗，变褐死亡，成活的原球茎表现为体形巨大，茎变粗短，叶发育受阻（变小变厚）。同时，秋水仙素处理后出现较多的变异苗。如一部分植株未发育完整即出现分叉现象，而这种现象在正常情况下通常是移栽苗第3年老化时才出现的，可见秋水仙素处理使部分植株提前老化；也有一些植株长出畸形芽，叶片发育异常，如出现锯齿状、叶脉失绿、叶片背面向上等变异现象。

在铁皮石斛中，变异主要表现为茎的粗短，丛生茎出现，叶片的形状改变（如呈锯齿状、变小变厚等），叶片上出现条纹，叶片背面向上等，这在正常二倍体植物中是没有的。

流式细胞所检测出的变异率高于形态学观察结果，而且秋水仙素诱导后也产生相当部分非整倍体，虽然高质量分数、长时间诱导变异率较高，但和四倍体得率并不成正比，在所有处理中，质量分数为0.05%，处理天数为10d时，可以获得较多的铁皮石斛四倍体植株。

经镜检，二倍体植株染色体为38条，四倍体植株染色体为76条。铁皮石斛根尖在上午10点左右分裂象较多，而其他时间少见。通过流式细胞倍性检测，结合根尖压片的细胞学鉴定，可知秋水仙素诱导处理的样品为诱导产生的四倍体植株（詹忠根等，2011）。

以铁皮石斛原球茎为材料，经不同质量浓度的秋水仙素和0.02g/mL二甲基亚砜（DMSO）混合水溶液处理后进行组织培养，通过对变异株进行形态学、细胞学及流式细胞仪鉴定，以期获得稳定的四倍体植株并分析其生理特性。结果表明：用2.0g/L秋水仙素和0.02g/mL DMSO混合水溶液处理铁皮石斛原球茎36h后，植株诱导率达20%；诱导的四倍体植株在形态上明显矮化、茎秆粗壮、叶片变小增厚、气孔直径增大；细胞遗传学观察发现，四倍体植株染色体$2n=4x=76$，二倍体植株染色体$2n=2x=38$；流式细胞仪分析显示，DNA相对含量四倍体为400，二倍体仅为200；四倍体植株叶片中叶绿素含量、可溶性蛋白、可溶性糖含量均高于二倍体，分别为5.03mg/g、3.59mg/g、2.98mg/g；四倍体叶片中主要抗氧化酶POD和SOD活性均显著高于二倍体，分别为9.08U/g、180.4U/g，且四倍体植株明显降低了MDA含量累积。研究认为，2.0g/L秋水仙素和0.02g/mL DMSO混合水溶液处理原球茎36h可提高诱导成功率、降低嵌合体比例，此组合为四倍体较佳诱导条件（杨岚等，2013a）。

采用扩增片段长度多态性（AFLP）和甲基化敏感扩增多态性（MSAP）技术，探讨铁皮石斛二倍体经染色体加倍后得到四倍体的过程中，遗传差异和基因组DNA甲基化水平及模式变化情况，分析了铁皮石斛二倍体与同源四倍体的基因组变异及甲基化差异。AFLP结果显示，在25对引物组合扩增的1006条带中，474条为多态性带，多态率为47.12%；在甲基化水平上，二倍体铁皮石斛总甲基化率为92.64%，全甲基化率为62.06%，半甲基化率为30.58%，同源四倍体对应的甲基化率分别为88.68%、64.50%、24.17%。甲基化模式分析显示，铁皮石斛同源四倍体有28.63%的位点发生了去甲基化，30.63%的位点发生了过甲基化。铁皮石斛同源四倍体DNA碱基序列发生改变，总甲基率低于其二倍体，且其甲基化模式发生了较大调整。为进一步探索四倍体铁皮石斛的表观遗传调控机制与基因组变异机制奠定了基础（李雅婷等，2015）。

以铁皮石斛蒴果为材料，诱导原球茎，选用 MS 培养基，NAA 浓度为 1.5mg/L，6-BA 为 2.0mg/L，处理时间为 45d 时，增殖率高达 80%，原球茎增殖效果最好。当秋水仙素浓度一定时，处理时间在 24h 以下时，成活率基本在 70% 以上；当处理时间在 60h 以上时，成活率基本低于 50%；当处理时间在 24 ～ 48h 时，诱导率基本在 20% ～ 30%，成活率相对较高，效果较好，随着秋水仙素浓度的增加，当秋水仙素浓度达到 0.15%、0.20% 时，诱导率较高，高达 30%。根据综合情况考量，当秋水仙素为 0.15%，处理时间为 48h 时，成活率达 40%，诱导率达 30%，效果最好。

通过植物显微技术，诱导处理过的铁皮原球茎多为二倍体与四倍体混合形成的，为嵌合体（马仲强等，2017）。

（四）诱变育种

诱变育种是人为地采用物理、化学等因素，诱导生物发生遗传变异，然后按照育种目标进行选择和鉴定，进而培育新品种或新种质的育种方法。它可突破原有基因库的限制，诱发和发生新的遗传变异，用以丰富种质资源和创造新品种。它是继选择育种和杂交育种之后发展起来的一项现代育种技术。倍性育种也属诱变育种，考虑内容的独立性，已在前面介绍。

诱发突变的物理因素主要指某些射线。化学诱变主要指某些化学诱变剂。70 多年来，诱变育种的技术和方法在不断地发展，辐射形式从 X 射线、γ 射线发展到快中子、电子束、空间辐射、离子束等。

化学诱变因素是指用某些化学药剂，如烷化剂、碱基类似物、生物碱、抗生素等，处理植物会引起遗传物质的变异。各种诱变因素处理植物可诱发可遗传的变异是共性，但其作用机制各有差异。

物理诱变和化学诱变的机制已有较全面的认识，空间诱变和离子注入诱变机制仍在探讨中。诱变育种的特点是变异频率高、突变范围广，便于打破连锁和个别性状修缮，育种周期较短，是育种的重要手段。物理诱变变异范围较广，但专一性不明显；化学诱变的变异范围较窄，但存在专一性。空间诱变和离子注入诱变在近十多年中发展很快，显示了自身的优点。

诱变育种的弱点一是诱变产生的有益突变体频率低；二是难以有效地控制变异的方向和性质；三是鉴定出数量性状的微突变很困难。因此，诱变育种应该与其他技术相结合，才能提高综合育种效率。诱变育种的选育程序主要分 M_1、M_2 和 M_3 及以后世代的三个阶段进行，M_4 及 M_5 稳定品系可进行品种比较试验。药用植物的诱变育种起步并不晚，已在许多药用植物中得到应用，美国抗黄萎病薄荷品种选育成功便是典型的范例，仅印度已培育和推广商品化品种 20 多个（萧凤回等，2008）。

1. 射线辐射诱变

采用不同剂量的 $^{137}Cs\gamma$ 射线辐照研究对铁皮石斛种胚原球茎生长和分化效应的影响。辐照处理对种胚原球茎的生长和分化有抑制作用，尤其是对根的抑制更为明显；由于种胚原球茎的完整性好，耐受性强，其辐照半致死剂量（LD_{50}）为 67.23Gy；流式细胞分析表明，大多数外部形态发生改变的植株其细胞内 DNA 的倍性发生了改变，出现相当多的非整倍体；此外，辐照产生的变异苗出现茎分叉、叶片缺绿或白绿相间等现象，可能是由于某些基因的表达与关闭引起的（詹忠根等，2009）。

2. 铁皮石斛抗寒品种的育种

引种浙江雁荡山的铁皮石斛，采用 DES（硫酸二乙酯）与离体培养低温胁迫相结合筛选出铁皮石斛抗寒品种，栽种于湖南省湘乡县试验基地（胡松海，2015）。

（五）基因工程技术在铁皮石斛育种中的应用

植物基因工程是以重组 DNA 技术为基础发展起来的生物技术，是人类按照自己的意志，以类似工程设计的方法，把不同生物有机体的基因分离出来，在体外进行酶切、改造和连接，构建重组 DNA 分子，然后借助农杆菌或基因枪等介导转化方法，将外源基因导入植物细胞或组织，获得转基因植物的技术。该技术也称植物转基因技术。植物基因工程的目的是把有经济价值的目的基因转移并整合到受体基因组中，使其在受体中稳定遗传和表达，使受体植物产生新的遗传性状或使某些性状得到改良，最终培育出优质、高产的植物新品种或新种质。

与常规育种相比，基因工程应用于育种跨越了有性杂交的障碍，大大拓宽了基因资源的利用空间，实现了动物、植物和微生物之间的基因相互转移；使目标性状的定向改造和选择具有更强的可操作性并拥有更高的选择效率，加快育种进程；为培育优质、高产、高抗优良品种提供了崭新的育种途径。基因工程应用于药用植物育种，在提高有效成分含量、改善品质、增强抗逆性等方面已显露出可喜的前景（萧凤回等，2008）。

利用基因枪法将来源于大麦（*Hordeum vulgare* L.）的抗旱耐盐基因 lea3 导入铁皮石斛的类原球茎（PLBs）中，经膦丝菌素类除草剂 PPT 筛选 2 次获得抗性 PLBs，于无选择压下分化获得不定芽，再经 PPT 筛选和生根壮苗培养获得转化植株。对转化植株进行除草剂 PPT 叶片涂抹检测和 lea3 基因的 PCR 检测，表明 lea3 基因已整合到 6 个株系 7 株铁皮石斛转化植株基因组中，转化频率为 1.05%。与对照相比，获得的转基因植株的耐盐胁迫能力明显增强，表明遗传转化 lea3 基因可用于石斛抗旱耐盐新品种的选育（杨雪飞等，2010）。

五、部分经有关部门认证的铁皮石斛品种

在铁皮石斛大面积种植过程中，各地重视铁皮石斛品种的选育，现将部分经有关部门认证的铁皮石斛品种介绍如下：

1. 金华寿仙谷药业有限公司和浙江省农业科学院园艺研究所，浙江省农业技术推广中心等，选育出铁皮石斛"仙斛 1 号"、"仙斛 2 号"和"仙斛 3 号"

"仙斛 1 号"、"仙斛 2 号"和"仙斛 3 号"经浙江省非主要农作物品种审定委员会认证。

"仙斛 1 号"、"仙斛 2 号"和"仙斛 3 号"品种的特性、产量、多糖含量等在选择育种和杂交育种章节中有详细介绍（图 10-27～图 10-29）。

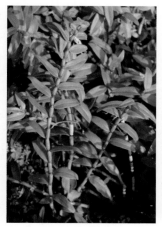 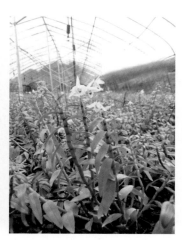 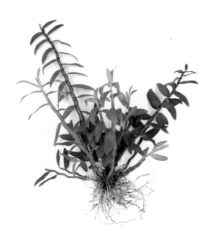

图 10-27　仙斛 1 号　　　　图 10-28　仙斛 2 号　　　　图 10-29　仙斛 3 号

2. 浙江森宇实业有限公司选育出森山 1 号铁皮石斛品种

森山 1 号于 2008 年通过浙江省认定（认定编号：浙认药 2008007）。

森山 1 号茎直立、圆柱形，长 14.0～36.6cm，粗 3.6～6.0mm。叶互生，矩圆状披针形或椭圆形，长 3.8～5.3cm，宽 1.7～2.2cm，叶片正面颜色为深绿色，叶背面为灰绿色并有紫色小斑点，叶鞘常具紫斑。

该品种对光照强度适应性较宽，在相当一段光强度内表现为高净光合速率，具有高产的潜能。经测定，多糖含量为 24.45%。经浙江省农业科学院园艺研究所 ISSR 分子标记分析，森山 1 号与仙斛 1 号、天斛 1 号存在着明显的遗传差异。2002～2004 年森山 1 号种植试验结果：亩产鲜铁皮石斛 772kg，折干率为 25%。2003～2005 年森山 1 号种植试验结果：亩产鲜铁皮石斛 1004kg，折干率为 23%。

适宜在浙中地区种植。采用树皮、木屑等混合基质进行栽培。以有机肥根施为主，辅以叶面肥。以 30 个月采收为宜（图 10-30）（何伯伟等，2016）。

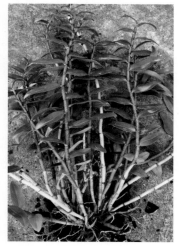

图 10-30　森山 1 号铁皮石斛

3. 广西壮族自治区农业科学院生物技术研究所和广西植物组培苗有限公司选育出桂斛1号

（1）品种来源 该品种从广西西林县那佐苗族乡野生种子实生苗后代群体经过多年筛选优良单株，并结合生物技术培育而成。

该品种通过广西壮族自治区农作物品种审定委员会审定，桂审药2012001号。生物学特性在选择育种一节中有详细介绍。

（2）栽培技术要点 以保护地栽培为宜，目前主要是在大棚中进行，可使用玻璃温室、镀锌管大棚或简易竹木结构大棚等设施。大棚要求配备有遮阳网、喷雾和灌溉设备，棚内搭建架空的高架种植畦，容易控制调节温度、湿度、透气性等环境因素。栽培基质常主要以粉碎过的松树皮颗粒为主。基质在使用前应该经高温或自来水浸泡等方式消毒，可以起小畦或装杯种植。栽培最佳时间为3～6月份，平均气温在15～28℃，栽培密度为100～150丛/m²（每丛约有2～4株苗），丛行距（10～8）cm×（10～12）cm，每亩约栽8万～10万株。常见害虫主要有蜗牛、蛞蝓和某些螺类，它们会危害幼茎、嫩叶，在畦四周撒施生石灰、茶麸、饱和食盐水，防止其爬入畦内危害。

（3）产量表现 通过桂平、容县、南宁三个地区的不同农户试种观察，种植地为气候荫凉、早晚温差大的临山地方，种苗移栽种植20～24个月后可第一次采收，采收产量在100～420kg/亩，而后每隔12～14个月采收一次，正常管理均可采收2～5次，第二、第三次采收产量可达到250～500kg/亩。

（4）适宜区域 适宜在广西桂南、桂东铁皮石斛野生分布区种植（图10-31）。

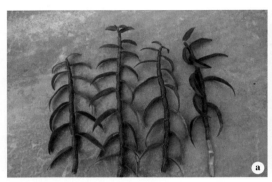 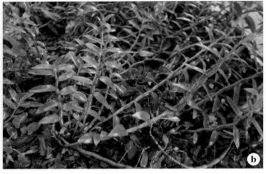

图10-31 桂斛1号

4. 浙江济公缘药业有限公司和云南农业大学，云南高山生物农业股份有限公司等，联合选育出铁皮石斛"高山铁皮1号"、"高山铁皮2号"、"高山铁皮3号"和"高山铁皮4号"

"高山铁皮"系列新品种采用单株纯系育种程序，从云南省广南县野生铁皮石斛自然群体中选株自交，组织培养建立株系，选择优良株系后，再两代自交纯化选育而来，经云南省林业厅园艺植物新品种注册登记办公室注册登记。从种质资源收集、引种驯化、选株自交、组培快繁、品系比较，历时18年育成。

（1）形态特征如下。

1）高山铁皮1号：茎丛生，圆柱形，茎秆柔软，长 21.79～44.45cm，粗 4.96～7.08mm，具多节，平均节间长 2.16cm，幼茎为翠绿色，老茎为绿色具紫红色斑点较多，近紫红色；叶片披针形，长 4.21～6.45cm，宽 1.29～1.73cm，先端钝并且多少钩转，幼叶为绿色且紫斑较多，近紫红色；成熟叶正面绿色具细小紫色斑点，叶背面近主脉处紫斑较多。幼茎叶鞘为绿色，具大量紫斑，维管束处较为密集，近紫红色，叶鞘完全包被茎，延伸至节以上，不留有黑节，节不明显；老茎叶鞘为紫红色，叶鞘口张开。总状花序从成熟的茎或落了叶的老茎上端发出，具 2～5 朵，花苞片干膜质，为浅白色，先端稍钝；花被片为黄绿色，花萼与花瓣相似，萼片 2 大 1 小，中萼片阔剑形；唇瓣为白色，基部胼胝体为黄绿色，卵状披针形，中部以下两侧具紫红色条纹，唇盘具紫红色斑块；蕊柱为黄绿色带紫红色条纹，药帽为白色，先端紫红色，为卵状三角形，顶端近尖锐且 2 裂。蒴果为长圆形，长 4.36～5.36cm，粗 1.47～2.53cm，具 3 棱。花期为 3～6 个月，至 4 月中下旬，每丛均有花苞，盛花期为 4 月下旬（图 10-32）。

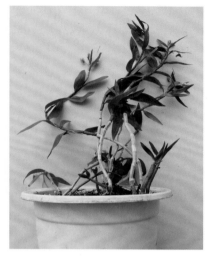

图 10-32 高山铁皮 1 号

2）高山铁皮2号：茎丛生，圆柱形，茎秆短粗柔软，长 12.32～25.54cm，粗 4.15～5.85mm，具多节，平均节间长 1.73cm，茎秆为绿色，具紫红色斑点；叶片上表面为深绿色，下表面为紫红色，二列互生，纸质，为长披针形，长 3.63～4.85cm，宽 1.21～1.87cm，先端钝并且多少弯转，基部下延为抱茎的鞘；叶鞘为绿色，具少量紫斑；叶鞘维管束从中下部分生形成侧生维管束，平行于茎。老茎叶鞘为灰色具少量紫斑，叶片脱落后其上缘与茎松离而张开，并且与节留有 1 个环状铁青的间隙形成黑节。总状花序从成熟茎的上部发出，具 2～5 朵花，花序轴长 0.81～0.93cm，花梗和子房长 1.51～1.63cm；花苞片干膜质，为浅白色，卵形；花被片为黄绿色，萼片与花瓣相似，长披针形，侧萼片基部较宽，先端稍尖；唇瓣为白色，中部反折，基部胼胝体黄色，中部以下两侧具紫红色条纹，唇盘无紫斑或有少量淡紫红色斑点。蕊柱为黄绿色带紫红色条纹；药帽为白色，长卵状三角形，顶端近锐尖。蒴果为长圆形，具 3 棱，长 3.95～5.25cm，粗 0.87～1.33cm（图 10-33）。

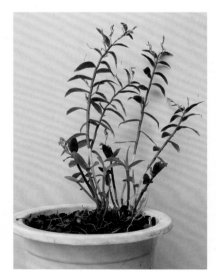

图 10-33 高山铁皮 2 号

3）高山铁皮3号：茎丛生，圆柱形，茎秆柔软，为绿色，长 16.98～38.90cm，粗 5.17～7.37mm，具多节，平均节间长 1.85cm；叶片为卵圆形，长 4.02～6.20cm，宽 1.2～2.1cm，顶端微钩转，幼叶为淡紫红色，近叶脉处和叶缘颜色较深，老叶为绿色具少量紫斑；叶鞘有

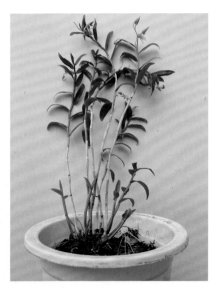

图 10-34　高山铁皮 3 号

绿色条纹，幼嫩时为绿色具少量紫色斑点，成熟时为黄绿色，密布细小紫色斑点，不完全包被茎，形成黑节，老茎叶鞘为灰白色，叶鞘口张开。总状花序生于茎的上部，常有 3～5 朵小花，花序轴长 1.21～1.55cm，花柄和子房长 1.99～2.57cm；花苞片干膜质，为浅白色，卵形，先端尖锐，长 5～7mm；花被片为黄绿色，直径 3～4cm，中萼片和花瓣相似，为长披针形，侧萼片基部较宽，先端稍钝；唇瓣为白色，基部胼胝体为黄色，中部反折形成盾形，中部以下两侧具紫红色条纹，唇盘紫红色斑点较少。蕊柱为黄绿色带紫红色条纹，药帽为白色且 2 裂，蒴果为长圆形（图 10-34）。

4）高山铁皮 4 号：茎丛生，圆柱形，茎秆柔软，长 20.02～46.68cm，粗 5.88～8.28mm，具多节，平均节间长 2.08cm，幼茎为翠绿色，老茎为黄绿色；叶片为卵圆形，长 4.94～6.42cm，叶宽 1.81～2.29cm，先端钝并且向下反卷；幼叶为绿色具淡紫色细斑。叶鞘为黄绿色，沿维管束密集紫红色斑点；叶鞘完全包被茎，留有黑节，节明显。老茎叶脱落，叶鞘为灰白色，叶鞘口张开。总状花序从落了叶的老茎或成熟茎上端发出，常具 3～5 朵小花，花序轴长 0.92～1.34cm，花梗和子房长 2.24～2.66cm；花苞片干膜质，为浅白色，卵形，先端稍钝；花被片为黄绿色，中萼片为剑形先端稍钝，比花瓣稍大，侧萼片基部较宽，萼囊为圆锥形，末端圆形，花瓣细长近椭圆形；唇瓣为白色，基部胼胝体为黄色，比萼片稍短，先端急尖，不裂，中部以下两侧具紫红色条纹；唇盘中部以上具散生紫红色条纹；蕊柱为黄绿色，先端两侧各具 1 个紫斑；蕊柱足为黄绿色，具紫色条纹；药帽为白色，长卵状三角形，顶端稍钝并且 2 裂。蒴果为长圆形，长 4.66～5.92cm，粗 1.18～1.46cm，具 3 棱。花期为 3～6 月份，3 月中旬开始现蕾，4 月中旬为盛花期（图 10-35）。

（2）适宜种植区域　适宜在热带、亚热带或较温暖的地区种植，在云南一般在 25°N 以下、海拔 550～1700m 为最适种植区域。

（3）环境条件　最适宜区：年平均气温 16.1～19.0℃，年平均相对湿度≥81%，年平均降雨量大于 1000mm。适宜区：年平均气温 > 19℃或在 15.6～16.0℃，或年均气温达到最适宜区条件但年均相对湿度为 76%～80%，年平均降雨量大于 1000mm。

（4）栽培技术要点　适宜种植时间 4～6 月份，种植密度 60～70 丛 /m²，采用薄膜遮阳网覆盖、拱棚支架平台栽种或平地起垄栽培，栽培基质以消毒松树皮和碎石按比例混合为

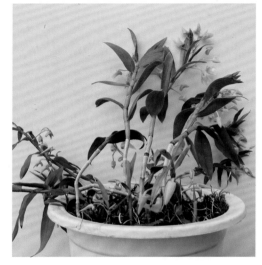

图 10-35　高山铁皮 4 号

佳。夏季温度高时，大棚内须通风散热，并常喷雾来降温保湿。

"高山铁皮"系列品种在产量、多糖含量等方面明显优于其他对照品种，其中多糖含量平均高于45%。

六、铁皮石斛育种展望

铁皮石斛在全国许多地区大面积种植成功，为保证药材的真实、安全、有效和质量稳定，育种工作是重要一环，但从育成的新品种来看，在新品种的品种水平、新品种创制能力等方面与农业新品种相比还有较大差距。下一步应重点开展以下工作。

一是增加认定品种的数量：按照产业和市场需求，积极推进专用铁皮石斛品种选育，育成一批适合产业和市场急需的专用品种，如适合鲜食的铁皮石斛品种，适合机械化生产的品种，适合花、叶利用的品种等。

二是开展现有育成品种的提纯复壮工作：解决育成品种退化问题，提高现有品种的纯度，增强稳产高产的能力，提升药材质量的均一性。

三是健全现有品种的良种繁育技术体系：深入研究针对品种特点的良种繁育技术，健全繁育技术规程，制订相应标准。

四是突破育种共性关键技术：开展针对铁皮石斛特点的育种新技术研究，建立现代育种技术和常规育种技术相结合的铁皮石斛品种创新体系。

五是迫切需要建立有利于保护铁皮石斛野生资源、提高资源利用水平的科研机制和管理机制，在保护资源过程中合理开发利用，在开发利用过程中进一步保护资源。

（张治国　李明焱　李振皓　徐　靖　庾韦花　李泽生　王志安　荣　松　朱永青）

第三节　铁皮石斛病虫害防控

一、概述

在铁皮石斛病虫害的防治方面，首先要了解病原菌和虫害的种类，以及它们的生物学特性，才能制定正确的防治方法。植物病害（plant disease）是植物各个器官发生的病理变化，表现出的病害症状的通称。意指植物在生长发育的过程中受到病原微生物的侵染，在生理上、组织上和外部形态上发生的一系列变化，最终表现出外部形态坏死和腐烂，影响产量和产品的质量，造成损失。人们日常管理的碰伤，动物和昆虫咬伤，冰雹砸伤不属于植物病害的范畴。

植物害虫（plan pest）是有害昆虫的通称。全世界已知昆虫（已定名的）约100万种，中国已定名的昆虫有5万余种；在它们当中大多的昆虫都是益虫，只有约1%的昆虫会取食植物的不同器官，给农林作物造成损失，人们给这一类昆虫贴上一个标签，将它们称作"害虫"。

人们把植食性昆虫列为害虫，从生态学、经济学上来说均是不科学的，害虫和益虫之间没有绝对化的分界线，两者是相对而言的。一种昆虫是有益还是有害是相当复杂的，常常因时间、地点、数量的不同而不同。不能把任何同人们竞争食物，发生利益冲突的昆虫视为害虫。实际上，只有当某种昆虫的虫口密度达到一定量的时候才对植物类造成危害。如果植食性昆虫的数量小、密度低，在一段时间内对农作物的影响不大，在人们能够允许的经济范围内，那么它们不应被当作害虫而采取防治措施。相反，由于它们的少量存在，为某些昆虫天敌提供了生存条件，可使天敌在这一生境中大量繁殖，增加生态系统的复杂性和稳定性，有利于生物多样性的生存基础。在这种情况下，应把这样的"害虫"当作益虫看待。或者由于它们的存在，使危害性更大的害虫不能猖獗，从而对植物有利。

铁皮石斛和其他植物一样，时常受到病虫害的危害。与其他植物相比较，铁皮石斛上的病虫害和有害动物种类相对较少，但是，一些重要病虫害及有害动物给铁皮石斛带来的损失不可忽视，如为害叶片和根部的小核菌白绢病、蛞蝓、蜗牛等。目前，铁皮石斛在我国栽培面积仍然在不断扩大，但在大规模栽培的过程中，病虫害是制约铁皮石斛产业发展的一个重要因素。在一些地区，根腐病的发生会造成铁皮石斛的成片死亡，经济损失较大，需加强对病害综合防治措施的研究，解决生产中存在的问题。

病虫害可为害铁皮石斛的叶片、茎秆和根部，因它们的种类和危害时间不同，对各种药剂的敏感性也有差异。根部病害的危害远大于叶部和茎秆病害，加之，病害发生初期具有隐蔽性，故在病害发生时，一般可减产30%～40%，严重发生时可达60%以上，甚至绝收，这充分说明了病害给铁皮石斛造成的损失远大于昆虫为害。

为害铁皮石斛的有害动物包括软体动物蛞蝓、蜗牛和哺乳动物鼠类，前者是一类比昆虫更低等的无脊椎动物（不属于昆虫），以植物的根、茎和叶为食物，尤喜食幼芽和嫩叶，大发生时，可将叶片全部吃光；而后者主要在栽培地里打洞，破坏铁皮石斛根部的生长环境，有时会咬断根，造成缺苗断垄。

（一）病虫害发生与生态环境关系

不论是人工栽培的铁皮石斛，还是处于自然野生状态的铁皮石斛，都不可避免会遭受病原微生物、昆虫及有害动物的危害，但是，由于野生铁皮石斛生长在悬崖峭壁或大树上，不受任何人为因素的干扰，锤炼了对自然环境的适应性，哪怕是在极度干旱或极度低温、高温的状态下，仍能维持生命活力，故它的抗逆性明显高于人工种植的铁皮石斛。人工栽培的铁皮石斛受到人为干扰因素较多，与野生铁皮石斛相比较，抗逆性较差，所以，病虫害发生较普遍也属于正常现象，如何避免或减少病虫害的发生，降低经济损失，这就是人们需要研究的课题。

各种植物病害发生都有共同的特点。在温度和湿度有利于病原菌生长繁殖，而不利于铁皮石斛生长的时候，易对铁皮石斛造成危害，有时会导致病害的暴发性流行。在大多数的情况下，满足病原菌生长的温度和湿度，往往也是铁皮石斛生长的较适宜生态条件，关键是如何通过一些农艺技术措施，创造对铁皮石斛生长有利的环境，是管理者需要思考的问题；各地区的地理条件不同，管理措施也有差异，应灵活掌握。通过几年的实践，找出本地区的病虫害控制措施。对于每一种病害，都应该了解它的分布、危害程度、寄主范围、病原菌形态特征、病害症状特点、发生发展规律，只有在充分了解了上述内容的基础上，才能做到有效防控。

（二）病虫害识别与防治原则

1. 病害识别

根据病害发生的主要因素不同，将铁皮石斛病害分为侵染性病害和非侵染性病害两大类。侵染性病害主要有真菌性病害、细菌性病害，但以真菌性病害最多；虽然也有铁皮石斛病毒性病害的报道，但作者未采到过这类病害标本。关于病原真菌的分类地位，本节采用安斯沃思（Ainsworth G. C，1973）系统，将真菌界分为 5 个亚门，每一种病原真菌均按照这个系统，给予明确的分类地位，准确的形态描述，以及病原菌的学名和异名。而非侵染性病害主要由营养缺乏、气象条件、环境污染等因素引起。

在病害症状描述方面，国内虽然对铁皮石斛的病害种类报道较多，但对病害症状和病原菌的形态描述过于简单或无任何描述，有的只是简单的症状描述，或者只说病原菌是真菌、细菌或病毒，究竟是哪一种病原，没有明确。每一大类病原生物都有很多种类，如不同种类的真菌可引起相同的症状；而在不同的植物上，同一种真菌也可引起不同的症状，这就给病害准确诊断带来了困难，特别是对于那些没有坚实的植保专业理论知识的人员更是如此。植物病害的研究，限于专业性太强的原因，网上的一些报道，大多为互相转载，甚至出现错误。也就是说，鉴定任何一种病害必须要经过病原菌的分离培养和致病性实验，仅凭感觉和经验有时会误诊。

在多年的研究中，作者发现在铁皮石斛上有一些从未报道过的病原菌和新病害，并作了详细介绍。随着铁皮石斛栽培面积不断扩大，病害种类也在逐年增加，一些新病原菌和新病害也会不断被发现。

每一种植物病害的发生都有它的特殊性，表现的症状各异，一种病原真菌可为害植物的不同的部位，但总有一种症状类型是主要的。例如，由翠雀小核菌（*Sclerotium delphinii* Welch）引起的铁皮石斛病害，可为害根、茎秆和叶片，根据病原菌危害的植物器官，传统病害分类都是把它放在根部病害中。根据作者的研究与观察，在铁皮石斛上，首先在叶片上出现白色菌丝、叶片坏死，一部分菌丝扩展到基质表面；其次是茎秆出现溃疡病直至病斑扩大、环割整个茎秆导致上部死亡；最后可致根部腐烂，植株死亡。在这种情况下，如果对病原菌的生物学特性和危害特点不熟悉，仅凭一种症状，可能其被分到叶部病害类型中。作者还是按照传统的病害分类法，放在根部病害里加以讨论。

2. 虫害识别

一种昆虫对植物的危害部位相对固定，危害叶片的不会为害根，为害根的也不会取食茎秆和叶片。大多数的昆虫个体相对较大，幼虫的活动范围有限制，使得昆虫识别比病害识别相对更容易。由于在铁皮石斛上昆虫种类较少，研究资料缺乏，为了便于理解，在写作中引用了农林业昆虫和有害动物的例证。

3. 防治原则

铁皮石斛的病虫害防控以"预防为主，利用农业、生物、物理和化学的方法进行综合防治"。防控的前提是对于病虫害进行正确鉴定，了解病原菌及昆虫的形态和生物学特性。市场出售的一些农药，并不是对所有的病虫害都有效果，而是对病原种类有选择性，不同病原菌对生物农药和化学农药的敏感程度有较大差异，这就充分体现了正确选用农药的重要性。多年来，作者通过对几种铁皮石斛病害的研究证明，多菌灵对引起铁皮石斛根腐病的镰刀菌（*Fusarium* spp.）敏感性极佳，而对白绢病菌（*Sclerotium delphinii*）和茎腐病菌 [*Lasiodiplodia theobromae*（Pat.）Griff. Maubl.=*Botryodiplodia theobromae* Pat.] 则无效。哈茨木霉（*Trichoderma harzianum* Rifai）对白绢病菌和茎腐病菌效果很好。只要掌握病害、病原菌和害虫的基本特性，病虫害是可以有效控制的。但是，长期使用农药，增加了有害动物的耐药性，防治难度较大，常给农业带来不可估量的损失。在防治过程中，应根据防治对象，正确选择使用生物和化学农药，以保证防治效果和产品安全。

二、生物性病害

我国已报道了石斛上的 24 种病原真菌、5 种细菌、3 种病毒和 1 种根结线虫，有些种类是近几年著者发现的新病害和新病原菌；它们可引起叶斑病、白绢病、枯萎病、煤污病、黏菌病等。梁忠纪（2003）是我国最早报道铁皮石斛病害的研究者。

在过去的十年里，作者分别对浙江、福建、云南和江苏不同地区的铁皮石斛病害进行了调查，并对根、茎和叶片上主要病害的病原菌进行了分离培养与形态鉴定，发现了一些在铁皮石斛上从未报道过的病原菌，如黑线炭疽菌 [*Colletotrichum dematium*（Pers.）Grove]、枝状枝孢 [*Cladosporium cladosporioides*（Fresen.）G. A. de Vries]、花椒鞘锈菌（*Coleosporium zanthoxyli* Dietel & P. Syd.）和褐发网菌（*Stemonitis fusca* Roth）等，由它们引起的铁皮石斛病害是新病害，属于我国首次报道。

每一种铁皮石斛病害的发生都与环境条件和病原菌致病性的强弱有密切关系，不但在根部、茎秆和叶片上的症状类型各有特点，而且在病原菌种类上也有很大差异。一种病原菌的危害可先后表现出不同的症状类型，如翠雀小核菌（*Sclerotium delphinii* Welch）病害。根部病原菌种类复杂，诊断困难，有的病害由 1 种或 2 种及以上病原菌复合侵染引起，但只有 1 种病原菌是主要的，其他为次要病原菌。各种类型的病害发生之间存在相互关系，如根部病害和茎基部病害的发生，首先表现出叶部症状。植株的生长势下降，可导致一些弱寄生病原菌的侵染，这给病害的正确诊断和有效防控带来一定困难。

由于不同的病原菌对拮抗微生物的耐性和化学药剂的敏感性有差异，故正确鉴定病原菌是病害有效控制的前提。充分利用有益微生物预防和控制病原菌种群的危害是今后发展的方向。

（一）炭疽病

1. 分布与危害

（1）分布　由炭疽菌属（*Colletotrichum* Corda 1831）真菌引起的病害统称为炭疽病，又称黑斑病、褐腐病、斑点病等，是一类普遍发生的植物病害；通常出现在春季和夏季，也是铁皮石斛常见真菌病害之一。铁皮石斛炭疽病由黑线炭疽菌 [*Colletotrichum dematium*（Pers.）Grove] 引起，该菌分布于整个铁皮石斛栽培区，是一种热带和亚热带地区的植物致病菌，但在铁皮石斛上属于首次报道。

（2）危害　黑线炭疽菌寄主范围广泛，可为害 118 个属的植物（Sutton，1980）。在我国，除为害铁皮石斛以外，还为害当归 [*Angelica sinensis*（Oliv.）Diels]（卞静，2014），鸢尾（*Iris tectorum* Maim.）（张中义等，2004），八角金盘 [*Fatsia japonica*（Thunb.）Decne. et Planch.]，大豆（*Glycine max* Merr.），棉花（*Gossypium* sp. L.），洋麻（*Hibiscus cannabinus* L.），德国鸢尾（*Iris germanica* L.），番茄（*Lycopersicum esculentum* Mill.），草木犀 [*Melilotus officinalis*（L.）Dest.]，缅桂（白兰）（*Michelia alba* DC.），乐昌含笑（*Micxhelia chapensis* Danchy），鹤顶兰 [*Phaius tankervilliae*（Aiton）BL.]，梨（*Pyrus* sp.），蓖麻（*Ricinus communis* L.），茄（*Solanum melogena* L.）（兰建强，2012）。

2. 症状与诊断

（1）症状　在叶上出现淡黄色、黑褐色的斑点（图 10-36），呈圆形、近圆形，长 2.0～3.5mm。先从下面老叶开始，逐渐向上部蔓延为害，这是因为新叶片的生理活性强，比老叶片更抗病；在叶片上，虽然该病原菌在死叶片上能产生分生孢子盘、分生孢子堆和分生孢子，但不常见。

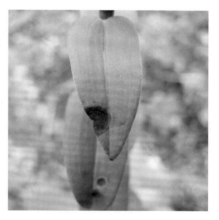

图 10-36　铁皮石斛的黑线炭疽病症状

（2）诊断技术

1）该病害仅为害叶片，病斑呈深褐色至黑色，病斑较小，圆形、近圆形。由于在后期的病斑上罕见同心轮纹，故与其他病原菌引起的叶斑病易混淆。判断是否是炭疽病，一定要进行病原菌的鉴定，并借助于显微镜观察黑线炭疽菌的形态。因为不同病原菌可引起相同的症状，甚至同一种病原菌在不同的寄主上或在相同寄主的不同器官上引起的病斑形状、颜色和大小均有差异。

2）由黑线炭疽菌引起的铁皮石斛炭疽病，与胶孢炭疽菌（*C. gloeosporioides* Penz.）引起的炭疽病症状相似（董诗韬，2005；曾宋君和刘东明，2003；宁沛恩，2012），难以区分，需要认真鉴定病原菌。

3. 病原

黑线炭疽菌 *Colletotrichum dematium*（Pers.）Grove，J. Bot.，Lond. 56：341（1918）（吴文平等，1995；Sutton，1980）。

有性世代：围小丛壳 Glomerella cingulate（Stoneman）Spauld. & H. Schrenk，in Schrenk & Spaulding，Science，N.Y. 17：751（1903）。

炭疽菌属共记录了 808 个种、变种和专化型。其中，黑线炭疽菌的异名有 7 属 26 种 12 变种 3 个专化型（含上面的异名），其中包括：炭疽孢属 10 种 1 变种和 2 个专化型，丛刺盘孢属（Vermicularia）11 种 5 变种和 4 个专化型，球果菌属（Sphaeria）2 种，刺杯毛孢（Dinemasporium）、外生孢属（Exosporium）、Lasiella 属、Ellisiellina 属各 1 种。

（1）分类地位　黑线炭疽菌隶属于半知菌亚门腔孢纲（Coelomycetes）黑盘孢目（Melanconiales）炭疽菌属。Arx J A von（1957，1970）对炭疽菌种进行了校正，他按照传统的形态分类原则，将孢子萌发后产生的附着胞作为炭疽菌的鉴别特征之一，并指出炭疽菌属是炭疽菌唯一合法的属名，而 Colletotrichum 又是子囊菌亚门小丛壳属（Glomerella）的唯一分生孢子阶段。把原来的近千种炭疽菌，简化为 20 个形态种，9 个专化型和 3 个型（邵力平等，1984）。

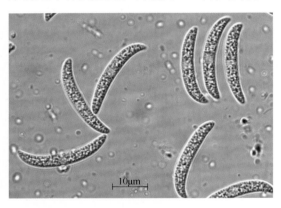

图 10-37　黑线炭疽菌的分生孢子形态

（2）形态描述　在马铃薯蔗糖琼脂（PDA）培养基上，菌落初为白色，后变灰褐色至黑褐色，具绒毛状气生菌丝，分生孢子堆白色；日平均生长量为 1.2cm；分生孢子梗具分枝，浅褐色；产孢细胞近瓶梗状，无色，顶端产生分生孢子；分生孢子镰刀形，单胞，无色，顶端尖，内有多个小脂肪球（图 10-37），大小为（22.7～27.5）μm×（3.6～4.8）μm，平均 25μm×3.9μm。

分生孢子萌发后会产生不同形状的附着胞，如：①在一根菌丝顶端单生，近椭圆形，基部平齐、壁厚，顶端钝圆，壁稍薄；②在一根菌丝上可产生 2～3 个椭圆形和棍棒状的附着胞；③椭圆形附着胞下面有 4 个大小不等细胞；④附着胞为双细胞，基部有 1 个厚壁无色细胞；⑤附着胞有发芽缝；⑥附着胞萌发后再产生附着胞，基部有 1 个深褐色细胞，菌丝无色；⑦附着胞萌发再产生褐色至深褐色的附着胞；大小为（7.8～20.5）μm×（6.0～14.1）μm，平均 6.0μm×14.1μm。

黑线炭疽菌的近似种是产弯孢的辣椒炭疽菌（C. capsici Butl. & Bisby），葱炭疽菌[C. circinans（Berk.）Vogl] 和豆类炭疽菌[C. truncatum（Sehw.）Andrus & Moore]（吴文平等，1994）。DNA 测序结果与辣椒炭疽菌极其相似。

在铁皮石斛上，我国学者报道了炭疽病病原菌有 3 个种，即胶孢炭疽菌、蝴蝶兰炭疽菌（Colletotrichum phalaenopsidis Sawada）（邱道寿等，2011；宁玲，2008；张继鹏，2007）和辣椒炭疽病（宁沛恩，2012）；但是，作者没有分离到这 3 种炭疽菌，也就说明，在我国的兰科植物上有 4 种炭疽菌属的真菌都可以引起炭疽病。

4. 发病规律

（1）传播

1）主要通过病株的调运；以及在病斑表面有分生孢子堆时，昆虫和动物在病斑上爬行，分生孢子会黏在它们的身体上进行传播。

2）棚内浇水时，靠水滴的溅散进行近距离传播。盆栽铁皮石斛放置过密，叶子相互摩擦会交叉传染。

（2）越冬　病原菌以菌丝体在病株残体和病叶片上越冬，是翌年的初次侵染来源。

（3）侵染　该病原菌是兼性腐生菌，对铁皮石斛具有较强的侵染能力，可直接穿透表皮侵入组织，也可从植株伤口、气孔、皮孔进行侵染。日常管理时植株碰伤或昆虫为害造成的伤口也为病原菌的侵入提供了机会。在生长季节，病菌有再次侵染现象，以 5～6 月份发生较重，夏季高温超过 35℃时病害发生有所减轻；种植过密也有利于病害的发生。

黑线炭疽菌具有潜伏侵染特点，当植株生长衰弱时发病重，运输期间或刚移栽的幼苗易发病。当铁皮石斛生长旺盛时，菌丝侵染健康的叶片，但不发病，而是潜伏在叶片组织内，以内生菌的形式存在，当铁皮石斛遇到寒流冻害、药害、日灼、肥力不足等情况时，抵抗力减弱，潜伏菌丝开始活动而引起病害。

（4）温湿度　病菌生长最适温度为（26±2）℃，低于 5℃，最高 35℃则停止生长；分生孢子产生最适温度为 28～30℃，适宜 pH 为 5～6。发病较适温度为 22～28℃，相对湿度为 85%～95%（席刚俊等，2011），湿度大，病部湿润，叶片上有水滴或水膜是病原菌产生大量分生孢子的重要条件，因此连续阴雨或浇水过多则发病重。

在热带地区，老叶 1～5 月份开始发病，新叶则从 8 月份开始发病。在温带地区，4月份开始发病，6～10 月份为发病高峰期，梅雨季节发病较重。栽植过密、通风不良和环境闷热时植株易发此病。

5. 防治措施

铁皮石斛炭疽病的防治并不难，主要是了解发病原因，才能制定最有效的防治措施。

（1）农业技术防治

1）清除病株：清除栽培畦内的病株、病叶，保持环境清洁，初发病时剪去受感染的铁皮石斛叶片或茎秆，及时带出栽培地烧毁，消除翌年病害的初次侵染源。

2）喷水降温：夏季温度过高会影响铁皮石斛生长发育，生长衰弱的植株易发病，因此，夏季超过 35℃时，应及时喷水降温，同时进行大棚通风，以保证铁皮石斛的正常生长。

3）选用生长健壮、无病的种苗，可减少病害的发生。组培苗的培养时间过长，叶片会枯黄，栽培后容易发生病害。

（2）生物防治　在发病前或初期可喷洒：① 1g 含 10^{11} 活芽孢枯草芽孢杆菌（Bacillus subtilis）可湿性粉剂，用量为 750～850g/hm^2（吉沐祥等，2012）。②地衣芽孢杆菌（Bacillus licheniformis）80 亿个 /mL 水剂，1500 倍喷雾。

（3）化学防治

1）在发病前用 65% 代森锌 600～800 倍液，75% 白菌清 800 倍液加 0.2% 浓度的洗衣粉，喷雾 2～3 次，可有效预防多种病害发生。

2）发病初期喷 50% 多菌灵和 70% 甲基托布津 600～800 倍液，喷雾 2～3 次，效果很好。

（二）灰霉病

1. 分布与危害

（1）分布　由灰葡萄孢（*Botrytis cinerea* Pers.）引起的植物病害，被称为灰霉病，是一种世界性病害，我国各地均有分布。灰葡萄孢广泛生长在自然界的各种基质上，是温带和亚热带地区植物叶部和嫩梢的弱寄生病原真菌，为兼性寄生菌。

（2）危害　灰葡萄孢能引起140余种草本和木本植物的灰霉病（邓叔群，1963；戴芳澜，1979；魏景超，1979；徐梅卿等，2008；Ellis，1971；Domsch *et al*.，2007；Serfert *et al*.2011），可给农业生产造成20%～25%的损失，严重时可达50%以上。

在铁皮石斛及其他石斛上，虽然灰霉病发生普遍，但真正对病害症状特征、病原菌形态和生物学特性，以及发生规律与预防、防治的详细描述甚少。在某些情况下，灰葡萄孢有时也会引起叶片、花和果实的轻微腐烂，在腐烂的组织上产生分生孢子梗。灰葡萄孢是一种常见的弱寄生真菌，在铁皮石斛栽培管理不好或受到冻害时会造成病害流行。

2. 症状与诊断

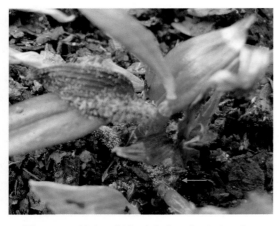

图10-38　铁皮石斛灰霉病菌已蔓延到基质上

（1）症状

1）为害叶片的初期症状为病斑小而色浅，在温湿度适合的情况下，病斑逐渐扩大，发展速度较快，呈水渍状，严重时会造成整个叶片死亡，2～3d后，在死亡病斑上产生灰色菌丝层，呈灰霉状，被称为灰霉病（图10-38），灰葡萄孢还会蔓延到栽培基质上。在一般情况下，下面老叶比嫩叶更易感染。

2）为害嫩芽从基部开始。初期为水渍状的溃疡斑，迅速扩展，环割嫩茎，致使整个嫩芽死亡，呈现深褐色至黑色，一般情况下，铁皮石斛被冻后发病严重。

（2）诊断技术

1）灰霉病主要为害叶片、花和嫩梢，扩展速度较快，特别是在铁皮石斛冬季被冻伤后，灰霉病出现暴发性流行。

2）在铁皮石斛坏死的叶片和嫩梢上，会形成一层灰色或灰褐色的绒毛状的菌丝层，这是灰霉菌的菌丝、分生孢子梗和分生孢子，在塑料大棚内常见到这种现象。

3. 病原

灰葡萄孢 *Botrytis cinerea* Pers.，Ann. Bot.（Usteri），1：32（1794）（Ellis，1971；Domsch Klaus *et al*.，2007；徐梅卿等，2008）。

有性世代：富克尔葡萄孢盘菌 *Botryotinia fuckeliana*（de Bary）Whetzel，Mycologia，37（6）：679（1945）。

（1）异名（synonym）　*Botrytis cinerea* 异名有 2 个属：在 *Botrytis* 属中，包括 1 个亚种，2 个变种，14 个专化型；以及 *Polyactis schlerotiophila*。

（2）分类地位　隶属于真菌界真菌门半知菌亚门丝孢纲丝孢目丝孢科葡萄孢属。根据真菌索引记载，葡萄孢属有 415 个种、亚种、变种和专化型，而灰葡萄孢是该属的一个种，有性世代罕见。

（3）形态鉴定　在自然界和 PDA 培养基上未发现灰葡萄孢的有性态。该菌在 PDA 培养基上［（25±1）℃，RH 70%，黑暗］初为白色，渐变为淡黄色至灰褐色，日生长量为 2.1cm，能产生黑色小菌核，0.4～1.3mm。肉眼可见在菌落表面有许多小球状物，即分生孢子梗顶端的分生孢子团。

分生孢子梗生于菌丝上，在分生孢子梗基部与菌丝之间会产生横隔膜，群生或单生，（135～）（270～1500）μm×（12.5～22.5）μm，不分枝或分枝，直立，有横隔，分枝处稍有缢缩现象，分生孢子梗顶端细胞膨大，其上着生小梗（图 10-39），无色或淡色；分生孢子着生于分生孢子梗分枝顶端膨大的小梗上，聚生呈葡萄状，单细胞，无色至淡褐色，成堆时淡黄色，呈圆形、椭圆形、卵圆形等多种形状；有的基部宽，烧瓶状；部分孢子常具有突起的脐，表面光滑，（9.6～18.7）μm×（6.6～10.4）μm，平均 12.5μm×7.8μm。在同一根分生孢子梗上产生的分生孢子形状相似；有的分生孢子表面有 2～3 条裂缝；极少数分生孢子具有双细胞，两个细胞等大或不等大，大小为（20～27）μm×（8.6～9.4）μm。有的分生孢子萌发时会产生分隔，变成双细胞，芽管可在孢子顶端中间或顶端侧面；分生孢子长/宽为 1.55。

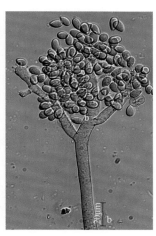

图 10-39　灰葡萄孢的分生孢子梗和分生孢子

以上分生孢子大小和形态特征与资料记载的灰葡萄孢相似（邓叔群，1963；戴芳澜，1979；魏景超，1979；徐梅卿等，2008；Ellis，1971；Domsch *et al.*，2007；Serfert *et al.* 2011），但是，该种具有极少数双细胞的分生孢子，以及在分生孢子萌发时产生分隔成为双细胞，这些与传统的记载有所区别，仍需认真研究。

4. 发病规律

该病原菌以病株残体或菌核的形式在栽培地里越冬。在温湿度都满足灰葡萄孢生长、繁殖要求时，可在病株残体上形成大量分生孢子，通过气流传播，也可以通过种苗调运、交换，昆虫以及人们携带有病的铁皮石斛进行远距离传播。一般情况下，老叶片比嫩叶片更容易感染病害。灰霉病菌是一种弱寄生菌，主要从自然孔口、寄主细胞受伤、机械损伤、动物咬伤处侵入，少数情况下可直接侵入铁皮石斛组织。

近期研究证明，灰葡萄孢携带的线粒体病毒（mitovirus1，BcMV1）和核糖核酸病毒（RNA virus1，BpRV1）与灰葡萄孢致病力的衰退有密切关系，BcMV1 可以通过灰葡萄孢的分生孢子进行垂直传染或通过菌丝的融合进行水平传染，被传染 BcMV1 dsRNA 的菌株会在生长速度和致病力上出现明显的衰退（吴明德，2012）。

　　该病发生与温湿度有关系密切。分生孢子萌芽的温度范围为 1 ～ 30℃，适宜温度为18℃。分生孢子只能在有游离水或至少 90% 的相对湿度条件下萌发，在 15 ～ 20℃的适宜温度下，侵染时间约 15h，温度降低，侵染时间延长。低温高湿易发病，严重时导致作物减产甚至绝收。

5. 防治措施

　　（1）农业技术防治　结合日常管理，清除栽培大棚内外的病残株，为防止病菌分生孢子飞散，把病株或其他带有灰霉菌的部位集中起来烧毁或深埋，减少初次侵染来源，同时防止管理过程中的病害传播。

　　（2）生物防治

　　1）在发病前或发病初期使用 3 亿 CFU/g 哈茨木霉 300 倍液喷雾进行预防，每隔 5 ～ 7d喷施一次。

　　2）使用地衣芽孢杆菌制剂防治，它分泌的多种蛋白质能较好抑制灰霉病的发生（唐丽娟等，2005）；对灰霉病的田间防效与腐霉利相当，可达 60 % 以上（童蕴慧等，2001）。

　　3）实验证明，枯草芽孢杆菌对灰霉菌丝生长有明显抑制作用，能引起细胞壁破裂，原生质外漏，造成菌丝断裂。大棚防效可高达 85.3%，优于 50% 速克灵（2000 倍）的防治效果（童蕴慧等，2001，陈琪等，2004）。

　　4）枯草芽孢杆菌、假单胞杆菌（*Pseudomonas* sp.）和土壤放射杆菌（*Agrobacterium radiobacter*）（沈伯葵等，1985），对灰霉病菌有较好的抑制作用。

　　5）哈茨木霉（*Trichoderma harzianum*）是一种土壤真菌，可以寄生于多种植物病原真菌上（重寄生）。3 亿 CFU/g 哈茨木霉可湿性粉剂，可在发病前或发病初期使用。使用浓度为苗床喷施 3g/m²；蘸根稀释 80 倍，与栽培基质混合 20 ～ 30g/m³，灌根稀释 500 ～ 800 倍，浓度为 100 ～ 200g/667m²，600 ～ 1000 倍液喷雾。禁止与杀菌剂农药混用，随配随用为佳。

　　（3）化学防治

　　1）在初期发病时，要及时进行药剂防治，轮换用药或混合用药，以利延缓灰葡萄孢抗药性的发生。

　　2）具有封闭条件的温室大棚，可以使用 45% 百菌清烟雾剂或 10% 速克灵烟雾剂。

（三）锈病

1. 分布与危害

　　（1）分布　铁皮石斛锈病由花椒鞘锈菌（*Coleosporium zanthoxyli* Dietel & P. Syd.）引起，在我国属于首次发现，该锈菌为铁皮石斛上的新病原菌。到目前为止，国内其仅在云南西部、西南部及龙陵地区发现，其他地区未见报道，是一种新病害。

　　（2）危害　该病原菌除了为害铁皮石斛外，还为害球花石斛（*Dendronium thyrsiflorum* Rchb. f.）、大苞鞘石斛（*Dendronium wardianum* Warner.）和花椒（*Zanthoxylum bungeanum* Maxim）。

2. 症状与诊断

（1）症状　铁皮石斛锈病仅为害叶片。锈病发生初期是在叶片正面出现褪色、圆形的黄斑，后逐渐扩大，7d左右在叶片背面出现黄色或橘黄色的夏孢子堆，散生，大的夏孢子堆常常形成同心环状，圆形，破皮外露，黄色或淡黄色，粉状（游崇绢，2012），直径 2.4～5.2mm（图 10-40）；有些昆虫喜食夏孢子堆。每年9月下旬开始形成冬孢子，此时，在一株铁皮石斛叶片上，可同时看到夏孢子阶段和冬孢子阶段。冬孢子堆生于夏孢子堆的位置，通常呈圆环状，

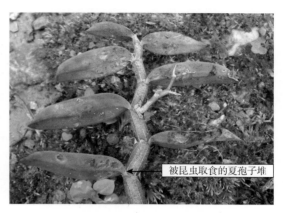

图 10-40　铁皮石斛锈病夏孢子阶段

表皮下生，突起，垫状，红褐色；后期出现橙红色、蜡质状，散生或排成环状冬孢子堆。

（2）诊断技术

1）夏孢子阶段的识别：在铁皮石斛管理过程中，如果在每年的初夏，发现叶片正面出现黄色病斑，应检查一下叶片背面是否有黄色或橘黄色的粉状物，即夏孢子阶段。

2）冬孢子阶段的识别：在晚秋至初冬季节，叶片背面出现橘红色、表面光滑和环状排列的冬孢子堆。

如出现上述两种情况，说明铁皮石斛发生了锈病，应采取相应的方法进行防治。

3. 病原

花椒鞘锈菌 *Coleosporium zanthoxyli* Dietel & P. Syd.［as *'xanthoxyli'*］，in Dietel，*Hedwigia* 37：217（1898）。

（1）分类地位　隶属于担子菌亚门（Basidiomycotina）冬孢菌纲（Teliomycetes）锈菌目（Uredinales）鞘锈菌科（Coleosporaceae）鞘锈菌属（*Coleosporium* Lév. 1847）。

（2）形态特征　性孢子和锈孢子阶段未知。

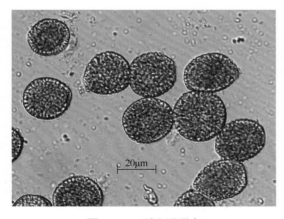

图 10-41　夏孢子形态

夏孢子堆无包被，生在寄主组织中，成熟时突破表皮外漏，呈粉末状；夏孢子串生，多为宽椭圆或近圆形，黄褐色（图 10-41）；未成熟的夏孢子无色；表面有粗瘤或环纹，在赤道线上有2～4个发芽孔，大小为（23.4～35）μm×（19.4～24.2）μm，平均29.9μm×22.2μm。冬孢子堆呈蜡质状，红褐色；冬孢子无柄，单细胞，细胞壁无色，呈倒棍棒形，棒状或柱状，红褐色，顶部具有无色透明胶质鞘，厚度为15.4μm，底部有足细胞，大小为（129.9～169.9）μm×（15～

24.3）μm，平均 146.4μm×18.3μm，细胞壁厚 18 ～ 22μm。冬孢子不经休眠会直接萌发成内担子，内担子常具 2 ～ 3 横隔或具一斜隔，内担子上会生出小梗，顶部着生黄褐色、圆形至长椭圆形的担孢子。

4. 发病规律

（1）传播途径　目前还未知该锈菌的转主寄主，故无法从源头上控制传播来源；防止有病种苗的调运是控制病害的有效方法。

（2）越冬　从目前观察看，病原菌主要在病叶上以冬孢子阶段越冬，也可以菌丝在铁皮石斛叶鞘和茎秆内越冬。

（3）侵入　在温暖地区，冬孢子形成后可以不经过休眠期，直接产生担子和担孢子，侵染周围健康的铁皮石斛，有再次侵染可能。担孢子可从叶背气孔侵入和直接侵入，潜伏期 2 ～ 3 周，常在寒流袭来的春节前后看到当年发生的锈病。

（4）温湿度　温湿度是影响锈病发生的重要因素，当温度在 25 ～ 30℃，相对湿度在 80% 以上时是锈病发生较快的时期。此时，对健康的铁皮石斛应加强预防工作。

5. 防治措施

（1）农业技术防治

1）在秋季和冬季清除病叶，带出栽培基地烧毁或深埋。

2）加强种苗期间的病害预防，使种苗生长健康，如发现病苗，及时拔出销毁。

（2）生物防治　在夏孢子阶段，有两种情况具备成为生物防治的可能性。一是有些昆虫喜食夏孢子堆，可利用某些益虫；二是在叶锈病夏孢子堆中出现最多的是镰刀菌（*Fusarium* sp.）和芽枝状枝孢（*Cladosporium* sp.），它们是该锈菌的重寄生菌，值得关注和研究利用。

（3）化学防治　在叶片上发现病斑时，及时用 10% 丙硫唑悬浮剂 600 倍液、50% 粉锈宁可湿性粉剂 800 倍液喷洒叶片，5 ～ 7d 喷一次，连喷 3 次。

（四）细菌叶斑病

1. 分布与危害

（1）分布　由卡特兰假单胞杆菌引起的铁皮石斛叶斑病，又被称为黑斑病、褐斑病；分布于美国、澳大利亚、葡萄牙、意大利、菲律宾（Ark &Thomas，1946；Ark & Starr，1951；Quimio & Tabei，1979；丁翠珍等，2010）；在我国江苏、浙江、福建、云南、台湾铁皮石斛及其他石斛栽培区均有不同程度的发生。

（2）危害　据不完全统计，引起石斛病害的细菌有 2 属 4 种，即欧氏杆菌 ［*Erwimia carotovora* subsp. *carotovora*（Jones）Bergey *et al.*］、菊花欧氏菌（*Erwinia chrysanthemi* Burk-Holder *et al.*）、卡特兰假单胞和杓兰假单胞（*P. cypripedii*）（董诗韬，2005），但以欧氏杆菌最常见。

该病害除为害铁皮石斛以外，还为害春石斛（*Dendrobium hybird*）、秋石斛（*Dendrobium*

phalaenopsis cv.）、蝴蝶兰（*Phalaenopsis amabilis* Blume）、兜兰（*Cypripedium corrugatum* Franch.）、大花杓兰（*Cypripedium macranthum* Sw.）、万代兰［*Vandopsis gigantea*（Lindl.）Pfitz）］、文心兰（*Oncidium hybrida*）、寄树兰［*Robiquetia succisa*（Lindl.）Seidenf. et Garay]、卡特兰（*Cattleya hybrida*）及香草兰（*Vanilla*）的叶片（Huang，1990）。

2. 症状与诊断

（1）症状　该细菌感染铁皮石斛后，可在叶片上首先出现水浸状小斑点，随后逐渐扩大，有些成不规则褐色或黑褐色坏死病斑，中间稍下陷，周围具明显黄晕圈（图10-42），有些病斑则继续扩展，成为椭圆形或长条形水浸状褐色或黑褐色斑块或斑条，病斑可相互融合成为大病斑；发病严重时导致整株叶片黄化或干枯，甚至死亡。在天气特别潮湿时，病斑上有乳白色细菌溢团。

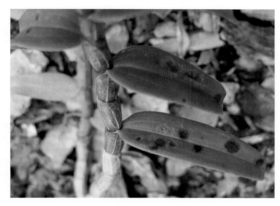

图 10-42　细菌叶斑病症状

（2）诊断技术

1）病害主要表现为病斑深褐色坏死，水浸状，后期中间稍下陷，边缘具有明显晕圈，对着阳光看更明显，空气湿度较大时有细菌黏液溢出，这是诊断细菌性病害的主要依据。

2）在培养期间，细菌菌落与真菌有显著区别，细菌的菌落为黏液状，光滑；而真菌菌落为绒毛状，不光滑。

3. 病原

卡特兰假单胞杆菌 *Pseudomonas cattleyae*（Pavarino 1911）Savulwscu 1947（Willems *et al.*，1992）。

（1）异名（synonym）　*Acidovorax avenae* subsp. *cattleyae* Willems 1992。

（2）分类地位　隶属于原核菌（Procaryote）假胞菌科（Pseudomonaceae）假单胞杆菌属（*Pseudomonas*）。

（3）形态描述　革兰氏染色阴性，不产生荧光素色素；菌体杆状，大小（2.0～2.4）μm×（0.4～0.6）μm，极生鞭毛1～2根，革兰氏染色阴性，好气性，非荧光，不产生 H_2S 和吲哚。以阿拉伯糖、卫矛醇、果糖、半乳糖、葡萄糖、蔗糖和木糖产酸为营养，不产气。在 King B 或 *Pseudomonas* Agar F 培养基上形成乳白色略凸起的菌落；生长温度为25～35℃。

4. 发病规律

（1）传播　病原菌主要通过病株和种苗调运，以及昆虫及小型动物携带细菌液中的细菌进行远距离传播。病原菌通过叶面浇水、喷雾等水滴溅散至健株上，造成二次感染。

（2）越冬　病原菌在病株和脱落的病叶组织中越冬，是翌年铁皮石斛发病的初次侵染来源。

（3）侵入　植物病原菌是兼性寄生菌，通过人工管理碰伤、刮风时铁皮石斛叶片之间擦伤以及昆虫咬伤造成伤口和自然孔口侵染植物不同器官。叶面有露水或下小雨的情况下，细菌更易侵染植株。

（4）温湿度　病原菌在 20 ～ 32℃ 温度下生长良好，最适温度为 28℃，最高为 40℃，最低为 12℃，因此在温暖、高湿环境下最容易发病。在湿度高或以手触摸水浸状病斑处时，会溢出许多乳白色菌液，含具有感染力的细菌。该病以新芽出现时的阴雨季节为发病的高峰期。过度使用氮肥，在高温高湿通风不良的条件下易发生病害。

病原菌的生活史迄今不详，一旦病害发生，及时剪除病叶。病害已发生，由此推断该病原菌可在石斛植物表面已存活一段时期，待环境条件适宜时，由叶片伤口或自然开口侵入感染。

5. 防治措施

（1）农业技术防治　加强栽培管理，注意通风透光和降低棚内湿度；对病株要及时拔除销毁。

（2）生物防治　使用哈茨木霉（*Trichoderma harzianum* Rifai）和枯草芽孢杆菌（*Bacillus subtilis* Cohn.）1500 倍液喷洒，增加栽培地微生物种群数量，抑制卡特兰假单胞杆菌。因为这两种生防菌的生长、繁殖速度快，能有效抑制该病原菌的扩展蔓延。

（3）化学防治　农用链霉素 72% WP 500 ～ 800 倍喷雾，7 ～ 10d 喷洒 1 次，连喷 2 ～ 3 次。

（五）镰刀菌茎基部腐烂病

1. 分布与危害

（1）分布　由尖孢镰刀菌（*Fusarium oxysporum* Schl.）引起的根腐病，又被称为镰刀菌萎蔫病（*Fusarium* wilt），尖孢镰刀菌是一种重要的植物病原真菌，属于我国对外检疫对象。该病原菌分布于世界各地，普遍存在于土壤及动植物有机体上，甚至在严寒的北极和干旱炎热的沙漠也能生存，营兼性寄生或兼性腐生生活，国内各地都有报道。

（2）危害　尖孢镰刀菌是人类发现最重要的植物病原菌之一，具有广泛的寄主范围，能引起 100 多种植物病害（王秋华等，2006；殷晓敏等，2008）。除了为害铁皮石斛和其他石斛兰外，同时也为害的作物有番茄（*Solanum lycopersicum* L.）、香蕉（*Musa nana* Lour.）、辣椒（*Capsicum annuum* L.）、西瓜（*Citrullus lanatus* Mansfeld）、黄瓜（*Cucumis sativus* L.）、香石竹、康乃馨（*Dianthus caryophyllus* L.）等，发病严重时引起全株枯死。该病害从零星发生到大面积流行只需 2 ～ 3 年的时间，是当前作物生产上的一个严重病害，有植物"癌症"之称。

2. 症状与诊断

（1）症状　该病害全年都可发生。在生长季节，首先表现为植株顶梢生长变慢或停止生长，叶片逐渐变黄，此时茎秆基部已经腐烂。发病初期，在茎秆上出现 1 ～ 2mm 的溃疡斑，呈水渍状，略凹陷，随着时间的延长，病斑逐渐扩大，并环剥茎秆，致使水分运输系统被阻断，维管束褐变，导致上部出现枯萎症状（图 10-43）。铁皮石斛植株或丛生芽的茎秆均可被害。品种间抗病性差异明显，青杆铁皮石斛比红杆铁皮更容易受害。

（2）诊断技术　该病害的初期症状发生在茎基部，通常具有隐蔽性，只有在看到铁皮石斛出现顶梢变黄、枯死时才能被发现，

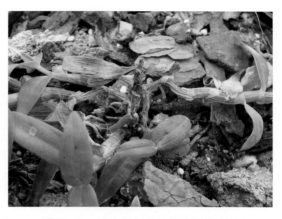

图 10-43　铁皮石斛茎基部腐烂病症状

这时已经没有防治的价值，所以，平时要进行观察，该病害的防治着重于预防。

3. 病原

尖孢镰刀菌 *Fusarium oxysporum* Schltdl., Fl. berol.（Berlin）2：139（1824）。

有性世代：黑色赤霉菌 *Gibberella pulicaris*（Kunze）Sacc.（1877）。

（1）异名(synonym)　1825 ～ 1990 年共记载尖孢镰刀菌的异名有 161 个，包括 4 属真菌。其中，尖孢镰刀菌的异名有 31 种、2 亚种、69 变种和 55 专化型（异名太多，未列出）；以及 *Fusoma pini* Hartig, *Fusoma blasticola*（Rostr.）Sacc. & Traverso；*Fusidium udum* E.J. Butler, *Fusisporium lagenariae* Schwein.。

（2）分类地位　无性世代属于半知菌亚门丝孢纲（Hyphomycetes）瘤座孢目（Tuberculariales）瘤座孢科（Tuberculariaceae）镰刀菌属。

有性世代属于子囊菌亚门粪壳菌纲(Sordariomycetes)肉座菌亚纲(Hypocreo-mycetidae) 肉座菌目（Hypocreales）丛赤壳科（Nectriaceae）赤霉属（*Gibberella* Sacc. 1877）。

（3）分类概况　镰刀菌的分类是当今世界上的一大难题。自从 1809 年 Link 首先在锦葵科（Malvaceae）植物上发现第一株镰刀菌，定名为粉红镰刀菌（*Fusarium roseum* Link）以来，镰刀菌的研究已有 200 多年的历史。由于镰刀菌形态变异大，人们常将不同形态的菌株当作新种来描述，到了 20 世纪 30 年代，全世界出现了近千种镰刀菌种名。到 2015 年为止，共记载了 1477 个种、亚种、变种和专化型。

（4）形态特征　在（25±2）℃的 PDA 培养基上菌落初为白色，渐变为粉红色、红色，绒毛状；菌落背面红色，日生长量 11mm。分生孢子梗无色至淡绿色，不分枝或分枝；产孢细胞瓶梗状，单生或具分枝，（5 ～ 35）μm×（2.5 ～ 4.5）μm；小型分生孢子 1 ～ 2 个细胞，卵圆形或肾形，散生于菌丝间，（4.8 ～ 24.5）μm×（2.3 ～ 5.2）μm；大型分生孢子纺锤形至镰刀形，弯曲或端直，基部有足细胞或近似足细胞，2 ～ 3 个隔膜，多为 3 个，少数 4 ～ 5 个，大小为（20.5 ～ 57.7）μm×（2.5 ～ 6.2）μm；5 个隔膜（30.5 ～ 57.7）μm×（3.5 ～ 5.2）μm（图 10-44）；厚垣孢子间生或顶生，球形或椭圆形，直径（6.5 ～ 16.2）μm。

尖孢镰刀菌与三隔镰孢［*F. tricinctum*（Corda）Sacc.］的培养形状、生长速度、分生孢子梗和小型分生孢子大小基本相似，区别在于三隔镰孢的分生孢子有 3 个隔膜，大分生孢

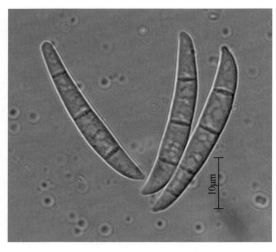

图 10-44　成熟的分生孢子

子更小，（24.5 ～ 37.2）μm×（3.4 ～ 5.2）μm（沈伯葵等，1985；陈其煐，1988）。

4. 发病规律

（1）传播　自然条件下，病原菌随种苗调运、带病种苗的移栽以及田间病株传播；在发病后期，空气湿度较大时，在病株上易产生分生孢子堆，可随管理人员的手、工具、昆虫和小型动物传播，以及浇水时的水滴溅散传播。

（2）越冬　病菌在病株及病残体上，以及土壤及其他有机质中越冬、越夏，是翌年的初次侵染来源。

（3）侵入　该病原菌的寄生性较强，大多数情况下，可通过人们管理时造成的伤口，以及昆虫和小型动物咬伤造成的伤口侵入，极少数情况下可直接侵入。此外，植株经长途运输或管理粗放、长势弱，也易被病原菌侵入危害。

（4）温湿度　在日平均气温达到20℃左右及以上，相对湿度在75%以上的阴雨连绵天气易于发病；35℃病害发生较轻。

5. 防治措施

（1）农业技术防治　在日常管理中，注意棚内清洁卫生，如发现病株及时拔除，并带出棚内烧毁或深埋，防止病原菌传播。

（2）生物防治

1）真菌类：防治尖孢镰刀菌茎腐病的生防真菌有4属10余种，其中研究应用最广泛的有木霉和丛枝菌根。

A. 木霉类：木霉（*Trichoderma* spp.）是一类分布广、繁殖快、对多种病原菌有抑制作用，具有较高生防价值的真菌。主要有哈茨木霉（*T. harzianum* Rifai）、绿色木霉（*T. viride* Pers.）、康氏木霉（*T. koningii* Oudem.）、拟康氏木霉（*T. pseudokoningii* Rifai）、桔绿木霉（*T. citrinoririd* Bissett）制剂兑水喷雾；用量100 ～ 200 克 / 亩，300 倍稀释喷雾（一袋50g兑水15kg），每隔5 ～ 7d喷施一次，直至病情不再发生，通常喷2 ～ 3次。雨季或高温时期可缩短施药间隔。

绿色木霉菌（*T. viride*）T23 与 98% 恶霉灵混合液900 ～ 1000 倍比两者单独使用效果提高17%，恶霉灵常规使用浓度对木霉菌不但没有抑制作用，反而具有刺激生长作用（庄敬华等，2005）。两者合用可有效解决木霉菌生物防治作用不稳定的缺陷。

B. 草酸青霉（*Penicillium oxalicum* Currie & Thom）、淡紫拟青霉菌［*Paecilomyces lilacinus*（Thom）Samson］、粘帚霉（*Gliocladium* spp.）（殷晓敏等，2008）制剂800倍，有较好效果。

C. 丛枝菌根（arbuscular mycorrhiza，AM）、丛枝泡囊菌根菌（NEB）制剂500 ～ 600倍，

有较好预防效果。

D. 利用非致病（或低毒）尖孢镰刀菌（*Fusarium oxysporium*）和茄腐皮镰刀菌 [*F. solani*（Mart.）Sacc.] 的菌株制剂 500 倍能有效控制镰刀菌枯萎病，推迟发病 7 ～ 10d（李君彦和张硕成，1990），而且病害发生较轻。

2）细菌：在生防细菌中，使用最多的是枯草芽孢杆菌（*Bacillus subtilis*），它具有防病、增产作用，并且对土传性病害和叶部病害都有明显的防治效果。此外，荧光假单胞杆菌（*Pseudomonas fluorescens*）、恶臭假单胞杆菌（*P. putida*）、铜绿假单胞杆菌（*P. aeruginosa*）、绿脓假单胞杆菌（*P. aeruginosa*）、枯草芽孢杆菌（*Bacillus subtilis*）、蜡状芽孢杆菌（*B. cereus*）、地衣芽孢杆菌（*B. licheniformis*）、淀粉芽孢杆菌（*B. amyloliquefaciens*）、粘质沙雷菌（*Serratia marcescens*）、荚壳布克氏菌（*Burkholderia glumae*）制剂（殷晓敏等，2008）也有很好的防治效果，要根据具体病害选用菌剂，使用浓度一般为 1000 ～ 1200 倍喷雾或灌根防治。

另外，凝结芽胞杆菌（*Bacillus coagulans* R14）和地衣芽胞杆菌（*B. licheniforms* R21）对由串珠镰孢菌（*Fusarium moniliforme*）B10b 引起的石斛兰叶斑病防效达到 70% 左右（程萍等，2008）。

3）放线菌：放线菌活体制剂 Mycostop 是由芬兰的 Kemira（1989）用灰绿链霉菌（*Streptomyces griseovidis*）研制的，使用 1300 ～ 1500 倍菌液喷洒铁皮石斛栽培基质，或者在栽培前把铁皮石斛的根在菌液中蘸 1 ～ 2min，使它在铁皮石斛的根部定殖、生长和繁殖，防治多种镰刀菌（*Fusarium* spp）引起的病害；此外，放线菌还可以产生激素促进铁皮石斛的生长，对植物没有毒性。

（3）化学防治　用 80% 可湿性多菌灵粉剂 800 ～ 1000 倍液整株喷洒，防治由镰刀菌引起的铁皮石斛枯萎病，每周 1 次，连续喷洒 3 次。

（六）可可球二孢茎腐病

1. 分布与危害

（1）分布　可可球二孢 [*Lasiodiplodia theobromae*（Pat.）Griffon & Maubl.] 是一种植物病原菌和木材变色菌，广泛分布于亚洲、欧洲、美洲、大洋洲以及非洲等地区。在我国各地均有分布，以热带、亚热带地区分布更为普遍，长江以南的地区时常能看到为害铁皮石斛现象。

（2）危害　可可球二孢的寄主约有 500 种植物。可引起铁皮石斛和紫皮石斛（*Dendrobium devonianum* Paxt.）溃疡病和茎腐病。此外，也能引起油茶（*Camellia oleifera* Abel.）叶斑病（Zhu *et al*.，2014）；梅树（*Prumus mume* Sieb. et Zucc）（李红叶等，1988）、柠檬桉（*Eucalyptus citriodora* Hook. f.）、赤桉（*Eucalyptus camaldulensis* Dehnh.）（Osman Kllali，2010）和桃树 [*Prunus persica*（L.）Batsch] 的流胶病（Li *et al*.，2014）；马占相思（*Acacia mangium*）溃疡病（梁子超，1990）、湿地松（*Pinus elliottii* Englem.）、火炬松（*Pinus taeda* Linn.）、加勒比松（*Pinus caribaea* Morelet）（钟小平等，1990）、麻风

树（*Jatropha curcas* L.）（Adandonon *et al.*，2014）和桑树（*Morus alba* L.）根腐病（Xie *et al.*，2014）；秋海棠（*Begoniax elatior* hort.）茎腐病（Miriam Fumiko Fujinawa *et al.*，2012）；龙眼（*Dimocarpus longgana* Lour.）焦腐病（叶金巧，2009）；龙眼（*Dimocarpus longan* L.）（Serrato-Diaz，*et al.*，2014）、莲雾（*Syzygium samarangense*（BI.）Merr. et Perry]（Che *et al.*，2015）、草莓（*Fragaria × ananassa* Duchesne）（Yildiz *et al.*，2014）、杏仁树（*Prunus dulcis*）（Chen *et al.*，2013）枯梢病和果腐病。以及引起橡胶木 [*Hevea brasiliensis*（Willd. ex A. Juss.）Muell. Arg]（赵桂华等，1991a，1991b，1992，1993；符永碧等，1988）、杨木（*Populus* spp.）和马尾松（*Pinus massoniana* Lamb.）木材变色病。具有诱导白木香 [*Aquilaria sinensis*（Lour.）Gilg] 产生倍半萜的作用（韩晓敏等，2014）。在极少数情况下，可引起人类的角膜炎（Suman Saha *et al.*，2012）。

2. 症状与诊断

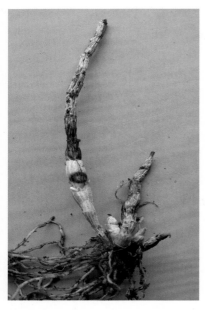

图 10-45　铁皮石斛溃疡病和枯梢病症状

（1）症状　该病原菌为害铁皮石斛茎秆有 2 种情况。一是侵染茎秆中上部形成溃疡斑，初为小的、淡褐色水渍状圆形小斑，后逐渐扩大，环剥茎秆，致上部叶片和茎秆死亡，叶片脱落，茎秆皱缩（图 10-45），后期在茎秆上形成黑色霉层，即可可球二孢的分生孢子器和分生孢子堆，这是该病害的最主要的症状。二是从茎秆中下部形成软腐症状，初期为褐色水渍状，随着病斑扩大，致使上部逐渐枯萎死亡，在后期的病斑同样形成黑色的霉状物是病原菌的繁殖器官。

（2）诊断技术　茎秆溃疡是该病害典型症状，在铁皮石斛栽培地里，只要看到茎秆上出现溃疡斑，且病斑中有黑色煤层，在显微镜下可观察到双细胞、黑色的分生孢子，就可以断定是由可可球二孢引起的病害。虽然交链孢菌（*Alternaria* sp.）和枝孢菌（*Cladosporium* sp.）都会引起嫩梢和叶片枯死，产生黑色煤层，区别在于可可球二孢在病斑上会产生黑色小点（分生孢子器），分生孢子为双细胞、深褐色；而交链孢菌和枝孢菌则不同。三种病原菌虽然都属于半知菌亚门，但在分类地位上存在很大差异，可可球二孢属于腔孢纲球壳孢目，而交链孢菌和枝孢菌属于丝孢纲丝孢目。

3. 病原

可可球二孢 *Lasiodiplodia theobromae*（Pat.）Griffon & Maubl.，Bull. Soc. Mycol. Fr. 25：57（1909）。

有性世代：罗地那葡萄球菌 *Botryosphaeria rhodina*（Berk. & Curt.）v. Arx，Gen. Fungi Sporul. Cult.（Lehr）：143（1970）。

（1）分类地位　可可球二孢隶属半知菌亚门（Deuteromycotina）腔孢纲（Coelomycetes）

球壳孢目（Sphaerosidales）球二孢属（*Lasiodiplodia* Ellis & Everh. 1896）。

　　在早期的文献中，*Botryodiplodia*（Sacc.）Sacc.（1884）记载了本属的 238 个种和专化型，而 *Lasiodiplodia* Ellis & Everh.（1896）仅记载了 39 个种，而且大多数都是近 20 多年的研究成果。我国在 1990 年之前的研究资料都使用 *Botryodiplodia* 属名，共记载了 10 个种（徐梅卿等，2008；戴芳澜，1979），其中，*B. theobromae* Pat. 的寄主有 62 种，现在已把 *B. theobromae* 作为 *L. theobromae* 的异名。1990 年之后才陆续使用 *Lasiodiplodia theobromae*（赵桂华等，1991，1993）。

　　（2）形态描述　在 PDA 平板培养基上，菌落初为白色，渐变为浅灰褐色、鼠灰色至黑色，绒毛状，气生菌丝丰富，边缘整齐，培养皿反面暗黑色至黑色。在（25±2）℃（黑暗，RH 80%～90%），日生长量平均为 1.8cm。2～3 周产生黑色、绒毛状的小球，即分生孢子器，4～5 周产生成熟的分生孢子，有时在分生孢子器顶端有黑色分生孢子堆。分生孢子器单生或聚生，具子座和孔口，常伴有刚毛状，宽度达 5mm，黑色，球形或近球形，分生孢子器壁厚薄较均匀，大小为 446.7μm×340.5μm；分生孢子梗无色，单生，有时具分隔，罕见分枝，圆柱形，生在与分生孢子器腔室的内壁上；产孢细胞无色，单生，圆柱形至亚倒梨形，外生芽殖型，环痕式；分生孢子初期为单细胞，无色，亚卵形至椭圆形，壁较厚，基部平截；成熟的分生孢子双细胞，深褐色，常常具纵纹状（图 10-46），大小为（26.2～30.8）μm×（14.2～18.4）μm，平均 28.8μm×16.5μm。侧丝生在分生孢子梗之间，无色，圆柱形，丝状，有时具分隔，（96.2～145.8）μm×（3.7～4.4）μm，平均 122.8μm×3.9μm。

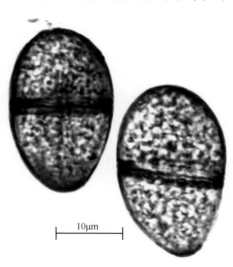

图 10-46　可可球二孢的成熟分生孢子

4. 发病规律

　　（1）传播途径　可可球二孢主要依靠铁皮石斛栽培畦里的病株及病叶片带菌传播。后期在茎秆上产生黑色的分生孢子时，管理人员手上沾黏，昆虫和小型动物在病斑上爬行携带分生孢子进行较远距离的传播，以及棚内气流或浇水时的水滴溅散分生孢子进行近距离的传播。

　　（2）越冬　在温带和亚热带地区，病原菌在病株残体上以菌丝越冬，是翌年的初次侵染来源。在热带地区无越冬现象，常年都可侵染铁皮石斛。

　　（3）侵入　在 3 月下旬，越冬后菌丝开始生长，产生分生孢子器和分生孢子，大多数芽管是通过伤口侵入，少部分可直接侵入。在适合的条件下，潜育期 6～8d。4 月上、中旬开始发病，有再次侵染的可能。

　　（4）温湿度　可可球二孢在 20～33℃生长较好，最适生长温度为（27±1）℃；pH 生长范围均为 5～8，光可以诱导分生孢子器的形成。在生长季节，相对湿度大于 70% 都能发生病害，6～9月份是发病盛期，但温度超过35℃时，病害停止发展。

5. 防治措施

（1）农业技术防治

1）病害发生与管理水平有直接关系，日常管理过程中，要把病株残体清除，并带出栽培地深埋或烧毁。

2）水分管理和通风条件是影响病害发生的主要因素，浇水要适中、合理，夏季降温，营造良好的通风条件。

（2）生物防治　由于可可球二孢生长速度极快，大多数的生防细菌和真菌无法抑制或覆盖它的生长。实验结果证明，哈茨木霉（*Trichoderma harzianum* Rifai）T-22 株（6 亿孢子/g）可湿性粉剂 1500 倍喷洒有效。枯草芽孢杆菌（*Bacillus subtilis*）和短小芽孢杆菌（*Brevibacillus brevis*）（Che *et al.*，2015）对可可球二孢也有一定的防效。弗吉尼亚链霉菌（*Streptomyces virginiae*）发酵液稀释 50 倍可完全抑制生长，300 倍后抑制率为 41.4%（卞光凯等，2011）。

（3）化学防治　防治时首选 80% WP 多菌灵 1000 倍液，50% WP 异菌脲 800 倍液，每周 1 次，连续喷洒 2～3 次，具有预防和治疗作用。

（七）小核菌白绢病

1. 分布与危害

（1）分布　由罗尔夫阿太菌 [*Athelia rolfsii*（Curzi）C. C. Tu & Kimbr.] 引起的病害被称为白绢病、菌核性根腐病或芥菜籽真菌病（Koike *et al.*，2007），有性世代在人工培养和自然条件下罕见；而在铁皮石斛生长季节造成危害的是该菌的无性世代翠雀小核菌（*Sclerotium delphinii* Welch），属于栽培基质和土壤习居菌。

该病原菌主要分布于亚洲（中国、印度、马来西亚、文莱、菲律宾、伊朗、斯里兰卡、日本、朝鲜），非洲（坦桑尼亚、乌干达、塞内加尔、马拉维、肯尼亚、扎伊尔、毛里求斯、加纳、南非），欧洲（希腊、意大利、俄罗斯），大洋洲（新西兰、澳大利亚），北美（美国、加拿大、墨西哥），中南美（萨尔瓦多、古巴、特立尼达和多巴哥、法属温德华群岛、委内瑞拉、秘鲁、哥伦比亚、巴西、阿根廷）等（小林享夫等，1986）。在我国各省都有分布，特别是长江以南的铁皮石斛栽培地区普遍发生。

（2）危害　该病原菌的寄主达 100 科 500 种以上，主要为害幼苗，以豆科和菊科最多，其次为葫芦科、石竹科、十字花科、唇形花科、毛茛科、大戟科、玄参科及茄科。单子叶植物则以禾本科、百合科、鸢尾科及石蒜科为主。低等植物苔藓类亦有。可为害铁皮石斛、霍山石斛、紫皮石斛，以及东亚兰、四季兰、拖鞋兰、蝴蝶兰、寒兰和一叶兰等多种兰花植物。危害程度远大于炭疽病和其他病害，一旦发生此病，造成的危害和损失巨大。

2. 症状与诊断技术

（1）症状　翠雀小核菌为害不同寄主的症状大致相似，是一种毁灭性危害。因寄主种类、年龄、生理状况及侵入部位不同而症状稍有差异，绝大多数的研究者认为，该病原菌主要引起植物根部腐烂，但是在铁皮石斛上有例外。

铁皮石斛白绢病首先为害地上部分的叶片、茎秆、茎基部，待上部死亡后，下面的根才出现腐烂症状，这是与木本植物白绢病的最大区别。从一年生的铁皮石斛小苗到多年生的大植株均可被害，但为害的部位和严重程度各有差异。

1）为害叶片和茎秆：该病原菌可直接为害当年栽培的幼苗，叶片枯死腐烂，并产生大量菌核，为害生长旺盛的健康叶片、茎秆。罗尔夫小核菌存在于栽培基之内，先在基质表面生长（图10-47），白色的菌丝蔓延到植株上，然后向上蔓延生长；坏死症状从叶柄开始，病斑初期为小的淡褐色病斑，水渍状，随着病斑不断扩大，可使整个叶片腐烂死亡，呈深褐色，在其上面长出白色绢状菌丝束和菌核。菌核初为白色，后为黄色，最终变为褐色。

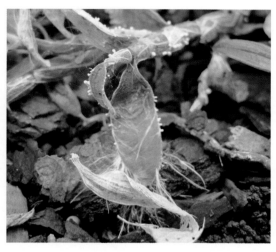

图10-47　铁皮石斛栽培基质上的罗尔夫小核菌的白色菌丝及菌核

2）为害茎基部和根部：不论是一年生小苗，还是多年生整丛植株根部，被害的茎基部出现水渍状、浅褐色腐烂病斑，随后叶上部由绿色变为灰白色，逐渐腐烂变软，呈不同程度褐色到黑褐色坏死，随后长出白色绢状菌丝，植物生长衰弱，上部萎凋黄化，叶片干枯卷曲死亡；湿度高时，受害部位常覆盖白色菌丝及菌核，其后白色菌丝消失，仅剩下菌核；导致植株基部和根腐烂变软，植株很快死亡。

（2）诊断技术

1）该病既为害当年叶片、嫩茎，也为害老茎的基部和根，造成腐烂、水渍状，淡黄色至褐色，组织软化腐烂；根部腐烂症状与铁皮石斛疫病和软腐病的症状类似，识别该病的关键点在于把生病或死亡植株拔出来，检查根部是否有白色菌丝。

2）检查基质表面、叶片和茎秆是否有白色菌丝及菌核。

3. 病原

罗尔夫阿太菌［*Athelia rolfsii*（Curzi）C.C. Tu & Kimbr.］，Bot. Gaz.139（4）：460（1978）。

无性世代：翠雀小核菌（*Sclerotium delphinii* Welch），*Phytopathology* 14：31（1924）。

（1）分类地位

1）有性世代：担子菌亚门（Basidiomycotina）非褶菌目（Aphyllophorales）伏革菌科（Corticiaceae）阿太菌属（*Athelia* Pers. 1822），自然条件下有性世代罕见。

2）无性世代：半知菌亚门（Deuteromycotina）丝孢纲（Hyphomycetes）无孢目（Agonomycetales）小菌核属（*Sclerotium* Tode 1790），无性世代常见。

（2）形态描述

1）有性阶段：担子果平铺，光滑、白色。显微镜检查，菌丝具有锁状联合，担子棒状，其上生 4 个光滑、椭圆形或梨形的担孢子，无色，单胞，平滑，（4～7）μm×（3～5）μm。有性世代曾于我国蝴蝶兰及寒兰病株上发现，有性孢子无致病性。

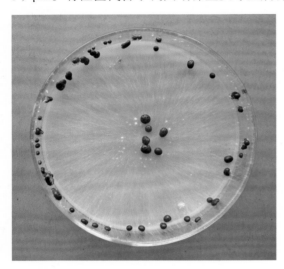

图 10-48　在 PDA 培养基上的成熟菌核

2）无性阶段：在 PDA 培养基上，菌丝白色棉絮状或绢丝状，有锁状联合，放射状生长；初为由白色绢状菌丝体聚集而成的乳白色小球体，5d 渐渐变为米黄色菌丝球、黄色、黄褐色到深红褐色（2 周），最后变为深褐色，似油菜籽大小，球形或近球形（图 10-48），平滑，有光泽；这时在 PDA 上看不到菌落形态和颜色，只看到培养基上有深褐色菌核，直径为 1～5mm，圆形至椭圆形，以 2～3mm 的菌核为多，3mm×5mm 的菌核较少；菌核在培养皿内散生，周围较中间多，在中间的接种点菌核聚生，红褐色的菌核表面有大小不等的圆形斑点，有时在培养皿周围产生的菌核较多。菌核内部白色，由拟薄壁组织（parenchyma）构成，内部细胞大而色浅，软骨质到肉质；表层细胞小而色深。每个菌丝细胞长约（60～100）μm，菌丝宽（3.93～9.46）μm。

翠雀小核菌（*S. delphinii*）与罗尔夫小核菌（*S. rolfsii*）的有性世代均为罗尔夫阿太菌 [*Athelia rolfsii*]，它们的区别在于：前者菌核较大，表面有大小不等的圆形斑点，后者菌核较小（直径 1～3mm），表面光滑，无纹饰。

4. 发病规律

菌核是该病原菌存活和抵抗不良环境的主要方式。一般情况下，病害发生的时间为 5～10 月份，6～8 月份上旬为发病高峰期，温度超过 35℃病害发生减慢。在铁皮石斛种植密度过大时，遇到高温、高湿的天气更易发病，特别是在栽培基质呈酸性（pH 3～5）的条件下，发病迅速，危害性大。该病害有再次侵染的可能。

（1）越冬　病原菌主要以菌丝、菌核在栽培基质、土壤或病残组织中越冬。

（2）传播　该菌可在病株残体、栽培基质或土壤内有机质中长期存活。可借水流和土壤、介质、有机质或人员、机具携带而传播，带病种苗可进行远距离传播。

羊粪是种植铁皮石斛使用的主要肥料之一。分析其原因，为害铁皮石斛的病原菌来源有两种：①本地原来就存在；②来自其他省份，可能是随着羊粪来自内蒙古或随一些有机肥来自其他地方，所以，需要注意外来有机肥的灭菌、消毒问题。

（3）侵入　在条件适宜时，菌核萌发产生菌丝，并逐渐扩展蔓延，从寄主根部或靠近地面的植株茎基部直接侵入，或通过铁皮石斛的自然孔口、伤口，或昆虫为害造成的伤口侵入感染。

（4）病原菌的抗逆性　菌核抗逆性很强，可抵抗高温、低温的极端天气，在自然条件下能存活 5 ～ 6 年，在马铃薯蔗糖液体培养液（PD）液体培养液中可存活 28 个月，菌核的萌发率为 100%；在水中能存活 3 ～ 4 个月，所以短期夏季淹水不影响罗尔小核菌的存活，这就是铁皮石斛大棚内长期浇水或保持较高湿度仍然严重发病的原因。

（5）温度　在 PDA 培养基上，翠雀小核菌的最适生长温度为（25±2）℃，低于 8℃或高于 40℃时停止生长，35℃生长明显减弱；50℃下菌核只能生存 2h 左右，菌丝存活则不到 15min。菌核在 21 ～ 30℃的条件下萌发率较高，低于或超过此温度范围萌发率明显降低（Koike *et al.*，2007）。特别是在热带和亚热带地区，15℃以上就能危害铁皮石斛。

（6）腐生性　罗尔夫小核菌是兼性寄生菌，与其他土壤病原菌相比，它的腐生能力较强。在铁皮石斛生长势强，或没有遇到适合寄主及环境条件不适合的时候，以腐生状态在铁皮石斛栽培基质中长期存活，这就给我们一个提示，为什么当年栽培的铁皮石斛，在管理不善，石斛苗生长势衰弱的情况下会发生严重的白绢病，这是由罗尔夫小核菌的寄生性所决定的，应引起栽培管理者的高度重视。

（7）氧气　菌核萌发与空气有关，通气条件良好的情况下，菌核萌发率较厌气条件下更高。

（8）水分　在大多数的情况下，当含水率达到饱和时菌核发芽率降低，但也有相反情况。水分对菌核的萌发影响不大。

5. 防治措施

（1）农业技术防治

1）通风：铁皮石斛生长除了需要一定的温湿度外，还要有良好的通风透气条件，改善大棚内环境的状况，在栽培设施里，只要人感觉到舒服的环境，铁皮石斛就会生长良好。同时，适当降低棚内的湿度和温度可减低各种病害的发生。

2）清除病株：发现病株立即拔除，带出栽培基地深埋或烧掉，病穴消毒，撒石灰粉；同时更换病株周围的基质。增施磷、钾肥，增强植物抗病性。

3）栽培基质处理：栽培管理者要充分利用夏季高温、阳光充足的条件，可将栽培基质堆成 25 ～ 30cm 高。有条件的单位，可在基质上面喷洒 70% 工业乙醇（有很好的杀菌作用），上面覆盖透明塑料布进行日光能杀菌（四周压紧密封），在 35℃以上的晴天，7 ～ 10d 即可有效杀灭基质内的病原菌，但把塑料布揭开时，乙醇会全部挥发，无残留，属于真正的有机栽培基质处理方法。春季和秋季则可减少基质的堆积高度或延长处理时间。腐霉病菌（*Pythium* sp.）、疫病菌（*Phytophthora* sp.）、镰孢菌（*Fusarium* sp.）及白绢病菌 10d 即可杀灭。

在夏季晴天，是否使用平面式阳光收集器（Flatsolar collectors），视日光强度而定。白绢病菌 1d 即可杀灭，立枯丝核菌（*Rhizoctonia solani* Sacc.）及根瘤线虫（*Meloidogyne incognita* Chiwood）需 2d。除白绢病外，还可防治多种铁皮石斛病害。

（2）生物防治　微生物农药主要用于植物病害的预防。在病害发生后，其效果远不如化学杀菌剂，所以，使用微生物农药的时间很重要。

1）哈茨木霉（*Trichoderma harzianum* Rifai）是全世界应用最广泛的一种微生物菌剂，由于其生长速度快，对白绢病菌具有很强的空间占领（覆盖）能力和拮抗能力。在白绢病发生之前效果佳，发生初期次之。选用哈茨木霉菌 T-22 株的可湿性粉剂（3 亿 CFU/g）1000 ～ 1500 倍喷洒植株或液灌根；此外，还可预防由终极腐霉（*Pythium ultimum* Trowvar）（陈捷等，2004）、立枯丝核菌（*Rhizoctonia solani* Sacc.）、镰刀菌（*Fusarium oxysporum* Schoechteuda）、灰葡萄孢菌（*Botrytis cinerea* Persoon）、黑根霉（*Rhizopus nigricans* Ehrenb.）和柱孢霉（*Cylindrocladium parasiticum* Crous，Wingfield & Alfenas）等病原菌引起的铁皮石斛叶斑病和根腐病。

2）枯草芽孢杆菌（*Bacillus subtilis*）对白绢病的拮抗能力很强：使用枯草芽孢杆菌可湿性粉剂 1500 ～ 2000 倍液喷洒。枯草芽孢杆菌除了能防治病害的发生外，还有促进铁皮石斛生长、增加产量、改善品质、提高抗逆性等功效。

（3）化学防治

1）调整 pH：栽培基质过酸，施石灰 250 ～ 1125kg/hm^2 调节，也可用 3% 的石灰水喷洒基质，把 pH 调节为偏碱性，可有效抑制白绢病的发生。

2）药剂防治：实验证明，多菌灵对铁皮石斛白绢病菌的抑制效果最佳。病害发生初期，使用 80% 多菌灵可湿性粉剂 700 ～ 800 倍即可。

三、主要昆虫种类

（一）短额负蝗

1. 分布与危害

（1）分布　短额负蝗（*Atractomorpha sinensis* Bolivar），又称尖头蚱蜢、中华负蝗。因雄成虫在雌虫背上交尾与爬行，故称之为"负蝗"；分布于我国各地的铁皮石斛栽培区。

（2）危害　该昆虫食性杂，寄主范围广，除了为害铁皮石斛、紫皮石斛和石斛属的其他植物外，还为害数十种农作物、园林花卉植物、蔬菜及草坪。以成虫、若虫（幼虫）取食铁皮石斛及其他植物的叶片为害，造成叶片缺刻和孔洞现象，严重时在短时间内将叶片食光，仅留茎秆和叶柄。

2. 形态特征

（1）分类地位　短额负蝗隶属于直翅目（Orthoptera）蝗总科（Acridoidea）锥头蝗科（Pyrgomorphidae）负蝗属（*Atractomorpha*）。

（2）形态描述　成虫体长21～31mm，体形瘦长，体色多变，夏季型为淡绿，秋季型为浅黄色或枯草色（图10-49），并杂有黑色小斑。头部锥形，向前突出，先端伸出一对触角。后足发达为跳跃足。前翅绿色，后翅基部为红色；卵乳白色，弧形，卵块产于土中，外有黄色胶质。若虫与成虫相似，初为淡绿色，杂有白点。复眼黄色。前、中足有紫红色斑点，只有翅芽，俗称为跳蝻。夏季成虫为绿色，秋季成虫为枯草色。

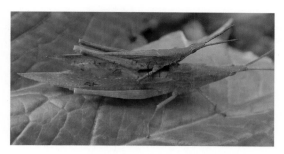

图10-49　短额负蝗形态特征（引自中国农业网 http://www.zgny.com.cn）

3. 发生规律

该昆虫在南方1年2代，东北、华北地区1年发生1代，共有5龄。以卵在土中或基质中越冬。翌年5月上旬卵开始孵化，5月中旬至6月上旬是若虫盛孵期，初孵若虫群集在叶片上，先食叶肉，使叶片呈网状，2龄以后分散为害。7月上旬第一代成虫开始产卵。一般将卵产于向阳的、较硬的土层中，卵呈块状，每块卵有10～20粒；外面有黄褐色分泌物封着。第二代若虫7月下旬开始孵化，8月上、中旬为孵化盛期，9月中、下旬至10月上旬第二代成虫开始产卵，盛期在10月下旬至11月下旬。成虫、若虫大量发生时，常将铁皮石斛或其他植物叶片食光，仅留秃杆或枝条。喜栖于地被多、湿度大、植物茂密的环境。

4. 防治方法

1）人工捕捉：在铁皮石斛栽培地里，短额负蝗通常是零星进入棚内危害，可采用人工捕捉将其消灭。

2）利用麻雀、青蛙、大寄生蝇等天敌进行生物防治。

3）若虫或成虫盛发时，可喷洒50%杀螟松乳油或80% DDV乳油800～1000倍液，均有良好的效果。

（二）蝗虫

1. 分布与危害

（1）分布　蝗虫（Grasshopper）是昆虫纲直翅目蝗科（Acrididae）昆虫的总称，是一种世界性的害虫。栖息在热带森林、低洼地、半干旱区和草原等。分布于我国各地，在海南省、内蒙古、甘肃、新疆等北方地区曾发生过大规模的蝗灾；稻蝗（*Oxya chinensis*）、东亚飞蝗［*Locusta migratoria manilensis*（Meyen）］、棉蝗（*Chondracris rosea rosea* De Geer）、中华蚱蜢（*Acrida cinerea* Thunberg）的分布广泛，是农业生产上的大害虫。

（2）危害　有些蝗虫除为害铁皮石斛以外，还为害农作物、园林、花卉植物及草坪。

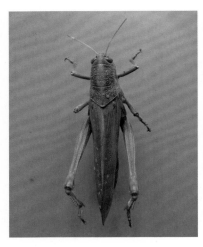

图 10-50　蝗虫形态

2. 形态特征

（1）分类地位　蝗虫属于动物界节肢动物门昆虫纲直翅目蝗科。属于不完全变态，有卵、若虫（幼虫）、成虫三个发育阶段。

（2）形态特性　各种蝗虫体型大小有差异，具有蝗总科的典型特征，体色也不同。具有触角 1 对。1 对复眼和 3 只单眼，复眼位于头部上部，左右两侧各 1 只，较大，由很多小眼组成，是主要的视觉器官；单眼位于复眼和触角中间各 1 只，还有 1 只位于头部前方中央偏上，与另两只单眼呈倒等腰三角形。单眼仅能感光。口器是蝗虫的取食器官，是典型的咀嚼式口器（图 10-50）。产卵于土壤中。

3. 发生规律

蝗虫在我国每年发生的代数不同，从北向南方代数逐渐增多。翌年 5 月份卵孵化，大多数以初孵若虫群集危害，干旱地区易发生蝗灾。蝗虫的发育过程比较复杂，蝗虫的生命周期为 75d 左右，雌蝗产完卵后会正常死亡，雄蝗也会在交配后正常死亡。交尾后的雌蝗虫将产卵管插入 10cm 深的土中，再产下约 50 粒的卵，以卵在土中越冬。

4. 防治方法

（1）农业措施　人工捕捉：在铁皮石斛栽培地里，如发现蝗虫危害，可采用人工捕捉将其消灭。把大棚的四周用防虫网围起来，以防蝗虫或其他昆虫、小动物进入危害。

（2）生物防治　蝗虫的天敌有鸟类、寄生性和捕食性昆虫及蛙类等。利用昆虫病原真菌如白僵菌（*Beauveria bassiana*）、绿僵菌（*Metarkizium anisopliae*）、黄绿僵菌（*M. fiavoviride*）（施宠，2005）和米曲霉（*Aspergillus oryzae*）XJ-1；产碱假单胞菌（*Pseudomonas pseudoalealigenes*），蜡状芽孢杆菌（*Bacillus cereus*）和粘质沙雷氏菌（*Serratia marcescens*）（金虹等，2005）等制成的杀蝗剂也有一定的防治效果（丁秀琼，2007）。

（3）药剂防治　在 3 龄以前，使用触杀剂和胃毒剂农药防治蝗虫。在铁皮石斛棚内或周围可使用 DDV 和菊酯类农药进行防治，各地蝗虫种类和危害程度不同，药剂使用浓度可根据农药说明书和虫口密度大小而定。

（三）独角仙

1. 分布与危害

（1）分布　独角仙（*Allomyrina dichotoma* Linnaeus）又称兜虫、顶端分叉者又称双叉犀金龟，具有观赏价值；幼虫又有鸡母虫之称，体形大而威武，是地下害虫。分布于朝鲜、日本；我国的吉林、辽宁、河北、山西、山东、河南、江苏、安徽、浙江、重庆、湖北、江西、湖南、福建、台湾、广东、海南、广西、四川、贵州、云南、陕西等地；在林业发达、树木茂盛的地区尤为常见，大多以朽木、腐烂植物为食。

（2）危害　独角仙的食性很杂，除为害铁皮石斛及其他石斛属植物外，还可为害银杏（*Ginkgo biloba* L.）（彭浩民和张叶林，2006）、桃［*Prunus persica*（L.）Batsch］、李（*Prunus* spp.）、脐橙［*Citrus sinensis*（L.）Osbeck.］（陈长才，2005）、菠萝（*Ananas comosus* L.）、荔枝（*Litchi chinensis* Sonn.）、龙眼（*Dimocarpus longgana* Lour.）、柑橘（*Citrus reticulate* Banco）、金柑［*Fortunella hindsii*（Champ. ex Benth.）Swingle］（卓春宣等，1998）、芒果（*Mangifera indica* Linn.）、无花果（*Ficus carica* Linn.）的果实，取食豇豆［*Vigna unguiculata*（Linn.）Walp］、刀豆［*Canavalia gladiata*（Jacq.）DC.］、羊角菜（*Scorzonera mongolica* Maxim.）等多种作物。

该昆虫主要以 3 龄幼虫取食铁皮石斛根及根茎部，发生严重时，在栽培基质中可见到 10 ～ 20 头 /m^2 肥大的幼虫，在基质中挖洞、打孔，基质表面也有翻动过的痕迹（图 10-51）。掀开被咬断的铁皮石斛基部，沿着虫道向下挖，可看到幼虫。3 龄幼虫生长期长，食量大，暴发性强。铁皮石斛基地受到独角仙幼虫为害后，基质松软，植株生长东倒西歪，根茎被咬断，有时会造成大面积死亡。统计证明，受害铁皮石斛基地产量降低 30% ～ 50%，严重地区可达 80% 以上；由于过多使用化学农药，铁皮石斛品质受到影响。

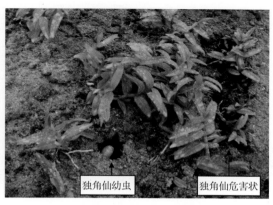

图 10-51　独角仙危害状（引自斯金平等，2014）

近十多年来，独角仙是铁皮石斛上新出现的一种害虫。以前在浙江、云南、广西等地受到独角仙为害铁皮石斛的情况并不普遍，但近年来在浙江省杭州建德市（斯金平等，2014），如 2008 年曾在浙江省嵊州市天方科技有限公司，2012 年在建德市下涯镇马木村邵贤辉铁皮石斛基地内大面积暴发成灾，造成百亩以上的铁皮石斛受害，产量锐减。铁皮石斛的种植基质多为腐熟松木渣，营养条件十分适宜独角仙的生长与繁殖，因而防治困难。

2. 形态特征

（1）分类地位　独角仙隶属于动物界（Animalia）节肢动物门（Arthropoda）昆虫纲（Insecta）鞘翅目（Coleoptera）金龟子科（Scarabaeidae）兜虫亚科（Dynastinae）叉犀金龟属（*Allomyrina*）。

（2）形态描述　独角仙成虫呈深棕褐色，体粗壮，体长 4.8 ～ 6.2cm，体宽 2.3 ～ 3.9cm（图 10-52）。头部较小；触角有 10 节，其中鳃片部由 3 节组成；三对足长、粗壮，前足胫节外缘 3 齿，基齿远离端部 2 齿。雌雄异型，雄虫背面比较滑亮，头顶和前胸背板中央各生一末端双分叉的角突；雌虫体型略小，背面较为粗暗，头胸上均无角突，但头面中央隆起，横列小突 3 个，前胸背板前部中央有一丁字形凹沟。卵初产时为乳白色，椭圆形，表面光滑，而后渐渐变大变圆，颜色加深，浅黄色，长 0.5 ～ 0.8cm，宽 0.3 ～ 0.4cm。幼虫体呈乳白色，密被棕褐色细毛，尾部颜色较深；头黄褐色至棕黑色，初孵幼虫头壳颜色较浅，随着龄期增加，颜色变深；有胸足 3 对，无腹足，腹部有九对气孔；通常呈 C 字形弯曲（图 10-53）。一龄幼虫宽 0.3 ～ 0.5cm，体长 0.7 ～ 1.8cm，半透明，体被淡黄褐色短毛，气门极小，不明显；二龄幼虫宽 0.6 ～ 1.3cm，体长 3.5 ～ 5.8cm，体色加深，体侧气门明显，褐色；三龄幼虫宽 1.3 ～ 2.5cm，体长 7.5 ～ 13.8cm，体侧气门十分明显，褐色加深。蛹呈红棕色，雄虫可见角突，长 4.5 ～ 6.1cm，宽 2.4 ～ 3.2cm，一般三龄幼虫生长状况越好，蛹越大（王道泽等，2014）。

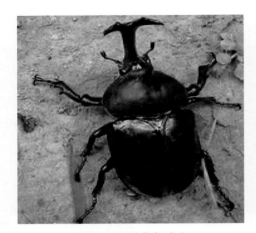

图 10-52　独角仙成虫

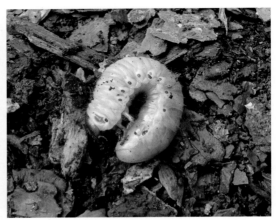

图 10-53　幼虫形态

3. 发生规律

独角仙在浙江地区一年发生一代。成虫每年 6 ～ 8 月份出现，9 ～ 10 月份为害严重，多在夜间活动，取食铁皮石斛的根（斯金平等，2014）。

成虫具有趋光性和趋化性、假死性，昼伏夜出，晚上和凌晨活跃。灯诱以每晚 20：00 ～ 22：00 数量最多，且被诱雌虫多于雄虫，比例约为 7 ：3。雌虫交尾后产卵，多散产于 10 ～ 15cm 的腐质内，平均产卵约 40 粒。一龄幼虫活动能力较弱，活动范围小，多于 5 ～ 10cm 的土层中活动；二龄幼虫活动能力加强，多数于 10cm 土层上下活动；三龄幼虫向下迁移至 50cm 深处开始越冬，次年 3 月份起幼虫向上迁移至 30cm 土层，4 月份下旬左右至 15 ～ 20cm，5 月份多数幼虫在土深 11 ～ 20cm 土层中化蛹。独角仙喜欢潮湿环境，土壤表面干燥时，幼虫多集中于土壤下面的潮湿处，生长缓慢；高温干旱时，刚羽化的成虫存活率低，缺水死亡。

独角仙一龄幼虫期 13 ～ 18d，平均 15.5d；二龄幼虫期 23 ～ 31d，平均 27d；三龄幼虫期 265 ～ 290d，平均约 277.5d，以三龄幼虫在深层土壤中越冬。次年 4 月份，幼虫向上迁移危害，5 月份下旬至 6 月份初起，随着温度的进一步升高，多数独角仙开始化蛹，一般在土深 15cm 处化蛹。

4. 防治方法

（1）农业技术措施　在独角仙发生期，人工捕捉成虫。在发生面积较小的情况下，可将少量的铁皮石斛拔掉，翻开基质，捡出幼虫。

（2）物理防治

1）独角仙成虫与鞘翅目金龟子科大多数昆虫习性相似，具有假死性、趋光性和趋化性；因此，可在发生地区安装黑光灯引诱成虫，集中捕杀；在棚内和大棚周围装糖醋酒液容器引诱成虫。

2）采用自然光照处理栽培基质。在炎热的夏季，将塑料布盖在栽培铁皮石斛的基质上进行发酵腐熟，一般维持 10～15d，甚至更长，要根据天气而定，可杀死独角仙虫卵和幼虫。在使用栽培基质时，要注意检查是否有独角仙幼虫，一旦发现，立即捡出。

3）在大棚周围安装防虫网，防止成虫进入大棚产卵。

（3）生物防治

1）杆状病毒（baculo virus）：独角仙死虫加水捣碎和锯末混合物撒到基质中，使用病毒后 5 个月内，病毒病开始在独角仙种群之间传播流行。

2）用聚合外激素引诱控制：外激素大量捕杀独角仙的最佳密度为 1 个捕杀器 2 头 /hm^2，可有效地将害虫的危害减少到较低程度。与化学防治法相比较，该捕杀法的成本降低了 31%，劳力需求也减少了 86%（梁艳华等，1998）。

（4）化学防治　使用 1% 联苯菊酯、噻虫胺颗粒剂防效达 90.7%（王道泽等，2014）。

（赵桂华　蒋继宏　赵　楠　杨鹤同）

第四节　铁皮枫斗加工技术

一、枫斗的起源

枫斗是石斛属药材中一些植株较矮小、质地柔软而富含黏液成分的植物茎，经过修制、揉制、整形、烘干等复杂的加工过程制成的螺旋状或弹簧状的加工品，亦称西枫斗、耳环石斛。枫斗是一种在国内及国外均享有盛誉的天然、绿色中药材。

枫斗的历史，已有 250 年以上。它最早记载于清代赵学敏所著《本草纲目拾遗》（1765年）中，其中载："霍石斛，出江南霍山，形较钗斛细小，色黄而形曲不直，有成毯者。彼土人以代茶茗，谓极解暑醒脾，止渴利水，益人气力……"文中的这段记述，据笔者等分析不是对霍山石斛的植物形状而言，而是对其产品性状的记述。据这段记载，说明霍山石斛的产品有两种，一种是"形曲不直"的自然干燥品，另一种则是"有成毯者"的人工加工品或随意加工成团状的产品。后者即今市上中药店出售的枫斗。因此，从产品形式、加工方法和应用方式等几个方面来看，过去的霍石斛与今之枫斗两者基本一致。只不过，现在枫斗加工工艺比较精细而已。据此可以判断赵氏所谓的霍石斛"有成毯者"就是现在的枫斗。

　　实际上枫斗的存在远不止从清代开始，可以追溯到更久远。从枫斗的加工技艺来看，与祖国悠久的茶文化有着十分密切的联系，从明代开始普及的茶叶"炒青法"为枫斗的加工奠定了广泛的历史大背景。在枫斗的加工过程中，因加工技术粗糙或简单，产品可以呈不规则团状，或形曲不直的半螺旋状，或呈疏散的环状类似耳环（弹簧状），因而枫斗又有"耳环石斛"之称，而华东一带产地，均称作枫斗，现在市上大多加工成紧密的弹簧状，有些则为不规则团粒状，是因为茎太短小或短小粗大，无法加工成弹簧状，而随意扭捏成团粒状，因石斛属植物的茎大多含有黏液成分，黏液固化后就不易散开。

　　枫斗问世后，颇为当时群众欢迎。因而赵学敏记述道："近年江南北盛行之。"但是，由于加工生产枫斗的原植物材料——霍山石斛在当地资源稀少，遂出现了假货。因而赵学敏又记述道："有不给，市贾率以风兰根伪充……"导致以后很长一段时间里多以风兰根及霍山石斛的同属他种石斛来加工枫斗。

　　最初以当地霍山县大别山区分布的细茎类型、富含黏液成分的石斛属植物，如铁皮石斛、细茎石斛等替代霍山石斛。估计古代药农也难以严格区分，因此茎短、肉质、分布较广的铁皮石斛得到大量应用。从文献记载来看，尤其在20世纪30年代，浙江、广东、广西、云南、贵州、福建、江西等地野生铁皮石斛被大量采挖制成枫斗。同时，分布于秦巴山脉，包括湖北、河南、四川东部、陕西、甘肃等地民间"打金钗"，将肉质、茎自然弯曲的曲茎石斛也加工成耳环石斛、金耳环。霍斗、铁皮枫斗、耳环石斛因功效显著，质黏、味甘、气清香，在民间广受欢迎。

　　但是近几十年来，铁皮石斛等也逐渐紧缺，资源枯竭，先是利用本地的铜皮石斛，后遂多以产于我国云南、广西、贵州等地，纤维性稍强、部分具肉质感或味稍苦的其他石斛属植物用于加工枫斗，如紫皮、刚节类、水草类等，连同云南西南部以及境外国家一些植株较为矮小、茎较粗壮肉质的"虫草石斛"等来混用。"虫草石斛"（据《中国植物志》记载，属于石斛属草叶组）我国约有5种，在泰国及东南亚一带约有20余种。此外，除这些石斛属植物种类外，还有石斛属以外一些属的植物种类的茎，也用来加工生产枫斗。以上合计约有40余种，这种情况造成了市场的枫斗种类繁多（顺庆生等，2016）。

　　据《广雁荡山志》载，乐清雁荡山铁皮枫斗始创于乾隆四十八年（1783年），为便于长期储藏和运输铁皮石斛鲜条，雁荡山药农创制了铁皮枫斗加工技艺，原加工口诀是"火碳烘，环姜阳，闭空门，锁仙蕴；正阳水，秋稻浸，缠寰宇，封紫灵。仙斗成"，古称"封灵仙斗"，现称"铁皮枫斗"。将铁皮石斛缠绕成铁皮枫斗，类似于防止"人参精灵"逃跑，用红线铜钱环绕，代表了天地交泰，万物有灵的美好愿望。1840年，乐清"铁枫堂"创始人宋康池以采集和加工铁皮枫斗闻名遐迩。1846年，龙西潘显禄父子，从采集野生铁皮石斛到加工枫斗、销售，在当地和上海有很高的知名度。这些先辈用血汗和劳动筑就了乐清铁皮石斛的产业基础。据《云南文化风物》等史料记载，清朝末年，广南地区人民及福建冠豸山"采药王"江国发都曾从雁荡山学会采挖石斛的秘诀和用炭火烘制加工枫斗的技术，故业界素有"枫斗加工看乐清"的说法，雁荡山铁皮枫斗加工有19道工序，属传统技艺的典型代表，2011年6月雁荡山铁皮枫斗传统加工技艺列入第五批温州市非物质文化遗产名录（传统技艺部分）。2013年乐清被评为唯一的"中国铁皮石斛枫斗加工之乡"。

二、关于枫斗的一些记载

（一）清代时期

起源于安徽霍山县的霍石斛或霍山石斛，在《本草纲目拾遗》中记述的一种"形曲不直"及另一种"有成毯者"的二种形式的产品，特别是后一种，与今日风行的枫斗，无论从加工方法、产品形成以及应用方式等多方面来看，两者基本或完全一致，因而过去的这两种产品就是枫斗的前身。换句话说，最早期的枫斗产品起源于安徽霍山，是用产于安徽霍山（大别山区）的我国特有植物物种，形体特别矮小的霍山石斛的茎加工生产而成（赵学敏，1765）。不过当时只有枫斗之实，而无枫斗之名。

霍山县所属大别山区及邻近省份山区，除霍山石斛以外，还有铁皮石斛、细茎石斛及重唇石斛的分布。鉴于从清代起，霍山石斛植物资源逐渐枯竭，当地群众将这些石斛替代霍山石斛加工生产枫斗，这种推测是完全有可能的。

在赵学敏《本草纲目拾遗》以后至 20 世纪的早期，长达近 250 年的历史中，出版过甚多本草著作，未能从中获得确切的关于霍山石斛或枫斗的记载。

（二）20 世纪的前 50 年

20 世纪的前 50 年有多本著作，特别是日人木村康一《中药石斛的生药学研究》第一报和第二报中有对枫斗比较详尽的记载。此外，还有个别著作中有些论述，现摘录并分析如下：

1）阳福清等（1997 年）在《文山风物》一书中记载，"广南西枫斗是国内外知名的天然药用饮品，20 世纪的 20 年代，广南人民利用本地资源，从浙江请来师傅指导加工，在实践中逐步掌握加工环节和技术，生产出天然药用饮品。产品远销国内外，至今仍是云南省独特、名贵的饮品。"从以上的一些记述来看：一是云南文山州所属广南县，在 20 世纪初的 20 年代已在开始从事枫斗加工，这可能是云南加工生产枫斗的最早历史记载；二是加工生产枫斗的技术是由浙江的师傅指导的，说明早在此前浙江药农已在从事枫斗的加工或经营，我们推测至今至少已有 100 年左右或以上的历史。

20 世纪 20 年代时，广南当地用于加工生产枫斗的原植物为何种石斛属植物，该书中没有明确科学的记载，但从 20 世纪 60 年代后，据文献资料记载以及笔者等在 20 世纪 60 年代起从文山、曲靖十余个县所获得的鲜石斛标本，经栽种鉴定，大部分是铁皮石斛，当地称"黑节草"，因而可以判断：当时铁皮石斛植物资源在当地相当丰富，因而推断 20 世纪 20 年代用于加工生产枫斗的原料可以相信主要是铁皮石斛。

2）陈存仁（1935 年）在《中国药学大辞典》中对石斛与霍石斛二名是以并列为两种药物的方式记载。在石斛名下是将霍石斛作为石斛的处方用名解释的，还引用了霍石斛、枫斗有关的一些别名，如"米心石斛"、"霍山石斛"、"风斗石斛"、"真风斗"等。在霍石斛名下，仍解释此名为石斛的处方用名，此外，还出现了一个新名称"风斛"。当

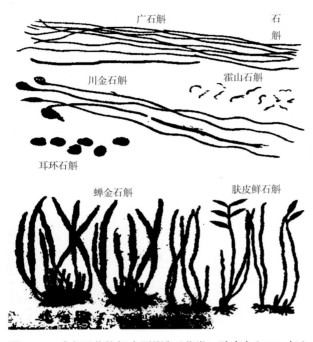

图10-54 《中国药物标本图影》百草类 陈存仁(1935年)

时《中国药学大辞典》中除对霍石斛有一定记载外，还在另一本配套书《中国药物标本图影》（1935年）中收集了"霍山石斛"及"耳环石斛"的两个样品的绘制图（图10-54）。前者为"形曲不直"状，两端略尖，看来是由一种很小的石斛茎加工而成；后者"耳环石斛"与现在的枫斗外观看基本一致。在记述中出现了几个特别的名称，如"凤斗"、"真凤斗"、"风斛"等几个名称，这是在霍山石斛产品出现在清代《本草纲目拾遗》后的系统完整记载与枫斗有关的名称。《中国药学大辞典》编者是将"石斛"与"霍石斛"作为两个中药并列记载的，值得深思。说明当时该书编者对该两种石斛的关系未能弄清，从商品看，两者性状、大小相距甚远，因而选择以上方式记述。

关于《中国药学大辞典》中，对石斛的植物基原定为细茎石斛，这可能是根据日本文献而如此记载的，包雪声、顺庆生已在《中国药用石斛》一书有所详述；霍石斛未见记载其学名。

3）日人木村康一曾对我国产石斛，包括枫斗的历史、生产情况、商品规格及植物基原等方面做过较为详尽的调查与研究，对于前三部分，木氏比较全面地反映了历史与当时的情况，但是在植物基原方面，由于当时我国石斛属植物的种类、分布等情况还没有得到全面调查、鉴定，因而有些欠缺，但还是反映了一定情况，如对"霍斗"记载时鉴定是用重唇石斛加工生产的，而市上所称的枫斗大多是以铁皮石斛加工生产的，有些或是用细茎石斛加工生产的，这是其一。其二，木氏的记述中，当时加工生产或经营枫斗的地方，主要在上海的一些药行及中药店。它们是上海积盛荣（是一家石斛专营企业）、上海永春园、上海川南美、上海元大、济生堂、上海三昌洋行；浙江省有杭州五昌药行；北平（京）有乐寿堂等。此外，从木氏收集枫斗的产地来源及规格分别有"福建枫斗"、"抚州枫斗"、"老河口枫斗"、"云南枫斗"、"贵阳枫斗"、"广东枫斗"及北京的"耳环石斛"。其三，木氏还提到上海三昌洋行从事石斛及枫斗的进出口业务。当时日本产的石斛，以"日本鲜石斛"、"东石斛"、"鲜东斗"、"东斗"等销往上海。从以上记述来看，可以明确得知：一是在20世纪的30年代，上海是枫斗的主要加工地之一，如上海童涵春堂于1935年就经销真正霍山绿毛枫斗。此外，福建、江西、湖北、云南、贵州及广东等省也均有枫斗来货，说明上述产地有可能曾从事枫斗的加工业务。因为，上述省份均有石斛属植物的分布，包括铁皮石斛、细茎石斛等在内，至于从北京乐寿堂收到的样品，是否是北京加工生产还有待考证，因为北京及邻近地区均无石斛属植物的分布。二是从当时上海的三昌洋行

（新中国成立前在上海所称洋行大多为外资从事进出口贸易业务）进行石斛生意得知，当时石斛药材或枫斗为一种进出口商品，并很可能是由日商在经营，因为木氏在报道中提到鲜石斛是从日本长崎港运送至上海港的，并有年份与数量的记载。从日本进口的石斛的原植物主要是细茎石斛（日本植物文献中称石斛）及黄（花）石斛二种。据此可以得知黄（花）石斛历史上我国曾有应用，作鲜石斛或加工枫斗之用。

　　木村康一在他所著《中药石斛的生药学研究》第二报（1937年）中介绍他在中国市场收到的枫斗样品计13件，并有药材照片绘制图（图10-55）。

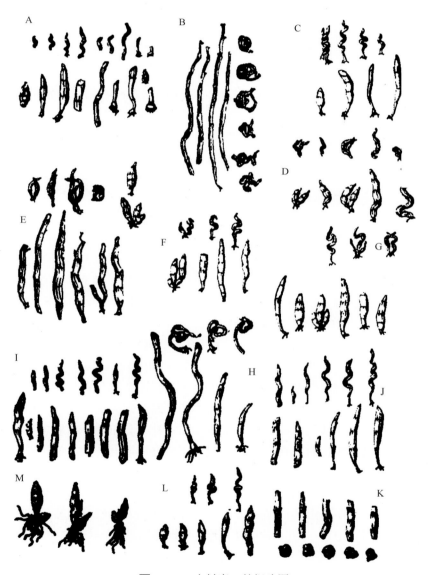

图 10-55　木村康一的枫斗图

　　笔者摘录其图10-55样品名称并解释如下：

　　A. 云南枫斗：为一种形曲不直产品，据绘制图表明是由石斛属植物的幼茎，成长茎的中段部分及基段部分加工而成。

  B. 老枫斗：为一种呈松散卷曲状的产品，系用石斛属植物整条茎（稍短茎）加工而成。

  C. 广东顶上枫斗：为一种形曲不直或略为卷曲的产品，系用石斛属植物的幼茎，成长茎的基段部分加工而成。

  D. 耳环石斛：为一种形曲不直产品，系用一种石斛属植物的幼茎加工而成。

  E. 云南大黄草：为一种形曲不直产品，系用一种形体较粗大的石斛属植物的幼茎加工而成。

  F. 老河口无芦枫斗：为一种形曲不直产品，系用石斛属植物的幼茎，成长茎的基段部分加工而成。虽标明为无"芦"，实际还残留茎的基部及部分须根。

  G. 顶上云南枫斗：为一种呈松散卷曲状的加工品，系用石斛属植物的成长茎的基段部分及幼茎加工而成。

  H. 贵州中等枫斗：为一种呈松散卷曲状的加工品，系用石斛属植物的成长茎的基段及幼茎加工而成。

  I. 云南中等枫斗：为一种略加卷曲的加工品，系用石斛属植物的成长茎的中段及基段或幼茎加工而成。

  J. 安徽中等枫斗：为一种略加卷曲的加工品，系用石斛属植物的幼茎或成长茎的中段部分加工而成。

  K. 福建枫斗：为一种紧密卷曲的加工品，系用石斛属植物的成长茎的中段部分加工而成。

  L. 江西抚州顶上枫斗：为一种略加卷曲的加工品，系用石斛属植物的幼茎或成长茎的基段部分加工而成。

  M. 云南泸西铁皮（枫斗）：似为一种未经加工的，呈原始状态的石斛属植物幼茎。

  关于木氏收集的上述 13 件枫斗样品及原植物基原，木村康一的鉴定结果是：其中除 B 号老枫斗与 H 号贵州中等枫斗为细茎石斛外，余皆为铁皮石斛。笔者等对此鉴定结果持有怀疑态度，特别是其中老河口枫斗，因为我国石斛属植物种类与分布，在当时（20 世纪 30 年代时）还未弄清，所称老河口属湖北省，而相邻的省份可以包括安徽、河南、陕西、重庆、四川、贵州、湖南及江西等省市，上述地区，特别是湖北省与河南石斛属植物的物种种类，从现在来看，相当复杂。众所周知：中药材的产地（原产地），集散地或经营地在概念上是不同的，更不能与该药材植物基原（即物种的分布地）在概念上有所混淆。过去，在许多中药的文献中，对此在应用上概念不清，以致以讹传讹。如"老河口枫斗"中的"老河口"三字是取自一地名，即老河口（现为湖北省老河口市），当时的老河口地区也可能有石斛属植物的分布，但是至今没有分布记录的科学根据予以证明。因此，我们不排除取名"老河口"三字来形容产品，极有可能是当时的老河口是枫斗的加工地之一或枫斗的集散地之一，因而把这一产品命名为"老河口枫斗"。

  那么，所谓"老河口枫斗"是否一定是用铁皮石斛加工生产的呢？目前，在《湖北植物大全》（1993 年）以及《中国植物志》（1999 年）二书中并没有湖北省有铁皮石斛分布的记载（当然，我们不排除历史上湖北省曾有铁皮石斛的分布，后来，由于过度采挖，导致现今该物种在该省已经灭绝的可能），这是其一；其二，老河口枫斗的原材料，绝不可能仅限于老河口当地，而是可能来自全省各地以及邻近各省。而全省以及邻近省份的石斛属植物也相当繁多，种类数达十种以上。此外，据上海药工经验，"老河口枫斗"其原坯短粗，沸水泡之仍弯曲不直，据此描述历史上所谓的"老河口枫斗"可能就是在湖北、河南、四川等省有分布的曲茎石斛加工而成。老河口附近地区药农传统有"打金钗"的习俗。

（三）20世纪的后50年

1）据曾玉麟《中药形性经验鉴别法》（1958年）一书记载：云南产西枫斗（曾氏在书中未说明其原植物学名）是选用8cm以下茎，剪去部分根及上面残留花柄、叶等后，扭曲成螺旋状，具1～4环圈。共分4个等级规格，一等品为"龙头凤尾"（较粗壮，胶质多，有1～2个环圈）；二等品为"龙头凤尾"（较瘦，有2～3个环圈）；三等品为"有头无尾"或"有尾无头"及四等品为"无头无尾"。主产于该省广南、砚山、师宗、巍山等地。据以上记载可以说明：云南确有枫斗的加工生产历史，而且在20世纪50年代时已发展至广南以外，同属文山州的砚山、曲靖州的师宗与滇西部的巍山等地。包雪声、顺庆生等于20世纪末曾在文山对石斛、枫斗等问题做过调查，得知数十年前该地区确曾有枫斗的加工生产，但近年由于资源的枯竭，已不再加工生产。这些情况与阳福清等在《文山风物》记载相互吻合。

2）汇集上海药工经验编写而成的《药材资料汇编》（1959年）一书中记载："枫斗为一种加工品，以鲜铁皮条子老结者，长约一寸二三分，剪去根，洗净，晾干，放铁锅内（生铁适宜）加工而成。"该书又记载："枫斗类型：螺旋状、弹簧状，头尾伸直而中间弯曲，习称'龙头凤尾'，以老河口产者最为有名……老河口枫斗，其原坯短粗，沸水泡之，条干（茎）仍弯曲不直，条上显出白衣，称'白毛枫斗'。"该书又提到："环钗，上海又称'霍斗'，分顶细、细、中、粗四档，鲜货叫水兰，产广西的平乐、八达、河池、东兰等县，生山上，茎圆形、细软，多卷如耳环，与铁皮不同。"该书还提及"云南霍斗"，鲜货称为"红兰草"，茎圆长，质硬挺直，亦称黄草。根据以上记载，笔者等就几个问题探述如下：

一是上海药工对枫斗、霍斗的加工生产、原植物产地等有较多的了解，这是源于新中国成立前上海曾是枫斗的加工生产地之一（但在新中国成立初期，上海未见再有生产，直至20世纪60年代才恢复加工生产），但在选材及所述加工方法等方面，在细节上与今实际情况不十分一致。

二是该书提出老河口枫斗最为著名，其产品条上（茎）附有白衣（即膜质叶鞘或残留的叶鞘及叶鞘维管束），因而被称为"白毛枫斗"，由此可知所谓"白毛枫斗"即是老河口枫斗。

三是提到"环钗"，上海又称"霍斗"，产自广西，鲜货称为"水兰"，水兰在有些文献中指串珠石斛，但据性状描述"茎圆形、细软，多卷如耳环……"很可能是指美花石斛而言。

四是提到"云南霍斗"与"结子斗"，前者产自云南及云、贵边区的盘龙江流域，鲜草称为红蓝草，茎圆长，质硬挺直，亦称黄草，质次……由于云南或贵州两省均未见有霍山石斛分布记录，因此，当时所称"云南霍斗"肯定不是用霍山石斛的茎加工的。至于它是什么石斛属植物，据文献记述"鲜草名红蓝草，茎圆长，质硬挺直"来看，应是指钩状石斛（*D. aduncum*）或兜唇石斛（*D. aphyllum*）等植物而言。

此外，20世纪60年代初，包雪声等开始研究鉴定石斛时，曾接触当时在经营及加工枫斗的两家国营企业，它们是中国土产进出口公司上海分公司及上海市药材公司。前一公司在上海没有加工生产点，而是委托浙江药农加工生产的。而上海市药材公司曾有加工生产枫斗。包雪声等观看了全部加工生产过程，并取回了当时加工枫斗的鲜石斛计 21 份，经栽种、开花后鉴定，除其中一份为细叶石斛外，余 20 份均为铁皮石斛。

3）王家璈于《湖北中药鉴别手册》（1985 年）一书中仅提及"耳环石斛（曾称枫斗）"等数字的记载，而对湖北著名产品"老河口枫斗"只字未提，可能当时老河口已不再从事枫斗的加工生产及销售业务，更可能是当地资源的匮乏；同时由湖北省中药材公司、省中药资源普查办公室合编的《湖北中药资源》（1989 年）一书中，也根本未提及该省有铁皮石斛的分布，以及有过枫斗加工生产的历史。

我国石斛类药材主产地之一的贵州省，张荣川在题为"贵州名药·石斛"（1985 年）一文中介绍贵州所产石斛种类，其中有铁皮石斛、耳环石斛及霍山石斛等名称的记载，但无拉丁学名，因而未知所述各种石斛应为石斛属何种石斛，而对枫斗亦未见提及；迟于上述一文二年后，梁翠资等又发表了"贵州产石斛类药材的商品分类"（1987 年）一文，但文中对铁皮石斛、耳环石斛等均未见提及；贵州省卫生厅在《贵州省中药材质量标准》（1988 年）一书中，在石斛名下记载了 15 种石斛属植物，其中包括了铁皮石斛，但未提及该省有枫斗加工生产之事。

4）作为我国对石斛类药材有较深入研究的中国药科大学，从 20 世纪 80 年代起即已开始对我国这一特产药材石斛（包括枫斗）进行了大量研究工作，其中发表了多篇论文，如李满飞等的《商品石斛的调查及鉴定》（1986 年）、《商品石斛的调查及鉴定Ⅱ》（1991 年）及马国祥等的《商品石斛的调查及鉴定Ⅲ》（1995 年）三文，文中重点为商品石斛的植物基原，但对枫斗一类记述较少。

5）黄仁琼在《曲茎石斛的鉴别研究》（1986 年）一文中介绍，在当时刚被新命名的曲茎石斛在原产地（但没有说明具体地名）作耳环石斛加工出售，并记述其植物形态与细茎石斛相似，药材特征与铁皮石斛相似，由此可见，曲茎石斛也曾用于加工生产枫斗。

6）以广东省药工经验基础编写而成的《中药商品知识》（1989 年）一书中介绍有霍山石斛，别名耳环石斛、霍斗、枫斗；但记载其原植物基原为矮石斛。对于此鉴定结果，笔者等认为肯定有误，至于该书作者为何应用此学名的分析，详情请参考包雪声、顺庆生等《中国药用石斛》（2001 年）及《中华仙草之最——霍山石斛》二书中的注述部分和分析。

7）郑博仁在《云南石斛属药材现状及其原植物》（1990 年）一文中提到云南产主流药材之一的"西枫斗"，可分一、二等西枫斗，吊兰枫斗三种，提出它的植物基原为铁皮石斛及霍山石斛，而"吊兰枫斗"的植物来源有：圆花石斛（即梳唇石斛）、细茎石斛、广东石斛、美花石斛、重唇石斛等，并指出应用的是幼茎，非当年生嫩株。关于"西枫斗"的植物来源，该文作者提及有霍山石斛这种植物及学名，但未明确记载云南的分布记录情况。笔者等以为真正的霍山石斛未见云南省有分布记录的研究报道；而黄（花）石斛云南省也未见有分布的记录，故该文作者所指霍山石斛，不知是指石斛属何种石斛。

8）朱圣和在《中国药材商品学》（1990 年）一书中记载有铁皮石斛，论述其加工方法为剪去须根，边炒边扭曲成螺旋状或弹簧状，又称耳环石斛；此外书中又把黄草石斛别称霍石斛、枫石斛。该书没有记载其原植物学名。

9）李江陵在《四川石斛属药用植物资源调查》（1994 年）一文中提及曲茎石斛在当地称为耳环草，但是否加工生产耳环石斛，即枫斗，没有交代清楚。

10）包雪声、顺庆生在《中药材》（1999 年 10 期）《石斛类药材枫斗的历史现状》一文中针对枫斗这一产品的起源和历史及现状做了较详细的论述。后又在《中国药用石斛》（2001 年）及《中华仙草之最——霍山石斛》（2003 年）一书中对霍山石斛与枫斗的关系、枫斗的起源、历史及现状等再次有详细叙述，才使广大中药工作者以及仰慕者，对枫斗这一产品可以有比较详尽与确切的了解（魏刚等，2015）。

三、浙江省乐清市是铁皮枫斗加工之乡

《文山风物》一书中有记载：著名的云南广南西枫斗，早在 20 世纪 20 年代是由从浙江请来的师傅指导加工的（阳福清等，1997 年）。但书中未说是浙江何地师傅；20 世纪末，即 1989 年末，包雪声、顺庆生对浙江省枫斗的加工生产情况作了一次较详尽的调查；在云南瑞丽也见到由浙江人在加工生产枫斗，但仅独家独户进行，而大荆镇的双峰乡平园村，家家户户均在从事加工生产枫斗。加工生产枫斗的原料（鲜石斛），是由在外采挖、收购石斛的浙江药农集中后，由大卡车直接运至大荆镇双峰乡。货抵达后，由各家农户购买自己所需原材料，储存于家中，进行加工生产。加工时间可由当年的 11 月下旬或 12 月上旬开始，一直加工到翌年的春节以后。由于大多石斛属植物不易枯萎，可以保持新鲜而不腐烂，因此，其加工生产时间几乎可长达半年之久。

20 世纪 60 年代，在乐清大荆镇平园村建成了新中国第一家专业的铁皮枫斗加工厂，石斛加工工艺有"三烘二系一晾"等 15 至 20 道工序。村民外出福建、江西、广西、云南、贵州、缅甸等地采集野生石斛，并运回至本地加工枫斗。20 世纪 80 年代至今，乐清铁皮石斛在加工设备、手工技艺、标准化生产及产品包装等方面都有重大改进。

加工好的枫斗产品，由专人分别向华东各大城市，广州市及广东省的潮汕地区直接销售于中药店或一些中药商贩，包括一些专营产品的商贩。而境外商人则分别再向这些商贩购买后携带出境。包雪声、顺庆生在广东、汕头调查期间，亲眼目睹数十位浙江药农，集中住在一家旅店中，房间内堆着数十包枫斗产品；在普宁市中药材交易市场，还亲眼目睹一浙江药农，在向该地药材商推销各种规格的枫斗产品。

从 20 世纪的 90 年代初起，包雪声、顺庆生再次接触一些浙江乐清从事枫斗销售的药农，直至 20 ～ 21 世纪之交，曾参加兰科药用植物商品贸易情况调查，到结束为止的十余年时间里，我国这一传统而又名贵的枫斗产品，一直是由浙江乐清大荆镇双峰乡的广大药农操作，从原材料的采挖、收购、加工生产，到经营销售，已形成了一条龙的专营服务形式。可以说，当时全国市场上，中药店中所见枫斗，几乎大部分皆是出自浙江乐清。

近数十年，枫斗的加工生产基地，主要集中在浙江省乐清市。据《浙江省植物志》记载，浙江省有细茎石斛的分布，细茎石斛分布于德清、临安、淳安、鄞县、龙泉、庆元、

景宁与丽水。而铁皮石斛在浙江是否有分布，虽然《浙江省植物志》没有记载，有可能是在编写该书时，有关编著者没有见到确切的铁皮石斛省内分布记录和标本，因而没有收载。但是在《中国植物志》、《浙江药用植物志》（1980），以及《浙江省药用植物资源名录》（1987年）中均记载浙江省有铁皮石斛的分布，并记载其产地是浙江西部、东部及南部各县，以南部较多。近几年来顺庆生在浙江多地采集到原生态野生的铁皮石斛标本。

此外，早在近一千年前，宋代《证类本草》中即有"温州石斛"的记载，这种"温州石斛"极有可能出自上述一些区域。温州在宋代以前早已成为沿海的一个城镇，因为位于瓯江口，瓯江上游、大溪、小溪及龙泉溪等沿流域有丽水、景宁，龙泉及上述流域附近的庆元县等地，而当地的特产及药材草药有可能沿江而下运至温州，其中包括石斛。《证类本草》著者唐慎微，蜀州晋原（今四川崇庆）人。唐氏世代为医，精于经方，医术高明，医德高尚……每于经诗诸书得一药名、一方论，必录以告。唐氏用这种方法搜集了大量药物资料。笔者等以为，当时这种浙江出产的石斛从温州经水路沿浙江沿海经长江运至四川，因得益于唐慎微的广泛收集药名资料，并命名为"温州石斛"被记载于《证类本草》中。后来，又因在雁荡山附近发现有铁皮石斛，离北雁荡山约10km的双峰乡平园村成了铁皮石斛枫斗加工的基地。2013年中国中药协会已命名浙江省乐清市为中国铁皮石斛枫斗加工之乡。但是霍斗的生产和加工还是在六安地区（包括六安市）、霍山县、岳西县、金寨县等地，这些地区按照弹簧状这种传统方法进行加工生产，也久负盛名（魏刚等，2015）。

四、枫斗加工方法

（一）云南西枫斗加工方法

1. 选料

西枫斗只选用茎长8cm以下的黑节草老茎，新发绿色幼茎不能供用。其茎过长的以前是剪短后加工成"圆枫斗"，由于市场销量小，现均以鲜货运往各地供药用。采收原料时间不限；但以冬末春初最好，因这时含水分少，多已成老茎，成品品质较佳。

2. 剪根去叶

将适用的黑节草剪去根而留部分残痕（一般称为"龙头"），并将茎分为单枝，用手撕去叶及包于茎上的薄膜使成光滑清洁的茎条。

3. 初烤和初扭

取上述剪根去叶后之黑节草，平铺于一铁（或铜）盘内，置炉上用木炭火烤，一般用灰盖火，使盘内温度约在80℃左右。待烤软后，即用手指揉扭成螺旋形（较长的茎）或曲折形（较短的茎）。注意勿使折断或破裂，也不要扭后又复伸直，这需要有一定经验和熟练技术。最后使其呈有显明的龙头凤尾和轮纹，一面揉扭，一面仍放盘内继续火烤。

4. 再烤和再扭

待全盘均扭好以后，即加灰盖火，使这时盘内温度约在 50℃左右，盘上复以旧报纸或草纸，进行烤干。在半干时需对有扭后变形或变直的重新补扭，以后随时翻动，直至烤干即成西枫斗。普通以色黄绿，具有龙头凤尾，长短粗细适中者为佳品。

5. 火烤时间

由于采收季节不同，黑节草含水分的多少常差异很大，故初烤或再烤所需时间极不一致，需要看情况灵活掌握。惟应特别注意不能用高温烘烤，不然会影响品质。

6. 成品率

普通 15～20 市斤（1 市斤 =500g）合用的鲜黑节草可制成 1 市斤西枫斗。

目前西枫斗是国内外人们所习惯使用的，被认为是既方便又美观和容易保存的一种加工成品。但从加工方法来看，由于全系手工操作，烤干也很费时，一般每天每人仅可制约半斤多的成品，这是值得今后加以研究和改进的（曾育麟，1957）。

（二）浙江乐清铁皮枫斗加工技术规程

浙江乐清市加工枫斗历史悠久，有着丰富的经验，但基本上是每家每户各自进行，虽然加工技术的各程序大致一样，但缺乏规范性，质量和卫生方面难以保证。随着石斛产业的发展，乐清市铁皮石斛产业协会组织制定了"雁荡山铁皮石斛地方标准规范"，其中第四部分为铁皮枫斗的加工技术规程，并由乐清市质量技术监督局于 2015 年 9 月 1 日发布，该技术规程于 2015 年 10 月 1 日实施（乐清市质量技术监督局，2015）。铁皮枫斗加工技术规程如下。

1. 铁皮枫斗

铁皮石斛鲜茎采收后，除去叶和部分须根、杂质，洗净晾干剪成 6～10cm 长的茎段（炮制加工"龙头凤尾"枫斗除外），用炭火或电炉烘软，经搓、扭旋、卷曲并定型后，再烘干而成。

2. 基本要求

（1）加工场地的要求

1）铁皮枫斗加工厂选址、大气环境、建筑、加工用水、卫生设施等应符合 GB 14881—2013 中的相关规定。

2）加工厂应具备原辅材料及包装材料仓库、成品仓库、分选、加工车间、灭菌、包装车间等满足工艺要求的生产场所。

（2）加工设备的要求

1）工厂应具有原料晾晒、烘干、分拣、包装等设备设施。

2）所有加工设备应用不锈钢、竹木等符合食品卫生要求的材料制成。

3）加工设备应定期进行清洁保养，所有的器具和工具应清洗干净后使用。

4）加工枫斗的包装纸应符合 GB 11680—89 中的相关规定。

（3）加工人员的要求

1）生产操作人员上岗前应经过培训，掌握加工技术和操作技能。

2）生产操作人员上岗前及每年度均应通过健康检查，取得健康证明后方能上岗。

3）生产操作人员应保持个人卫生，进入工作场所应洗手、更衣、换鞋、戴帽。离开车间时应换下工作衣、帽和鞋，存放在更衣室内。加工、包装场所不准吸烟和不准随地吐痰，不得在加工和包装场所用餐和吃零食。

4）包装人员工作前需在更衣室更衣、换鞋，戴帽和口罩，双手用消毒液浸泡清洗 2～3min，烘干后戴手套，进入成品包装车间。

3. 加工技术要求

（1）前处理　鲜品铁皮石斛茎条除去须根、杂质、花梗残基，剔除病株、霉株，洗净沥干表面水分，80～100℃烘 1～2h，备用。

（2）剪段　石斛茎条 8cm 以下分为一档，较长的茎条需剪成 8cm 左右的短茎，以便加工。专用于炮制"龙头凤尾"者留部分须根，且不切段而是用完整的茎条炮制。

（3）烘焙　取剪好的茎条均匀平铺于筛面上，置于木炭火或电炉上进行烘焙，温度控制在 50～60℃，烘至手捏柔软、无硬心，以便于卷曲成螺旋状或弹簧状。

（4）卷曲加箍　将烘软的铁皮石斛茎条加工，剪段鲜茎卷曲成 2～5 个螺旋纹或弹簧状，炮制"龙头凤尾"者宜手工扭卷成 2～4 个螺旋纹或弹簧状。用棉纸条加箍至紧密，不致散开，形态美观，均匀一致。最后置木炭火或电炉上烘焙至六成干。

（5）定型　取已造型的枫斗，再次放置于木炭火或电炉上进行烘焙至软，然后解开棉纸条，把初步造型好的枫斗再次卷紧整型，再次用棉纸条加箍至紧。最后置木炭火或电炉上烘干，成品表面油亮并呈黄绿色。

（6）成品检验

1）卫生指标应符合 DB 33/T 635—2015 中的规定。

2）质量指标可参照 DB 33/T 635—2015 中的规定。

（7）加工流程　加工流程见图 10-56 铁皮枫斗加工流程图。

4. 包装

1）不同规格等级的产品不应混装在同一箱中。

2）包装材料应清洁、干燥、无污染、无破损，并符合 GB 9687—1988、GB 9688—1988、GB 9689—1988 的规定。

3）外包装采用单瓦楞纸箱和双瓦楞纸箱，应符合 GB/T 6543—2008 的规定。

5. 标志、标签

1）外包装上的储运图示标志按 GB/T 191—2008 规定执行。标签应标明品名、规格、产地、批号、包装日期、生产单位，并附有质量合格的标志。

2）销售包装上的标签应符合 GB 7718—2011 的规定。

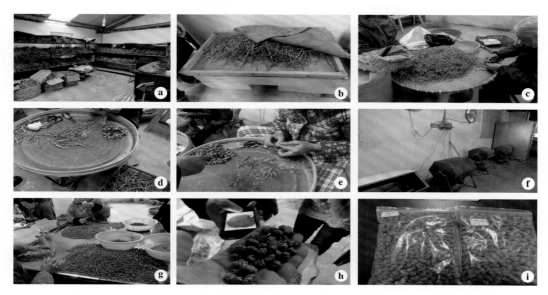

图 10-56　铁皮枫斗加工流程图

a.鲜条收集；b.鲜条烘干；c.剪段；d.制作枫斗；e.固定；f.烘焙定型；g.修剪整理；h.分级筛选；i.分级包装

6. 贮存、运输

（1）贮存　贮存仓库应通风、干燥、避光，并具有防鼠、虫、禽畜的措施。地面应整洁、无缝隙。成品应存放在货架上，与墙壁保持足够距离，防止虫蛀、霉变、腐烂等发生，并定期检查。

（2）运输　不应与其他有毒、有害、易串味物质混装。运输容器应具有较好的通气性，以保持干燥，并应有防潮措施。

7. 生产记录

1）应备有原料采购记录、生产加工记录和贮存记录。

2）铁皮枫斗加工的质量检验管理应符合 GB 14881—2013 中的规定。

3）成品库应有专人负责，有出入库记录。

4）应建立完整的质量管理档案，记录各项检测情况。

5）所有记录档案实行专人管理，保存期在三年以上。

（三）浙江省铁皮枫斗加工技术规程

由浙江省农业农村厅提出制定的浙江省地方标准——《铁皮枫斗加工技术规范》，已由浙江省市场监督管理局发布，2019 年 4 月 26 日实施（见附录）。

铁皮枫斗加工技术规范

1　范围

本标准规定了铁皮枫斗加工基本要求、加工技术要求、包装、标志标签、贮存运输、生产记录等内容。

本标准适用于铁皮枫斗的加工。

2　规范性引用文件

下列文件对于本文件的应用是必不可少的。凡是注日期的引用文件，仅所注日期的版本适用于本文件。凡是不注日期的引用文件，其最新版本（包括所有的修改单）适用于本文件。

GB/T 191　包装储运图示标志

GB 4806.7　食品安全国家标准　食品接触用塑料材料及制品

GB 4806.8　食品安全国家标准　食品接触用纸和纸板材料及制品

GB 14881　食品生产通用卫生规范

GB/T 30134　冷库管理规范

GB 50072　冷库设计规范

DB33/T 635-2015　铁皮石斛生产技术规程

3　术语和定义

下列术语和定义适用于本文件。

3.1　龙头凤尾

选多年生铁皮石斛整株鲜茎，烘烤后经手工扭曲定型，保留部分须根，形成的基部似"龙头"，茎尖较细似"凤尾"的铁皮枫斗。

4　加工基本要求

4.1　加工场地和设施设备

4.1.1　加工场地应选址合理，周边环境、加工用水、卫生设施等应符合 GB 14881 的相关规定。

4.1.2　加工场地应布局合理，配备加工车间、晾晒分选区、包装车间、包装材料仓库、冷藏仓库等作业区，应配备与生产能力相适应的生产设备等。

4.1.3　加工设备为烘干设备（炭火、电炉及烘箱）、剪刀、尖嘴钳、定型夹、打毛机等，加工设备及器具的材料应符合卫生要求。

4.1.4　加工设备应定期进行清洁保养，所有的器具和工具应清洗干净后使用。

DB33/T 2198—2019

4.2 加工人员

生产操作人员上岗前应经过培训，掌握加工技术和操作技能。持有健康检查证，保持个人卫生。

5 加工技术要求

5.1 采收及储藏

鲜铁皮石斛适宜采收时间为 11 月到翌年 3 月，剪取 2 年生（含）以上萌茎，除去须根（龙头凤尾枫斗除外）、叶片花梗、杂质、残基，剔除病茎。洗净，沥干表面水分，称量。采收后应及时加工，未及时加工的可冷藏于 0～8 ℃。

5.2 杀青脱水

鲜铁皮石斛茎条在电炉、烘干机或炭火上微烤，设定温度为 120 ℃左右，烘 1 h 备用。以鲜条烘软不起泡，脱水 25％左右为原则。

5.3 软化分剪

将杀青后的茎条在 50～60 ℃电炉或炭火上微烤，并不断翻动，使受热均匀，拣软化好的用剪刀剪成 6～12 cm。12 cm 以下短茎不需剪。

5.4 预造型

取剪好的茎条均匀平铺于筛面上，置于电炉或炭火上进行烘焙，温度控制在 80～100 ℃，盖上厚棉布，烘至手捏柔软、无硬心。

5.5 造型

将烘软的铁皮石斛茎条，用双手的大拇指、食指、中指夹住，缓缓用力扭曲，边扭边烤，剪段鲜茎卷曲成 2～6 个螺旋形或弹簧状，可用石斛枫斗加工定型夹或尖嘴钳配合牛皮纸条加箍至紧密。最后置 80～90 ℃电炉或炭火上烘焙 2～3 h，至六成干。取出放置阴凉干燥处 2～3 d。

5.6 复焙定型

取已初造型的枫斗，再次放置于电炉或炭火上进行烘焙至软，然后解开牛皮纸条，把初步造型好的枫斗再次卷紧整型，用牛皮纸条加箍至紧，上面覆盖棉布。置 50℃左右电炉或炭火上低温慢烘，取出放置阴凉干燥处 2～3 d。含水量控制在 12％以内。

5.7 去除叶鞘

用滚筒打毛机或风车去除铁皮枫斗毛边与残留叶鞘，使表面呈黄绿色。

5.8 成品检验

感官指标按 DB33/T 635-2015 中附录 A 的规定执行。

6 包装

6.1 内包装材料应清洁、干燥、无污染、无破损，并符合 GB 4806.7 的规定。

6.2 牛皮纸、包装纸应符合 GB 4806.8 的相关规定。

7 标志、标签

外包装上的储运图示标志按 GB/T 191 的规定执行。标签应标明品名、规格、产地、批号、包装日期、生产单位。

8 贮存、运输

8.1 冷库设计应符合 GB 50072 的规定。冷库管理应符合 GB/T 30134 的规定。

8.2 检查和调试库房制冷系统，入库前 1～2 d，将库温降至 0～8 ℃，温度应分布均匀。

8.3 入库量根据冷库制冷能力或库温变化进行调节。

8.4 贮存仓库应通风、干燥、避光，并具有防鼠、虫、禽畜的措施。

8.5 成品应存放在货架上，与墙壁保持不少于 0.5 m 距离，防止虫蛀、霉变、腐烂等发生，并定期检查。

8.6 不应与其他有毒、有害、易串味物质混装。运输容器应具有较好的通气性，以保持干燥，并有防潮措施。

9 生产记录

9.1 应有原料采购记录、生产加工记录和贮存记录。

9.2 生产记录按 DB 33/T 635-2015 的规定执行，保存期 3 年以上。

10 铁皮枫斗加工模式图

铁皮枫斗加工模式图参见附录 A。

附录A
（资料性附录）
铁皮枫斗加工模式图

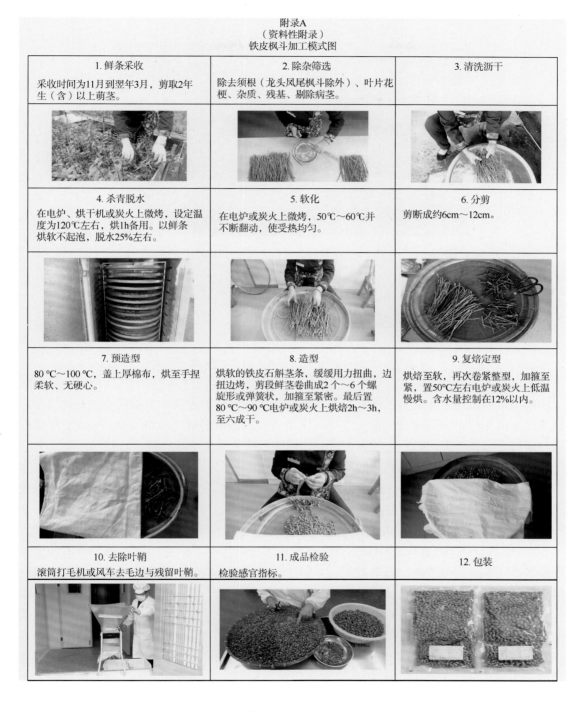

1. 鲜条采收	2. 除杂筛选	3. 清洗沥干
采收时间为11月到翌年3月，剪取2年生（含）以上萌茎。	除去须根（龙头凤尾枫斗除外）、叶片花梗、杂质、残基、剔除病茎。	
4. 杀青脱水	5. 软化	6. 分剪
在电炉、烘干机或炭火上微烤，设定温度为120℃左右，烘1h备用。以鲜条烘软不起泡，脱水25%左右。	在电炉或炭火上微烤，50℃~60℃并不断翻动，使受热均匀。	剪断成约6cm~12cm。
7. 预造型	8. 造型	9. 复焙定型
80℃~100℃，盖上厚棉布，烘至手捏柔软、无硬心。	烘软的铁皮石斛茎条，缓缓用力扭曲，边扭边烤，剪段鲜茎卷曲成2个~6个螺旋形或弹簧状，加箍至紧。最后置80℃~90℃电炉或炭火上烘焙2h~3h，至六成干。	烘焙至软，再次卷紧整型，加箍至紧，置50℃左右电炉或炭火上低温慢烘。含水量控制在12%以内。
10. 去除叶鞘	11. 成品检验	12. 包装
滚筒打毛机或风车去毛边与残留叶鞘。	检验感官指标。	

    国家食品药品监督管理总局于2014年6月27日，发布了《药品生产质量管理规范（2010年修订）》中药饮片等3个附录的公告，对中药饮片生产管理和质量控制的全过程有着明确的规定，铁皮枫斗的加工必须按照该规定执行。浙江省乐清市浙江铁枫堂生物科技股份有限公司已取得中华人民共和国药品生产许可证（编号：浙20140013），并通过了GMP

认证（证书编号：ZJ20140081），图 10-57 为该公司的铁皮枫斗加工车间。

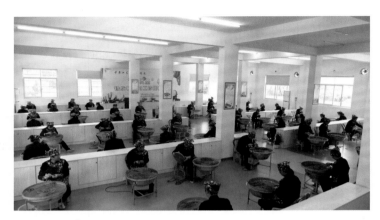

图 10-57　浙江铁枫堂生物科技股份有限公司铁皮枫斗加工车间

五、影响枫斗质量的因素探讨

（一）取材不同是影响枫斗质量与价格的重要因素

所谓取材不同，主要有三个含义：一是加工生产枫斗的植物来源不同；二是加工生产枫斗产品所用原材料的取材部位、生长环境不一；三是根据浙江药农经验，铁皮石斛有软脚与硬脚之分，还有出自石上与树上之分，因此各档价格也不尽一致。

近年来，加工生产正品枫斗的植物来源分别有：

1）霍山石斛（*D.huoshanense*），天然霍斗多少年来市上没有商品，近年霍山县等地已种植霍山石斛，可提供一些鲜条供加工枫斗。

2）铁皮石斛（*D.officinale*），现已大面积种植成功，可供加工枫斗的原料。

3）细茎石斛（*D.moniliforme*），虽说目前多是野生品，但因药农与药工普遍认为其质量较差（黏液成分清淡，且带苦味），但这仅是从经验判断，未见有对其进行科学研究的判断结论。

类同品枫斗是主要用齿瓣石斛（*D.devonianum*）、梳唇石斛（*D.strongylanthum*）、藏南石斛（*D.monticola*）等及石斛属其他一些石斛加工生产的枫斗。前一种即通常所称"紫皮石斛（枫斗）"；后几种则为"虫草石斛（枫斗）"及"水草石斛（枫斗）"等类同品石斛所加工生产的枫斗，产品价格也因情况而异。如"紫皮石斛（枫斗）"与"虫草石斛（枫斗）"，因药农认为它们质量尚可而价格也较高。"刚节石斛（枫斗）"、"水草石斛（枫斗）"则用料来源极为复杂，质量参差不一，产品形态不一，因而价格相差甚远。

一般来说，幼嫩的茎或一些茎短而粗壮种类的石斛，因均可能具有"龙头凤尾"特征，因而价格较高；茎特长或粗壮、且含有水分多的一些种类，加工后产品干瘪者，其价格必然较低。

图 10-58 为枫斗加工取材与等级关系示意图，用以说明取材与等级之间的关系，等级高者必然价格较高，但等级的称呼各人又有不同，并有一些说明。

说明：幼嫩茎可加工特级或一级、甲级枫斗，以二圈半为最好，具龙头凤尾。

注：有时幼茎还可分幼茎与嫩茎芽（更短更嫩者）称"××芽"，认为品质更好。

长茎可加工"有头无尾"或"有尾无头"产品，分别称"头枫斗"或"尾枫斗"，具 3～4 圈不等，为二等品或乙等品。剪口段可加工"无头无尾"产品，称"剪口枫斗"，为三等品或三级品。

浙江药农认为，从铁皮石斛质地来分，有软脚铁皮石斛与硬脚铁皮石斛两大类，软脚铁皮石斛质地柔软，加工的枫斗质量好；硬脚铁皮石斛质地较为坚硬，加工的枫斗形体较差，嚼之渣多，因而其品质也较差。

当前，国内市场上各种规格种类的枫斗较之过去又有新的变化，其规格种类不下数十种，涉及的植物种类则比以前更为复杂众多（包雪声等，2011）。

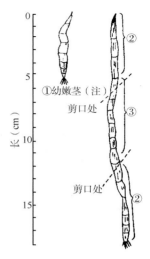

图 10-58　枫斗加工取材与等级关系示意图

（二）西枫斗"龙头凤尾"实质探讨

西枫斗主要指兰科植物铁皮石斛（黑节草）、重唇石斛和细茎石斛等，经特殊加工制成的干燥品。商品分别称为"铁皮枫斗"、"爪兰枫斗"和"铜皮枫斗"。加工时选上述石斛长 4～7cm 而具短根的鲜材，经过剪根去叶、微火烘扭等一系列的特殊加工过程而制成。其形小而卷曲呈螺旋状，或呈弹簧状，传统以外观具"龙头凤尾"特征者为佳。关于"龙头凤尾"的释名及实质，没有统一的说法，为此，有必要作一考证。

"龙头凤尾"是鉴定西枫斗质量的一个重要标志。为什么具有这个特征的西枫斗质量好呢？通过对浙江省最大的西枫斗集散地温州乐清一些枫斗加工户的调查，了解到有两个原因。一是选材。要加工具"龙头凤尾"特征的西枫斗，通常选带根的茎基到茎梢只有 4～7cm 长的石斛药材，且以短者为好。因茎梢自然渐细而尖，状如凤尾，故而得名。若从超过 7cm 的药材上截取一段来加工，则有剪口，不能形成"凤尾"。因此，"龙头"和"凤尾"限定了石斛药材的长度，而长度与生长的年限有关，通常生长 1 年左右的石斛，较适合加工成具"龙头凤尾"特征的西枫斗，故"龙头"和"凤尾"实质是为了限定石斛的生长年限。由于石斛的采集常常是连根整丛拔取，各种年限的茎杂处其间，一年生的茎在十成中难得一成，所以具"龙头凤尾"的西枫斗显得格外珍贵。从药材来源来看，因野生铁皮石斛生长缓慢，粗肥矮壮，较适合作为加工成具"龙头凤尾"特征的西枫斗的原料，所以，加工这类西枫斗常常选用铁皮石斛，这就是为什么具"龙头凤尾"的西枫斗珍贵的另一个原因。中医认为西枫斗专用于滋养、健胃及生津，从现代科学角度来讲，这类功效与增强机体免疫能力有关。现已知石斛多糖是其强壮作用的有效成分，药理试验证实它能增强机体免疫功能，并具抗肿瘤活性。石斛中的氨基酸与营养保健价值和某些药效也有一定关系。铁皮石斛中已测得17种氨基酸，其中主要为天冬氨酸、谷氨酸、甘氨酸、缬氨酸和亮氨酸，这5种氨基酸占总氨基酸的53.00%，后二种是人体"必需氨基酸"。这些数据印证了为什么将"龙头凤尾"作为西枫斗质量标志和等级分类的依据。以铁皮枫斗为例，有龙头凤尾，粗肥，粉质多，仅1～2个圆拐者（指其短）为一等品。有龙头凤尾，较瘦小，具2～3个圆拐者为二等品。有头无尾或有尾无头，瘦小，圆拐在3个以上者为三等品。现在看来，这种分级标准是很有科学道理的。

　　加工"龙头凤尾"，有特殊的技术要求，不仅需要耐心细致，而且需要专门的技巧。通常只有那些技术熟练，有丰富实践经验的老药工，才能加工出符合规矩的"龙头凤尾"。有"龙头凤尾"的西枫斗，价格昂贵，部分原因还与加工过程中花费的工时和工艺上的技术含量等因素有关（来平凡等，2002）。

六、几种主要枫斗的商品等级标准

（一）铁皮枫斗商品等级标准

1. 来源

本品为兰科植物铁皮石斛的干燥茎加工而成。

2. 性状

本品呈螺旋形团状，环绕紧密或稍松，有的较饱满，具3～6旋环，长0.8～1.5（或0.8～2）cm，直径0.6～1.5cm；茎直径0.2～0.8cm。表面暗黄绿色或金黄绿色，有细纵皱纹，节明显，节上可见残留须根。另一端为茎尖（凤尾），形成"龙头凤尾"，有的两端为根头或茎尖，另一端为斜形或平截形切面，有的两端均为切面。质坚实，略韧，易折断，断面平坦，呈角质样。气微，味淡，嚼之初有黏滑感，久之有浓厚黏滞感，无渣或渣少。

3. 规格

铁皮枫斗各等级的规格标准详见表10-2。

表10-2　铁皮枫斗的等级标准

项目	等级	标准
正名：铁皮枫斗 别名：铁皮斗，铁皮石斛枫斗	特级	螺旋形团状，环绕紧密，颗粒饱满，均匀整齐，多数可见2～3个旋环，长1.3～1.6cm，直径0.7～0.9cm，两端多数具龙头凤尾。表面具角质样光泽，质坚实。嚼之有浓厚黏滞感，残渣极少（图10-59）
	一级	螺旋形团状，环绕紧密，颗粒均匀整齐，多数可见3～4个旋环，长1.3～1.5cm，直径0.8～1.0cm，有的具"龙头凤尾"，有的一端具"龙头"或"凤尾"，另一端为切面，有的两端均为切面。表面具角质样光泽。质坚实。嚼之有浓厚黏滞感，渣少（图10-60）

续表

项目	等级	标准
正名：铁皮枫斗 别名：铁皮斗，铁皮石斛枫斗	二级	螺旋形团状，环绕稍松，颗粒不甚整齐，多数可见 3～6 旋环，长 1.3～1.9cm，直径 0.6～1.0cm，有的具"龙头凤尾"，有的一端具"龙头"或"凤尾"。表面具角质样光泽。嚼之有黏滞感，有少量纤维性残渣（图 10-61）

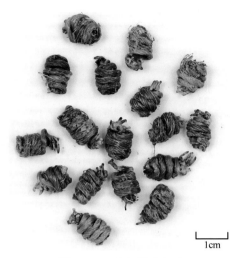

图 10-59　特级铁皮枫斗

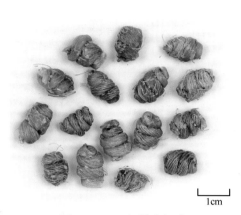

图 10-60　一级铁皮枫斗

（二）霍斗商品等级标准

1. 来源

本品为兰科植物霍山石斛干燥茎加工而成。

2. 性状

本品呈螺旋形团状或圆筒形弹簧状，螺旋形团状者具 3～5 个旋环，长 0.4～0.8cm，直径 0.4～0.6cm；圆筒形弹簧状者具 2～6 个旋环，长 0.4～1cm，直径 0.3～0.5cm；茎直径 0.1～0.2cm。表面黄绿色或棕绿色，有细皱纹和膜质叶鞘，一端为根头，较粗，具须根数条（习称"龙头"），另一端为茎尖，细尖（习称"凤尾"）。质硬而脆，易折断，断面平坦，灰绿色至灰白色。气微，味淡，嚼之有黏滞感，无渣。

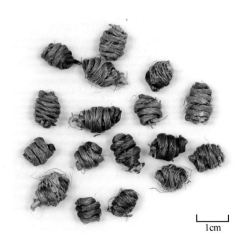

图 10-61　二级铁皮枫斗

3. 规格

霍斗等级划分详见表 10-3。

表 10-3   霍斗商品等级标准

项目	等级	标准
正名：霍斗 别名：霍山枫斗，霍山石斛，金斛，米斛	特级	螺旋形团状，环绕紧密，颗粒整齐均匀，多数可见 3～5 个旋环，长 0.4～0.8cm，直径 0.3～0.6cm，表面黄绿色或棕绿色，一端为根头（习称"龙头"），另一端为茎尖（习称"凤尾"）。嚼之有浓厚黏滞感，无渣（图 10-62）
	一级	圆筒形弹簧状，环绕紧密，具 3～5 环，长 1～1.7cm，直径 0.3～0.4cm，表面黄绿色，弹簧状大小不一，龙头凤尾在二头，龙尾伸长。嚼之有浓厚黏滞感，无渣（图 10-63）
	二级	圆筒形弹簧状，环绕紧密，具 2～3 环，长 0.8～1.5cm，直径 0.2～0.3cm，表面黄绿色，弹簧状大小不一，龙头凤尾在二头，龙尾伸长。嚼之有浓厚黏滞感，无渣（图 10-64）

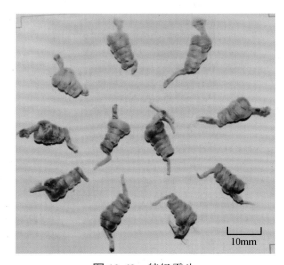

图 10-62   特级霍斗

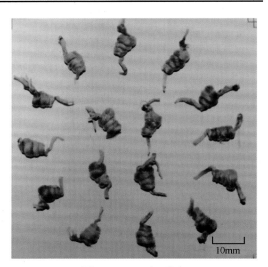

图 10-63   一级霍斗

（三）紫皮枫斗商品等级标准

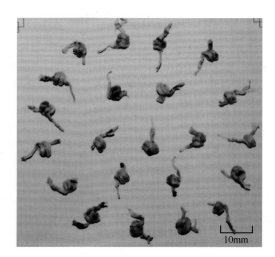

图 10-64   二级霍斗

1. 来源

本品为兰科植物齿瓣石斛干燥茎加工而成。

2. 性状

本品呈螺旋形团状，环绕紧密或稍松，具 2～5 旋环，长 0.5～1.3cm，直径 0.5～0.9cm；茎直径 0.2～0.4cm。表面黄绿色或灰绿色，有的带有紫色，有细纵皱纹，节明显，节上可见残留的膜质叶鞘，多破碎成纤维状；有的一端为根头（"龙头"），残留须根，另一端为茎尖（"凤尾"），形成"龙头凤尾"，有的一端为根头或茎尖，另一端为切面，有的两端均为切面。质坚实，略韧，断面不平坦，略显纤维性。气微，味淡，嚼之有浓厚黏滞感。渣少。用热水浸泡后水溶液常呈淡紫红色。

3. 规格

紫皮枫斗等级划分详见表 10-4。

表 10-4　紫皮枫斗等级标准

项目	等级	标准
正名：紫皮枫斗 别名：紫皮斗， 紫皮石斛枫斗	特级	呈螺旋团状，环绕紧密，颗粒均匀整齐，多数可见 2～3 个旋环，长 0.8～1.2cm，直径 0.5～0.9cm。质坚硬，多数一端具"龙头"，另一端为切面，少数两端均为切面，表面略具角质样光泽，质坚实。嚼之有浓厚黏滞感，渣少（图 10-65）
	一级	呈螺旋团状，环绕紧密，颗粒稍不整齐，多数可见 2～4 个旋环，长 0.8～1.3cm，直径 0.4～0.9cm，多数两端均为切面，极少数一端具"龙头"，表面略具角质样光泽，质坚实。嚼之有浓厚黏滞感，渣少（图 10-66）
	二级	呈螺旋团状，环绕较松，颗粒不整齐，多数可见 2～5 旋环，长 0.5～1.0cm，直径 0.4～1.0cm，多数两端均为切面。表面略具角质样光泽，质坚实。嚼之有浓厚黏滞感，渣较多（图 10-67）

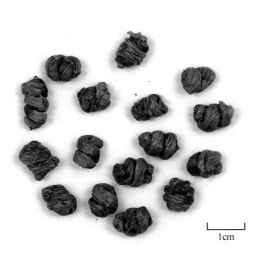
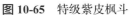

图 10-65　特级紫皮枫斗

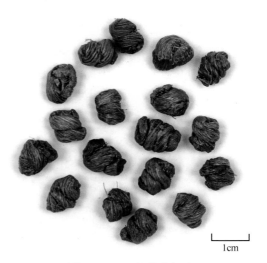

图 10-66　一级紫皮枫斗

（四）铜皮斗商品等级标准

1. 来源

本品为兰科植物细茎石斛干燥茎加工而成。

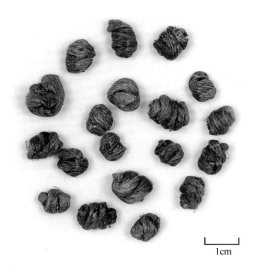

图 10-67　二级紫皮枫斗

2. 性状

本品呈螺旋状或圆筒形弹簧状，螺旋团状者具 3 ～ 7 旋环，长 0.7 ～ 1.5cm，直径 0.7 ～ 0.9cm；弹簧状具 3 ～ 7 环，长 0.3 ～ 0.6cm。表面黄绿色或棕绿色，一端为根头，较粗，具须根数条（习称"龙头"），另一端为茎尖，细尖（习称"凤尾"）。质硬而脆，易折断，断面平坦，灰白色。气微，味微苦，嚼之少黏滞感，有渣。

3. 规格

铜皮斗等级划分详见表 10-5。

表 10-5　铜皮斗等级标准

项目	等级	标准
正名：铜皮斗 别名：铜皮，细茎石斛枫斗，乌铜皮，黄铜皮	甲上级	螺旋形团状，环绕紧密，颗粒较整齐，多数具 3 ～ 6 个环，长 0.9 ～ 1.5cm，直径 0.7 ～ 1.1cm，具"龙头凤尾"，易折断，断面白色。嚼之有少数黏滑感（图 10-68）
	甲一级	弹簧状，颗粒整齐，具 2 ～ 4 个旋环，长 0.3 ～ 0.6cm，直径 0.4 ～ 0.5cm，表面黄绿色，两端均为切面白色。嚼之有微黏滑感，味微苦，有残渣（图 10-69）
	甲二级	螺旋形团状，颗粒多数具 5 ～ 7 个旋环，长 0.7 ～ 1.5cm，直径 0.7 ～ 0.9cm，具"龙头凤尾"。嚼之少量黏滑感，味微苦，渣较多（图 10-70）

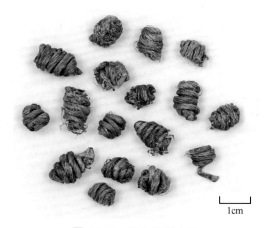

图 10-68　甲上级铜皮斗

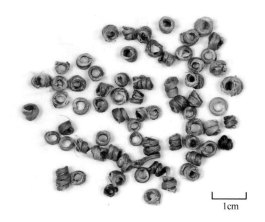

图 10-69　甲一级铜皮斗

七、选购枫斗时的注意事项

1）枫斗大小均匀，螺旋紧密，极少有膜质的存在；色泽以金黄绿色、深黄绿色新鲜为佳，陈旧者以深褐色为次（储存时间较长）。

2）枫斗个体份量重者为佳，因为枫斗所含有效成分主要为多糖，重者说明含量高。质坚实略脆，易折断。

3）枫斗在口中咀嚼时黏性越多越强者为佳，直到黏齿、黏唇。

4）枫斗咀嚼残渣越少越好，因为纤维量多少也是枫斗的质量标准之一，渣多说明纤维多，好的枫斗咀嚼时间长纤维极少。

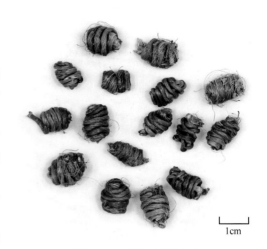

图 10-70　甲二级铜皮斗

5）枫斗品尝有一股淡淡的青草香味，若有酸、苦、辣等杂味则为质次或伪品。

6）若水煎服用，应将枫斗洗净、浸泡后加水煮沸 2 小时以上，因枫斗制成后使多糖固化，久煮有效成分才能溶于水中，煮后可以看到水中略分为上、下两层，"上面为水，下面为一层淡胶质黏液"。黏液越多质量越好，服用时摇匀即可。

7）枫斗的选购，种类极为重要，如铁皮枫斗有野生和栽培之分，而且又有软脚和硬脚之区别；以前的野生铁皮枫斗颗粒较小而整齐，绝大部分具龙头凤尾，少数有两端切面，外部纤维较细，色泽为深黄绿色，咀嚼时黏液极多，达到黏齿和黏唇。栽培的则纤维稍多，而且龙头凤尾较野生为少，大部分有龙头无凤尾或反之；两者色泽也不一致，软脚则色略黄绿，而硬脚色深黄绿色。纤维较野生略多。

8）霍斗的特征极为明显，均为弹簧状，每颗霍斗均有龙头和凤尾并存，且龙头大凤尾小，呈喇叭状，色泽为黄中带绿，而光亮，咀嚼而无渣的感觉非常细腻，黏齿、黏唇。特别市售霍斗以铜皮斗伪充霍斗者有之，主要区别：铜皮斗色黄，而基本全部都是两端为切面，咀嚼时味苦，黏液极少。

9）紫皮枫斗的黏液也较多，纤维多于铁皮枫斗。主要区别：颗粒色泽较铁皮枫斗为深，如黄绿带紫色，而且大部分均为二端切面，少有龙头或凤尾，最主要特征是紫皮斗放入热水中浸泡后水呈淡紫色（顺庆生，2016）。

（顺庆生　张治国　黄向永　宋仙水　盛小宽　余东栩）

第五节　铁皮石斛鲜品的应用与保鲜技术

应用中药鲜药防病治病是中医药特色之一，历史悠久。早在秦汉时期的《神农本草经》对鲜药就有记载，明、清时代已广为应用（陶振岩，1998）。鲜药中药具有药鲜、汁醇、气味俱纯正的特点，能保持药品的天然性能（郭信涛等，2000）。鲜药用于临床，有其独特的治病作用，疗效可靠，在许多中医药著作中都有记载鲜药的应用（林明宝等，2001）。根据历代中医药学家临床用药的经验总结，已形成了多种疗效显著的鲜药用法（金世元，2013）。鲜药的传统应用主要有直接入汤剂、自然汁内服、蒸露、煎膏、捣烂外敷、自然汁外用等方法（郝近大，1998；彭国平等，2004）。除这些常见的应用方法外，后来针对某些具体病症和患者的情况，发展了保存和使用均更为方便的鲜药制剂（郝近大，2001）。

铁皮石斛 *Dendrobium officinale* Kimura et Migo 是我国传统名贵中药，具有益胃生津、滋阴清热功效（中华人民共和国药典委员会，2015；赵菊润等，2014；Hou et al.，2012；Liang et al.，2018a；Liang et al.，2018b），其鲜品的应用也由来已久，始载于《神农本草经》，曰：“味甘，平。主伤中，除痹。下气，补五脏虚劳羸瘦，强阴。久服厚肠胃。”《本草备要》言："石斛养胃圣药，鲜者性更凉，润燥生津。"《本草害利》云："川石斛，少逊鲜石斛，性加寒，尤退虚热。虚证宜干，实证宜鲜。"《医醇剩义》祛烦养胃汤、《临证指南医案》叶氏养胃汤、三鲜汤（鲜石斛、鲜生地、鲜沙参）等著名方剂，均强调以鲜石斛入方（孙振国等，2013）。现代中医还有"非鲜石斛不用"之说（钱松祥，2013），认为新鲜铁皮石斛清热生津之功优于干品，善治热病伤津、舌干口渴（孙振国等，2013）。李栩筠等（2015）报道指出干品石斛清热主要用于清虚热，但鲜石斛还被医家用于清实热，能清肺胃实热。现代临床上鲜石斛常用于大叶性肺炎、上消化道出血、化脓性脑膜炎、小儿顽固性发热等高热急症的治疗（孙振国等，2013；程志源等，2017）。

一、鲜品应用

铁皮石斛鲜品应用广泛，除被作为中药鲜药用于治病防病外，铁皮石斛产地的群众还将铁皮石斛鲜品榨汁作为饮品或添加到各种膳食中食用。铁皮石斛鲜品常见的使用方法大致有以下几种。

1. 直接嚼食

铁皮石斛鲜品直接口嚼，营养成分基本不损失，易于人体吸收，能起到益胃生津、滋阴健脾的作用（高秀娟等，2013）。

2. 自然汁内服

自然汁内服法是铁皮石斛鲜品常见的应用方法之一，可用于防病治病，也可作为饮品饮用。传统取铁皮石斛自然汁的方法是先挑选新鲜的铁皮石斛鲜条，用清水洗涤 2～3 遍，待表面水分干燥后，剪切成小段，再置石臼或陶瓷容器中捣至稀烂，不易捣烂时可加少许食盐，捣烂后用消毒纱布 2～3 层裹紧，挤压使汁出尽。有时需反复捣绞 2～3 遍，方可将汁挤尽。获得的自然汁可直接饮用或加水冲服，亦可加入到其他复方制剂中，加入时宜后下，或待其他药物煎煮取汤待温凉后，再兑入石斛汁搅匀服用（郝近大，1998）。现今也可取石斛鲜品洗净去衣后，加纯净水用榨汁机榨汁，连渣饮用，方便养生（高秀娟等，2013）。

3. 直接入汤剂

铁皮石斛鲜条剪段或切片后可直接作为饮片入汤煎煮，这也是一种非常普遍的应用方法。铁皮石斛鲜品入汤煎煮对水和火候都有一定要求。所用的水必需洁净新鲜，一般可用清净的泉水、河水及自来水，井水则须选择水质好的。煎煮时也要注意火候的控制，先用"武火"煮沸几分钟后，改用"文火"煎煮（郝近大，1998）。

铁皮石斛鲜品单煎、代茶饮具有清热生津的作用，适用于热病伤阴，微热口渴者，其药性比较平和，长期适量食用也无不良反应，可以作为保健茶长期饮用。还可根据阴虚症状的轻重辨证加入玉竹、黄精等滋阴药，其疗效更为显著（高秀娟等，2013）。

4. 膳食

铁皮石斛产地的民众已将铁皮石斛完美地融入餐桌艺术，他们将铁皮石斛鲜条洗净去衣后切碎，与鸡、鸭、猪肉等一起进行烹饪，连渣食用或炖汤饮用，新鲜的铁皮石斛花也可当菜用，搭配在食谱中（高秀娟等，2013）。同时还有用新鲜铁皮石斛做成薄饼、面条、糕点等日常美食，把铁皮石斛菜肴和铁皮石斛汁作为待客迎宾的美味佳肴。

新鲜铁皮石斛也是药膳里最常用的保健药材之一，因其具有清肺补脾、益胃生津、滋阴清热的功效，可用于平素胃阴不足、肾阴虚、阴虚火旺的人群保健食用。如胃热阴虚的胃火牙痛、口舌生疮，可以用石斛与麦冬调配药膳食用；肾虚或阴虚火旺者可与熟地、生地等一同使用；肾阴虚、视物昏花者可以将石斛与枸杞子、菊花等一同使用，养阴明目；筋骨酸软、腰酸腿软者则可以将石斛与杜仲、牛膝、薏苡仁、木瓜等一同调配药膳食用（郭静等，2014）。

5. 炮制成干品

铁皮石斛鲜品最主要的流向是炮制成各种干品，便于保存和使用，目前常见的炮制方法有烘烤卷曲制成铁皮枫斗、鼓风烘干制成铁皮石斛干条（片）、冷冻干燥并制成铁皮石斛粉等（寿伟康，2004；左爱萍等，2015）。至于各种炮制干燥方法的优缺点，有人进行过相关的研究，辛明等（2013）以新鲜铁皮石斛为原材料，采用自然晾干、热风干燥、真空干燥和真空冷冻干燥4种不同干燥方式对铁皮石斛进行干燥，探讨4种方式对铁皮石斛多糖和石斛碱含量的影响。结果表明真空冷冻干燥的产品颜色较为鲜亮，色泽保持得较好，明显优于其他方法。铁皮石斛热风干燥后多糖含量最高，自然晾干的最低，但不同干燥工艺对石斛碱含量几无影响。陈丹青等（2016）以鲜铁皮石斛为原料，比较了高温烘烤卷曲制得铁皮枫斗、常压低温（45℃）鼓风烘干制得铁皮石斛片、真空冷冻干燥制得铁皮石斛粉三种方法对铁皮石斛主要质量指标浸出物、多糖和甘露糖含量的影响，结果显示常压低温鼓风烘干所得铁皮石斛片浸出物、多糖及甘露糖含量最高，而高温烘烤卷曲制得铁皮枫斗最低，但均符合《中国药典》中铁皮石斛项下要求。

6. 制成鲜药制剂

把铁皮石斛鲜品制成鲜药制剂也是目前常见的应用方法。传统的鲜药制剂方法多种多样，如将铁皮石斛鲜条整理粉碎，分离取汁去渣，将药汁直接制成原汁型和浓缩型两种包装产品，或将药汁低温干燥，制成颗粒，密封包装（何平，1994）。铁皮石斛鲜品也常见单味或与其他滋补药材一起被浸入酒中，密封，浸渍一段时间后制成药酒饮用（高秀娟等，2013）。

除使用传统鲜药制剂的工艺和剂型外，铁皮石斛鲜品新剂型、新工艺的应用也日益增多，已有报道将石斛鲜品单用或添加其他药物，制成口服液、饮料、冲剂、片剂等现代中成药剂型。如陈颖等（1996）研究了一种鲜石斛口服液的研究工艺，制备了一款鲜石斛口服液。黄显章等（2007）也以鲜石斛为主要原料筛选得到了一种复方鲜石斛口服液制备方法。郭彩娥等（2017）探讨了鲜石斛鲜汁的最佳制备工艺，并进行质量标准研究。通过提取工艺研究发现添加适量蜂蜜和 CMC-Na 稳定剂后制得的鲜石斛鲜汁具有淡淡的醇香，口感顺滑，口味协调。何超红等（2018）以铁皮石斛鲜条为主料，枳椇、葛根、枸杞等为辅料，通过单因素和正交试验筛选铁皮石斛复合饮料的配方，并对复合饮料的多糖、氨基酸及矿质元素含量进行测定。结果制得一款色泽呈青绿色，具有铁皮石斛和枳椇的清香，口感顺滑细腻，风味独特，成分丰富的新型复合饮料。

二、鲜品保鲜方法

鲜药的临床应用是最早的一种治疗方法，后来发展为养生防病，应用颇多，但鲜药的备用有局限性，其贮藏存在着很大的问题（周锡龙等，2001）。传统的鲜药保鲜方法有自然贮藏法、砂藏法、砂植法、冰箱贮藏法、塑料薄膜保鲜法、移栽法等。目前也已经成功利用了限气贮藏、气调贮藏、辐照贮藏、冷冻干燥、冷冻或冷藏、密封冷藏、真空包装、应用保鲜剂保鲜等贮藏方法（刘成梅等，2003）。查阅相关文献报道，发现目前应用于新鲜铁皮石斛的保鲜方法主要有以下几种。

1. 自然贮藏法

自然贮藏法较简单，不需要特殊设备和场地，可选择通风，干湿适度，凉爽的地方作为贮藏地。石斛质柔软而实，植物里面的水分蒸发较缓慢，因此将鲜原货（以带根为佳）直立放在阴凉通风处，不要重叠和横放，以免造成空气不流通而发热腐烂。夏、秋季节，每星期需喷洒少量清水，防止水分蒸发而干燥。平时，应勤检查，遇到潮湿时，应移位（即换一位置），并预设通风道，这样可以使铁皮石斛的保藏期延长至 1 个月左右（钱松祥等，1998；朱嘉娴，2001；郝近大，1999）。

2. 砂藏法

砂藏法即将活体植株藏于砂堆中，随用随取，效果较好，保藏期可在 1 个月以上。选择空气清新、通风、湿润的地方作为贮藏地，按贮藏量选取面积，取河中细砂，用适量水湿润，平摊，厚度约 10cm，在河砂四周，撒上一圈生石灰，防止害虫侵害。入贮前，先将有病斑或腐烂者挑出，若是局部腐烂，可将烂的部分用刀切去，并在太阳下将切口晒干（俗称封口）。如是新采摘的药材，还应在平地摊晾数日，使药材表面风干。入贮时，依河砂平面摆放，相互间隔不可太紧，也不要几块叠放，其上面覆盖一层约 10cm 厚的湿石砂层。上层砂不宜过湿，亦不要从上往下浇水，如贮存过久，河砂太干时，可将上层砂换掉。总之河砂不宜过干或过湿。贮藏过程中，应注意保持空气新鲜，特别是春季应适当通风，以免湿度过大而引起腐烂。每隔 20 ～ 30 天应仔细翻检一遍，及时去除腐烂变质者。遇有萌芽或生根者应及时予以切除（郝近大，1999）。

3. 砂植法

砂植法适用于石斛等以茎叶入药药材的贮藏保鲜。选择通风阴凉的地方作贮藏室。用金属或木材做成约高 1.5cm，宽 30 ～ 40cm 的架子，架子可作 2 ～ 3 层。用粗木板做成长 30 ～ 40cm，宽 20 ～ 30cm，高 15 ～ 20cm 的无盖木箱。将木箱依次排放于架子上，往箱内充满大小如绿豆样不带泥的砂子，用水湿润。将采摘后的药材进行挑选，选取茎叶粗壮，根系发达者，再将根部放入净水中浸泡 24 ～ 48h，取出放于竹篓内滴尽水。将根系展开按顺序排列，石斛茎直立植于砂石箱内。每日淋水 2 ～ 3 次，以保持足够湿度，石斛生嫩叶后应将下部叶片随时掐去。室内要注意通风，温湿度均不可过高，否则易引起烂根（钱松祥等，1998；朱嘉娴，2001；郝近大，1999）。

4. 移栽法

移栽法也是一种普遍采用的保鲜方法，适用于全草类及小块根茎类药材的保鲜。在过去传统老字号店铺中，大多设有自家的药园，或大或小，即使没有能力开设药园的，也都充分利用前店后院的条件，在天井、院落、走廊及厅堂等可利用的地方，用盆钵栽种常用应时鲜品药物，即可方便病家之急，又可供观赏美化庭园之用（郝近大，1999）。移栽法首先要选择合适的场地，充分利用现有条件，如利用盆钵栽植则比较灵活，大量的可用木箱培植保养（李银珠等，2001）。

鲜石斛特性喜阴，通常放置于阴凉处。夏季每天淋水 1 次，冬季 3 ～ 5d 淋水一次，经常保持湿润，常种植于花盆或花坛中。种植前，先将长的根须适当剪短，用两层泥沙铺于盆底。然后将鲜石斛种植在内，再用石子铺平塞紧。冬天结冻时，要移于室内保温，如因干燥超过一定的限度，可适当淋水，淋水后移至阳光下照射 2 ～ 3h，再移回室内，以防冰冻。夏季炎热则应移置阴凉潮湿处，晚上置室外露天处，以便吸取露水，白天不能日晒，若长出花苗，应立即摘除，以免浆液走失，本品切忌开花，花后会自然枯萎（郝培成等，2010；张翠兰等，2000）。

5. 塑料薄膜保鲜法

塑料薄膜保鲜法适合于根茎及全草类药材短期贮藏保鲜，尤其适用于已经切块所余药材的贮存。用保鲜膜包裹鲜品药材既有一定的密封性，又有一定的通透性，如能与冰箱贮藏法配合应用，保鲜效果更佳。使用时，应先将铁皮石斛捋顺，用薄膜尽量贴着茎叶裹紧，使其中的空气存留最少。保鲜膜一次用后，洗净阴干可重复使用（郝近大，1999）。

至于不同保鲜膜对铁皮石斛保鲜效果的影响，有学者对此进行了研究（郝梅梅等，2014）。他们采用薄膜自发气调包装保鲜技术（MAP），分别使用 PVC 保鲜膜、PE 保鲜膜及微孔膜对鲜石斛进行包装，以散装石斛作为对照，在 0℃下进行储藏，通过对石斛失重率、膜透性、丙二醛、可溶性固形物进行测定，探讨不同保鲜膜对石斛保鲜效果的影响。结果表明，PVC 保鲜膜包装的石斛保鲜效果最好，有效地保持了石斛在低温储藏期间的品质。

6. 冷藏法

冷藏法是目前应用最为广泛的方法（方长发等，2013），将清洗干净的药材分类扎成小把或装入袋中，或用塑料薄膜包裹保鲜放入冰箱或冷藏柜，贮藏温度在 3～5℃，有特殊气味或油脂类物质的应单贮藏，在贮藏过程中应随时翻拣，去除腐烂变质者。有研究表明，将新鲜的中药采收后洗净、按规格整理，用聚乙烯薄膜袋，按每袋 0.5～2kg 的包装量封袋，放入冷冻柜内（0℃左右）保存，保藏期限可以控制在 2～3 个月。此外，以鲜药榨成的汁和制成的露剂、煎剂等亦都适合用冷藏保鲜（钱松祥等，1998；沈丽萍，1996；管英英等，1995）。

还有学者（陈东来迅等，2017）以新鲜铁皮石斛为试验材料，研究了冰温贮藏对铁皮石斛采后品质的影响，以寻求延长铁皮石斛贮藏期及保持贮藏品质的有效方法。结果表明，冰温贮藏（-2℃）新鲜铁皮石斛能有效抑制石斛的蒸腾作用，减少石斛多糖的损失，有利于石斛叶绿素的保持以及抑制石斛中粗纤维的合成，延长铁皮石斛的贮藏期并保持其贮藏品质。

7. 速冻低温保鲜法

袋装冷冻法是在冷藏保鲜法的基础上发展起来的一种保鲜方法，主要区别在于冷藏温度。有研究采用速冻保鲜结合聚乙烯袋装技术（管英英等，1995；杨桦等，2000），对石斛分别进行了保鲜方法的实验以及保鲜前后的化学成分测定和药效学比较。结果显示使用聚乙烯包装袋直接封口，-30℃速冻，-18℃保藏，可以在保持基本成分和药效的基础上，使石斛保鲜贮存期达 6 个月至 1 年。郝近大（2001）对生姜、地黄及石斛的速冻保鲜方法研究取得新进展，可保持鲜药原有形态、药效成分及药效，但对解冻后的产品品质变化未作报道。

这一方法也存在两个方面的缺点：①解冻后的品质急剧下降，特别是铁皮石斛等石斛类鲜品解冻后，表皮色泽变暗，脆度降低，冷冻伤害严重，且在常温下极易发生霉变、腐败等现象。②速冻保藏的铁皮石斛对其销售和运输都提出较高的要求（方长发等，2013）。

8. 高氧结合高二氧化碳保鲜法

高氧气调方法是英国学者 Day 于 1996 年首次提出的，他叙述了高氧水平是抑制酶促变化，防止厌氧发酵反应及影响好氧和厌氧微生物生长的有效方法。Kader 等认为，高氧处理作为一种新的贮藏技术将在果蔬贮藏中发挥重要作用（涂宝军等，2009）。同时，适当高浓度的二氧化碳可以减缓呼吸作用，对果蔬有推迟呼吸跃变启动的效应，从而延缓果蔬的成熟和衰老（张耀章，2007）。

郝梅梅等（2014）研究了采用高氧结合高二氧化碳条件储藏新鲜铁皮石斛的效果，在（0±1）℃，不同浓度高氧（40%、60%、80%）结合高二氧化碳（20%）储藏条件下，对铁皮石斛的色差、丙二醛含量、可溶性固形物含量、SOD 活性进行测定，研究高氧结合高二氧化碳（20%）对铁皮石斛的储藏品质影响。结果表明不同浓度的高氧结合高二氧化碳（20%）处理对鲜铁皮石斛的衰老有一定的抑制作用，其中氧含量 60% 到 80% 高氧结合高二氧化碳（20%）对于抑制铁皮石斛的衰老有明显的抑制效果，尤以氧含量 60% 高氧结合高二氧化碳（20%）储藏效果最佳。

三、小结

1）铁皮石斛鲜品的应用与干品（枫斗）有区别，应对鲜品与干品的化学成分、药理作用进行研究，以阐明鲜品应用的机理，为鲜品应用提供科学基础。

2）石斛的鲜用历史悠久，20 世纪 90 年代以来，铁皮石斛大面积种植成功，为铁皮石斛药材的广泛应用提供了保证。鲜条的采收有一定时间，如何保存鲜条并保持质量不变是必须解决的问题，现行药典规定采收期为 11 月份至翌年 3 月份，也就是在这期间采收的铁皮石斛质量较好，其他的半年时间不宜采收，研发出一个简便又能保证半年时间质量稳定的方法是保证常年鲜品使用的途径。

3）研发铁皮石斛鲜品单味或复方制剂，这样既保证鲜品的特性又方便使用，值得深入研究。

（吴月国　张治国）

参 考 文 献

艾娟，严宁，胡虹，等 .2010. 温度对铁皮石斛生长及生理特性的影响 [J]. 云南植物研究，32（5）：420-426.

白美发，黄敏 .2008. 铁皮石斛高效设施栽培技术研究 [J]. 安徽农业科学，36（35）：15416，15421.

白美发 .2009. 铁皮石斛专用叶面肥施用效果研究 [J]. 安徽农业科学，37（6）：2500，2529.

白燕冰，李桂琳，赵云翔，等 .2012. 石斛离地床式栽培技术 [J]. 中国热带农业，（4）：32-35.

包雪声，金良标，顺庆生 .2011. 枫斗 [M].2 版 . 上海：上海科学技术文献出版社：33-35.

卞光凯，缪倩，秦盛，等 .2011. 一株拮抗可可球二孢菌放线菌的分离及鉴定 [J]. 生物技术，21（4）：51-55.

卞静 .2014. 当归新病害——当归炭疽病的研究 [D]. 兰州：甘肃农业大学 .

布斯 C.1988. 镰刀菌属 [M]. 陈其煐，译 . 北京：中国农业出版社：1-319.

蔡建水 .2016. 闽南地区林木挂植铁皮石斛试验研究 [J]. 福建热作科技，41（2）：6-8.

曹汉才，莫俊杰，梁钾贤，等 .2016. 有机肥料对大棚种植铁皮石斛生长的影响 [J]. 安徽农业科学，44（14）：177-178，199.

陈存仁 .1935. 中国药学大辞典·上册 [M]. 上海：世界书局 .

陈丹青，傅颖，吴咏梅，等 . 2016. 云南鲜铁皮石斛及其不同加工品主要质量指标研究 [J]. 人参研究，28（6）：23-28.

陈东来迅，郜海燕，穆宏磊，等 . 2017. 冰温贮藏对铁皮石斛采后品质的影响 [J]. 中国食品学报，17（11）：166-172.

陈芳，谷晓平，梁平，等 . 2017. 不同栽培方式下铁皮石斛有效成分和光合特性的变化 [J]. 江苏农业科学，45（11）：90-93.

陈向东 . 2017. 铁皮石斛林下种植营养土的配制与种树的选择 [J]. 绿色科技，（5）：43-45.

陈颖，蒋世熙，周淡宜 . 1996. 鲜石斛口服液的工艺研究 [J]. 中草药，27（12）：724-725.

陈长才 . 2005. 独角犀的发生与防治 [J]. 浙江柑橘，22（4）：31.

陈长远 . 2016. 铁皮石斛活树附生栽培树种选择 [J]. 福建林业科技，43（2）：137-140.

陈洲，王民敬，何彬，等 . 2016. 不同栽培基质及肥料对铁皮石斛生长和品质的影响 [J]. 教育教学论坛，（40）：70-71.

程志源，邹国斌，吴苏柳，等 . 2017. 鲜铁皮石斛佐治小儿顽固性发热 53 例疗效观察 [J]. 浙江中医杂志，52（8）：592.

崔之益，肖玉，杨曾奖，等 . 2017. 铁皮石斛种植技术体系 [J]. 生态学杂志，36（3）：878-884.

戴芳澜 . 1979. 中国真菌总汇 [M]. 北京：科学出版社 .

邓叔群 . 1963. 中国的真菌 [M]. 北京：科学出版社：728-729.

丁翠珍，赵文军，寸东义，等 . 2010. 兰花褐斑病菌实时荧光 PCR 检测 [J]. 物病理学报，40（3）：235-241.

丁小余，徐珞珊，王峥涛，等 . 2001. 铁皮石斛居群差异的研究（1）植物体形态结构的差异 [J]. 中草药，32（9）：828-831.

丁小余，徐珞珊，王峥涛，等 . 2002. F 型、H 型居群的铁皮石斛 rDNAITS 区序列差异及 SNP 现象的研究 [J]. 中国中药杂志，27（2）：85-89.

丁秀琼 . 2007. 一株蝗虫病原菌的分离鉴定及其毒力研究 [D]. 成都：四川大学 .

董诗韬 . 2005. 石斛主要病害及其综合防治技术 [J]. 林业调查规划，30（1）：76-79.

方长发，黄略略，黄森展，等 . 2013. 铁皮石斛贮藏过程中存在的问题及其保鲜技术研究进展 [J]. 中草药，44（16）：2336-2340.

符永碧，施振华，利群 . 1988. 引起橡胶和马尾松木材蓝变的真菌——可可球二孢 [J]. 林业科学研究，1（2）：195-200.

付开聪，冯德强，张绍云，等 . 2003. 铁皮石斛集约化高产栽培技术研究 [J]. 中草药，34（2）：177-179.

付晓莹，郭慧敏，曹伍林，等 . 2016. 药用植物对光的适应机制与中药材栽培生产 [J]. 现代中药研究与实践，34（2）：177-179.

高燕，李泽生，耿秀英，等 . 2014. 铁皮石斛杂交种组织培养技术试验 [J]. 热带农业科学，37（2）：21-24.

高忠奎，何忠，仇惠君，等 . 2017. 不同有机肥对铁皮石斛生长、产量及多糖含量的影响 [J]. 湖南农业科学，（1）：34-36.

郜李彬，曹征宇，顾韵莉，等 . 2017. 不同附主种植的铁皮石斛有效成分检测分析 [J]. 上海农业科技，（2）：10-11.

管成林，王巧丽，胡秀芳 . 2016. 不同肥料对铁皮石斛生长、抗氧化酶活性及多糖积累的影响 [J]. 浙江理工大学学报，35（6）：933-938.

管英英，楼超群 . 1995. 介绍一种鲜药保存法 [J]. 中药材，18（10）：515.

郭彩娥，张敏，冯伟勋，等 . 2017. 鲜石斛鲜汁制备工艺及质量标准研究 [J]. 中医药导报，23（15）：53-56.

郭信涛，李建生，石怀芝 . 2000. 鲜药沿革考略及发展思路 [J]. 北京中医，19（20）：45-47.

郭英英，诸燕，斯金平，等 . 2014. 铁皮石斛附生树种对多糖含量的影响 [J]. 中国中药杂志，39（21）：4222-4224.

韩晓敏，梁良，张争，等 . 2014. 可可毛色二孢菌对白木香产生倍半萜诱导作用 [J]. 中国中药杂志，39（2）：192-196.

郝近大 . 1998. 鲜药临床常用方法 [J]. 基层中药杂志，12（4）：57-58.

郝近大 . 1999. 鲜药的贮藏与保鲜方法 [J]. 基层中药杂志，13（3）：37-39.

郝近大 . 2001. 中药保鲜技术取得新进展 [J]. 中国中医药信息杂志，8（5）：88-89.

郝梅梅，陈兰，刘海娇 . 2014. 不同保鲜膜包装对低温储藏铁皮石斛的保鲜效果影响 [J]. 中国果菜，34（4）：22-24.

郝梅梅，郝冬冬 . 2014. 高氧结合高二氧化碳处理对铁皮石斛采后品质的研究 [J]. 食品科技，39（8）：42-45.

郝培成，梁月萍，郭春亮 . 2010. 中药鲜药养护经验点滴 [J]. 中国药师，3（6）：379.

何伯伟，李明焱，毛碧增，等 . 2016. 铁皮石斛全程标准化操作手册 [M]. 杭州：浙江科学技术出版社：20.

何超红，魏丕伟，胡告，等 . 2018. 铁皮石斛复合饮料的研制 [J]. 加工研究，18（1）：52-58.

何平 . 1994. 浅论鲜中药工业研究 [J]. 中成药，16（9）：57.

胡松海 . 2015. 铁皮石斛抗寒品种的快速繁殖 [J]. 天津农业科学，21（12）：108-110.

胡雁春 . 2015. 有机肥对铁皮石斛、大花蕙兰生长的影响 [J]. 内江科技，（7）：90，136-137.

黄茂康，莫磊兴，叶建保，等 . 2011. 铁皮石斛无公害标准化种植技术及产品质量分析 [J]. 南方农业学报，42（3）：299-302.

黄万琳，肖昌泰，毛昆明，等 . 2012. 优质铁皮石斛栽培基质及其营养研究进展 [J]. 云南农业，（6）：27-29.

黄显章，赵清超 . 2007. 复方鲜石斛口服液制备工艺研究 [J]. 国医论坛，22（4）：45-46.

吉沐祥，杨敬辉，吴祥，等 . 2012. 草莓炭疽病的生物防治 [J]. 江苏农业学报，28（6）：1498-1500.

金虹 . 2005. 蝗虫病原菌的分离鉴定及毒力病理研究 [D]. 成都：四川大学 .

金世元 . 2013. 重振传统鲜药应用 提高临床治疗功效 [J]. 首都医药，1：38-39.

孔德栋，沈宏亮，钟远香，等 . 2015. 不同施肥措施对铁皮石斛生长和品质的影响 [J]. 农业科技通讯，（8）：108-111.

来平凡，何晓波 . 2002. 西枫斗"龙头凤尾"实质探讨 [J]. 中药材，25（2）：126-127.

兰建强 . 2012. 我国炭疽菌属 Colletotrichum 部分种分类及芒果胶孢炭疽菌生物学特性的研究 [D]. 咸阳：西北农林科技大学 .

乐清市铁皮石斛产业协会 . 2018. 乐清市铁皮石斛产业协会：简报 [R].（2）：24-34.

乐清市质量技术监督局 . 2015-10-01. 雁荡山铁皮石斛第 2 部分设施栽培技术规程 [S].

乐清市质量技术监督局 . 2015-10-01. 雁荡山铁皮石斛第 4 部分铁皮枫斗加工技术规程（DB330382）[S].

冷春鸿，张征，吴志刚，等 . 2010. 温州地区 4 个铁皮石斛栽培品种的形态特征与多糖含量分析 [J]. 浙江农业科学，（6）：1261-1263.

李红叶，曹若彬 . 1988. 梅树流胶病病原菌鉴定 [J]. 植物病理学报，（20）：234.

李宏蛟，蒋影，林昌虎，等 . 2014. 不同栽培基质对炼苗期铁皮石斛生长动态的影响 [J]. 西南农业学报，27（5）：2131-2134.

李金怀，蒋湖波 . 2016. 施用沼肥对铁皮石斛幼苗生长影响 [J]. 宁夏农林科技，57（9）：48-49.

李进进，廖俊杰，许继勇，等 . 2006. 铁皮石斛试管苗栽培技术研究 [J]. 中药材，29（11）：1133-1134.

李君彦，张硕成 . 1990. 提前接种非致病尖孢镰刀菌防治西瓜枯萎病试验 [J]. 中国生物防治通报，6（4）：165-169.

李明焱，王瑛，郑化先，等 . 2013. 铁皮石斛新品种"仙斛 2 号"的选育和其特征特性研究 [J]. 中国药学杂志，48（19）：1678-1680.

李明焱，谢小波，朱惠照，等 . 2011. 铁皮石斛新品种"仙斛 1 号"的选育及其特征特性研究 [J]. 中国现代应用药学，28（4）：281-284.

李栩筠，王莹，刘佳慧，等 . 2015. 试论干、鲜药品的不同功效与应用 [J]. 陕西中医学院学报，38（6）：120-122.

李雪，刘建福，曾小爱，等 . 2012. 不同基质和容器对铁皮石斛生长和生理特性的影响 [J]. 西南师范大学学报（自然科学版），37（8）：124-128.

李雅婷，王红娟，向增旭 . 2015. 铁皮石斛同源四倍体与二倍体基因组及甲基化差异分析 [J]. 核农学报，29（10）：1901-1908.

李银珠，黄红亮 . 2007. 中药鲜药的应用与思考 [J]. 中国医药指南，5（10）：162-163.

梁巧明，刘运权，叶庆生，等 . 2006. 4 种废料基质对蝴蝶兰和石斛兰生长作用初探 [J]. 园艺学报，4（33）：890.

梁艳华，江柏查 . 1998. 聚合外激素对三庆独角仙的生物防治效应 [J]. 世界热带农业信息，（6）：15.

梁忠纪 . 2003. 铁皮石解病害防治 [J]. 农家之友，（5）：11-13.

梁重坚，陈志权 . 2009. 铁皮石斛组培小苗驯化和病虫害防治技术 [J]. 农家之友，（3）：43-45.

梁重坚，黄寿镰，卫月益 . 2015. 白石山 2 号铁皮石斛的特征特性及高产栽培技术 [J]. 现代农业科技，（22）：97-98.

梁子超 . 1990. 马占相思可可球二孢菌溃疡病 [J]. 广东林业科技，（5）：7-8.

廖建明 . 2007. 新罗区草莓野蛞蝓的发生特点及防治技术探讨 [J]. 现代农业科技，（3）：56-57.

林明宝，杜朝芳，杨桂芳 . 2001. 鲜药临床应用及研究进展 [J]. 河南中医药学刊，17（4）：78-80.

林弋凯，朱玉球，斯金平，等 . 2017. 栽培环境对铁皮石斛生长与代谢成分的影响 [J]. 中国中药杂志，42（16）：3084-3089.

刘成梅，游海 . 2003. 天然产物有效成分的分离与应用 [M]. 北京：化学工业出版社：14-49.

刘德锋，彭琳，郜鲁涛，等 . 2017. 基于全球定位系统（GIS）的云南省铁皮石斛种植适宜性区划 [J]. 江苏农业科学，45（4）：227-230.

刘洪科，许震寰，文颖，等 . 2008. 基质和炼苗方法对春石斛试管苗假植的影响 [J]. 亚热带农业研究，4（4）：306-310.

刘莉，王家金，徐蕾，等 . 2016. 铁皮石斛不同居群的农艺性状与化学成分的多样性研究 [J]. 西南农业学报，29（2）：240-247.

刘秀娟，诸燕，斯金平，等 . 2016. 铁皮石斛悬崖峭壁生长的生态基础 [J]. 中国中药杂志，41（16）：2993-2997.

刘志高，朱波，斯金平，等 . 2013. 铁皮石斛 F1 代苗期农艺性状研究 [J]. 中国药学杂志，38（4）：498-502.

卢江杰，胡万哉，王慧中，等 . 2018-03-13. 一种适合树基质栽培的铁皮石斛栽培床及其栽培方法 [P]. 中国 CN201610513283. 9.

罗在柒，杨洋，吴仕艳 . 2016. 不同栽培方式铁皮石斛的产量与品质分析 [J]. 贵州林业科技，44（3）：14-18.

罗志强，黄晓雅，张在忠 . 2016. 不同棕榈科植物对铁皮石斛附生的影响研究 [J]. 安徽农学通报，22（7）：17，113.

罗仲春，罗斯丽，罗毅波 . 2013. 铁皮石斛原生态栽培技术［M］. 北京：中国林业出版社：21-22，67-68.

马仲强，刘太林，施梅，等 . 2017. 铁皮石斛多倍体诱导研究［J］. 安徽农业科学，45（21）：35-137，145.

蒙平，张向军，何新民 . 2007. 铁皮石斛组培苗移栽新技术［J］. 中国热带农业，（4）：52-53.

莫雨轩，张浩涵，田红怡，等 . 2017. 蚯蚓粪对铁皮石斛抗氧化能力及次生代谢产物的影响［J］. 应用与环境生物学报，23（4）：642-647.

倪张林，袁新跃，叶彩芬，等 . 2017. 不同栽培模式下铁皮石斛中重金属含量及健康风险评估［J］. 江西农业大学学报，39（4）：686-690.

宁玲，宋国敏 . 2008. 药用石斛病虫害的发生与防治［J］. 思茅师范高等专科学校学报，24（6）：10-11.

宁沛恩 . 2012. 容县铁皮石斛病虫害发生情况及防治措施初报［J］. 广西植保，25（2）：20-23.

潘宏兵，代沙，陈云清，等 . 2017. 铁皮石斛大棚种植环境调控技术［J］. 四川农业科技，（9）：19-21.

彭国平，饶力群，唐晓春 . 2004. 鲜药现代研究的主要方向探讨［J］. 湖南中医药导报，10（1）：39-40.

彭浩民，张叶林 . 2006. 银杏独角仙的发生危害特点及防治对策［J］. 广西园艺，17（6）：35-36.

钱松祥，徐锡山 . 1998. 鲜芦根和鲜石斛的应用及保管［J］. 吉林中医药，（3）：51.

钱松祥 . 2013. 鲜石斛的应用与石斛品种区别［J］. 首都医药，7（13）：49-50.

邱道寿，刘晓津，郑锦荣，等 . 2011. 棚栽铁皮石斛的主要病害及其防治［J］. 广东农业科学，（z1）：118-120.

冉景丞，徐琳娜，鲁成巍，等 . 2010. 茂兰保护区铁皮石斛大棚栽培方法初探［J］. 井冈山大学学报（自然科学版），31（5）：59-62.

任德权，周荣汉 . 2003. 中药材生产质量管理规范（GAP）实施指南［M］. 北京：中国农业出版社 .

邵力平，沈瑞祥，张素轩，等 . 1984. 真菌分类学［M］. 北京：中国林业出版社 .

沈伯葵，赵桂华，王国良，等 . 1985. 国槐溃疡病潜伏侵染的研究［J］. 南京林学院学报，（2）：53-60.

沈洁，丁小余，丁鸽，等 . 2006. 铁皮石斛居群差异的研究 II ISSR 指纹标记方法的建立与优化［J］. 中国中药杂志，31（4）：291-294.

沈丽萍 . 1996. 中药鲜药的应用与保管［J］. 中药材，19（2）：97.

施宠 . 2005. 白僵菌高毒力菌株的诱变选育及其生防制剂的研究［D］. 乌鲁木齐：新疆农业大学 .

石丽敏，卢华兵，胡贤女 . 2014. 主要环境因子对铁皮石斛生长发育的影响［J］. 浙江农业科学，（10）：1528-1529.

史骥清，吴雅，王怀青，等 . 2009. 不同地域铁皮石斛抗寒性研究［J］. 现代农业科技，（20）：118-119.

寿伟康 . 2004-04-01. 一种铁皮石斛的加工方法［P］. 中国 CN 200410017378. 3.

顺庆生，魏刚，何祥林，等 . 2016. 中华枫斗［M］. 昆明：云南科技出版社 .

斯金平，陈梓云，刘京晶，等 . 2015. 铁皮石斛悬崖附生栽培技术研究［J］. 中国中药杂志，40（12）：2289-2292.

斯金平，俞巧仙，宋仙水，等 . 2014. 铁皮石斛优质高效栽培技术［M］. 北京：中国农业出版社：48-54.

孙振国，吴立明 . 2013. 几种常用中药鲜药本草考述［J］. 国医论坛，28（1）：50-52.

谭艳玲，张艳嫣，高冬冬，等 . 2012. 低温胁迫对铁皮石斛抗坏血酸过氧化物酶活性及丙二醛和脯氨酸含量的影响［J］. 浙江大学学报，38（4）：400.

唐丽，王朝勇，龙华，等 . 2019. 环境因子对铁皮石斛生长发育及药效成分含量的影响［J］. 中药材，42（2）：251-255.

唐丽娟，纪兆林，徐敬友，等 . 2005. 地衣芽孢杆菌 W10 对灰葡萄孢的抑制作用及其抗菌物质［J］. 中国生物防治，21（3）：203-205.

唐娅梅，张臣良，苏兵，等 . 2010. 铁皮石斛多倍化诱导与鉴定研究［J］. 北方园艺，（17）：147-149.

陶振岩 . 1998. 谈中药鲜用［J］. 时珍国药研究，9（1）：82.

童蕴慧，徐敬友，陈夕军 . 2001. 番茄灰霉病菌拮抗细菌的筛选和应用［J］. 江苏农业研究，22（4）：25-28.

涂宝军，秦卫东，姜松 . 2009. 高氧和高二氧化碳处理对绿芦笋采后品质的影响［J］. 食品科学，30（22）：379-382.

王道泽，洪文英，吴燕君，等 . 2014. 铁皮石斛害虫独角仙的生物学特性及防治技术研究［J］. 浙江农业学报，26（3）：722-729.

王迪轩 . 2012. 有机蔬菜科学用药与施肥技术［M］. 北京：化学工业出版社：191，202-203.

王怀昕，祝晓云，冯永强，等 . 2016. 铁皮石斛增施腐殖酸螯合肥试验研究［J］. 亚太传统医药，12（4）：33-34.

王晖，姜武，陶正明，等 . 2017. 不同树种附生铁皮石斛栽培技术及品质探讨［J］. 浙江农业科学，58（7）：1181-1182.

王秋华，梁慎，王政逸，等 . 2006. 黄瓜尖孢镰刀菌（*Fusarium oxysporium* f. sp. *cucumerinum*）的 REMI 转化和突变体筛选［J］. // 中国植物病理学会年会学术年会论文集 . 北京：中国农业科学技术出版社：52.

王涛，应奇才，徐祥彬，等 .2010. 铁皮石斛和重唇石斛杂交 F$_1$ 代总生物碱和多糖含量测定 [J]. 浙江农业科学，（6）：1377-1380.

韦菲，苏江，黄映恒 .2016. 铁皮石斛组培苗移栽基质理化性质及栽培效果研究 [J]. 安徽农业科学，44（17）：151-153.

魏刚，顺庆生，李名海，等 .2015. 中华仙草霍山石斛 [M]. 成都：四川科学技术出版社：118-125.

魏景超 .1979. 真菌鉴定手册 [M]. 上海：上海科学技术出版社：515-516.

吴谷汉，蒋经纬，吴丹 .2015. 林下活树附生铁皮石斛种植技术 [J]. 现代农业科技，（3）：95，97.

吴明德 .2012. 葡萄孢属植物病原菌真菌病毒研究 [D]. 武汉：华中农业大学 .

吴文平，张志铭 .1994. 炭疽菌属（*Colletotrichum* Corda.）分类学研究Ⅱ . 种的划分 [J]. 河北农业大学，17（2）：31-37.

吴文平，张志铭 .1995. 炭疽菌属（*Colletotrichum* Cda）分类学研究Ⅳ种的划分特征及评价 [J]. 河北农业大学学报，18（2）：93-99. `

吴雅，史骥清，滕士元，等 .2010. 铁皮石斛组培苗移栽基质的筛选 [J]. 现代农业科技，（6）：107-108，110.

席刚俊，徐超，史俊，等 .2011. 石斛植物病害研究现状 [J]. 山东林业科技，41（5）：96-99.

小林享夫，张连芹 .1986. 白绢病 [J]. 广东林业科技，（3）：49-50.

肖强，杨丛，张峥，等 .2015. 不同仿生态栽培方式对铁皮石斛多糖积累影响 [J]. 中国农学通报，31（10）：142-147.

谢静，许环映，吴建涛，等 .2017. 栽培基质对铁皮石斛生长的影响 [J]. 热带作物学报，38（1）：28-32.

辛明，张娥珍，李楠，等 .2013. 不同干燥工艺对铁皮石斛多糖及石斛碱的影响 [J]. 南方农业学报，44（8）：1347-1350.

刑福桑，冯锦东，刘凌峰，等 .2002. 铁皮石斛栽培技术的研究概况 [J]. 时珍国医国药，13（9）：559-560.

徐程，詹忠根，廖苏梅 .2008.8 种不同地域铁皮石斛农艺性状及多糖和纤维素分析 [J]. 浙江大学学报（理学版），35（5）：576-579，585.

徐靖，王晓彤，胡凌娟，等 .2017. 铁皮石斛新品种"仙斛 3 号"的选育及特征特性研究 [J]. 中国现代中药，19（3）：337-339.

徐兰芳，魏家保，张宁南，等 .2016. 不同活树附主铁皮石斛氨基酸的差异 [J]. 时珍国医国药，27（5）：1208-1210.

徐梅卿，何平勋 .2008. 中国木本植物病原总汇 [M]. 哈尔滨：东北林业大学出版社 .

严华，石任兵，张文娟，等 .2015. 铁皮石斛的 ITS2 条形码分子鉴定及 5 种重金属及有害元素的测定 [J]. 药物分析杂志，35（6）：1044-1053.

杨桦，郝近大，易红，等 .2000. 速冻保鲜技术用于生姜、地黄、石斛保鲜的实验研究 [J]. 中国中药杂志，25（5）：21-23.

杨岚，师帅，向增旭 .2013a. 铁皮石斛四倍体离体诱导和鉴定及生理特性研究 [J]. 西北植物学报，33（11）：2189-2193.

杨岚，师帅，向增旭 .2013b. 蘑菇渣复合基质对铁皮石斛生长和有效成分含量的影响 [J]. 江西农业大学学报，35（5）：945-949.

杨旺利 .2012. 生态林内人工栽培铁皮石斛试验研究 [J]. 福建林业科技，39（1）：48-52.

杨雪飞，王瑛，罗建平 .2010. 铁皮石斛外源 lea3 基因的转化及耐盐性分析 [J]. 应用与环境生物学报，16（5）：622-626.

叶金巧 .2009. 龙眼焦腐病菌 *Lasiodiplodia theobromae* 转化体系的建立 [D]. 福州：福建农林科技大学 .

殷晓敏，陈弟，郑服丛 .2008. 尖镰孢枯萎病菌生物防治研究进展 [J]. 广西农业科学，39（2）：172-178.

游崇娟 .2012. 中国鞘锈菌的分类学和分子系统发育研究 [D]. 北京：北京林业大学 .

袁颖丹，李志，胡冬南，等 .2015. 铁皮石斛活树附生原生态栽培模式研究 [J]. 经济林研究，33（4）：44-48.

袁颖丹，李志，胡冬南，等 .2017. 铁皮石斛仿生栽培越冬效果研究 [J]. 江苏农业科学，45（9）：112-114.

袁正仿，张卫明，丁小余，等 .2002. 铁皮石斛的栽培研究 [J]. 中国医学生物技术应用杂志，（4）：54-56.

曾宋君，刘东明 .2003. 石斛兰的主要病害及其防治 [J]. 中药材，26（7）：471-474.

曾育麟 .1957. 云南西风斗的加工方法 [J]. 中药通报，3（2）：82-83.

查学强，魏鹏，罗建平 .2007.8 种产地铁皮石斛蛋白质及同工酶分析 [J]. 安徽农业科学，35（27）：8464-8465，8473.

詹忠根，徐程 .2011. 秋水仙素诱导铁皮石斛多倍体研究 [J]. 浙江大学学报（理学版），38（3）：321-325.

詹忠根，徐程，席玛芳 .2009.^{137}Cs γ 射线辐照对铁皮石斛种胚原球茎的诱变研究 [J]. 核农学报，23（5）：816-819.

张翠兰，田金舟 .2000. 谈鲜活药材的使用和养护 [J]. 基层中药杂志，14（4）：64.

张海龙 .2017. 乐清市铁皮石斛附生栽培技术 [J]. 现代农业科技，（9）：105-106.

张继鹏，邢梦玉 .2007. 海南岛文心兰、石斛兰病虫害调查 [J]. 华南热带农业大学学报，13（4）：24-27.

张鹏博，章静钢，韩晓霞，等 .2015. 野生铁皮石斛主要表型性状和多糖含量 [J]. 浙江农业科学，56（9）：1406-1408.

张向军，庾韦花，蒙平，等 .2014. 铁皮石斛新品种桂斛 1 号的特征特性与栽培技术 [J]. 现代农业科技，（15）：118-119.

张雅琼，黄莉，申毓晗，等 . 2015. 铁皮石斛变异体的差异性分析 [J]. 西南农业学报，28（3）：1236-1241.

张耀章 . 2007. 果蔬气调贮藏保鲜技术 [J]. 世界农业，（10）：64-65.

张宇斌，郭菊，罗天霞，等 . 2013. 不同温度和湿度条件下光照强度对铁皮石斛光合速率的影响 [J]. 北方园艺，（8）：
119-122.

张振臣，陈俊标，马柱文，等 . 2010. 铁皮石斛种质资源主要表型性状的差异与相关分析 [J]. 广东农业科学，（8）：78-80.

张治国，俞巧仙，叶智根 . 2006. 名贵中药—铁皮石斛 [M]. 上海：上海科学技术文献出版社：77-78.

张中义，刘云龙，刘媛，等 . 2004. 中国炭疽菌属（Colletotrichum）的分类研究 I [J]. 石河子大学学报，22（z1）：178-181.

张子燕，石海英，白音 . 2016. 石斛仿野生栽培模式研究 [J]. 韶关学院学报，37（8）：56-58.

章晓玲，斯金平，吴令上，等 . 2013. 铁皮石斛 F_1 代田间试验与优良家系选择 [J]. 中国中药杂志，38（22）：3861-3865.

赵贵林，蔡捷炫，曲洪安，等 . 2013. "双晖 1 号"铁皮石斛的选育及其特征特性 [J]. 热带农业科学，33（11）：24-26.

赵贵林，张征，郑平，等 . 2015. 铁皮石斛新品种"雁吹雪 3 号"多点比较试验 [J]. 热带农业科学，35（11）：30-33，37.

赵桂华，何文龙，宋祯 . 1992. 橡胶木兰变菌 Lasiodiplodia theobromae 的形态和室内毒性试验的研究 [J]. 云南林业科技，（2）：
48-50.

赵桂华，何文龙，宋祯 . 1993. 橡胶木变色菌和霉菌的研究和接种试验 [J]. 云南林业科技，（1）：61-64.

赵桂华，宋祯，何文龙 . 1991. 橡胶木变色菌和霉菌的研究 I . 菌种的分离、培养和鉴定 [J]. 热带作物学报，12（2）：63-67.

赵桂华，宋祯 . 1991. 橡胶木兰变菌（Lasiodiolodia theobromae）孢子发芽的研究 [J]. 云南林业科技，12（3）：57-58，95.

赵菊润，张治国 . 2014. 铁皮石斛产业发展现状与对策 [J]. 中国现代中药，16（4）：277-279，286.

赵学敏 . 1765. 本草纲目拾遗 [M]. 北京：中国中医药出版社 .

赵跃宾，李景祥，曾庆芬 . 2017. 南靖县大棚铁皮石斛的小气候调控 [J]. 福建热作科技，42（1）：55-56，65.

郑汉阳 . 2017. 不同栽培模式对铁皮石斛生长的影响 [J]. 福建林业，（3）：32，44-45.

郑勇平，王春，俞继英，等 . 2006. 铁皮石斛试管苗移栽技术 [J]. 林业科技开发，20（6）：56-58.

中华人民共和国药典委员会 . 2015. 中国药典 2015 年版 [M]. 北京：中国医药科技出版：188-189.

周锡龙，陆丽 . 2001. 鲜药的历史沿革、现状与对策 [J]. 基层中药杂志，15（6）：58-59.

朱波，荣松，吴令上，等 . 2016. 铁皮石斛优良亲本杂交 F1 代苗期选择 [J]. 中国实验方剂学杂志，22（5）：25-29.

朱嘉娴 . 2001. 鲜中药的特殊性与应用 [J]. 首都医药，8（12）：50.

朱艳，秦民坚 . 2004. 促进铁皮石斛试管苗移栽成活的研究 [J]. 中国野生植物资源，23（3）：62-63.

庄敬华，杨长城，高增贵，等 . 2005. 几种常用土壤杀菌剂对木霉菌防治甜瓜枯萎病效果的影响 [J]. 中国蔬菜，（8）：15-17.

卓春宣，詹有青 . 1998. 独角仙对金柑的危害与防治 [J]. 福建农业科技，（4）：31.

左爱萍，王传方，唐靖雯，等 . 2015. 鲜铁皮石斛冻干粉质量标准研究 [J]. 食品安全导刊，（8）：37-38.

Adandonon A，Datinon B，Baimey H，et al. 2014. First report of *Lasiodiplodia theobromae*（Pat.）Griffon & Maubl causing root rot
and collar rot disease of Jatropha curcas L. in Benin[J]. Journal of Applied Biosciences，79（1）：6873-6877.

Allen M F. 1991. The ecology of mycorrhizae[M]. New York：Cambridge University Press.

Ark P A，Starr M P. 1951. Bacterial diseases of orchids[J]. Plant Dis. Reptr，35：42-43.

Ark P A，Thomas H E. 1946. Bacterial leaf spot and bud rot of orchids caused by *Phytomonas cattleyae*[J]. Phytopathology，（36）：
695-698.

Arx J A von. 1957. Die Arten der Gattung *Colletotrichum* Cda[J]. Phytopathologische Zeitschrift，29：413-468.

Arx J A von. 1970. A revision of the fungi classiied as *Gloeosporium*[J]. Bibliotheca Mycologica，（24）：1-203.

Brundrett M C. 2009. Mycorrhizal associations and other means of nutrition of vascular plants，understanding the global diversity of
host plants by resolving conflicting information and developing reliable means of diagnosis[J]. Plant Soil，320（1/2）：37-77.

Che J，Liu B，Ruan C，et al. 2015. Biocontrol of *Lasiodiplodia theobromae*，which causes black spot disease of harvested wax apple
fruit，using a strain of *Brevibacillus brevis* FJAT-0809-GLX[J]. Crop Protection，67：178-183.

Chen S F，Morgan D，Beede R H，et al. 2013. First Report of *Lasiodiplodia theobromae* associated with stem canker of almond in
California[J]. Plant Disease，97（7）：994.

Domsch Klaus H，Gams Walter，Anderson Traute-Heidi. 2007. Compendium of soil fungi[M]. Second edition. Berchtesgaden：
Berchtesgadener Anzeiger，Griesstätter，Str. 1，D-83471.

Ellis M B. 1971. Dematiaceous hyphomycetes[M]. Longdon：Commonwealth Mycological Institute，Kew，Surrey.

Harley J L. 1989. The significance of mycorrhiza[J]. Mycological Research，92：129-139.

Hou S Z, Li H B, Guo J R, et al. 2012. Study on the analgesic and antiinflammatory effects of Dendrobium officinale[J]. Progress in Viterinary Medicine, 33（10）: 49-52.

Huang T C. Characteristics and control of *Pseudomonas cattleyae* causing brown spot of *Phalaenopsis* orchid in Taiwan[J]. Plant Prot. Bull., 32: 327（abstract）.

Koike S T, Gladders P, Paulus A O. 2007. Vegetable diseases: a color handbook[M]. Oxford: Gulf Professional Publishing: 448.

Lehr N A, Schrey S D, Bauer R, et al. 2007. Suppression of plant defense response by a mycorrhiza helper bacterium[J]. New Phytologist,（174）: 892-903.

Li Z, Zhu W, Fan Y-C, et al. 2014. Effects of pre- and post-treatment with ethephon on gum formation of peach gummosis caused by *Lasiodiplodia theobromae*][J]. Plant Pathology, 63（6）: 1306-1315.

Liang G J, Chen S, Chen J, et al. 2018a. Therapeutic roles of polysaccharides from *Dendrobium officinale* on colitis and its underlying mechanisms[J]. Carbohydr Polym, 185: 159-168.

Liang G J, Chen S, Hu Y, et al. 2018b. Protective roles and mechanisms of *Dendrobium officinale* polysaccharides on secondary liver injury in acute colitis[J]. Int J Biol Macromol, 107: 2201-2210.

Morley N J, Morritt D. 2006. The effects of the slug biological control agent, *Phasmarhabditis hermaphrodita*（Nematoda）, on non-target aquatic mollusks[J]. Journal of Invertebrate Pathology, 92（2）: 112-114.

Osman K. 2010. *Lasiodiplodia theobromae* Associated with Gummosis in *Eucalyptus* spp in the Sudan[J]. University of Africa Journal of Science,（1）: 27-34.

Quimio A J, Tabei, H. 1979. Identity of the bacterium associated with bacterial brown spot of *Phalaenopsis* orchids[J]. Philipp. Phytopathol, 15: 76-80.

Serfert K, Morgan-Jones G, Gams W, et al. 2011. The genera of Hyphomycetes[M]. Utrecht: CBS-KNAW Fungal Biodiversity Centre: 1-997.

Serrato-Diaz L M, Rivera-Vargas L I, Goenaga R, et al. 2014. First Report of *Lasiodiplodia theobromae* causing inflorescence blight and fruit rot of Longan（*Dimocarpus longan* L.）in Puerto Rico[J]. Plant Disease, 98（2）: 279.

Suman S, Jayangshu S, Debdulal B, et al. 2012. *Lasiodiplodia theobromae* keratitis: a case report and review of literature[J]. Mycopathologia, 174（4）: 335-339.

Sutton Brian C. 1980. The Coelomycetes-fungi imperfect withipycnidia, acervuli and stromata[M]. Surrey: Commonwealth Mycological Institue: 523-537.

Willems A, Goor M, Thielemans S, et al. 1992. Transfer of several phytopathogenic *Pseudomonas* species to *Acidovorax* as *Acidovorax avenae* subsp. *avenae* subsp. nov., comb. nov., *Acidovorax avenae* subsp. *citrulli*, *Acidovorax avenae* subsp. *cattleyae* and *Acidovorax konjaci*[J]. Int. J. Syst. Bacteriol. 42（1）: 107-119.

Xie H H, Wei J G, Liu F, et al. 2014. First report of mulberry root rot caused by *Lasiodiplodia theobromae* in China[J]. Plant Disease, 98（11）: 1581.

Yildiz A, Benlioglu K, Benlioglu H S. 2014. First report of strawberry dieback caused by *Lasiodiplodia theobromae*[J]. Plant disease, 98（11）: 1579.

Zhu H, Niu X Q, Song W W, et al. 2014. First report of leaf spot of tea oil Camellia（*Camellia oleifera*）caused by *Lasiodiplodia theobromae* in China[J]. Plant Disease, 98（10）: 1427.

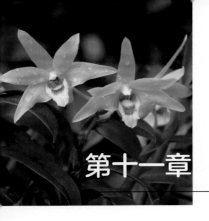

第十一章 铁皮石斛产品开发技术

第一节 铁皮石斛保健食品的研发与注册

保健食品配方、工艺、技术要求是保健食品研发的核心环节。研发与注册要严格按照《保健食品注册申请服务指南》（2016年版）执行。

一、产品配方的内容及依据

产品配方包含保健食品原料、辅料的来源及使用依据，还包括各原料的功效作用、有效剂量及科学依据等相关内容。配方依据是对配方中的原料、辅料及其用量选择的科学性、合理性的说明。除了对各原料的作用进行阐述外，更重要的是对配方中各原辅料配合使用的科学性、合理性进行阐述，还要提供使用量安全有效的科学依据。配方依据描述应规范，不能片面夸大。

配方依据包含的内容：原料、辅料来源及使用依据；功能选择的依据；产品配方选择的合理性、科学性；推荐安全食用量有效的依据；适宜人群、不适宜人群、注意事项选择的依据；说明功效成分确定的科学性依据；本产品研制过程的综述；科学文献资料及综述；阐述配方中各原、辅料标准来源，若为新资源，应明确其基原，核准其拉丁学名。

本着产品配方科学、合理的原则，在对配方原料的、单一成分的主要功效作用逐一阐明解释的同时，重点对整个产品组方的科学性、合理性和食用安全性、功能依据进行描述。原料的组成和配方要考虑食用安全性因素，尽可能提供原料及主要成分的安全、功能和剂量关系的科学文献资料，或申请人的试验数据。应对原料的食品属性进行描述，提供产品选用加工工艺对原料功效作用发挥的依据。

（一）产品配方的内容

1. 原料

产品配方中应列出全部原料，原料名称应使用规范的标准名称，并按各原料在产品中的功效作用顺序列出。列出相应的所有原料的用量及所用原料（饮片）炮制规格，如盐制、酒制、蜜制、煅等。

原料用量按制成 1000 个制剂单位为配方量。如：胶囊采用 1000 粒、片剂采用 1000 片、颗粒剂采用 1000g、液体制剂采用 1000mL、其他形态保健食品采用 1000g 等标示原料用量，胶囊产品的配方还应标明 1000 粒胶囊中的内容物含量。量度单位一律以"克"或"毫升"表示。原料若为提取物，应符合有关规定，并附相关的质量标准及提取工艺。

2. 辅料

将所用辅料（如赋形剂、填充剂、成型剂、甜味剂、着色剂、包衣材料等）的名称和用量全部写入配方，所用剂量按原料配方用量对应剂量标出。

3. 原料中的特殊品种

使用原料如为特殊品种（如真菌类、益生菌类、核酸类、濒危野生动植物等），应按照有关文件规定提供相关的资料。以国家限制使用的、野生动植物为原料的产品注册申请时，还应提供由原料供应方所在地省级政府有关主管部门出具的允许该原料开发、利用的证明文件及购销合同。

（二）配方依据

1）按传统中医药学养生、保健理论研制的保健食品：配方中所用原料及多种原料配合比例和它们之间的关系，应当符合中医药学养生、保健理论，包括：考虑原料的性味、归经、升降浮沉等性能，要依据"理法方药"程序，按"君、臣、佐、使"关系组合，结合申报的功能，针对适用人群的证型及主症，本着辨证论治的原则，论述配方依据。并尽可能提供现代医学理论的支持或补充科学文献资料。在对配方依据的描述上，传统中医药学、保健作用与现代医学理论不应截然分开。

"君、臣、佐、使"是中药方剂的组成原则。以中药为原料的保健食品新产品的组方途径，应该从古今文献中吸取传统的组方经验，发掘有效验方；亦可在原方的基础上进行改造变化；亦可根据主题和临床需要，结合现代医学研究成果拟定。中药为原料的保健食品的组方一般均由中药组成。中药方剂中药物的君、臣、佐、使，主要是根据药物在方中所起作用的主次来决定的。另外，药量的多寡、药力的大小也可用以区分。每个方剂，主药是必不可少的。在简单的方剂中，臣、佐、使药则不一定俱存。如君药已具有引经的作用，就不必另加引经药；君、臣既无毒，作用也不猛烈，就不必用佐使药。依此类推，可知其余。这种组方原则在组成方剂时，既有明确的分工，又密切配合，以发挥积极的治疗效果，一个疗效确实的方剂，必须针对性强，组织严谨，方义明确，重点突出，具有多而不杂，少而精要等优点。

组方的配比并不是说所有方剂均应按照固定的比例规律，较复杂的方剂多由 10 余味主要原料组成，再大的方也不应超过 14 味中药原料，其间皆有极为严密的配比。至于比较简单的方剂仅由二三味药组成，就不能拘泥于君臣佐使的组方要求，因为有些君臣药也兼有佐使药的作用。

组方时还须注意配伍的"七情合和"。七情是指相须、相使、相畏、相杀、相恶、相反和单行等药物配伍的七种情况。最早由《神农本草经》提出，李时珍解释道："独行者，单方不用辅也；相须者，同类不可离也；相使者，我之佐使也；相畏者，受彼之制也；相杀者，制彼之毒也；相恶者，夺我之能也；相反者，两不相合也。"

2）按现代医学理论研制的保健食品：应用现代医学理论及研究成果，从所用原料间的物理、化学性质及现代科学的协同与拮抗情况进行配方依据的描述，说明量效关系，并提供相关的科学文献资料或申请人的试验数据。阐明国内外研究现状，并提供相关的文献依据。

3）按传统中医药学养生、保健理论并结合现代医学理论研制的保健食品：这类保健食品生产使用的原料，既有用传统中医药学养生、保健理论表述的原料（如铁皮石斛、制大黄、枳壳），又有现代科学所表述的原料（如维生素类、矿物质类、总黄酮类、总皂苷类），配方依据的论述应以一种医药学理论为主，即将所用原料的中药视作现代科学所表述的原料或将所用现代科学表述的原料视作中药或称中医药学的功能物质来论述配方依据。阐明两类原料配伍的必要性和合理性，并提供两类原料单独使用与配伍使用的功能对比资料。

4）说明功效成分及用量确定的科学依据。

5）说明适宜人群、不适合人群的选择及依据。

6）配方中的原料、辅料不在《保健食品注册申请服务指南》（2016年版）规定范围内的，按有关规定提供相应的申报资料。

7）配方中使用了真菌、益生菌、核酸、濒危野生动植物等制定了特殊申报与审评规定的物品，除按照《保健食品注册与备案管理办法》提供有关资料外，还应按照相应的审评规定提供资料。

8）以化学合成品为原料的产品，应提供可食用的依据、食用量及安全性评价资料，并列入其他有助于产品审评的资料项下。

9）以提取物为原料的，应提供提取物的生产工艺及质量标准，并列为附录分别列入产品的生产工艺和质量标准项下。

A. 保健食品的原料是指生产保健食品时投入的与功能相关的初始物料。保健食品的辅料是指生产保健食品时所用的赋形剂及其他附加物料。原辅料用量是指制成1000个最小制剂单位的量；产品原辅料名称应符合现行规定、技术规范、国家相关标准等的规定；原料应按功效作用或用量，辅料应按用量，由大到小排列；复配原辅料应提供其具体组成及用量；香精应明确其具体品种和质量要求。

B. 原辅料的质量要求、生产工艺、质量检验合格证明（有适用的国家、地方、行业相关标准的原辅料可免于提供生产工艺）；提取物、水解物类原料或辅料还应提供使用依据、使用部位的说明等；动植物原料应注明分类学上属、种来源和使用部位；动物原料应提供检验检疫合格证明；法规对动植物属、种有明确规定的，还应提供权威机构出具的品种鉴定报告；根据组方原理，对原料炮制有明确要求的，应注明原料的炮制规格，如生、盐制、蜜制、煅等；对原料纯度有明确要求的，应提供原料纯度的自检报告。

C. 在保健食品申报过程中明确规定必须附上配方原料具有申报功能的科学文献依据。申报产品以多种动植物物品为原料组成的，申报单位应提供正规出版社出版的专业技术书籍、教科书的相关章节或国内正式出版的专业期刊所发表的论文不少于 3 篇。产品的原料为已经审批的保健食品中未曾使用过，或曾经使用过，但所申报的功能为以往未曾批准过的，应提供国内外核心期刊正式发表的相关论文不少于 5 篇。

因此，为了获得足够数量的配方原料具有申报功能的科学文献依据，应对其多学科研究成果的文献资料进行系统的搜集、归纳、整理，并进行分析综述，其中部分资料必须通过与国外权威检索机构联机得到。

国内资料主要通过维普中文科技期刊数据（VIP）、中国知网中文科技期刊数据（CNKI）、优秀硕博士论文数据库查询。保健食品配方文献依据来源包括：国内外单一原料药效学实验研究；国内外以自拟配方为主要原料的方剂药效学实验研究；人体试食功能研究或流行病学调查报告；科研院所药效学研究报告。

（三）配方书写格式

产品配方中应列出全部原料，原料名称应用规范的标准名称，并按各原料在产品中的功效作用顺序列出，列出相应的所有原料的用量而且原料用量按制成 1000 个制剂单位为配方量。如：铁皮石斛提取物 241g，西洋参提取物 200g，硬脂酸镁 9g，制成 1000 粒，0.45g/ 粒。

（四）常见问题及注意事项

1. 原辅料名称书写不规范

如"川贝母"写成"浙贝母"、"人参"写成"人参提取物"、"绞股蓝"写成"绞股蓝全草"、"蛋清多肽"写为"鸡蛋清白蛋白多肽"、营养素类不以科学名称表述；要求规范原辅料名称或用科学名称表述产品原辅料。

2. 配方组方不合理

如原料配伍禁忌、剂量偏小或过量、理论依据不足等因素；产品配方使用禁用原料，如"杜仲籽"、"虫草"、"雷公藤"、"藜芦"等禁用原料，配方的原料数目太多，如超过限定数目、未按照保健食品原料管理规定执行。

配方中"××××"原料为禁用物品，"××××"原料食用安全性不足，"××××"原料作为营养素补充剂不宜，不予批准。

3. 原辅料名称与工艺不一致

生产工艺中原料与配方的名称描述不一致，如工艺中漏写某个原料或辅料、工艺中出现配方中没有的原料、工艺中原料与配方中描述不一致等。

4. 原、辅料用量书写不规范

配方表述不完整，如只写明各原料用量，而未写明制备总量、配方漏掉原料成分或用量、未写明辅料成分等。如果产品配方表述不完整，会提出产品的资料真实性难以保证问题而不予批准。

5. 未按功效作用的主次顺序书写

原料名称按功效作用的主次顺序依次排列。

6. 营养素补充剂未列出每日推荐食用量

营养素补充剂应列出配方量及每日推荐食用量。

7. 配方依据不足

如配方中原料拟申报功能理论依据不足、以中医传统理论组方的产品不遵循"君、臣、佐、使"的组方依据、依据中没有突出拟申报的功能等。

当配方依据不足时，专家要求解释使用"××××"原料的科学依据，或提供几种原料的配伍依据和科学文献（如核酸与中药材配伍、蛋白质类与中药材配伍），或组方依据不合理而不予批准。此类意见也很难补充，基本可判定组方存在缺陷，如果不能合理解释，将不予批准或陷入反复的补充资料怪圈里。

因此，在拟定产品配方前，组方者应充分查证各原料的合法性、合理性、安全性，确定各原料均为可用物品，且在国内有食用历史，应符合国家标准和卫生要求。查找各原料的最大及最小食用剂量、发挥保健功能或毒性剂量的科学文献资料。查询各原料之间的配伍科学性资料，同时考证各原料配伍的食用有效量。确认各原料在配方中的作用，同时找出相应的理论依据或科学文献。论证各原料相互配伍在制备工艺中的可行性，考虑功效成分（标志性成分）的提取和检验有无干扰。完成产品工艺小试，有必要时应进行动物功能评价，确证配方与工艺的可行性，估算产品成本，做到胸中有数。

二、保健食品的原料和辅料

（一）对保健食品使用的原料和辅料的要求

1）应符合国家标准和卫生要求。如无国家标准，应当提供行业标准或自行制定的质量标准，并提供与该原料和辅料相关的资料。

2）应对人体健康安全无害。在食品中限制使用的物质不得超过国家规定的限量。

3）生产普通食品使用的原料和辅料、卫生行政部门公布或批准的可以食用的原料和辅料，以及国家食品药品监督管理局公布的、可用于保健食品的原料和辅料可作为保健食品的原料和辅料。

4）申请注册的保健食品所使用的原料和辅料不在公布范围内的，应按照有关规定提供该原料和辅料相应的毒理学安全性评价试验报告及相关的食用安全的资料。

5）国家规定的、不可用于保健食品的原料和辅料，禁止使用的物品不得作为保健食品的原料和辅料。

6）申报保健食品中含有动植物物品（或原料）的，动植物物品（或原料）总个数不得超过 14 个。如使用下面"既是食品又是药品的物品名单"之外的动植物物品（或原料），个数不得超过 4 个；使用"既是食品又是药品的物品名单"和"可用于保健食品的物品名单"之外的动植物物品（或原料），个数不得超过 1 个，且该物品（或原料）应参照《食品安全国家标准　食品安全性毒理学评价程序》（GB15193.1—2014）中对食品新资源和新资源食品的有关要求进行安全性毒理学评价。以普通食品作为原料生产保健食品的，不受上述规定的限制。

（二）国家公布的可作为保健食品的原料

1）普通食品的原料：食用安全，可以作为保健食品的原料。

2）既是食品又是药品的物品：共 87 个。主要是中国传统上有食用习惯、民间广泛食用，但又在中医临床中使用的物品。物品名单如下：丁香、八角茴香、刀豆、小茴香、小蓟、山药、山楂、马齿苋、乌梢蛇、乌梅、木瓜、火麻仁、代代花、玉竹、甘草、白芷、白果、白扁豆、白扁豆花、龙眼肉（桂圆）、决明子、百合、肉豆蔻、肉桂、余甘子、佛手、杏仁（甜、苦）、沙棘、牡蛎、芡实、花椒、赤小豆、阿胶、鸡内金、麦芽、昆布、枣（大枣、酸枣、黑枣）、罗汉果、郁李仁、金银花、青果、鱼腥草、姜（生姜、干姜）、枳椇子、枸杞子、栀子、砂仁、胖大海、茯苓、香橼、香薷、桃仁、桑叶、桑椹、橘红、桔梗、益智仁、荷叶、莱菔子、莲子、高良姜、淡竹叶、淡豆豉、菊花、菊苣、黄芥子、黄精、紫苏、紫苏籽、葛根、黑芝麻、黑胡椒、槐米、槐花、蒲公英、蜂蜜、榧子、酸枣仁、鲜白茅根、鲜芦根、蝮蛇、橘皮、薄荷、薏苡仁、薤白、覆盆子、藿香。

3）可用于保健食品的物品：共 114 个。这些品种经国家食品药品监督管理局批准可以在保健食品中使用，但不能在普通食品中使用。物品名单如下：人参、人参叶、人参果、三七、土茯苓、大蓟、女贞子、山茱萸、川牛膝、川贝母、川芎、马鹿胎、马鹿茸、马鹿骨、丹参、五加皮、五味子、升麻、天门冬、天麻、太子参、巴戟天、木香、木贼、牛蒡子、牛蒡根、车前子、车前草、北沙参、平贝母、玄参、生地黄、生何首乌、白及、白术、白芍、白豆蔻、石决明、石斛（需提供可使用证明）、地骨皮、当归、竹茹、红花、红景天、西洋参、吴茱萸、怀牛膝、杜仲、杜仲叶、沙苑子、牡丹皮、芦荟、苍术、补骨脂、诃子、赤芍、远志、麦门冬、龟甲、佩兰、侧柏叶、制大黄、制何首乌、刺五加、刺玫果、泽兰、泽泻、玫瑰花、玫瑰茄、知母、罗布麻、苦丁茶、金荞麦、金樱子、青皮、厚朴、厚朴花、姜黄、枳壳、枳实、柏子仁、珍珠、绞股蓝、胡芦巴、茜草、荜茇、韭菜子、首乌藤、香附、骨碎补、党参、桑白皮、桑枝、浙贝母、益母草、积雪草、淫羊藿、菟丝子、野菊花、银杏叶、黄芪、湖北贝母、番泻叶、蛤蚧、越橘、槐实、蒲黄、蒺藜、蜂胶、酸角、墨旱莲、熟大黄、熟地黄和鳖甲。

4）列入《食品安全国家标准　食品添加剂使用标准》和《食品安全国家标准　食品

营养强化剂使用标准》的食品添加剂和营养强化剂。

5）可用于保健食品的真菌（11 种）和益生菌菌种（9 种）。真菌名单如下：酿酒酵母（*Saccharomyces cerevisiae*）、产朊假丝酵母（*Candida utilis*）、乳酸克鲁维酵母（*Kluyveromyces lactis*）、卡氏酵母（*Saccharomyces carlsbergensis*）、蝙蝠蛾拟青霉（*Paecilomyces hepiali* Q. T. Chen & R. Q. Dai）、蝙蝠蛾被毛孢（*Hirsutella hepiali*）、灵芝（*Ganoderma sinense* Zhao，Xu et Zhang）、紫芝（*Ganoderma Lucidum* Karst）、松杉灵芝（*Ganoderma tsugae* Murr.）、红曲霉（*Monascus purpureus* Went.）、紫红曲霉（*Monascus purpureus*）。益生菌（细菌）名单：两歧双歧杆菌（*Bifidobacterium bifidum*）、婴儿双歧杆菌（*B. infantis*）、长双歧杆菌（*B. longum*）、短双歧杆菌（*B. breve*）、青春双歧杆菌（*B. adolescentis*）、保加利亚乳杆菌（*Lactobacillus bulgaricus*）、嗜酸乳杆菌（*Lactobacillus acidophilus*）、嗜热链球菌（*Streptococcus thermophilus*）、干酪乳杆菌干酪亚种（*Lactobacillus casei* subsp. *casei*）。

真菌类保健食品在评审时需提交 9 项资料：①菌种属名、种名及菌株号。菌种的属名、种名应有对应的拉丁学名。②菌种的培养条件（培养基、培养温度等）。③菌种来源及国内外安全食用资料。④菌种鉴定报告。⑤菌种的安全性评价资料（包括毒力试验）。菌种及其代谢产物必须无毒无害，不得在生产用培养基内加入有毒有害物质和致敏性物质。有可能产生抗生素、真菌毒素或其他活性物质的菌种还应包括有关抗生素、真菌毒素或其他活性物质的检测报告。⑥菌种的保藏方法、复壮方法及传代次数。⑦驯化、诱变的方法及驯化剂、诱变剂等资料。⑧生产企业的技术规范和技术保证。⑨生产企业符合《保健食品生产良好规范》的证明文件。

益生菌保健食品在评审时需提交 10 项资料：①菌种属名、种名及菌株号。菌种的属名、种名应有对应的拉丁学名。②菌种的培养条件（培养基、培养温度等）。③菌种来源及国内外安全食用资料。④经国家食品药品监督管理局认定的鉴定机构出具的菌种鉴定报告。⑤菌种的安全性评价资料（包括毒力试验）。⑥菌种的保藏方法。⑦驯化、诱变的方法及驯化剂、诱变剂等资料。⑧以死菌和（或）其代谢产物为主要功能因子的保健食品应提供功能因子或特征成分的名称和检测方法。⑨生产企业的技术规范和技术保证。⑩生产企业生产条件符合《保健食品生产良好规范》的证明文件。另外，还需注意，活菌类保健食品保质期内活菌数目不得少于 10^6 cfu/mL（g）。死菌（代谢产物）类保健食品要提供功能因子或特征成分的名称和检测方法。益生菌原料需经自己企业生产，生产企业应具备培养益生菌的生产条件。益生菌发酵时，不得加入中药等有功效的原料。

6）一些列入药典的辅料。如赋形剂、填充剂。

7）不在上述范围内的品种也可作为保健食品的原料，但是须按照有关规定提供该原料相应的安全性毒理学评价试验报告及相关的食用安全资料。

（三）国家公布的不可作为保健食品的原料

1）保健食品禁用物品，共 59 个。物品名单如下：八角莲、八里麻、千金子、土青木香、山莨菪、川乌、广防己、马桑叶、马钱子、六角莲、天仙子、巴豆、水银、长春花、甘遂、生天南星、生半夏、生白附子、生狼毒、白降丹、石蒜、关木通、农吉痢、夹竹桃、朱砂、米壳（罂粟壳）、红升丹、红豆杉、红茴香、红粉、羊角拗、羊踯躅、丽江山慈姑、京大戟、昆明山海棠、河豚、闹羊花、青娘虫、鱼藤、洋地黄、洋金花、牵牛子、砒石（白砒、红砒、砒霜）、草乌、香加皮（杠柳皮）、骆驼蓬、鬼臼、莽草、铁棒槌、铃兰、雪上一枝蒿、黄花夹竹桃、斑蝥、硫黄、雄黄、雷公藤、颠茄、藜芦和蟾酥。

2）限制以野生动植物及其产品作为原料生产保健食品。

A. 禁止使用国家一级和二级保护野生动植物及其产品作为原料生产保健食品。

B. 禁止使用人工驯养繁殖或人工栽培的国家一级保护野生动植物及其产品为原料生产保健食品。

C. 使用人工驯养繁殖或人工栽培的国家二级保护野生动植物及其产品为原料生产保健食品，应提交农业、林业部门的批准文件。

D. 使用国家保护的有益或者有重要经济、科学研究价值的陆生野生动物及其产品生产保健食品，应提交农业、林业部门的允许开发利用证明。

E. 在保健食品中常用的野生动植物主要为马鹿、林蛙及蛇。马鹿为二级保护动物。林蛙和部分蛇为国家保护的有益或者有重要经济、科学研究价值的陆生野生动物。

F. 从保护生态环境出发，不提倡使用麻雀、青蛙等作为保健食品原料。

3）限制以甘草、苁蓉及其产品为原料生产保健食品。

A. 为防止草地退化，政府规定，采集甘草、苁蓉和雪莲需经政府有关部门批准，并限制使用。

B. 甘草要提供甘草供应方的由省级经贸部门颁发的甘草经营许可证（复印件）和与甘草供应方鉴定的甘草供应合同。

C. 苁蓉和雪莲未列入可用于保健食品的原料名单。

4）不审批金属硫蛋白、熊胆粉和肌酸为原料生产的保健食品。

三、铁皮石斛保健功能和用量

（一）铁皮石斛已批准保健功能

2019 年 9 月底，以铁皮石斛为主要原料已获得国家保健食品批文的产品共 97 个，主要为增强免疫力和缓解体力疲劳功能产品，其中免疫功能产品 88 个，抗疲劳方面功能产品 32 个，大部分抗疲劳功能产品同时申报了免疫功能。仅个别产品申报了辅助降血压、调节血糖、清咽润喉功能。

（二）增强免疫力和缓解体力疲劳功能

免疫，即是人体对疾病的抵抗力，亦是机体的一种保护性功能。众所周知，人体的主要防线，由数以百亿计的免疫细胞所组成，担负着防止病原微生物（指细菌、病毒等）侵入，识别和清除衰老及死亡的细胞、监视可能发生染色体畸变或基因突变细胞的任务，一旦发现这些异常现象，就能及时清除以防病变。在上述物质中能起到增强免疫力功能的功能因子主要为活性多糖、活性多肽、多酚类、皂苷等物质。它们起到增强免疫力功能的机制是在多条途径、多个层面对免疫系统发挥调节作用，如激活网状内皮系统（RES）的吞噬功能，促进 IL-1、IL-2、TNF-α、INF-γ 等生成，增强自然杀伤（NK）细胞的活性，诱导免疫调节因子的表达，调节机体抗体和补体的形成，还能升高血清溶血素和脾脏内抗体形成细胞数，提高血清免疫球蛋白 IgG 水平，激活巨噬细胞促进 TNF 和 IL-2 的生长，促进淋巴细胞的增殖。

近 10 年来的研究证明，许多中草药可通过影响机体的免疫功能来达到防治疾病之目的。具体有以下几类：①能促进血液中白细胞数量增加的中草药有人参、党参、苦参、黄芪、灵芝、金银花、黄芩、生地黄、女贞子、山茱萸、枸杞子、补骨脂、大枣、丹参、夏枯草等。②能促进单核巨噬细胞系统功能增强的中草药有党参、人参、白术、灵芝、猪苓、香菇、当归、牛黄、黄芪、蒲公英、夏枯草、茯苓等。③能促进 T 细胞数量增加、淋巴母细胞转化的中草药有人参、丹参、川芎、灵芝、何首乌、白术、五味子、当归、黄精、薏苡仁、天门冬、女贞子、枸杞子、苦参、淫羊藿等。④对干扰素有诱生作用的中草药有黄芪、红花、当归、白芷、川芎、天麻、车前草、柴胡等。⑤能促进抗体产生的中草药有人参、何首乌、柴胡、地黄、淫羊藿等。

国家食品药品监督管理局批准具有增强免疫力功能的常用原料有党参、黄芪、伏苓、枸杞、人参、阿胶、大枣、灵芝、灵芝孢子粉、桑椹、西洋参、螺旋藻、冬虫夏草、蜂王浆、铁皮石斛、蜂胶、牛初乳、杜仲、银耳、牛膝等物质。

疲劳是防止机体发生威胁生命的过度功能衰竭所产生的一种保护性反应，产生疲劳即提醒应减低工作强度或终止运动，以免机体损伤。疲劳按发生部位的不同，可分为中枢神经疲劳、神经 – 肌肉接点疲劳和外周疲劳三类。①中枢神经疲劳：由高强度、短时间工作所引起的疲劳，可导致大脑皮质运动区的三磷酸腺苷（ATP）、磷酸肌酸（CP）和 γ- 氨基丁酸含量下降。而长时间工作所引起的疲劳，大脑中 ATP、CP 水平显著下降，但 γ- 氨基丁酸明显上升，γ- 氨基丁酸的增加是中枢保护性抑制所致，是导致长时间运动疲劳的主要原因。②神经 – 肌肉接点疲劳：接点是传递神经冲动而引起肌肉收缩的关键部位。当运动所产生的乳酸过多时，就消耗大量的由接点前膜所释放的乙酰胆碱，使到达肌膜处的乙酰胆碱量减少，造成肌肉收缩能力的下降，即表现为疲劳。③外周疲劳：主要是指运动器官肌肉的疲劳，表现在肌肉中供能物质输送能力的下降，使肌肉无法保持原有的劳动强度，并使肌肉力量下降。这是机体疲劳的主要表现。

国家食品药品监督管理局批准具有缓解体力疲劳功能的常用原料有人参、西洋参、红景天、淫羊藿、枸杞、熟地黄、砂仁、山药、肉桂、丁香、五加皮、何首乌、红花、三七、葛根、二十八醇、牛磺酸。

（三）铁皮石斛安全用量

铁皮石斛为兰科植物铁皮石斛的干燥茎。11 月份至翌年 3 月份采收，除去杂质，剪去部分须根，边加热边扭成螺旋形或弹簧状，烘干；或切成段，干燥或低温烘干，前者习称"铁皮枫斗"（耳环石斛）；后者习称"铁皮石斛"。甘，微寒。归胃、肾经。功能益胃生津，滋阴清热。用于热病津伤，口干烦渴，胃阴不足，食少干呕，病后虚热不退，阴虚火旺，骨蒸劳热，目暗不明，筋骨痿软。用法与用量：6 ~ 12g。考虑到保健食品长期食用性，产品每天食用铁皮石斛不超过药典推荐量下限，即每人每天 6g 以下是安全的。

温平镜等（2013）评价铁皮石斛胶囊的毒理学安全性。采用小鼠急性经口毒性试验、遗传毒性试验（Ames 试验、小鼠精子畸形试验、小鼠骨髓细胞微核试验）和大鼠 30d 喂养试验对铁皮石斛胶囊的毒理学安全性进行评价。结果以最大给药剂量（20 000mg/kg）进行小鼠急性经口毒性试验，未见小鼠有中毒症状和死亡现象。Ames 试验、小鼠精子畸形试验及小鼠骨髓细胞微核试验 3 项遗传毒性试验结果均为阴性。大鼠 30d 喂养试验结果显示动物体重增重、进食量、食物利用率、血常规和血生化指标与阴性对照组比较，差异均无显著性（$P > 0.05$），对大鼠脏器组织均未观察到有害作用。受试铁皮石斛胶囊在本试验条件下未显示有急性毒性、遗传毒性及亚急性毒性作用。

采用小鼠急性经口毒性试验、遗传毒性试验（Ames 试验、小鼠精子畸形试验、小鼠骨髓细胞微核试验）对铁皮石斛提取液的毒理学安全性进行评价。结果以给药剂量（10g/kg）进行小鼠急性经口毒性试验，未见小鼠有中毒症状和死亡现象。Ames 试验、小鼠精子畸形试验及小鼠骨髓细胞微核试验 3 项遗传毒性试验结果均为阴性。故从食品毒理学的角度出发，可以初步认为铁皮石斛提取液对人体无毒、无致突变作用（傅剑云等，1998）。

（四）铁皮石斛用量的科学依据

科学依据是指与注册申请保健食品的安全性、保健功能和质量可控性相关的科学文献、评价试验、风险评估、权威信息和统计数据等。常见科学依据来源为科学论文文献依据。

文献依据包括：在国内核心专业期刊或国际专业期刊正式发表的科研论文；我国传统本草典籍的有关记述；文献分析和评价报告；国际公认的食品卫生权威机构或组织，或者我国权威机构或有关部门，正式发布的国际标准、国家标准、风险评估、统计信息等。

封毅等（2014a）对铁皮石斛提高小鼠免疫水平的量效关系进行了分析。按成人体重 60kg 及《中国药典》最低推荐用量（6g）设 5 个不同剂量组，即推荐量组（铁皮石斛相当于人体剂量 6g/d）、1/2 倍推荐量组（相当于人体剂量 3g/d）、1/4 倍推荐量组（相当于人体剂量 1.5g/d）、1/8 倍推荐量组（相当于人体剂量 0.75g/d）和 1/16 倍推荐量组（相当于人体剂量 0.375g/d），以不同剂量铁皮石斛提取原液（把铁皮枫斗粉末水煮沸、过滤制成）给小鼠灌胃，对照组灌服生理盐水，持续灌胃 30d 后测定小鼠碳粒廓清指数。结果表明在 1/8 倍推荐量（铁皮石斛相当于人体剂量 0.75g/d）以上的各剂量组小鼠碳粒廓清指数均显著高于对照组，说明铁皮石斛用量在 2.05mg/（kg·d）以上即可达到提高小鼠免疫力的效果。表明铁皮石斛在低于《中国药典》推荐量的情况下仍然具有一定的保健功能。该文每人 0.75g/d 以上用量组有效。

比较铁皮石斛、金钗石斛、鼓槌石斛和流苏石斛 4 种药用石斛对增强小鼠免疫功能的效果。4种石斛分别经水煎煮制成生药浓度为0.025g/mL、0.05g/mL的提取液,试验时以0.25g生药/kg、0.50g生药/kg提取液连续给予正常小鼠30d后,测定小鼠的T淋巴细胞增殖能力、巨噬细胞吞噬率和吞噬指数。另外4种石斛以0.25g/kg、0.50g/kg提取液连续给予受环磷酰胺免疫抑制的小鼠30d后,检测免疫抑制小鼠血液中的白细胞数、淋巴细胞数和中性粒细胞数。结果表明铁皮石斛0.25g/kg、0.50g/kg剂量能显著增强小鼠T淋巴细胞增殖能力、巨噬细胞吞噬率和吞噬指数,并显著增加免疫抑制小鼠血液中的淋巴细胞数、白细胞数、中性粒细胞数。表明铁皮石斛能增强小鼠免疫功能。本试验中小鼠起效剂量铁皮石斛0.25g生药/kg折合人体服用铁皮石斛1.5g/d(余琪等,2017)。

刘臻等(2016)研究了铁皮石斛粉(人体推荐量为2.0g/d)对小鼠免疫力的影响。实验设低、中、高3个剂量组和阴性对照组,剂量组分别予以0.16g/kg、0.33g/kg、1.00g/kg铁皮石斛粉(分别相当于人体推荐剂量的5倍、10倍、30倍),对照组予以等体积的溶剂,连续灌胃给药30d后对不同剂量组进行细胞免疫功能测定、体液免疫功能测定、单核巨噬细胞功能测定和NK细胞活性检测。结果表明3个剂量组小鼠注射后24h足跖肿胀度与对照组相比有显著提高,差异有统计学意义;0.16g/kg、0.33g/kg剂量组小鼠抗体积数值与对照组相比有显著提高,差异有统计学意义;0.33g/kg、1.00g/kg剂量组小鼠腹腔巨噬细胞吞噬鸡红细胞的吞噬率和吞噬指数与对照组相比有显著提高,差异有统计学意义。表明铁皮石斛粉有促进小鼠迟发型变态反应的作用,能提高小鼠血清溶血素水平,能提高腹腔巨噬细胞吞噬鸡红细胞的吞噬率和吞噬指数,具有一定的免疫增强作用。本实验铁皮石斛粉对小鼠起效量为0.16g/kg,相当于人体服用铁皮石斛粉0.96g/d。

探讨了铁皮石斛制剂的免疫调节作用。用动物实验观察铁皮石斛制剂不同剂量(1000mg/kg、333mg/kg、167mg/kg)对小鼠的免疫调节作用。结果表明,铁皮石斛制剂中、高剂量组能够显著增加小鼠细胞免疫功能和体液免疫功能;低剂量组显著增强小鼠单核巨噬细胞吞噬功能。结论:铁皮石斛制剂具有较好的免疫调节作用(张中建等,2004)。

施红等(2000)进行石斛合剂对肾上腺素和四氧嘧啶诱发高血糖模型动物实验研究,结果显示,石斛合剂可显著降低2种造模动物的血糖水平($P < 0.001$),并使血糖降至正常水平。在肾上腺素诱发的高血糖症小鼠模型中,该合剂降血糖作用与西药格列本脲比较无显著性差异($P > 0.05$);在四氧嘧啶诱发的高血糖症小鼠中,该合剂降糖作用显著优于苯乙双胍($P < 0.02$),且无格列本脲导致低血糖的副作用。上述动物实验,为该药开发成治疗糖尿病的纯中药制剂奠定了药效学基础,具有重要的价值和意义。

石斛合剂是由石斛、黄芪等组成的纯中药制剂,具有滋阴补肾、益气生津之功效。在临床上适用于糖尿病患者,降糖效果好,症状改善明显。表明石斛有降血糖的功能(施红等,2004)。

吴昊姝等(2004)研究铁皮石斛的降血糖作用及其机制。采用正常小鼠、肾上腺素性高血糖小鼠、链脲佐菌素性糖尿病(STZ-DM)大鼠,用放射免疫分析和免疫组化HRP-SPA染色等方法进行研究。结果表明,铁皮石斛对正常小鼠血糖及血清胰岛素水平无明显影响,但可使STZ-DM大鼠的血糖值降低、血清胰岛素水平升高、胰高血糖素水平降低。

免疫组化染色显示，给药大鼠胰岛 β 细胞数量增多，α 细胞数量减少。它还可使肾上腺素性高血糖小鼠血糖降低、肝糖原含量增高。结论：铁皮石斛对肾上腺素性高血糖小鼠及 STZ-DM 大鼠有明显的降血糖作用。其降血糖的胰内机制是促进胰岛 β 细胞分泌胰岛素，抑制胰岛 α 细胞分泌胰高血糖素，胰外机制可能是抑制肝糖原分解和促进肝糖原合成。

通过观察细茎石斛多糖对多种模型小鼠血糖水平的影响，探讨其降血糖作用机制。采用昆明种小鼠分组，分别以细茎石斛多糖（100mg/kg、200mg/kg）、格列苯脲片（50mg/kg）、盐酸苯乙双胍（50mg/kg）或生理盐水灌胃，测定各正常小鼠、肾上腺素性糖尿病小鼠和四氧嘧啶性糖尿病小鼠的血糖水平。结果表明，100mg/kg、200mg/kg 两个剂量的细茎石斛多糖均能显著降低肾上腺素、四氧嘧啶引起的糖尿病小鼠的血糖水平（$P < 0.01$），提高四氧嘧啶性糖尿病小鼠的葡萄糖耐量（$P < 0.01$），但对正常小鼠的血糖水平无影响。细茎石斛多糖具有明显的降血糖作用，是一种值得开发利用的降糖植物多糖（陈云龙等，2003）。

科学依据是指与注册申请保健食品的安全性、保健功能和质量可控性相关的科学文献、评价试验、风险评估、权威信息和统计数据等。科学依据包括试验依据，包括检验机构出具的试验报告、注册申请人开展的试验研究、风险评估机构出具的食品安全风险评估报告等。下页就以铁皮石斛增强免疫力作用实验研究为例，将注册申请人委托开展的试验研究的格式和要求介绍如下。

文献表明铁皮石斛标志性成分为粗多糖，现有科学依据表明铁皮石斛具有较好的增强免疫力、缓解体力疲劳和辅助降血糖作用。根据科学依据用量，建议每人每天药材用量在 1.5～6g 范围。

四、保健食品工艺

保健食品研究过程和结果应真实完整，应提供依据对各工序和使用技术的必要性、科学性、可行性进行充分论证。研究材料应符合以下要求：

1）应根据配方组成、食用方法、适宜人群食用的依从性、原辅料的理化性质等方面，对产品的剂型和规格的合理性进行审评。崩解、溶散等物质释放方式异于一般片剂、胶囊、颗粒、粉剂、口服液等的特殊剂型，剂型选择的科学依据应充足、合理。

2）从辅料的安全性、工艺必要性、保持产品稳定、与直接接触产品的包装材料不发生化学变化、不影响产品的检测、制剂成型性和稳定性等方面，对辅料及用量的合理性进行审评。

3）影响产品安全性、保健功能的主要生产工序和关键工艺参数应合理，其优选试验设计和优选过程应清晰、合理，工艺的必要性应明确。关键工艺是指产品生产过程中，对产品质量安全或保健功能有直接影响，不随着工艺规模、生产设备等客观变化必须进行参数调整的工艺。

4）中试生产工艺验证、中试生产工艺流程及工艺修正的研究过程应完整、规范，研究结果应科学合理。中试样品生产车间和工艺验证车间的生产许可证明文件、委托合同等相关材料应合规、完整。国产产品应提供至少 3 批中试及以上规模产品的生产验证数据及自检报告。生产验证相关数据应能验证产品工艺稳定可控。中试产品自检报告应包括产品技术要求全部技术指标，产品质量应符合产品技术要求。

5）无适用的国家标准、地方标准、行业标准的原料，应提供详细的制备工艺、工艺说明及工艺合理性依据。

6）产品及原料生产过程中使用的加工助剂应符合 GB 2760—2014 及相关规定。

生产工艺流程简图及说明，应包括主要工序、关键工艺控制点及关键工艺参数等及其说明，应与生产工艺研究结果相符。送审样品包装应完整、无破损且在保质期内，应标注样品的生产日期、生产单位，样品质量应符合国家相关标准及产品技术要求的规定，并与申请材料其他内容相符。申请材料符合要求后，应对产品生产工艺的真实性、可行性进行现场核查。

（一）生产工艺简图及其详细说明和相关的研究资料

1. 生产工艺制定的原则

1）保健食品的生产必须符合相应的保健食品生产企业 GMP 和有关卫生要求。
2）选用的工艺应能保持功效成分的稳定性。
3）加工过程中尽量减少功效成分的损失和破坏，不分解和产生有害的中间体。

2. 生产工艺内容

生产工艺内容应包括封面、制备工艺流程图、详细的制备工艺描述、关键技术细节及参数、对关键工艺的说明。

3. 生产工艺详细说明

工艺流程图包含所有的路线、环节，可以不描述详细的技术参数，但是必须包含所有的制剂过程和关键技术要求并标明生产各工序的卫生洁净级别。

1）生产工艺简图应符合工艺简图的格式要求。
2）与生产工艺说明及相关研究资料一致。
3）涉及的工艺路线、主要技术参数完整。
4）标明生产各工序的卫生洁净级别（或划分洁净区范围）。

详细制备工艺描述应包含制剂过程的所有环节及该环节的工艺技术参数，以便于企业的生产，在可能的情况下，应注明该环节所用设备及型号的要求。

制备工艺根据产品的原料、剂型、工艺的不同，可有所不同，但一般均包含如下过程或其中部分过程：原料投料、前处理、提取、精制、浓缩、干燥、制剂。

（二）保健食品生产工艺原则

确定正确的生产工艺，是保证保健食品能否顺利投入生产和保证产品质量的基本条件。在进行保健食品研制和开发时，开始往往在实验室或者较小试验规模情况下制备，其功能学评价、产品质量等指标相当满意，可在正式工厂化生产时，往往会有各种问题，或者是生产难度较大，或者质量不稳，或者功效不理想等。出现这些问题的原因很多，但往往主要的是生产工艺不合理，有的研制者在研制出保健食品时，没有经过中试，就直接投入工业化生产，难免会出现问题或造成失败。

为什么实验室研究和工业化生产之间存在着很大的差别呢？原因是不论所处的工作环境和条件、原料和设备，还是所处理的物料的数量及方法，都不在一个水平上，在实验室能够成功的实验到生产中不一定能够成功，实验室中能达到的纯度和质量指标在工厂中就可能难以达到。因此，一个产品从实验室到工厂生产，必须经过中试才行，其中有些工艺比较复杂，生产条件要求较严格的还需经过多次放大试验。中试的目的是检验小试确定的工艺是否合理，确定最佳工艺条件和工艺参数，确定适用的设备，考察水、电、汽的消耗量及生产率等，从而计算产品的成本。通过中试确定正确的生产工艺，并依据中试数据编制可行性研究报告。

1. 生产工艺确定原则

在确定生产工艺时，应掌握以下原则：

（1）生产工艺应合理、稳定、成熟，适合工业化生产　生产工艺必须合理、稳定、成熟。因为一经确定生产工艺，并在申报、审批过程中通过，生产中就必须按照申报所批准的工艺组织生产，不得随意改动。工艺的改变往往会造成产品质量的改变并影响产品的功能。

生产工艺必须适合工业化生产，一些工艺在小试中可行，但生产中可能行不通。例如，利用乙醚脱脂或乙醚提取某些功效成分，在实验室中问题不大，但在工厂生产中由于乙醚的高度挥发性和易燃性，就很难采用。在小试中，液体物料的转移传送常用人工，而在生产中就不合适，需要设计物料的传送方式与传送设备。有时，在实验室中，提取液含有较多的杂质，或者黏性较大，由于数量小，可以花很长的时间分离。但在生产中可能会造成分离困难，影响生产的顺利进行，就得考虑改变提取溶剂或改变提取条件或采取其他一些措施。总体来说，在设计生产工艺中，一定要从工厂化生产出发，保证生产的顺利进行。

（2）生产工艺不能对产品的功能产生不利影响　功能性是保健食品区别于普通食品的一个最重要的特点，生产工艺是否合理，对功能具有重要影响。首先，要考虑功效成分能否提取出来，提取是否完全。如果功效成分在水中的溶解度比较小，而采用水提法，虽然提取了许多水溶性成分，但功效成分却提出不够，则会影响功能效果；而采用醇提法，则一些不溶于醇的成分也难提出，因此必须根据功效成分的溶解性采用合适的溶剂。有的物料提取比较缓慢或者提取困难，则可考虑在工艺进行前处理，进行脱蜡或破壁，常常选择生物酶进行酶解以提高提取效率并加快提取速度。有些成分在不同 pH 条件下提取效率差别很大，工艺上应确定其适宜的 pH 条件。其次，工艺条件不应该使营养成分和功效成分受到破坏。在不少食品加工厂中，这一条常常被忽略，造成保健食品的营养价值和功能作用大打折扣。例如，过高的温度、过长的加热时间、不适宜的酸碱度、局部的过热，都会造成某些成分的氧化、分解，导致产品功能降低。为了最大限度地保存营养和功效成分，常采用减压蒸馏、低温分离、低温干燥等工艺，特别是对于含有不稳定成分的物料，更要特别注意。有时常用添加保护剂的方法，如抗氧化剂、大分子包膜剂等防止不稳定成分的损失。如果需要用同一种溶剂从几种原料中进行提取，但几种原料提取难易不同，最好不要混合提取。混合提取虽然工艺简单，但是难确定合适提取条件。条件温和、时间短，有的原料提取不充分；条件强烈、时间过长，又会造成易提取物质成分的破坏。比较合理的工艺是分别提取和处理，再进行混合。

（3）工艺连续性强，尽量减少手工操作　为了提高保健食品的质量水平和卫生标准，其生产不能停留在作坊式水平上，其工艺流程应尽可能连续化、自动化，最好是程控化。原料的清洗、去杂、粉碎最好采用机械，物料传送应用传送带和管道，温度和压力控制应自动化，前后工序的衔接应合理。工艺中尽量减少笨重的体力劳动，减少用手接触物料，减少食品受污染的机会。

（4）工艺简单、流程简捷　保健食品的生产工艺以能生产出高功效、高品质的产品为目的，能以较简捷的流程达到目的就无需追求复杂的工艺流程。工艺流程越长、工序越多，就越增加生产的成本，增加原料的损耗和产品受污染的机会。如果同一产品有几个不同的工艺流程可以利用，应选工艺相对简单、技术容易掌握、成本低、质量好的工艺。如果利用水提取同用有机溶剂提取相差不大，尽量采用水提法；用常温常压可达到要求的，就不用高温高压。功效成分作为食品的一个原料，不需要高度纯化就可以的情况下，就没有必要增加精制纯化工序。总之，保健食品生产工艺应该简捷、方便。但是，必需的工艺程序不能随便省去，否则会对产品造成不利影响。

（5）运行成本低　运行成本是产品成本的重要组成部分，保健食品的生产工艺应该考虑运行成本的高低。一般来说，用有机溶剂提取成本高于水提法，但电耗、汽耗、水耗等都影响产品的成本。例如，干燥常是生产中耗能最高的工序，工艺中应考虑能耗较低的方法，如低温流化床。溶液喷雾干燥耗能很大，常将溶液先进行真空浓缩，提高料液中固形物含量，再进行喷干，这样就减少了喷雾干燥中水分的蒸发量，可节省大量的热能电能。

（6）尽可能采用先进技术和先进设备　我国食品生产技术相对比较落后，在进行保健食品生产时，应采用一些先进技术。新的先进技术有助于提高产品的质量，提高效率，增强产品的功能，克服了落后设备的一些不足，工艺设计时应给予应有的关注。

正确的工艺包括有机溶剂的回收利用，余热的利用和水、汽的循环利用，这些都有利于降低工厂运行成本。保健食品各种各样，正确的生产工艺不一定都考虑上述 6 条，但至少应保证生产上可行，功能可靠，产品质量有保证，并尽量降低生产成本。只有合理、稳定、可靠的生产工艺，才能保证产品的稳定和可靠。

2. 保健食品生产工艺详细说明

（1）工艺流程图 包含所有的路线、环节，可以不描述详细的技术参数，但是必须包含所有的制剂过程和关键技术要求并标明生产各工序的卫生洁净级别。

1）生产工艺简图应符合工艺简图的格式要求。

2）与生产工艺说明及相关研究资料一致。

3）涉及的工艺路线、主要技术参数完整。

4）标明生产各工序的卫生洁净级别（或划分洁净区范围）。

（2）详细的制备工艺描述 应包含制剂过程的所有环节及该环节的工艺技术参数，以便于企业的生产，在可能的情况下，应注明该环节所用设备及型号的要求。

制备工艺根据产品的原料、剂型、工艺的不同，可有所不同，但一般均包含如下过程或其中部分过程：原料投料、前处理、提取、精制、浓缩、干燥、制剂成型、灭菌或消毒、包装、检验、入库等。其基本的要求如下：

1）原料投料与配方：指生产过程所有投料的原料。原料的来源或投料标准：简单列出原料的来源或投料标准，中药材应注明拉丁学名，例如：不能简单套用见《中国药典》或某 GB 号，应列出主要技术指标，如褪黑素，纯度 ≥ 99.5%；对质量差异较大的药材，一般应固定品种；丹参亦应固定产地；质量随采收期不同而明显变化时，应注意采收期；对于来自濒危物种和卫生部有关文件规定的药材应说明合法的来源（与其他资料的证明文件相对应）；列出原料的规格标准，有些产品是粉碎后直接进行成型，应说明粉碎前的饮片规格，必要时应注明等级。

铁皮石斛保健食品的主要原料是铁皮石斛，必须注意两点：铁皮石斛需人工栽培的，要提供省级食品药品监督管理部门出具的人工栽培现场考察报告；中药石斛的原植物品种较多，应提供有关专家的品种鉴定报告。铁皮石斛的产地，栽培模式等都影响着其质量，应选择优质、稳定的铁皮石斛原料。

2）加工助剂及质量等级：列出加工生产过程中使用的所有加工助剂名称、来源及质量等级。

3）前处理：有些原料需要净制过程，应详细说明该过程和要求达到的技术指标。需要炮制者，应符合《中国药典》或者按照省、自治区、直辖市人民政府药品监督管理部门制定的炮制规范炮制，没有炮制规范的应当自行制定炮制方法。

4）提取：要注明提取方法、设备要求、提取次数、提取时间、溶剂名称及用量等。提取环节应尽可能多地提取出有效成分，或根据某一成分或某类成分的性质提取目的物。尽量采用传统用法或食用习惯的提取方法。提取溶剂不能使用一、二类有机溶剂。

生产保健食品时，有时常利用一些功效成分含量较高的功能性基料，如黄酮、皂苷、酚类、多糖、多肽等，使食品中功效成分得以强化。这些功效成分的基料大多是从动植物体中提取分离得到的。常用的提取法有溶剂浸提法、水蒸气蒸馏法、压榨法和超临界二氧化碳萃取法等。下面简单介绍几种提取方法。

A. 溶剂浸提法：浸提是利用适当的溶剂从原料中将可溶性有效成分浸出的过程。浸出方法有：

浸渍法：将原料置于有盖容器中，加入规定量的溶剂盖严，浸渍一定时间，使有效成分浸出。如以白酒浸泡人参等。此法简便，但有效成分不易完全浸出。

煎煮法：将经过处理的原料，加适量水煮沸，使有效成分析出。此法简便易行，能煎出大部分有效成分。不足之处是煎出液中杂质较多。

渗漉法：将已粉碎的原料用溶剂润湿膨胀后，装入渗漉筒中，不断添加溶剂，在渗漉筒的下口收集渗出液的一种浸出方法。此法不仅提取效率高，同时节省溶剂。

B. 水蒸气蒸馏法：适用于具有挥发性、不溶于水或难溶于水、又不会与水发生反应的物质的提取，不能随水蒸气一同蒸发，或遇热易分解的化学物质不能采用水蒸气蒸馏法。水蒸气蒸馏法的基本原理是原料与水共热，使原料中的某些易挥发成分与水共沸，同水蒸气一起蒸出，经冷凝、冷却，收集到油水分离器中，利用提取物不溶于水的性质以及与水的相对密度差将其分离出来，就得到所需的提取物。水蒸气蒸馏主要用于某些芳香油、某些小分子酸性化合物、大蒜素等的提取。

C. 压榨法：此法适用于含汁或含油多的原料，如枸杞、柑桔、柠檬等，用螺旋压榨机或水压机压榨，压榨是利用机械力将含水较多的原料或含油多的种子的细胞破坏，从而得到汁液或油液的方法。

D. 超临界二氧化碳萃取法：超临界萃取是以超临界流体作为萃取剂，在临界温度和临界压力附近的条件下，从液体或固体物料中萃取出待分离的组分的方法。这是一种新的提取分离技术。

在保健食品生产中，超临界二氧化碳萃取目前用于鱼肝油的分离，多不饱和脂肪酸如 DHA 的提取，咖啡因的提取，啤酒花的分离，香精、色素、可可脂的提取等。植物的功效成分如大蒜素、姜辣素、茶多酚、维生素 E、β-胡萝卜素等都可以利用超临界二氧化碳萃取技术生产。

E. 水提醇沉法：此法多用于植物多糖的提取。利用多糖溶于水或酸、碱、盐溶液而不溶于醇、醚、丙酮等有机溶剂的特点，从不同材料中进行提取。提取时一般先将原料物质脱脂与脱游离色素，然后用水或稀酸、稀碱、稀盐溶液进行提取，提取液经浓缩后即以等重或数倍的甲醇或乙醇、丙醇等沉淀析出，得粗多糖。

F. 超声提取法：是利用超声波增大物质分子运动频率和速度，增加溶剂穿透力，提高保健食品原料溶出速度和溶出次数，缩短提取时间的浸提方法。

5）浓缩：要注明浓缩方法、设备、浓缩温度、浓缩的压力、浓缩达到的相对密度（测定时温度）。

在工厂中浓缩主要有蒸发浓缩、冷冻浓缩、常压浓缩、真空浓缩等方法，近20年来，又出现了反渗透膜浓缩等新技术。

A. 蒸发浓缩：是使液体物料浓缩的方法之一。凡是液体或水果、蔬菜压汁均可用蒸发的方法进行浓缩。传统蒸发，就是加热使液料沸腾而使气体飞入空间。而现代蒸发则改用低温、低压蒸发的方法，以免损坏有效成分。

B. 冷冻浓缩：是利用冰与水溶液之间的固液相平衡原理的一种浓缩方法。采用冷冻浓缩方法，溶液在浓度上是有限度的。当溶液中溶质浓度超过低共熔浓度时，过饱和溶液冷却的结果表现为溶质转化成晶体析出，此即结晶操作的原理。这种操作，不但不会提高溶液中浓质的浓度，相反却会降低溶质的浓度。但是当溶液中所含溶质浓度低于低共熔浓度时，则冷却结果表现为溶剂（水分）成晶体（冰晶）析出。随着溶剂成品体析出，余下溶液中的溶质浓度显然就提高了，此即冷冻浓缩的基本原理。

冷冻浓缩方法特别适用于热敏食品的浓缩。由于溶液中水分的排除不是用加热蒸发的方法，而是靠从溶液到冰晶的相间传递，所以可以避免芳香物质因加热所造成的挥发损失。

C. 常压浓缩：在常压下使溶液进行蒸发，如果溶剂为有机溶剂，常常进行冷凝回收，以便回收利用并防止空气污染。常压浓缩设备比较简单，操作方便，但由于蒸发温度高，能耗较大。尤其在浓缩后期，溶液浓度升高，沸点进一步上升，溶液中的许多成分容易在高温条件下焦化、分解、氧化，使产品质量下降。因此，在实际生产中常压浓缩已经用得越来越少。

D. 真空浓缩：又称减压浓缩，在工业生产中应用极为普遍，保健食品生产中也采用最多。真空浓缩具有很多优点。液体物质在沸腾状态下溶剂蒸发得很快，其沸点因压力而变化，压力增大，沸点升高，压力小，沸点降低。由于在较低温度下蒸发，可以节省大量能源。同时，由于物料不受高温影响，避免了热不稳定成分的破坏和损失，更好地保存了原料的营养成分和香气。特别是某些氨基酸、黄酮类、酚、类维生素等物质，可防止受热而破坏。而一些糖类、蛋白质、果胶、黏液质等黏性较大的物料，低温蒸发可防止物料焦化。

E. 反渗透浓缩：分离膜是一类坚固的具有一定大小孔径的合成材料，在一定压力或电场的作用下，可使溶液中不同大小的分子或不同电性的离子有选择地通过膜，从而使物质得到分离、纯化或浓缩。在膜分离中，如通过半透膜的只是溶剂，则溶液获得了浓缩，此过程称为膜浓缩。反渗透膜是一类具有表层非对称的复合膜，它与一般渗透或超滤不同，不是纯溶剂向溶液方向渗透，而是在外压下溶液的溶剂向非溶液方向渗透，因此称为反渗透。

反渗透用于果蔬汁及其他食品溶液的浓缩，与传统的蒸发法相比，具有较好的保持果蔬汁风味、营养成分，降低能耗和操作简单等优点，而且能提高果蔬汁的稳定性。

6）纯化精制：注明详细的条件，如醇沉，应注明加入乙醇的方法（如乙醇加入时的速度、搅拌速度），乙醇的级别（药用、食用）、浓度、加入量或加入乙醇后的溶液含醇量，操作的温度，醇沉的时间等。过滤应指定方法、技术和设备要求，如离心应规定设备的功率、转速、离心时间、温度等；超滤要指定孔径范围等。对于采用大孔树脂进行精制者，应按照《保健食品中应用大孔吸附树脂的产品技术要求》提供相应的工艺参数。

7）干燥：要注明详细的干燥方法、条件和设备要求。应根据具体品种的情况，结合工艺、设备等特点，选择相应的评价指标，对挥发性、热敏性成分在浓缩、干燥时还应注明挥发性、热敏性成分的保留情况。常用干燥方法如下：

A. 喷雾干燥：是流化技术用于液体物料干燥的一种方法。由于是瞬间干燥，所以特别适用于热敏性物料。所得产品质量好，保持原来的色香味，且易溶解。

B. 冷冻干燥：是将干燥液体物料冷冻成固体，在低温减压条件下利用水的升华性能，使物料低温脱水而达到干燥的一种方法。由于物料在高度真空及低温条件下干燥，故对某些极不耐热物品的干燥很适合。近年来，对膏状物料和黏稠物料干燥的研究取得较大进展。流态化技术、喷射技术、惰性载体技术则是在此研究基础上发展起来的。旋转闪蒸干燥机、热喷射气流干燥机、惰性载体干燥机均适合热敏性物料和膏状物料的干燥。

C. 加热干燥：靠热源使空气加热，通过此热空气使之干燥。

D. 气流干燥（热风干燥）：是使热空气与被干燥物料直接接触，短时间达到干燥目的的一种方法。此法具有干燥时间短、处理量大、适应性广、结构简单、制造方便等特点。

E. 辐射干燥：主要是红外辐射干燥。红外线即热射线，是以辐射形式直接传播的电磁波。当红外线照射到某一物体时，一部分被吸收，一部分被反射，吸收的那一部分能量就转化为分子的热运动，使物体温度升高，达到加热干燥的目的。

8）制剂成型：注明详细成型所用辅料名称、用量、质量等级，成型工艺参数、所用设备，以保证工艺的稳定，减少批间质量差异和产品的安全、有效及其质量的稳定。对于不经过提取直接以粉末进行制剂者，应注明粉体的粒度、出粉率和粉碎方法；对于超微粉碎样品应指定设备和描述工艺过程；一些药材粉碎成细粉后，可参与制剂成型，兼具赋形剂的作用。含挥发性成分的原料应规定粉碎温度；含糖或胶质较高且柔软的药材应注意粉碎方法。在企标中应有农药残留（六六六、滴滴涕）和汞的检查。所用的辅料应符合法定标准，并列入质量标准中。对于新剂型或缓控释制剂，应按照相应的技术要求提交研究资料，以充分阐述其必要性、安全性、科学性和合理性。

A. 口服液体制剂：包括合剂（口服液）、糖浆剂等。主要工艺：配制（调配）、过滤（滤过）、混匀（均质）、调 pH、分装（灌装）、封口（压盖）灭菌等工序。

B. 保健饮料：一般包括配液（调配）、过滤（滤过）、混匀（均质）、调 pH 值、分装（灌装）、封口等工序。

C. 蜜饯类：一般包括漂烫、添加辅料、浸渍、烘干等工序。

D. 颗粒类（冲剂、颗粒剂）：包括混合、制粒、干燥、整粒、灭菌、包装等工序。制粒可以不写具体的压力等条件，但需要注明是干压制粒还是湿法制粒，湿法制粒者应注明溶剂名称。

E. 片剂类：包括包衣片、含片、咀嚼片、泡腾片、酸奶片、初乳片、奶片等，一般应包括片剂的工艺、设备、产品质量要求等，如制粒、混合、压片、包装等工序。泡腾片：应注意泡腾崩解剂等辅料的用量、片剂的含水量；咀嚼片：不检查崩解时限，注意片剂的硬度。酸奶片、初乳片、奶片等：注意原料和工艺的特点，如工艺中温度、pH 值的控制，生产环境的特殊要求，防止有效成分的损失。

F. 胶囊类：包括胶囊生产的工艺、设备、产品质量要求等内容。硬胶囊：一般应包括制粒、干燥、整粒、装囊、抛光、包装等工序。软胶囊：一般应包括内容物的配制、化胶、制丸、定型、洗丸、干燥、灯检等工序。根据制丸工艺可分为压制法（模压）、滴制法。考虑到脂溶性内容物的感官、酸价、过氧化值等指标的变化，一般不宜采用辐照灭菌。

G. 保健酒（蒸馏酒、发酵酒等）：包括保健酒的生产工艺、技术参数、设备要求、产品质量等。应注意中间体的有效成分含量、相对密度、pH值、收率等。并注意酒精含量（酒精度≤38%）、酒基来源及许可证明等。

H. 丸剂：包括丸剂的生产工艺、设备要求和产品质量等。

I. 发酵乳（酸奶）：应包括消毒、冷却、接种、灌装、封口、发酵等主要工序（如搅拌型还应包括搅拌工序）。

J. 茶类：提供内装料的提取或粉碎方式、干燥方式、粉碎度、制粒方式以及内包装材料等。

9）杀菌或消毒：注明方法、技术要求和设备的要求。提供车间净化度和认证（HACCP、GMP等）证书；空气消毒、设备消毒方法及相关指标（温度、时间）；产品灭菌的方法及条件；热灭菌应注明时间、温度及对功效成分的影响；辐射灭菌应注明时间、强度等。

（三）阐明影响产品质量的关键环节及质量控制措施

阐明影响产品质量的关键环节及质量控制措施，也就是建立一套完整的"危害分析和关键控制点"体系，即HACCP体系。危害分析和关键控制点是对可能发生在食品加工环节中的危害进行评估，进而采取控制的一种预防性的食品安全控制体系。危害分析和关键控制点是对原料、各生产工序中影响产品安全的各种因素进行分析，确定加工过程中的关键环节，建立并完善监控程序和监控标准，采取有效的纠正措施，将危害预防、消除或降低到消费者可接受水平，以确保食品加工者能为消费者提供更安全的食品。

危害分析和关键控制点体系的最大优点在于它是一种系统性强、结构严谨、理性化、有多项约束、适用性强而效益显著的以预防为主的质量保证方法。运用恰当，则可以提供更多的安全性和可靠性，并且比大量抽样检查的运行费用少得多。具有如下优点：

1）在出现问题前就可以采取纠正措施，因而是积极主动的控制。

2）通过易于监控的特性来实施控制，可操作性强、迅速。

3）只要需要就能采取及时的纠正措施，迅速进行控制。

4）与依靠化学分析微生物检验进行控制相比，费用低廉。

5）由参与食品加工和管理的人员控制生产操作。

6）关注关键点，使每批产品采取更多的保证措施，使工厂重视工艺改进，降低产品损耗。

7）HACCP能用于潜在危害的预告，通过监测结果的趋向来预告。

（四）提供相关的数据以说明产品质量的稳定性

对于影响产品质量的关键环节做详细的解释或注释，以便于生产者加强该环节的质量控制或制定对出现各种可能异常现象的处理或应对办法。应提供小试试验数据以说明产品质量的稳定性。数据包括理化指标、微生物指标、感官指标、功效成分指标等。

（五）中试放大

根据预试验或实验室研究的生产工艺进行中试放大（一般放大 10 倍以上），对拟定的生产工艺进行工艺验证和偏差纠正并提供验证报告，自检中试产品质量，提供理化指标、微生物指标、感官指标、功效成分指标等包括产品技术要求全部技术指标的自检报告。

五、产品技术要求研究

（一）产品技术要求研究内容

产品技术要求研究包括：鉴别方法的研究材料；各项理化指标及其检测方法的确定依据；功效成分或标志性成分指标及指标值的确定依据及其检测方法的研究验证材料；装量差异或重量差异（净含量及允许负偏差）指标的确定依据；全部原辅料质量要求的确定依据；产品稳定性试验条件、检测项目及检测方法等，以及注册申请人对稳定性试验结果进行的系统分析和评价。

1. 鉴别方法研究

根据产品配方及相关研究结果等可以确定产品的鉴别方法的，应予以全面、准确的阐述。采用显微鉴别、色谱鉴别、颜色反应等的，提供的彩色照片、色谱图等应能真实反映鉴别结果。未制定鉴别项的，应说明未制定的理由。

2. 理化指标研究

应详细说明产品理化指标的选择、指标值制定及其检测方法研究的过程和依据，理化指标应符合以下要求：

应符合现行规定、规范性文件、强制性标准、《保健食品检验与评价技术规范》、《中国药典》"制剂通则"项等的有关规定。

主要包括一般质量控制指标（如水分、灰分、崩解时限等）、污染物指标（如铅、总砷、总汞等）、真菌毒素指标，以及法律法规、强制性国家标准有限量要求的合成色素、防腐剂、甜味剂、抗氧化剂、加工助剂残留等。

检测方法非国家标准、地方标准、行业标准或技术规范等的，注册申请人应对检测方法的适用性、重现性等进行研究，并提供方法学研究资料。

理化指标检测引用的国家标准、地方标准、行业标准或技术规范等检测方法中，样品前处理、检测条件等未明确的，应重点对未明确的内容进行研究后予以明确。

3. 功效成分或标志性成分指标研究

应详细说明产品功效成分或标志性成分指标选择、指标值制定及其检测方法研究的过程和依据，提供研究报告。

（1）指标的选择依据　应为主要原料含有的性质稳定、能够准确定量、与产品保健功能具有明确相关性的特征成分。应提供科学依据，从稳定性、定量检测、指标及指标值与产品保健功能的相关性等方面，详细叙述功效成分或标志性成分指标的确定依据。

多原料组方产品，应综合考虑配方各主要原料所含的活性成分、特征成分、提取工艺、组方特点等情况，选择制定多个指标。

（2）指标值的确定依据　与配方、原料质量要求、工艺等申请材料相关内容的相符性；产品生产过程中原料投入量、成分的转移率或损耗；多批次产品的检验结果及检验方法的精密度、重现性；成分含量与保健功能的相关性。

（3）检测方法研究　注册申请人应对功效成分或标志性成分检测方法的适用性、重现性等进行研究，并提供方法学研究资料和详细的检测方法。

4. 装量差异或重量差异

普通食品形态产品应检测并制定净含量及允许负偏差指标，指标应符合《定量包装商品净含量计量检验规则》（JJF 1070）规定；《中国药典》"制剂通则"项下有相应要求的产品剂型，应检测并制定装量差异或重量差异指标（净含量及允许负偏差），指标应符合要求。

5. 原辅料质量要求

应提供全部原辅料的质量要求，说明质量要求的来源和依据；质量要求为国家标准、地方标准、行业标准的，应列出标准号和标准全文；质量要求为企业标准的，应列出标准全文。

质量要求内容一般包括原料名称（对品种有明确要求的，应明确其具体品种和拉丁学名）、制法（包括主要生产工序、关键工艺参数等）、组成、提取率（得率）、感官要求、一般质量控制指标（如水分、灰分、粒度等）、污染物（铅、总砷、总汞、溶剂残留等）、农药残留量、功效成分或标志性成分、微生物等。内容缺项，应说明原因。

6. 稳定性考察

注册申请人应按照现行规定，根据样品特性，合理选择和确定稳定性试验方法和考察指标的检测方法，开展稳定性试验。

稳定性试验应在稳定性试验条件下，对产品功效成分或标志性成分指标以及稳定性重点考察指标的变化情况进行研究，视情况可以同时选择其他非重点考察指标一并进行稳定性研究。

稳定性试验完成后，注册申请人应对稳定性试验结果进行系统分析和判断，并结合样品具体情况，对储藏方法、直接接触产品的包装材料、保质期等进行综合分析论证。

（二）根据产品技术要求研发结果，综合确定的产品技术要求

【原料】　按配方材料列出全部功能相关原料。各原料顺序按其在产品中的用量，由大到小排列。经辐照的原料，应在原料名称后标注"（经辐照）"。

【辅料】　按配方材料列出全部辅料。各辅料顺序按其在产品中的用量，由大到小排列。经辐照的辅料，应在辅料名称后标注"（经辐照）"。

【生产工艺】　应以文字形式描述主要生产工艺，包括主要工序、关键工艺参数或参数合理范围等。

【直接接触产品包装材料的种类、名称及标准】　应以文字形式描述经研发确定的直接接触产品包装材料的种类、名称及标准。

【感官要求】　应以列表形式描述产品的外观（色泽、状态等）和内容物的色泽、滋味、气味、状态等项目。不对直接接触产品的包装材料的外观、硬胶囊剂的囊壳色泽等进行描述。

【鉴别】　根据产品配方及相关研究结果等可以确定产品的鉴别方法的，应予以全面、准确地阐述。未制定鉴别项的，应标注"无"并说明未制定的理由。

【理化指标】　应以列表形式标明理化指标名称、指标值、检测方法。检测方法为注册申请人研究制定的，应列出检测方法全文；检测方法为国家标准、地方标准或规范性文件的，应列出标准号或规范性文件的标题文号；检测方法为对国家标准、地方标准进行修订的，应列出标准号或规范性文件的标题文号，同时详细列出修订内容。

【微生物指标】　应以列表形式标明微生物指标名称、指标值、检测方法，应符合现行规定、技术规范、国家标准等的要求。

【功效成分或标志性成分指标】　应以列表形式标明功效成分或标志性成分名称、指标值、检测方法。

指标名称应与现行规定、技术规范、国家标准等的要求一致，与检测方法相符。指标值应标示为每 100g 或 100mL 中功效成分或标志性成分指标的含量。检测方法为注册申请人研究制定的，应列出检测方法全文；检测方法为国家标准、地方标准或规范性文件的，应列出标准号或规范性文件的标题文号；检测方法为对国家标准、地方标准进行修订的，应列出标准号或规范性文件的标题文号，同时详细列出修订内容。

【装量或重量差异指标（净含量及允许负偏差指标）】　应以文字形式描述装量或重量差异指标（净含量及允许负偏差指标）。

【原辅料质量要求】　质量要求为国家标准、地方标准、行业标准的，应列出标准号；符合国家标准、地方标准、行业标准，且部分指标应同时符合企业标准的，应列出标准号或规范性文件的标题文号，同时以文字形式列出企业标准的指标项目及指标值；为企业标准的，应以列表形式列出指标项目及指标值。

（三）保健食品产品技术要求范本

国家市场监督管理总局
保健食品产品技术要求（范本）

国食健注

×××××××××（产品中文名）

【原料】

【辅料】

【生产工艺】 本品经××、××、××、××、××、××等主要工艺加工制成。（其中，关键工艺应标注参数或参数合理范围）

【直接接触产品包装材料的种类、名称及标准】

【感官要求】 应符合表1的规定。

表1 感官要求

项目	指标
色泽	
滋味、气味	
状态	

【鉴别】

1 显微鉴别 ××××××××××××××。

2 薄层鉴别 ×××××××××××。

3 色谱鉴别 ×××××××××××。

【理化指标】 应符合表2的规定。

表2 理化指标

项目	指标	检测方法
×××，××	≤××	GB/T××××
×××，××	≤××	GB/T××××
×××，××	≤××	GB××××
×××，××	≥××	GB××××
×××，××	××～××	1×××的测定

1　×××的测定

1.1　仪器

1.1.1　××××。

1.1.2　×××××。

1.2　试剂

1.2.1　×××××××。

1.2.2　××××××××。

1.2.3　标准品来源纯度：××××。

1.3　色谱条件

1.3.1　×××××××。

1.3.2　××××××××××××××。

1.3.3　×××××××××。

1.4　标准品溶液制备：×××××××××××××××××××××××××××××。

1.5　样品溶液制备：×××××××××××××××××××××××××。

1.6　测定：×××××××××××××××××××××××××××××××××××××××。

1.7　结果计算

$$X = \frac{A \times c_s \times V \times 100}{A_s \times m}$$

式中：

X—样品中××××××的含量，mg/100g；

A—样品中×××的峰面积；

c_s—标准溶液中××××标准品的浓度，mg/mL；

A_s—标准溶液中××××标准品的峰面积；

m—样品质量，g；

V—样品定容体积，mL。

【微生物指标】　应符合表3的规定。

表3　微生物指标

项目	指标	检测方法
菌落总数，cfu/×	≤××	××××
大肠菌群，mpn/××	≤××	××××
霉菌和酵母，cfu/×	≤××	××××
金黄色葡萄球菌	≤0/25g	××××
沙门氏菌	≤0/25g	××××
××××	××××	××××

【标志性成分指标】　应符合表4的规定。

表4　标志性成分指标

项目	指标	检测方法
×××，××	≥××	GB/T××××
×××，××	××～××	1×××的测定

1　×××的测定

1.1　原理：××。

1.2　试剂

1.2.1　×××××××××××××。

1.2.2　×××××××××××××××××××××××××××。

1.2.3　××××××××××××××××××××××××××××。

1.2.4　××××××××××××××××××××××××××。

1.2.5　标准品来源纯度：×××××。

1.3　仪器

1.3.1　××××××××。

1.3.2　×××。

1.3.3　×××××××××。

1.4　标准曲线的制备：××××××××××××××××××××××。

1.5　样品处理

1.5.1　××。

1.5.2　××。

1.6　样品测定：×××。

1.7　结果计算

$$X = \frac{W_1 - W_2}{M \times V_2 / V_1 \times V_4 / V_3}$$

式中：

X—样品中×××的含量，mg/mL；

W_1—样品测定液中×××的质量，mg；

W_2—样品空白液中×××的质量，mg；

M—取样量，mL；

V_1—××××，mL；

V_2—×××，mL；

V_3—××××××，mL；

V_4—×××，mL。

【装量或重量差异指标／净含量及允许负偏差指标】

【原辅料质量要求】

1　×××××：应符合GB××××的要求。

2　×××：应符合 GB×××××的要求。

3　×××：应符合 GB/T××××的要求，且××××含量不得少于××，××含量不得多于××。

4　×××××：应符合 SB/T×××××中一级品的要求。

5　×××××××××：应符合 QB/T××××的要求。

6　××××××

表5

项目	指标
感官要求	主要包括色泽、滋味、气味、性状、粒度（如需要）等
含量	≥××
××	≤××
××××	≤××
×××××	≤××

7　××× 提取物

表6

项目	指标
原料来源	××××××
制法	××、××、×××、×××（应标注关键工艺参数或参数合理范围）
提取率（或得率）	××～××
感官要求	主要包括色泽、滋味、气味、状态等
×× 含量	≥××（或××～××）
水分	≤××
灰分	≤××
粒度	××××××××
铅	≤××
总砷	≤××
总汞	≤××
溶剂残留	≤××
农药残留	≤××
菌落总数	≤××
大肠菌群	≤××
霉菌和酵母	≤××
金黄色葡萄球菌	≤××
沙门氏菌	≤××

六、保健食品注册

保健食品研发与注册应符合《保健食品注册与备案管理办法》等规章、规范性文件的要求。注册申请产品应具有充足的安全性、保健功能、质量可控性科学依据。注册申请人不仅应提供科学依据的来源、目录和全文，还应与产品的配方、工艺等技术要求进行研究比对，并按照申请材料要求，逐项对产品安全性、保健功能、质量可控性进行论证和综述。

试验及研究用样品的来源应清晰、可溯源。样品应经中试及以上规模工艺制备而成，生产车间应建立与所生产样品相适应的生产质量管理体系，并保证体系有效运行。

提交的论证报告或研究报告等，应提供研究的起止时间、地点、研究目的、方法、依据、过程、结果、结论、部门、研发人或试验人签章等。属委托研究的，还应提供委托研究合同等材料。

功效成分或标志性成分、卫生学、稳定性试验报告为注册申请人自检的，注册申请人应按照《保健食品注册检验复核检验管理办法》的规定，组织实施检验质量控制、报告编制、样品和档案管理等工作，出具的自检报告应符合该办法规定的试验报告要求。功效成分或标志性成分、卫生学、稳定性试验报告为注册申请人委托检验的，被委托单位应为具有法定资质的食品检验机构。

研究或试验的原始试验记录、仪器设备使用记录、中试生产记录等原始资料，注册申请人应长期存档备查，注册申请时可不作为申请材料提交。必要时，审评机构可组织对研发原始资料进行核查。

（一）保健食品注册提供的资料

1）保健食品注册申请表，以及注册申请人对申请材料真实性负责的法律责任承诺书；

2）注册申请人主体登记证明文件复印件；

3）产品研发报告；

4）产品配方材料；

5）生产工艺材料；

6）安全性和保健功能评价材料；

7）直接接触保健食品的包装材料种类、名称、相关标准；

8）产品标签、说明书样稿；

9）产品名称中的通用名与注册的药品名称不重名的检索材料、产品名称与批准注册的保健食品名称不重名的检索材料；

10）3个最小销售包装的样品；

11）其他与产品注册审评相关的材料。

（二）保健食品注册研发报告要求

保健食品注册重点在产品研发报告，包括产品的安全性论证报告、产品的保健功能论证报告、生产工艺研究报告、产品技术要求研究报告等内容。

1. 产品的安全性论证报告

（1）原料和辅料的使用依据　应按照普通食品（包括可用于普通食品的物品、食品添加剂，下同）、新食品原料、"按照传统既是食品又是中药材的物质"、"拟纳入保健食品原料目录"以及保健食品新原料等类别，明确原辅料的使用依据。

使用保健食品新原料的，应参照新食品原料安全性审查的有关规定，提供保健食品新原料的研制报告、国内外的研究利用情况等安全性评估材料和毒理学试验报告、生产工艺、质量要求、检验报告。

（2）产品配方配伍及用量的安全性科学依据　应从传统配伍禁忌和现代医学药理学研究方面，提供产品配方配伍及用量理论依据、文献依据和试验数据等科学依据。提供配方原料的品种、等级、质量、用量及个数符合有关规定的依据。

（3）安全性评价试验材料的分析评价　应对涉及的保健食品新原料安全性评估材料和毒理学试验报告以及菌种鉴定报告和菌种毒力试验报告、产品的安全性评价试验等，进行综合分析，对产品安全性进行评价。

（4）配方以及适宜人群、不适宜人群、食用方法和食用量、注意事项等的综述　应根据原辅料的使用依据、产品配方配伍及用量的科学依据、安全性试验评价材料等，综述配方以及标签说明书拟定的适宜人群、不适宜人群、食用方法和食用量、注意事项等的合理性。

2. 产品的保健功能论证报告

（1）配方主要原料具有功能作用的科学依据，其余原料的配伍必要性　产品配方原料应具有明确的使用目的。应提供配方主要原料具有功能作用的科学依据，并阐明其余原料的配伍必要性。

以经简单加工的普通食品为原料的，应提供充足的国内外实验性科学文献依据，重点明确所用原料的功效成分和含量以及量效关系。

（2）产品配方配伍及用量具有保健功能的科学依据　应提供产品组方原理、产品配方配伍及用量具有声称功能的理论依据及文献依据等。

（3）产品保健功能试验评价材料、人群食用评价材料等的分析评价　应对产品保健功能试验评价材料、人群食用评价材料等，进行综合分析，对产品保健功能进行评价。

（4）产品配方以及适宜人群、不适宜人群、食用方法和食用量等的综述　应根据产品配方配伍及用量具有申报功能的科学依据、保健功能评价试验材料、人群食用评价材料等，综述产品配方以及标签说明书样稿中原料、辅料、适宜人群、不适宜人群、保健功能、食用方法和食用量等的合理性。

3. 生产工艺研究报告

1）生产工艺相关研究材料应完整、规范、可溯源。

2）生产工艺研究过程和结果应完整，应提供依据对各工序和使用技术的必要性、科学性、可行性进行充分论证。

3）国产产品应提供从小试工艺研究到中试工艺验证和工艺修正的研究过程。因未添加辅料或工艺简单成熟等原因，未开展小试规模的辅料筛选、工艺优选等研究的，应提供合理的相关说明。

4）工艺研究主要包括以下内容：

A. 剂型选择和规格确定的依据：应根据配方组成、食用方法、适宜人群等，对原辅料的理化性质、生物学特性、剂型选择的必要性和合理性等进行综合分析论证，充分阐述剂型选择和规格确定的科学性、合理性。崩解、溶散等物质释放方式异于一般片剂、胶囊、颗粒、粉剂、口服液等的特殊剂型，还应提供充足的剂型选择科学依据。

B. 辅料及用量选择的依据：应充分考虑辅料的安全性、工艺必要性、保持产品稳定、与直接接触产品的包装材料不发生化学变化、不影响产品的检测、制剂成型性和稳定性等方面情况，提供辅料及用量的确定依据。

C. 影响产品安全性、保健功能等的主要生产工艺和关键工艺参数的研究报告：关键工艺是指产品生产过程中，对产品质量安全或保健功能有直接影响，不随着工艺规模、生产设备等客观变化必须进行参数调整的工艺。

应根据产品具体情况，确定影响产品安全性、保健功能等的主要生产工序和关键工艺参数，并提供说明。

应详细说明主要生产工艺和关键工艺参数的优选过程，提供提取精制、制剂成型、灭菌方法等方面的工艺研究试验数据。

D. 中试以上生产规模的工艺验证报告及样品自检报告：根据生产工艺研究结果，应开展不少于 3 批中试以上生产规模的生产工艺验证，以达到验证工艺稳定可行、对工艺过程及工艺参数进行修正的目的。应提供与产品剂型相一致的工艺验证车间生产许可证明文件、研究时间等相关材料，并详细说明中试生产工艺验证、中试生产工艺流程及工艺修正的研究过程和研究结果。

一般情况下，中试研究的投料量为配方量（以制成 1000 个制剂单位计算）的 10 倍以上。可根据剂型、配方组成、研发用样品需求等的具体情况，适当调整中试规模，但均要达到中试放大研究的目的。

国产产品应提供至少 3 批中试产品的生产验证数据及自检报告。中试生产验证数据应包括批号、原辅料投料量、半成品得量得率、理论产量、实际产量、成品率等。中试产品自检报告应包括产品技术要求全部技术指标。

E. 无适用的国家标准、地方标准、行业标准的原料，应提供详细的制备工艺、工艺说明及工艺合理性依据。

F. 应详细列出产品及原料工艺过程中使用的全部加工助剂的名称、标准号及标准文本。

G. 应根据工艺研究及工艺材料相关内容，综述产品生产工艺材料、配方中辅料、标签说明书的辅料、剂型、规格、适宜人群、不适宜人群以及产品技术要求的生产工艺、直接接触产品的包装材料、原辅料质量要求中涉及的工艺内容等的合理性。

（三）保健食品注册标签说明书要求

产品标签说明书各项内容应规范、完整，符合现行法规、技术规范、强制性标准等的规定，与产品安全性、保健功能研发报告相关内容相符，涉及产品技术要求的内容应与产品技术要求相符。

1. 产品标签说明内容

【原料】　按配方材料列出全部原料。各原料顺序按其在产品中的用量，由大到小排列。经辐照的原料，应在原料名称后标注"（经辐照）"。

【辅料】　按配方材料列出全部辅料。各辅料顺序按其在产品中的用量，由大到小排列。经辐照的辅料，应在辅料名称后标注"（经辐照）"。

【功效成分或标志性成分含量】　应包括成分名称及含量。应与产品技术要求中功效成分或标志性成分指标名称一致，以产品技术要求中指标最低值为标签说明书标示值。

【适宜人群】　应为与安全性、保健功能等科学依据相符的食用安全、有明确功能需求、适合本产品的特定人群。

【不适宜人群】　应为适宜人群范围中应当除外的特定人群、现有科学依据不足以支持该产品适宜的婴幼儿、孕妇、乳母等特殊人群，以及现行规定明确应当标注的特定人群。暂无法确定不适宜人群的，应明确注明"限于目前科学研究水平，该产品暂未发现明确的不适宜人群，将根据收集到的食用安全信息，予以完善补充"。

【保健功能】　应经研发综合确定，符合保健功能声称管理的相关要求。

【食用量及食用方法】　应与产品配方配伍及用量的科学依据、安全性和保健功能试验评价材料等相符。

【规格】　应为最小制剂单元的重量或者体积（不包括包装材料；胶囊剂指内容物；糖衣片或丸指包糖衣前的片芯或者丸芯），应与产品食用量及食用方法相匹配。酒类产品应注明酒精度。

【贮藏方法】　应根据产品特性、稳定性试验等综合确定。贮藏方法为冷藏等特殊条件的，应列出具体贮藏条件。

【保质期】　应经研发综合确定。以"××月"表示，不足月的以"××天"表示。

【注意事项】　应注明"本品不能代替药物。适宜人群外的人群不推荐食用本产品"。必要时还应根据法规规定、研发情况、科学共识以及产品特性增加相应注意事项。

2. 铁皮石斛灵芝孢子油软胶囊产品说明书样稿示例

【原料】　铁皮石斛提取物、灵芝孢子油

【辅料】　明胶、甘油、纯化水

【标志性成分含量】　每 100g 含总三萜 15g、粗多糖 8g

【保健功能】　本品经动物实验评价，具有增强免疫力的保健功能

【适宜人群】　免疫力低下者

【不适宜人群】　儿童、孕妇、乳母

【食用量及食用方法】　每日 2 次，每次 2 粒

【规格】　0.5g/ 粒

【贮藏方法】　避光，常温密封保存

【保质期】　24 个月

【注意事项】　本品不能代替药物。适宜人群外的人群不推荐食用本产品

（范青生）

第二节　铁皮石斛保健食品研发现状与展望

石斛药用历史悠久，早在《神农本草经》中将其列为上品，谓其："味甘平、主伤中、除痹、下气、补五脏虚劳羸瘦，强阴。久服厚肠胃，轻身延年。"对石斛的功效作了概括性阐述，铁皮石斛是中药石斛中的名贵品种。从 1993 年以铁皮枫斗为主要原料的铁皮枫斗晶问世以来，众多的铁皮石斛保健食品进入市场。"仙草"回到人间，老百姓广泛使用，确实的功效受到人们的青睐。

一、获批准石斛类保健食品状况

通过查询国家食品药品监督管理总局保健食品数据库发现，截至 2017 年 4 月，已获得国家批准的石斛类保健食品共计 118 种，其使用的石斛主要包括铁皮石斛、金钗石斛、霍山石斛、细茎石斛等，其中使用铁皮石斛的产品多达 97 种，占 82.2%。

查询结果显示，铁皮石斛保健品的主要功能包括增强免疫力（免疫调节）、缓解体力疲劳（抗疲劳）、抗氧化（延缓衰老）、清咽（清咽润喉）、辅助降血压、对辐射危害有辅助保护功能（抗辐射）、对化学性肝损伤有辅助保护功能（保肝）、抗突变、调节血糖、提高缺氧耐受力等，其中 59 种为单一功能产品，38 种具有两种功能。对以上 97 种铁皮石斛保健食品的功能进行分类统计（表 11-1），单一功能中具增强免疫力功能的产品获批最多，有 51 种，占全部的 52.6%；两种功能中具缓解体力疲劳和免疫调节功能的产品获批最多，有 27 种，占全部的 27.8%；其他功能的相对较少。

表 11-1　铁皮石斛相关保健食品主要保健功能分析

保健食品功能	已批品种（种）	所占比例（%）
增强免疫力（含原"免疫调节"功能）	51	52.6
缓解体力疲劳（含原"抗疲劳"功能）	3	3.1
清咽（含原"清咽润喉"）	3	3.1
调节血糖	1	1
延缓衰老	1	1
增强免疫力、缓解体力疲劳	27	27.8
增强免疫力、清咽	1	1
增强免疫力、提高缺氧耐受力	2	2.1
增强免疫力、对辐射危害有辅助保护功能	2	2.1
增强免疫力、对化学性肝损伤有辅助保护功能	2	2.1
免疫调节、抗突变	1	1
免疫调节、延缓衰老	2	2.1
缓解体力疲劳、辅助降血压	1	1

二、配方组成分析

综合分析已获批准的铁皮石斛相关保健食品的药物配伍使用情况，除有 3 种单用铁皮石斛外，其他的均由 2 味以上中药组成（含铁皮石斛），以中医药理论为指导，通过中药配伍可以发挥其最大疗效，减少毒副作用，保证用药安全，使保健效果更加突出。另一方面，铁皮石斛价格昂贵，与其他中药配伍使用在提高功效的同时可以降低成本，被更多的消费者认可和接受。

对已获批准的铁皮石斛保健食品的药物配伍组成进行统计分析（表 11-2），发现在与铁皮石斛配伍的原料中，以铁皮石斛（枫斗）、西洋参（含提取物）配伍的产品为主，共 28 种，占 28.9%；以铁皮石斛（枫斗）、西洋参（含提取物）、枸杞子配伍的保健品共 10 种，占 10.3%；以铁皮石斛（枫斗）、西洋参（含提取物）为主，再增加配伍其他中药材的保健品有 25 种，占 25.8%，由此发现，以铁皮石斛与西洋参配伍使用占据大多数，因为西洋参具有补气养阴，清热生津的功效，铁皮石斛和西洋参相互配伍，具有增强益气养阴，养胃生津，补而不腻，清而不伤胃的功效。以铁皮石斛、灵芝为主的配伍组方共 16 个，占 16.5%，灵芝具有补气安神，止咳平喘之功效，常用于心神不宁，失眠心悸，肺虚咳喘，虚劳气短，不思饮食，铁皮石斛配伍灵芝具有较好的益胃生津、补肾健脑、保肝润肺、宁心安神等作用。铁皮石斛和其他中药配伍组方共 15 个，占 15.5%，主要包括人参、绞股蓝等。

表 11-2 铁皮石斛相关保健食品配方组成分析

分类	原料组成	已批品种（种）	所占比例（%）
Ⅰ	铁皮石斛	3	3.1
Ⅱ	铁皮石斛＋西洋参	28	28.9
	铁皮石斛＋西洋参＋枸杞子	10	10.3
	铁皮石斛＋西洋参＋葛根	3	3.1
	铁皮石斛＋西洋参＋山药＋茯苓	2	2.1
	铁皮石斛＋西洋参＋苦丁茶	2	2.1
	铁皮石斛＋西洋参＋麦冬	2	2.1
	铁皮石斛＋西洋参＋黄芪	3	3.1
	铁皮石斛＋西洋参＋蛹虫草	2	2.1
	铁皮石斛＋西洋参＋其他	11	11.3
Ⅲ	铁皮石斛＋灵芝	3	3.1
	铁皮石斛＋灵芝＋西洋参	9	9.3
	铁皮石斛＋灵芝＋西洋参＋山药	2	2.1
	铁皮石斛＋灵芝＋黄精＋人参果＋蜂胶	2	2.1
Ⅳ	铁皮石斛＋人参＋其他	5	5.2
	铁皮石斛＋红景天＋绞股蓝	2	2.1
	铁皮石斛＋绞股蓝	1	1
	铁皮石斛＋北沙参＋玉竹＋麦冬	2	2.1
	铁皮石斛＋枸杞子＋其他	2	2.1
	铁皮石斛＋生晒参＋麦冬＋山药＋茯苓	2	2.1
	铁皮石斛＋麦冬＋其他	1	1

三、主要剂型分析

对已获批准的铁皮石斛相关产品的剂型进行分析（表 11-3），铁皮石斛保健食品的剂型分布以传统剂型为主，主要为颗粒剂、胶囊剂（含软胶囊）、片剂（含普通片剂、含片、咀嚼片）、浸膏等，共 80 个，占 82.5%，其他剂型有丸剂、散剂、口服液、袋泡剂、饮料、酒剂等。今后的研究可以把一些先进的制剂技术和食品加工方法引入到铁皮石斛为主的保健食品领域中，使铁皮石斛相关保健食品形式多样化，服用和吸收更加方便。

表 11-3 铁皮石斛相关保健食品主要剂型分析

剂型	已批品种（种）	所占比例（%）
固体剂型		
颗粒剂	28	28.9
胶囊剂（含软胶囊）	34	35.1
片剂（含普通片剂、含片、咀嚼片）	11	11.3

剂型	已批品种（种）	所占比例（%）
浸膏	7	7.2
丸剂	2	2.1
散剂	1	1
液体剂型		
口服液	5	5.2
袋泡剂	3	3.1
饮料	5	5.2
酒剂	1	1

四、关于铁皮石斛保健食品深入研发的一些思考

（一）充分发挥铁皮石斛功能在保健食品中的应用

已批准的铁皮石斛保健产品中，以增强免疫力和缓解疲劳功能最多，在配伍中以铁皮石斛配伍西洋参最多，同一水平产品重复严重。实际上，铁皮石斛的功能很多，如《神农本草经》记载，铁皮石斛"厚肠胃，补内绝不足，平胃气"。《本草衍义》记载石斛"治胃中虚热"；《本草正》记载石斛"能退火，养阴，除烦……亦止消渴热汗"等。现代药理和临床研究表明，铁皮石斛能改善脾胃功能，对萎缩性胃炎有较好的疗效；铁皮石斛有一定的降低血糖作用，可用于辅助降血糖。这些功能若开发出合适的产品将有很大的市场。

（二）加强铁皮石斛保健食品质量控制研究

铁皮石斛的主要药效成分是多糖。在铁皮石斛保健食品标准中，常用粗多糖作为质控指标。除铁皮石斛含多糖外，其他石斛也含有多糖，有的石斛多糖含量也相当高，如齿瓣石斛。配伍中其他中药材如西洋参、枸杞子等也含有多糖。因此，该指标不能体现该产品的质量。找出铁皮石斛特征性较强的功效成分或标志性成分作为质控指标，是必须解决的问题。

（三）采用新的制剂工艺和食品加工工艺，使铁皮石斛的功效更好发挥出来

如超微粉碎技术可以提高有效成分的溶出速率，提高体内的生物利用度；冷冻干燥技术保持样品的有效成分；鲜样品榨汁可以制成饮料等，加快铁皮石斛作为保健食品应用的进程。对铁皮石斛提取液的毒性和安全性研究表明，铁皮石斛提取液对人体无毒、无致突变作用，属实际无毒类，尤其从 20 世纪 90 年代，铁皮石斛大面积种植成功以来铁皮石斛及其保健食品在老百姓中广泛应用，未见发生不良反应的报道。2018 年 4 月 27 日国家卫生计生委拟将铁皮石斛等九种物质列入按传统既是食品又是中药材的名录，发文开征意见。随着未来铁皮石斛及其相关原料被批准为食品类原料，铁皮石斛的深加工将会有更大的发展，生产出更多不同层次不同类型的产品，以满足广大不同人群的需要（陈素红等，2013）。

附　已获批准的石斛类保健食品清单（截至 2022 年 6 月）

序号	产品名称	申请人名称	主要原料	保健功能	规格	食用方法及食用量	批准文号	标志性成分含量（每 100g/100mL）
1	安旺枫斗洋参晶（原名：铁皮枫斗晶）	深圳市朵朵红实业有限公司		抗疲劳			卫食健字（1997）第 577 号	
2	西园喉宝片	哈尔滨红太阳健康产业集团有限公司	薄荷、青果、川贝母、冰片、白芍、石斛、珍珠、薏苡仁、白砂糖、液体葡萄糖、薄荷油、薄荷脑	清咽润喉	1.2g/片×18/盒　每次 1 片，每日 3～4 10 盒装 1 个中包装 每箱装 20 个中包装	每次 1 片，每日 3～4 次，含服	卫食健字（1998）第 132 号	
3	西园喉宝露	哈尔滨红太阳健康产业集团有限公司	薄荷、青果、川贝母、冰片、白芍、石斛、珍珠、薏苡仁、甜叶菊甙、薄荷油、薄荷脑	清咽润喉	15mL/瓶　每瓶 10 瓶装 1 个中包装 每箱装 20 个中包装	对准口腔咽喉部位喷雾含食，按压 1～2 下，每日 6～8 次	卫食健字（1998）第 133 号	
4	铁皮石斛饮料	浙江天皇药业有限公司		免疫调节			卫食健字（1999）第 159 号	
5	春荣胜宝口服液	杭州古儿文化有限公司	地黄、绞股蓝、山药、枸杞子、铁皮石斛、鸡内金等	调节血糖	100mL/瓶	口服，每日 2 次，每次 30mL，上午和下午服用较佳	卫食健字（2000）第 0314 号	绞股蓝总皂苷≥80mg，绞股蓝 15g，地黄 30g
6	神象牌津力源含片	上海雷允上药业有限公司	铁皮石斛、西洋参	免疫、抗疲劳调节	0.8g/片	每日早晚各 1 片，含服	卫食健字（2000）第 0567 号	多糖≥800mg，总皂苷≥3000mg
7	大宇牌励宁片	天津励宁生物技术开发有限公司	蝙蝠蛾拟青霉、黄芪、丹参、川芎、地骨皮、山药、石斛	免疫调节	0.9g/片	每日 2 次，每次 2～3 片	卫食健字（2000）第 0718 号	每 1g 含：甘露醇≥0.11mg，每 100g 含：粗多糖≥27g，腺苷≥0.011g
8	津玉袋泡茶	杭州津玉健康科技有限公司	桑叶、荷叶、细茎石斛	调节血糖	2g/袋	每日 2 次，每次 1～2 袋，开水泡饮	卫食健字（2000）第 0721 号	多糖≥1g
9	科苑®霍山石斛胶囊	安徽永生堂药业有限责任公司	酸枣仁、枸杞子、西洋参、石斛	免疫调节	0.45g/粒	每日 2 次，每次 4 粒	卫食健字（2001）第 0012 号	总皂苷 1.3g

续表

序号	产品名称	主要原料	申请人名称	保健功能	规格	食用方法及食用量	批准文号	标志性成分含量（每100g/100mL）
10	雁荡山铁皮枫斗胶囊	铁皮石斛、西洋参	浙江民康天然植物制品有限公司	抗疲劳	0.25g/粒	每日3次、每次2～3粒，空腹服用	卫食健字（2001）第0047号	多糖（以葡萄糖计）≥10g，西洋参总皂苷（以人参总皂苷Re计）≥2.3g
11	雁荡山铁皮枫斗咀嚼片	铁皮石斛、西洋参、山梨糖醇、食用淀粉	浙江民康天然植物制品有限公司	抗疲劳	0.8g/片	每日3次、每次2～3片，饭前或饭后嚼服	卫食健字（2001）第0092号	多糖（以葡萄糖计）≥3500mg，西洋参总皂苷（以人参总皂苷Re计）≥700mg
12	苗氏牌金钗石斛葛根西洋参胶囊	金钗石斛、西洋参、葛根	贵州苗氏药业股份有限公司	抗疲劳	0.3g/粒	每日2次、每次2～3粒，温开水吞食	卫食健字（2001）第0171号	多糖（以葡萄糖计）≥6.0%，西洋参皂苷≥0.8%
13	立钻牌铁皮枫斗含片	铁皮石斛、北沙参、麦冬、玉竹	浙江天皇药业有限公司	清咽润喉（清咽）			卫食健字（2002）第0081号	
14	森山牌铁皮枫斗胶囊	铁皮石斛	浙江森宇药业有限公司	免疫调节	0.4g/粒	每日2次、每次3粒	卫食健字（2002）第0082号	多糖5.5g
15	铁皮石斛胶囊	铁皮石斛	上海雷允上药业有限公司	免疫调节	0.25g/粒	每日2次、每次1粒，空腹食用	卫食健字（2002）第0145号	粗多糖7.5g
16	杭健牌铁皮石斛颗粒	石斛、西洋参、麦冬	桐君堂药业有限公司	免疫调节	2g/包	每日1次、每次1包；开水冲饮	卫食健字（2002）第0726号	总皂苷（以人参皂苷Rb$_1$计）3.03g，粗多糖（以葡萄糖计）20.98g
17	衡和牌铁皮枫斗胶囊		上海南江衡和生物科技有限公司	抗疲劳、免疫调节			卫食健字（2003）第0037号	
18	九润枫晶牌铁皮石斛颗粒	铁皮石斛、西洋参、枸杞子、β-环状糊精	绿谷（集团）有限公司	延缓衰老	2g/包	每日3次、每次1包，开水冲饮	卫食健字（2003）第0050号	总皂苷3.24g，粗多糖20.33g
19	天目山牌铁皮石斛软胶囊	铁皮石斛、西洋参、枸杞子、芦根、色拉油、大豆磷脂	杭州天目山药业股份有限公司	免疫调节、延缓衰老	0.6g/粒	每日3次、每次2～3粒	卫食健字（2003）第0068号	粗多糖（以葡萄糖计）1690mg，总皂苷（以人参皂苷Re计）1117mg

续表

序号	产品名称	主要原料	申请人名称	保健功能	规格	食用方法及食用量	批准文号	标志性成分含量（每100g/100mL）
20	杭健牌铁皮石斛胶囊	铁皮石斛、西洋参、麦冬	桐君堂药业有限公司	免疫调节	0.4g/粒	每日2次，每次2～3粒；温开水吞食	卫食健字（2003）第0081号	总皂苷（以人参皂苷Re计）3.05g，粗多糖（以葡萄糖计）21.71g
21	千岛牌铁皮石斛冲剂	铁皮石斛（干）、乳糖、西洋参、枸杞子	杭州千岛湖药业有限公司	免疫调节	3g/包	每日3次，每次1包	卫食健字（2003）第0370号	粗多糖5g，总皂苷0.2g
22	森山牌铁皮枫斗冲剂	铁皮石斛、西洋参、麦冬、玉竹、白砂糖	浙江森宇药业有限公司	免疫调节	3g/包	每日2次，每次1包	卫食健字（2003）第0452号	粗多糖（以葡萄糖计）226mg，总皂苷（以人参皂苷Re计）224mg
23	神斛牌铁皮石斛参归胶囊	铁皮石斛、人参、当归、维生素E、富硒酵母、微晶纤维素	上海威利德现代农业有限公司	免疫调节、抗突变	0.4g/粒	每日早晚1次，每次2粒	国食健字G20040035	总皂苷（以人参皂苷Re计）3.5g，粗多糖（以葡聚糖计）12.0g，阿魏酸30mg，维生素E 1.9g，硒2.5mg
24	鹤寿牌杜仲茶	杜仲叶、绿茶叶、枸杞、荷叶、黄芪、首乌、石斛	江西省银河德发有限公司	抗疲劳	2g/包	每日2次，每次1包，沸水冲泡饮用	国食健字G20040051	每1g含：粗多糖（以葡聚糖计）25mg
25	胡庆余堂牌铁皮枫斗晶	铁皮石斛、西洋参、葡萄糖	杭州胡庆余堂药业有限公司	免疫调节、抗疲劳	3g/袋	每日2次，每次1袋	国食健字G20040171	人参皂苷Rb_1 65mg，粗多糖1022mg
26	登峰牌铁皮石斛颗粒	铁皮石斛、西洋参、刺五加、β-环状糊精	杭州登峰营养保健品有限公司	免疫调节	3g/袋	每日2次，每次1袋	国食健字G20040176	总皂苷（以人参皂苷Re计）1.008g，粗多糖（以葡聚糖计）6.09g
27	李宝赢堂牌铁皮斛西参胶囊	铁皮石斛、西洋参	杭州李宝赢堂保健品有限公司	免疫调节	0.4g/粒	每日2次，每次4粒	国食健字G20040270	粗多糖10.05g，总皂苷2.02g
28	雁荡山牌铁皮枫斗颗粒剂	铁皮石斛、西洋参、枸杞子、葡萄糖	浙江民康天然植物制品有限公司	免疫调节	4g/袋	每日2～3次，每次1袋，空腹温开水冲服	国食健字G20040324	粗多糖2050mg，总皂苷318mg

续表

序号	产品名称	主要原料	申请人名称	保健功能	规格	食用方法及食用用量	批准文号	标志性成分含量（每100g/100mL）
29	杭健牌铁皮石斛茶	铁皮石斛、西洋参、苦丁茶	杭州桐君药业有限公司	增强免疫力	2.5g/包	每日2次、每次1包 开水冲饮	国食健字G20040434	总皂苷1.15g，总黄酮0.53g，粗多糖13.1g
30	天目山牌康源软胶囊	铁皮石斛、西洋参、蜂胶、色拉油、大豆磷脂	杭州天目山药业股份有限公司	调节血糖	0.6g/粒	每日3次、每次2粒	国食健字G20040436	粗多糖2167mg，总黄酮2014mg
31	天目山牌铁皮石斛含片	铁皮石斛、西洋参、薄荷脑	杭州天目山药业股份有限公司	清咽润喉（清咽）	0.5g/片	每日8片、每次1~2片	国食健字G20040437	总皂苷1206mg
32	寿仙谷牌铁皮枫斗胶囊	铁皮石斛、灵芝、西洋参	金华寿仙谷药业有限公司 武义县真菌研究所	免疫调节、抗疲劳	0.35g/粒	每日2次、每次3粒 温开水吞食	国食健字G20040438	总皂苷3.04g，粗多糖14.55g
33	寿仙谷牌铁皮枫斗颗粒	铁皮石斛、灵芝、西洋参	金华寿仙谷药业有限公司 武义县真菌研究所	免疫调节、抗疲劳	2g/包	每日1次、每次1包 开水冲泡后食用	国食健字G20040439	总皂苷3.05g，粗多糖14.22g
34	九仙草牌铁皮枫斗颗粒	铁皮石斛、西洋参、蔗糖	浙江九仙草保健品有限公司	增强免疫力、缓解体力疲劳	2g/袋	每日3次、每次1袋 用温开水冲饮	国食健字G20040771	粗多糖6123mg，总皂苷1408mg
35	石兰牌铁皮石斛绞股蓝胶囊	铁皮石斛、绞股蓝	宁波四明制药有限公司	增强免疫力、缓解体力疲劳	0.3g/粒	每日2次、每次4粒口服	国食健字G20041158	粗多糖12.26g，总皂苷408.9mg
36	天相牌铁皮石斛胶囊	铁皮石斛、西洋参	杭州青春元生物制品有限公司	缓解体力疲劳、增强免疫力	0.25g/粒	每日3次、每次3粒口服	国食健字G20041159	粗多糖13.87g，总皂苷1.82g
37	新光牌铁皮枫斗颗粒	铁皮石斛、西洋参、淫羊藿、枸杞子、葡萄糖	浙江新光药业股份有限公司	增强免疫力、缓解体力疲劳	3g/袋	每日1次、每次1袋 温开水冲服	国食健字G20041209	粗多糖912.6mg，总皂苷263.7mg
38	生命维他®铁皮石斛斗口服液	铁皮石斛、西洋参、山梨酸	浙江华方生命科技有限公司	免疫调节	10mL/支、20mL/支	每日1次、每次20mL	国食健字G20041233	总皂苷140mg
39	康裕牌铁皮石斛颗粒	铁皮石斛、生晒参、山药、茯苓、乳糖	东阳普洛康裕保健食品有限公司	增强免疫力	3g/包	每日2次、每次2包	国食健字G20041382	粗多糖2029mg，总皂苷507mg
40	朱养心牌铁皮石斛颗粒	铁皮石斛、西洋参、木糖醇、蔗糖脂肪酸酯	杭州朱养心药业有限公司	缓解体力疲劳	3g/袋	每日2次、每次1袋	国食健字G20041402	总皂苷0.6g，粗多糖3.46g
41	天目山牌铁皮枫斗颗粒	铁皮石斛、西洋参、蔗糖、蔗糖脂肪酸酯醇	杭州天目山药业股份有限公司	增强免疫力	3g/包	每日2次、每次1包	国食健字G20041407	粗多糖1500mg，总皂苷283mg

续表

序号	产品名称	主要原料	申请人名称	保健功能	规格	食用方法及食用量	批准文号	标志性成分含量（每100g/100mL）
42	昂立牌清咽片	麦冬、金银花、玄参、铁皮石斛、陈皮、山梨醇、亚洲薄荷素油、天然薄荷脑	上海交大昂立股份有限公司、上海交大昂立天然药物工程技术有限公司	清咽、增强免疫力	0.6g/片	每日8次、每次1片含食	国食健字G20041440	总多糖6.4g、绿原酸0.22g
43	森山牌铁皮枫斗荣真片	铁皮石斛、麦门冬、玉竹、北沙参、淀粉、羟丙甲纤维素	浙江森宇药业有限公司	延缓衰老	0.3g/片	每日2次、每次3片	国食健字G20041492	粗多糖1.5g
44	斛景蓝牌斛景蓝胶囊	铁皮石斛、大花红景天、绞股蓝	西藏和藤藏医药开发有限公司	增强免疫力、提高缺氧耐受力	0.32g/粒	每日2次、每次3粒	国食健字G20050012	红景天苷17.0mg、总皂苷1.3g
45	斛景蓝牌斛景蓝颗粒	铁皮石斛、大花红景天、绞股蓝	山西远景康业制药有限公司	增强免疫力、提高缺氧耐受力	2g/袋	每日2次、每次1袋	国食健字G20050013	红景天苷8.5mg、总皂苷620mg
46	亚林牌铁皮枫斗胶囊	铁皮石斛、西洋参	浙江亚林生物科技股份有限公司	增强免疫力	0.35g/粒	每日2次、每次3粒温开水吞食	国食健字G20050243	总皂苷2.45g、粗糖17.1g
47	济公缘牌铁皮枫斗西洋参枸杞颗粒	铁皮枫斗、西洋参、枸杞子、葡萄糖	浙江济公缘药业有限公司	增强免疫力、缓解体力疲劳	3g/袋	每日2次、每次1袋口服	国食健字G20050520	总皂苷221.7mg、粗多糖1280mg
48	千年润牌千年润胶囊	铁皮石斛（干）、西洋参、枸杞子、绞股蓝	浙江仙人草保健品有限公司				国食健字G20050689	
49	千年牌铁皮枫斗西洋参颗粒	铁皮石斛、西洋参、葡萄糖	云南千年铁皮石斛开发有限公司	增强免疫力	3g/袋	每日2次、每次1袋早晚服用	国食健注G20050715	粗多糖350mg、总皂苷590mg
50	千年牌铁皮石斛西洋参破壁灵芝孢子粉软胶囊	铁皮石斛、西洋参、破壁灵芝孢子粉、大豆油	云南千年铁皮石斛开发有限公司	增强免疫力、缓解体力疲劳	0.5g/粒	每日2次、每次2粒	国食健注G20050716	
51	跨湖桥牌铁皮枫斗西洋参颗粒	铁皮枫斗、西洋参、蔗糖	浙江跨湖桥生物有限公司	增强免疫力	3g/袋	每日2次、每次1袋口服	国食健注G20050731	
52	东晟牌铁皮石斛葛根颗粒	铁皮石斛、西洋参、葛根、维生素C（L-抗坏血酸）	深圳市东盛保健品发展有限公司、义乌市新金利保健食品有限公司	增强免疫力	2.4g/袋	每日1次、每次1袋冲服	国食健注G20050744	

续表

序号	产品名称	主要原料	保健功能	申请人名称	规格	食用方法及食用量	批准文号	标志性成分含量（每100g/100mL）
53	美罗牌铁皮石斛西洋参胶囊	铁皮石斛、西洋参、葛根、维生素C（L-抗坏血酸）	增强免疫力	深圳市东盛保健品发展有限公司义乌市新金利保健食品有限公司	0.4g/粒	每日3次、每次2粒，口服	国食健注G20050745	总皂苷2.16g，总黄酮0.80g，维生素C 0.91g
54	人天宝牌铁皮石斛口服液	铁皮石斛、灵芝、黄精、人参果、蜂胶	增强免疫力	浙江人天养生发展有限公司	30mL/瓶	每日2次、每次1mL，用温开水送服	国食健字G20050819	粗多糖1826mg，总皂苷188mg，总黄酮175mg
55	人天宝牌铁皮石斛丸	铁皮石斛、灵芝、黄精、人参果、蜂胶	增强免疫力	浙江人天养生发展有限公司	1g/粒	每日1次、每次1粒，含服或用温开水送服	国食健字G20050835	粗多糖4518mg，总皂苷350mg，总黄酮173mg
56	桂慈牌金钗石斛西洋参三七胶囊	金钗石斛、灵芝、三七、西洋参	增强免疫力	南宁广慈生物技术有限公司	0.30g/粒	每日3次、每次2粒，口服	国食健注G20050875	总皂苷6.6g，粗多糖210mg
57	寿仙谷牌铁皮石斛西洋参茶	铁皮石斛、西洋参、苦丁茶	增强免疫力	浙江寿仙谷医药股份有限公司武义县真菌研究所	2.5g/包	每日1次、每次1包，开水冲饮	国食健注G20050886	总皂苷1.50g，总黄酮0.53g，粗多糖13.7g
58	江南世家牌冬虫铁皮丸	西洋参、蝙蝠蛾拟青霉菌丝体粉、铁皮石斛、决明子、淫羊藿、蜂王浆	增强免疫力和缓解体力疲劳	杭州江南世家药业有限公司	1.5g/瓶、3g/袋	每日2次、每次1.5g	国食健字G20050961	总皂苷1.86g，腺苷25.67mg
59	倍康元劳颗粒	铁皮石斛、西洋参、山药、茯苓、乳糖、糊精	增强免疫力	乐清市倍康铁皮石斛有限公司上海倍康铁皮石斛有限公司	3g/袋	每日2次、每次1袋，冲服	国食健字G20060025	粗多糖1.0g，总皂苷135mg
60	桂慈牌浙贝母罗汉果石斛片	石斛、余甘子、罗汉果、浙贝母	清咽	南宁广慈生物技术有限公司	1.5g/片	每日3次、每次2片，口服	国食健注G20060032	粗多糖1.5g，总皂苷0.51g
61	倍康元劳胶囊	铁皮石斛、西洋参、山药、茯苓	增强免疫力	乐清市倍康铁皮石斛有限公司上海倍康铁皮石斛有限公司	0.45g/粒	每日2次、每次3粒，口服	国食健字G20060101	粗多糖2.5g，总皂苷266mg

续表

序号	产品名称	主要原料	申请人名称	保健功能	规格	食用方法及食用用量	批准文号	标志性成分含量（每100g/100mL）
62	康裕牌铁皮石斛人参麦冬山药茯苓胶囊	铁皮石斛、人参、麦冬、山药、茯苓	东阳普洛康裕保健食品有限公司	增强免疫力	0.35g/粒	每日3次、每次2粒	国食健注 G20060129	粗多糖15.39g、总皂苷2.068g
63	云思牌健普软胶囊	铁皮石斛、当归、枸杞子、螺旋藻粉、银杏叶提取物、可可壳色素、玉米油、明胶、甘油、纯化水	云南普洱枫斗有限责任公司	对辐射危害有辅助保护功能、增强免疫力	0.5g/粒	每日3次、每次2粒	国食健字 G20060131	总黄酮193mg、粗多糖180mg
64	大晟牌铁皮石斛西洋参胶囊	铁皮石斛、西洋参	浙江省磐安外贸药业股份有限公司	增强免疫力	0.3g/粒	每日3次、每次4粒 口服	国食健字 G20060132	粗多糖9.5g、总皂苷600mg
65	黄金枫斗牌石斛胶囊	铁皮石斛、灵芝	南京养颐堂生物科技实业有限公司	增强免疫力	0.3g/粒	每日2次、每次2粒	国食健字 G20060294	粗多糖3500mg
66	朵朵红牌石斛灵芝晶	铁皮石斛、西洋参、灵芝、蔗糖	深圳市朵红实业有限公司	增强免疫力	3g/袋	每日2次、每次1袋	国食健字 G20060429	总皂苷704mg、多糖253mg
67	国光牌铁皮石斛西洋参片	西洋参、铁皮石斛	杭州国光药业股份有限公司	增强免疫力	0.35g/粒	每日2次、每次3粒 口服	国食健字 G20060457	
68	依科源牌铁皮石斛西洋参胶囊	金钗石斛提取物、茶多酚、西洋参	杭州民盛普养保健品有限公司	增强免疫力	0.25g/片、0.5g/片	每日2次、每次1.0g 口服	国食健注 G20060511	粗多糖13.02g、总皂苷1.51g
69	英茂牌金钗石斛含片	金钗石斛、薄荷脑、蔗糖、乳糖、柠檬酸、甜菊武	云南英茂生物技术有限公司	清咽润润喉（清咽）	0.5g/片	每日6片、含食	国食健字 G20060563	粗多糖3.1g
70	威然牌金斛颗粒	金钗石斛、当归、玄参、乳糖、怀牛膝、可溶性淀粉、金银花、甜菊苷	金陵药业股份有限公司南京金威保健品分公司	提高缺氧耐受力	6g/袋	每日3次、每次1袋	国食健字 G20060565	总黄酮1.1g、总皂苷1.0g、绿原酸100mg
71	增靓牌铁皮石斛灵芝胶囊	铁皮石斛、灵芝	上海增靓生物科技有限公司	增强免疫力，对辐射危害有辅助保护功能	0.25g/粒	每日2次、每次4粒 口服	国食健注 G20060635	粗多糖20g
72	龙筅星牌石斛破壁灵芝孢子粉胶囊	铁皮石斛、灵芝孢子粉	浙江国镜药业有限公司	增强免疫力	250mg/粒	每日2次、每次2粒 温开水送服	国食健字 G20060712	粗多糖5.8g

续表

序号	产品名称	主要原料	申请人名称	保健功能	规格	食用方法及食用量	批准文号	标志性成分含量（每100g/100mL）
73	增靓牌铁皮石斛西洋参口服液	铁皮石斛、西洋参皂甙、维生素C、燕糖、山梨酸钾、纯净水	上海增靓生物科技有限公司	增强免疫力、缓解体力疲劳	200mL/瓶	每日1次、每次1瓶口服	国食健注 G20060763	粗多糖185mg、总皂苷3.5mg
74	康富来牌铁皮石斛西洋参颗粒	铁皮石斛、西洋参、木糖醇	广东康富来药业有限公司	缓解体力疲劳、增强免疫力	3g/袋	每日2次、每次1袋温开水冲服	国食健注 G20060770	粗多糖400mg、总皂苷300mg
75	枫禾牌铁皮石斛灵芝颗粒	铁皮石斛、西洋参、灵芝、山药	浙江枫禾生物工程有限公司	增强免疫力、缓解体力疲劳	3g/包	每日2次、每次1包冲服	国食健注 G20080107	粗多糖327mg、总皂苷315mg
76	枫禾牌铁皮石斛灵芝胶囊	铁皮石斛、西洋参、灵芝、山药	浙江枫禾生物工程有限公司	增强免疫力、缓解体力疲劳	0.5g/粒	每日2次、每次2粒口服	国食健注 G20080119	粗多糖16.46g、总皂苷1611mg
77	林兰花牌金钗石斛西洋参胶囊	金钗石斛、西洋参	云南林兰生物科技有限公司	增强免疫力、缓解体力疲劳	0.18g/粒	每日3次、每次4粒温开水送食	国食健注 G20080243	粗多糖1000mg、总皂苷500mg
78	黄金®铁皮石斛西洋参颗粒	西洋参、铁皮石斛	上海黄金搭档生物科技有限公司无锡健特药业有限公司	缓解体力疲劳、增强免疫力	3g/袋	每日2次、每次1袋温开水冲食	国食健注 G20080390	
79	寿仙谷牌铁皮枫斗灵芝浸膏	铁皮石斛、破壁灵芝孢子粉、西洋参	金华寿仙谷药业有限公司	增强免疫力	60g/瓶、130g/瓶、230g/瓶、300g/瓶	每日2次、每次3g、开水冲饮	国食健注 G20080680	总皂苷1.55g、粗多糖6.05g
80	胡庆余堂牌铁皮石斛西洋参胶囊	铁皮石斛、西洋参	杭州胡庆余堂药业有限公司	增强免疫力	0.35g/粒	每日2次、每次1粒	国食健注 G20090596	粗多糖14.9g、总皂苷1.35g
81	江南世家牌铁皮石斛西洋参颗粒	铁皮石斛、西洋参、葡萄糖	杭州江南世家药业有限公司	增强免疫力、缓解体力疲劳	3g/包	每日2次、每次1袋冲饮	国食健字 G20100211	粗多糖2.01g、总皂苷648mg
82	济公缘牌铁皮石斛西洋参浸膏	铁皮石斛、西洋参、水	浙江济公缘药业有限公司	增强免疫力	3g/瓶、30g/瓶、60g/瓶、125g/瓶	每日2次、每次3g（将内容物倒入量杯中与刻度线齐平，放入杯中开水冲泡，搅匀后饮用）	国食健注 G20100554	总皂苷1.61g、粗多糖7.35g

续表

序号	产品名称	主要原料	申请人名称	保健功能	规格	食用方法及食用量	批准文号	标志性成分含量（每100g/100mL）
83	康恩贝®铁皮石斛灵芝西洋参软胶囊	铁皮石斛、灵芝、西洋参	浙江康恩贝集团医疗保健品有限公司	增强免疫力、缓解体力疲劳	0.5g/粒	每日2次、每次2粒 口服	国食健注 G20100613	粗多糖4.0g，总皂苷1.2g
84	立钻牌铁皮石斛膏		浙江天皇药业有限公司	缓解体力疲劳、辅助降血压	60g/瓶	每日2次、每次4g（用配备的汤匙量取），开水冲食	国食健注 G20110075	粗多糖8.5g
85	澳诺牌铁皮石斛西洋参颗粒		澳诺（中国）制药有限公司	增强免疫力、缓解体力疲劳	3g/袋	每日1次、每次1袋 冲服	国食健注 G20110409	粗多糖1380mg，总皂苷818mg
86	雷允上牌铁皮石斛葛根西洋参片	葛根提取物、铁皮石斛、西洋参提取物	常熟雷允上制药有限公司	增强免疫力、对化学性肝损伤有辅助保护功能	0.6g/片	每日2次、每次2片 口服	国食健注 G20110487	总皂苷1.31g，葛根素3.68g
87	雷允上牌铁皮石斛西洋参枸杞口服液		常熟雷允上制药有限公司	增强免疫力、缓解体力疲劳	20mL/瓶	每日2次、每次20mL 口服	国食健注 G20110760	总皂苷96mg
88	济公缘牌铁皮石斛西洋参颗粒	铁皮石斛、西洋参	浙江济公缘药业有限公司	增强免疫力、缓解体力疲劳	3g/袋	每日2次、每次2袋 口服	国食健注 G20120052	
89	林兰花牌铁皮石斛葛根杜仲叶胶囊	金钗石斛、葛根提取物、杜仲叶提取物	云南林洋生物科技有限公司	对化学性肝损伤有辅助保护功能、增强免疫力	0.18g/粒	每日3次、每次2粒 口服	国食健注 G20120100	粗多糖2600mg，葛根素1500mg，绿原酸450mg
90	胡庆余堂牌铁皮石斛孢子粉西洋参精	铁皮石斛、破壁灵芝孢子粉、西洋参、水	杭州胡庆余堂天然食品有限公司	增强免疫力	100g/瓶（附量具）	每日2次、每次3g 开水冲饮	国食健注 G20120222	粗多糖7.05g，总皂苷1.55g
91	林兰花牌铁皮石斛金钗石斛胶囊	金钗石斛	云南林洋生物科技有限公司	抗氧化、增强免疫力	0.18g/粒	每日2次、每次2粒 口服	国食健注 G20120229	粗多糖2800mg
92	仙枫斗牌铁皮石斛茯苓人参颗粒	铁皮石斛、茯苓、人参、山药、薏苡仁、枸杞子	光明食品集团云南石斛生物科技开发有限公司	增强免疫力、缓解体力疲劳	3g/袋	每日2次、每次1袋 冲服	国食健注 G20120441	粗多糖1.2g，总苷90mg
93	美得享牌内生元颗粒	铁皮石斛、西洋参、蛹虫草	杭州美澳生物技术有限公司	增强免疫力	6g/袋	每日2次、每次1袋 冲服	国食健注 G20130317	粗多糖2.7g，总皂苷0.17g，腺苷2.4mg

续表

序号	产品名称	主要原料	申请人名称	保健功能	规格	食用方法及食用量	批准文号	标志性成分含量（每100g/100mL）
94	仙枫斗牌铁皮石斛茯苓人参合片	茯苓、铁皮石斛、人参、山药、薏苡仁、枸杞子	光明食品集团云南石斛生物科技开发有限公司	增强免疫力、缓解体力疲劳	0.5g/片	每日6次、每次2片、口服	国食健注G20130318	粗多糖1.2g，总皂苷80mg
95	GOP®铁皮石斛西洋参红景天胶囊	红景天提取物、西洋参提取物、铁皮石斛提取物	营养屋（成都）生物医药有限公司	增强免疫力、缓解体力疲劳	0.4g/粒	每日1次、每次2粒、口服	国食健注G20130565	总皂苷4.8g，红景天苷1.2g
96	九仙尊霍山石斛西洋参颗粒	酸枣仁、霍山石斛、枸杞子、西洋参	九仙尊霍山石斛股份有限公司	增强免疫力	3g/袋	每日3次、每次1袋、温开水冲饮	国食健注G20130623	粗多糖800mg，总皂苷750mg
97	康恩贝®铁皮石斛紫芝西洋参饮料	铁皮石斛、紫芝、西洋参	浙江康恩贝集团医疗保健品有限公司	增强免疫力、缓解体力疲劳	240mL/罐	每日2次、每次240mL、口服	国食健注G20130840	粗多糖45mg，总皂苷4.5mg
98	森山牌铁皮石斛灵芝西洋参浸膏	鲜铁皮石斛、灵芝、西洋参提取物	浙江森宇药业有限公司	增强免疫力	100mL/瓶、200mL/瓶（附量具）	每日2次、每次2mL、口服	国食健注G20130875	粗多糖10g，总皂苷2.8g
99	九仙尊霍山石斛西洋参浸膏	霍山石斛、枸杞子、西洋参	九仙尊霍山石斛股份有限公司	增强免疫力	125g/瓶	每日2次、每次3g、口服	国食健注G20140033	粗多糖1600mg，总皂苷1000mg
100	国草牌铁皮石斛枸杞白芍饮品	鲜铁皮石斛、枸杞子、白术、铁皮石斛、甘草	浙江森宇药业有限公司	增强免疫力	155mL/瓶、310mL/瓶、465mL/瓶（附量具）	每日2次、每次310mL、口服	国食健注G20140080	粗多糖60mg
101	总统牌伍味方胶囊	冬虫夏草、铁皮石斛、西洋参提取物、丹参提取物、三七提取物、乳糖、硬脂酸镁	北京同仁堂健康药业股份有限公司	增强免疫力	0.5g/粒	每日2次、每次3粒、口服	国食健字G20140081	腺苷3.60mg，总皂苷1.96g
102	满堂花牌铁皮石斛西洋参枸杞饮料	铁皮石斛、枸杞子、西洋参	浙江满堂花生物科技有限公司	增强免疫力、缓解体力疲劳	150mL/瓶	每日1次、每次1瓶、口服	国食健注G20140231	粗多糖90mg，总皂苷30mg
103	满堂花牌铁皮石斛黄芪枸杞软胶囊	黄芪、铁皮石斛、枸杞子	浙江满堂花生物科技有限公司	增强免疫力	0.6g/粒	每日2次、每次4粒、口服	国食健注G20140246	粗多糖1.6g，黄芪甲苷20mg
104	铁皮石斛西洋参颗粒	铁皮石斛提取物、西洋参提取物、葡萄糖、麦芽糊精	海南颐生堂生物工程有限公司	增强免疫力	3g/袋	每日2次、每次1袋、冲服	国食健字G20140312	粗多糖1.6g，总皂苷0.8g

续表

序号	产品名称	主要原料	申请人名称	保健功能	规格	食用方法及食用量	批准文号	标志性成分含量（每100g/100mL）
105	美得亨牌铁皮石斛西洋参饮料	铁皮石斛、西洋参、蛹虫草	杭州美澳生物技术有限公司	增强免疫力	250mL/瓶	每日2次、每次1瓶口服	国食健注G20140436	粗多糖35mg、总皂苷1.2mg
106	益本圣草牌恒舜软胶囊	铁皮石斛、西洋参、佛手、蜂蜡、大豆油、明胶、甘油、纯化水	德宏恒利达生物科技开发有限公司	增强免疫力	0.5g/粒	每日2次、每次3粒口服	国食健字G20140885	总皂苷0.32g、粗多糖2.5g
107	松博士牌乔松膏	铁皮石斛、破壁松花粉、西洋参、阿胶、当归、大枣、蜂蜜、山梨酸钾、纯化水	浙江亚林生物科技股份有限公司 中国林业科学研究院松花粉研究开发中心	增强免疫力	10g/袋	每日2次、每次1袋冲服	国食健字G20141212	粗多糖0.74g、总皂苷0.17g、蛋白质7.14g
108	久丽康源®铁皮石斛西洋参黄精茶	黄精、铁皮石斛、枸杞子、西洋参	云南久丽康源石斛开发有限公司	缓解体力疲劳	2.5g/袋	每日2次、每次1袋开水冲泡	国食健注G20150020	总皂苷0.2g、粗多糖1.0g
109	久丽康源®铁皮石斛西洋参淫羊藿酒	黄精、铁皮石斛、淫羊藿、马鹿茸、西洋参	云南久丽康源石斛开发有限公司	缓解体力疲劳	100mL/瓶、酒精度: 35%±1%（v/v）	每日1次、每次1瓶口服	国食健注G20150498	总皂苷12mg、藿苷80mg
110	恩红牌西洋参铁皮石斛胶囊	铁皮石斛、西洋参	瑞丽市宏茂房地产开发有限公司	增强免疫力	0.4g/粒	每日2次、每次4粒口服	国食健注G20150529	总皂苷1.0g
111	海氏天美牌铁皮石斛西洋参粉	铁皮石斛、西洋参提取物	北京世纪合辉医药科技股份有限公司	增强免疫力	1.8g/袋	每日1次、每次1袋冲服	国食健注G20150564	总皂苷2.4g
112	天目山牌铁皮石斛枸杞浸膏	铁皮石斛、蝙蝠蛾拟青霉菌丝体粉、西洋参、枸杞子	杭州天目山药业股份有限公司	增强免疫力	230g/瓶（附量具）	每次3g，早晚空腹各1次，用温开水冲服	国食健注G20150580	总皂苷1.3g、粗多糖6.1g、腺苷80mg
113	海氏天美牌铁皮石斛西洋参胶囊	铁皮石斛、西洋参提取物	北京世纪合辉医药科技股份有限公司	增强免疫力	0.45g/粒	每日2次、每次2粒口服	国食健注G20150581	总皂苷2.4g
114	合辉牌铁皮石斛西洋参片	铁皮石斛、西洋参提取物	北京世纪合辉医药科技股份有限公司	增强免疫力	0.45g/片	每日2次、每次2片口服	国食健注G20150582	总皂苷2.4g
115	衡济堂牌石斛玄参胶囊	玄参提取物、青果提取物、石斛提取物、桔梗提取物	安徽衡济堂生物发展有限公司	清咽	0.45g/粒	每日2次、每次2粒口服	国食健注G20150768	总皂苷2.4g

续表

序号	产品名称	主要原料	申请人名称	保健功能	规格	食用方法及食用量	批准文号	标志性成分含量（每100g/100mL）
116	石斛西洋参胶囊	铁皮石斛、西洋参提取物、硬脂酸镁	宜兴爱琴海太湖生态农业专业合作社	增强免疫力	0.31g/粒	每日2次、每次4粒口服	国食健字 G20150950	粗多糖 12.2g
117	威门牌铁皮石斛西洋参牛磺酸口服液	铁皮石斛、西洋参、牛磺酸	贵州威门药业股份有限公司	增强免疫力、缓解体力疲劳	10mL/支	每日2次、每次1支口服	国食健注 G20150984	
118	铁皮石斛西洋参黄芪胶囊	铁皮石斛提取物、西洋参提取物、黄芪提取物、淀粉	北京鼎维芬健康科技有限公司	增强免疫力	0.3g/粒	每日3次、每次2粒口服	国食健字 G20150997	总皂苷 1.8g, 粗多糖 2.08g
119	润馨堂牌铁皮石斛西洋参黄芪颗粒	铁皮石斛提取物、西洋参提取物、黄芪提取物、乳糖、糊精、甜菊糖苷	北京鼎维芬健康科技有限公司	增强免疫力	3g/袋	每日2次、每次1袋温开水冲服	国食健字 G20151002	总皂苷 576mg, 粗多糖 624mg
120	鼎维芬®铁皮石斛西洋参黄芪片	西洋参提取物、黄芪提取物、铁皮石斛提取物	北京鼎维芬健康科技有限公司	增强免疫力	0.4g/片	每日2次、每次2片口服	国食健注 G20151053	总皂苷 2.08g, 粗多糖 2.08g
121	廖冲®酸枣仁五味子石斛片	茯苓提取物、酸枣仁提取物、远志提取物、五味子提取物、石斛提取物、乳糖、木糖醇、羧甲基纤维素钠、硬脂酸镁	广东豪爽天然保健食品有限公司	改善睡眠	0.5g/片	每日2次、每次4片口服	国食健注 G20160004	总皂苷 185mg, 粗多糖 2.3g
122	劲牌冬虫夏草人参马鹿茸铁皮石斛女贞子胶囊（男士型）	冬虫夏草、马鹿茸、人参、铁皮石斛、女贞子、二氧化硅、乳糖、硬脂酸镁	劲牌生物医药有限公司	增强免疫力、缓解体力疲劳	0.5g/粒	每日2次、每次2粒口服	国食健字 G20160046	腺苷 3.5mg, 总皂苷 0.3g

续表

序号	产品名称	主要原料	申请人名称	保健功能	规格	食用方法及食用量	批准文号	标志性成分含量（每100g/100mL）
123	元斛®铁皮石斛西洋参片	铁皮石斛、西洋参、大枣	云南品酬堂生物科技有限公司	增强免疫力	0.5g/片	每日2次、每次3片，口服	国食健注 G20160201	粗多糖 6.5g、总皂苷 1000mg
124	天一堂®马鹿茸石斛片	人参、枸杞子、石斛、马鹿茸粉	浙江天一堂药业有限公司	增强免疫力	0.45g/片	每日3次、每次3片，口服	国食健注 G20160257	
125	台乌®乌药铁皮石斛人参颗粒	乌药、铁皮石斛、人参、麦芽糊精、木糖醇	浙江红石梁集团天台山乌药有限公司	对化学性肝损伤有辅助保护功能、增强免疫力	4g/袋	每日2次、每次1袋，开水冲调	国食健字 G20160390	粗多糖 2.7g、总皂苷 0.65g
126	总统牌铁皮石斛西洋参胶囊	铁皮石斛、西洋参提取物	北京同仁堂健康药业股份有限公司	增强免疫力	0.32g/粒	每日2次、每次3粒，口服	国食健注 G20180002	总皂苷 1.3g
127	玲素牌铁皮石斛胶囊	铁皮石斛	云南天保桦生物资源开发有限公司	增强免疫力	250mg/粒	每日3次、每次3粒，口服	国食健注 G20180006	粗多糖 20.5g
128	龙石山牌铁皮石斛胶囊	铁皮石斛、糊精、硬脂酸镁	湖南龙石山铁皮石斛基地有限公司	增强免疫力	400mg/粒	每日3次、每次3粒，口服	国食健注 G20190012	粗多糖 16.67g
129	合辉牌铁皮石斛颗粒	铁皮石斛	北京世纪合辉医药科技股份有限公司	增强免疫力	1.8g/袋	每日1次、每次1袋，冲服	国食健注 G20190037	总皂苷 2.4g
130	瑞心源牌铁皮石斛灵芝西洋参胶囊	铁皮石斛、西洋参提取物	浙江瑞心源生物科技有限公司	增强免疫力	0.3g/粒	每日2次、每次3粒，口服	国食健注 G20190099	总皂苷 2.0g、粗多糖 12g
131	余定康牌石斛杯牛膝酒	铁皮石斛、糊精、五味子、甜菊糖苷	德宏州德康民营科技试验示范种养场	缓解体力疲劳	100mL/瓶（附量具）（酒精度 26%±1%，V/V）	每日2次、每次50mL，口服	国食健注 G20190182	粗多糖 5.2g、总黄酮 0.13g
132	九斛堂牌葛根西参铁皮石斛颗粒	铁皮石斛、葛根、丹参、枳椇子、糊精、甜菊糖苷	光明食品集团云南宏晟生物制品有限公司	对化学性肝损伤有辅助保护功能	5g/袋	每日2次、每次1袋，温水冲食	国食健注 G20190191	葛根素 1.2g、总黄酮 0.06g
133	总统牌铁皮石斛西洋参冻干粉	铁皮石斛、西洋参	北京同仁堂健康药业（辽宁）有限公司	增强免疫力	0.45g/支	每日2次、每次2支，口服	国食健注 G20190254	总皂苷 4.0g、粗多糖 12.0g

续表

序号	产品名称	主要原料	申请人名称	保健功能	规格	食用方法及食用量	批准文号	标志性成分含量（每100g/100mL）
134	长兴牌铁皮石斛咀嚼片		广东长兴生物科技股份有限公司	增强免疫力	1.0g/片	每日2次、每次2片，口服	国食健注G20190265	粗多糖9.0g
135	威门牌铁皮石斛蝙蝠蛾拟青霉颗粒	铁皮石斛、蝙蝠蛾拟青霉菌粉、葡萄糖	贵州威门药业股份有限公司	增强免疫力	3g/袋	每日2次、每次1袋，冲服	国食健注G20190318	粗多糖150mg，腺苷30mg
136	龙石山牌铁皮石斛灵芝三七颗粒		湖南龙石山铁皮石斛基地有限公司	增强免疫力	3g/袋	每日3次、每次1袋，开水冲泡服用	国食健注G20190360	粗多糖3.0g，总皂苷0.25g
137	华夏先荣®铁皮石斛甘草胶囊		华夏先荣（北京）中药研究院有限公司	清咽	0.5g/粒	每日2次、每次3粒，口服	国食健注G20190414	总皂苷0.4g
138	九斛堂牌铁皮石斛三七黄精咀嚼片		云南久丽康源石斛开发有限公司 光明食品集团云南宏晟生物制品有限公司	增强免疫力	0.75g/片	每日2次、每次4片，嚼食	国食健注G20190436	总皂苷1.8g，粗多糖0.7g
139	九仙尊霍山石斛玉竹百合片		九仙尊霍山石斛股份有限公司	增强免疫力	0.8g/片	每日2次、每次2片，口服	国食健注G20190460	粗多糖7000mg
140	久丽康源牌铁皮石斛钙胶囊	铁皮石斛、淫羊藿、骨碎补、丹参、生物碳酸钙	云南久丽康源石斛开发有限公司				国食健注G20190476	
141	光宇生物牌铁皮石斛西洋参胶囊		广东光宇生物科技有限公司	增强免疫力	0.4g/粒	每日2次、每次3粒，口服	国食健注G20190477	总皂苷3.0g，粗多糖25.0g
142	济公缘牌西红花铁皮石斛浸膏	铁皮石斛、当归、西洋参、枸杞子、西红花	浙江济公缘药业有限公司	增强免疫力	60g/瓶（附量具）	每日2次、每次3g，将内容物倒入小量杯内与刻度线齐平，放入大杯中开水冲泡，搅匀后服用	国食健注G20190478	
143	龙石山牌铁皮石斛咀嚼片		湖南龙石山铁皮石斛基地有限公司	增强免疫力	0.5g/片	每日3次、每次3片，口服	国食健注G20190484	粗多糖13.33g

续表

序号	产品名称	主要原料	申请人名称	保健功能	规格	食用方法及食用量	批准文号	标志性成分含量（每100g/100mL）
144	光宇生物牌铁皮石斛西洋参含片		广东光宇生物科技有限公司	增强免疫力	0.6g/片	每日2次、每次2片，含服	国食健注G20190500	总皂苷3.0g，粗多糖25.0g
145	九斛堂牌铁皮石斛人参颗粒		光明食品集团云南宏晟生物制品有限公司	增强免疫力、缓解体力疲劳	5g/袋	每日2次、每次1袋，温水冲食	国食健注G20190530	总皂苷0.45g，粗糖1.0g
146	光宇生物牌铁皮石斛西洋参颗粒		广东光宇生物科技有限公司	增强免疫力	4.8g/瓶	每日2次、每次1.2g（1小匙），冲服	国食健注G20200005	总皂苷3.0g，粗多糖25.0g
147	龙石山牌铁皮石斛灵芝三七胶囊		湖南龙石山铁皮石斛基地有限公司	增强免疫力	0.36g/粒	每日3次、每次5粒，口服	国食健注G20200015	粗多糖6.0g，总皂苷0.5g
148	思松牌铁皮石斛葛根三七颗粒		云南普洱思松科贸有限责任公司	增强免疫力	1g/袋	每日2次、每次1袋，口服	国食健注G20200038	粗多糖2.5g，总皂苷1.2g
149	久丽康源牌铁皮石斛红参口服液	铁皮石斛、红参、麦冬、五味子、木糖醇、柠檬酸、安赛蜜、山梨酸钾、纯化水	云南久丽康源石斛开发有限公司	增强免疫力	20mL/支	每日2次、每次1支，口服	国食健注G20200044	粗多糖0.4g，总皂苷50mg
150	华夏先荣®铁皮石斛西洋参红参颗粒		华夏先荣（北京）中药研究院有限公司 云南久丽康源石斛开发有限公司	增强免疫力	2.5g/袋	每日2次、每次1袋，口服	国食健注G20200053	粗多糖100mg，总皂苷0.7g，茶氨酸0.4g
151	久丽康源牌西洋参黄精铁皮石斛胶囊	铁皮石斛、西洋参、黄精、淀粉、硬脂酸镁	云南久丽康源石斛开发有限公司	增强免疫力	0.45g/粒	每日2次、每次3粒，口服	国食健注G20200136	总皂苷0.5g，粗多糖2.0g
152	久丽康源®丹参匀力铁皮石斛胶囊	铁皮石斛、丹参	云南久丽康源石斛开发有限公司	对化学性肝损伤有辅助保护功能	0.45g/粒	每日2次、每次3粒，口服	国食健注G20200173	粗多糖0.18g，丹参酮 II_A 4mg
153	久丽康源牌铁皮石斛红参饮料	铁皮石斛、红参、麦冬、五味子、木糖醇、安赛蜜、山梨酸钾、纯化水	云南久丽康源石斛开发有限公司	增强免疫力	250mL/罐	每日2次、每次1罐，口服	国食健注G20200206	粗多糖0.15g，总皂苷10mg

续表

序号	产品名称	主要原料	申请人名称	保健功能	规格	食用方法及食用量	批准文号	标志性成分含量（每100g/100mL）
154	瑞心源牌铁皮石斛西洋参颗粒	铁皮石斛、西洋参	浙江瑞心源生物科技有限公司 乐清市卓特石斛种植专业合作社	增强免疫力	3g/袋	每日2次、每次1袋，温开水冲服	国食健注G20200209	粗多糖8.0g、总皂苷1.0g
155	颐兴堂牌铁皮石斛黄芪咀嚼片	铁皮石斛冻干粉、黄芪提取物、异麦芽酮糖醇、聚维酮K30、三氯蔗糖、硬脂酸镁	北京颐兴堂生物科技有限公司	增强免疫力	1.0g/片	每日2次、每次2片咀嚼	国食健注G20200287	粗多糖13.0g
156	无限能®铁皮石斛粉	铁皮石斛	广东佰嘉药业有限公司	增强免疫力	6g/瓶	每日1次、每次1瓶，冲水服用或加入其他食物中食用	国食健注G20200371	铁皮石斛多糖23g、甘露糖16g
157	董北牌石斛洋参胶囊	铁皮石斛、西洋参	南京华卫生物科技有限公司 江苏益草堂石斛股份有限公司	增强免疫力	330mg/粒	每日2次、每次4粒、吞服	国食健注G20200379	总皂苷0.55g、粗糖20g
158	龙石山牌铁皮石斛西洋参茯苓片	铁皮石斛、西洋参、茯苓	湖南龙石山生物医药有限公司	增强免疫力	0.8g/片	每次3片、每日2次口服	国食健注G20200384	粗多糖5.4g、总皂苷0.7g
159	古塘草王牌铁皮石斛西洋参颗粒	铁皮石斛、西洋参	浙江印象古塘农业科技有限公司	增强免疫力	3g/袋	每日2次、每次1袋、适量温温开水冲服	国食健注G20200397	粗多糖2000mg、总皂苷500mg
160	依源牌铁皮石斛枸杞黄精片	铁皮石斛、黄精、枸杞子、D-甘露糖醇、硬脂酸镁、薄膜包衣粉（聚乙烯醇、滑石粉、聚乙二醇、叶温-80）	苏州神元生物科技股份有限公司	增强免疫力	0.5g/片	每日2次、每次3片口服	国食健注G20200435	粗多糖6.5g
161	吉仁堂牌铁皮石斛口服液	铁皮石斛	黔西南吉仁堂保健食品有限公司	增强免疫力	50mL/瓶	每日2次、每次1瓶口服	国食健注G20200443	甘露糖280mg、粗多糖600mg

续表

序号	产品名称	主要原料	保健功能	规格	食用方法及食用量	批准文号	标志性成分含量（每100g/100mL）
162	芝兰堂牌铁皮石斛灵芝西洋参膏	铁皮石斛、西洋参、灵芝、破壁灵芝	增强免疫力	120g/瓶	每日2次，每次3g（将浸膏倒入量具把小量刻度线齐平，而后放入杯中与开水冲泡，搅匀后服用）	国食健注 G20200529	总皂苷 1.0g、粗多糖 5.5g
163	芝兰堂牌铁皮石斛西洋参颗粒	铁皮石斛、西洋参	增强免疫力	3g/袋	每日2次，每次1袋，热水冲服	国食健注 G20200531	粗多糖 5.0g、总皂苷 0.45g
164	太一草牌铁皮石斛饮料	铁皮石斛	增强免疫力	240mL/罐	每日1次，每次1罐，口服	国食健注 G20200552	粗多糖
165	长兴牌铁皮石斛西洋参颗粒	西洋参、铁皮石斛	增强免疫力	10g/袋	每日1次，每次1袋，温开水冲服	国食健注 G20200608	粗多糖
166	粤微牌铁皮石斛破壁灵芝孢子铁皮石斛粉	破壁灵芝孢子粉、铁皮石斛	增强免疫力	1g/袋	每日2次，每次1袋，开水冲服	国食健注 G20200622	粗多糖 6g、总三萜 4g
167	森山牌铁皮石斛灵芝西洋参颗粒	铁皮石斛、麦冬、西洋参、灵芝提取物、甘草、乳糖、甜菊糖苷	增强免疫力	3g/包	每日2次，每次1包，冲服	国食健注 G20210115	粗多糖 5.5g、总皂苷 1.1g
168	太一草牌铁皮石斛粉	铁皮石斛	增强免疫力	2.7g/瓶	每日1次，每次1瓶，口服	国食健注 G20210127	粗多糖 25g、甘露糖 13g
169	品斛®紫皮石斛西洋参灵芝酒	紫皮石斛、枸杞子、西洋参、灵芝、黄芪、决明子	增强免疫力	100mL/瓶、500mL/瓶（酒精度：37±1%(V/V)，附量具）	每日2次，每次50mL，口服	国食健注 G20210144	粗多糖 25mg、总皂苷 50mg
170	极斛®紫皮石斛西洋参片	紫皮石斛、西洋参、大枣	增强免疫力	0.5g/片	每日2次，每次3片，口服	国食健注 G20210145	粗多糖 6.5g、总皂苷 1.3g
171	易中禾牌铁皮石斛含片	铁皮石斛	增强免疫力	0.65g/片	每日2次，每次3片，口服	国食健注 G20210163	粗多糖 10.0g
172	易中禾牌铁皮石斛粉	铁皮石斛	增强免疫力	1.0g/袋	每日2次，每次1袋，口服	国食健注 G20210164	粗多糖 25g

续表

序号	产品名称	主要原料	保健功能	规格	食用方法及食用量	批准文号	标志性成分及含量（每100g/100mL）
173	铁枫堂牌铁皮石斛西洋参颗粒	铁皮石斛、西洋参	增强免疫力	3g/袋	每日2次，每次1袋，开水冲服	国食健注G20210166	粗多糖3.0g，总皂苷0.5g
174	寿仙谷牌铁皮石斛灵芝西洋参颗粒	铁皮石斛、灵芝、西洋参	增强免疫力、缓解体力疲劳	2.0g/袋	每日1次，每次1袋，温开水冲饮	国食健注G20210168	粗多糖16.5g，总皂苷2.5g
175	寿仙谷牌铁皮石斛含片	铁皮石斛	增强免疫力	0.75g/片	每日2次，每次3片，含服	国食健注G20210189	粗多糖10.0g
176	增靓牌铁皮石斛西洋参黄芪颗粒	铁皮石斛提取物、西洋参提取物、黄芪提取物、乳糖、糊精、甜菊糖苷	增强免疫力、缓解体力疲劳	3g/袋	每日2次，每次1袋，冲服	国食健注G20210193	粗多糖1.6g，总皂苷390mg
177	康兰仙牌石斛黄芪黄精颗粒	黄芪、蚕蛹石斛、黄精	增强免疫力	5g/袋	每日2次，每次1袋，冲服	国食健注G20210206	粗多糖1.5g
178	复真牌石斛麦冬胶囊	麦冬、白术、茯苓、铁皮石斛、北沙参	对胃黏膜损伤有辅助保护功能	0.5g/粒	每日2次，每次2粒，口服	国食健注G20220024	粗多糖0.8g
179	依顿牌铁皮石斛西洋参颗粒	铁皮石斛、西洋参、茯苓	增强免疫力	4g/包	每日2次，每次1包，冲服	国食健注G20220096	粗多糖4.5g，总皂苷800mg
180	圣斛牌铁皮石斛红景天胶囊	铁皮石斛、红景天子、茯苓	增强免疫力	0.25g/粒	每日2次，每次4粒，口服	国食健注G20220101	粗多糖3.5g，红景天苷110mg
181	依源牌铁皮石斛绞股蓝胶囊	绞股蓝、铁皮石斛	增强免疫力	0.35g/粒	每日2次，每次3粒，口服	国食健注G20220105	粗多糖6.0g，总皂苷0.6g
182	润馨堂牌石斛灵芝口服液	灵芝、枸杞子、铁皮石斛、西洋参	增强免疫力	10mL/支	每日2次，每次1支，口服	国食健注G20220118	粗多糖40mg，总三萜15mg
183	永欣力康牌石斛西洋参含片	铁皮石斛、西洋参	增强免疫力	0.5g/片	每日3次，每次2片，含服	国食健注G20220125	粗多糖2.10g，总皂苷0.40g
184	履丰牌决明子枸杞熟地菊花石斛胶囊	决明子提取物、枸杞子提取物、熟地黄提取物、菊花提取物、石斛提取物、玉米淀粉	缓解视疲劳	0.65g/粒	每日2次，每次2粒，饭后用温水送服	国食健注J20060016	总黄酮560mg

（王　平　晏永球　童应鹏　江瑜）

第三节　铁皮石斛多糖提取技术

　　植物多糖又被称为多聚糖，由 10 个以上的单糖分子通过苷键聚合而成。分子量较大，一般由几百个，甚至几万个单糖分子组成，如淀粉、纤维素等，能被水解为多个单糖。多糖一般无甜味，也无还原性（刘吉成等，2008）。

　　多糖是中药石斛的主要功效成分，李满飞等测定了 25 种石斛 36 个样品的多糖含量，多糖含量在 6%～45%，传统认为质重、嚼之粘牙、味甘无渣者为优。铁皮石斛是质量上乘的品种，多糖含量一般在 20%～40%（李满飞等，1990）。药理研究表明，石斛多糖能增强免疫功能、抗癌、抗氧化、抗衰老、降低血糖等。因此在研制石斛类保健食品时，要尽最大限度将多糖提取出来，提高生物利用率，以提高产品质量和临床效果。一些学者对铁皮石斛的提取方法做了很多研究，现归纳如下。

一、常规提取方法

　　多糖分为胞内多糖和胞外多糖两种。利用多糖溶于水、酸、碱和盐溶液，而不溶于醇、醚和丙酮等有机溶剂的特点，一般用水或稀醇提取。为减少所提取的糖类成分中杂质含量，可先用低极性溶剂除去亲脂性成分，然后用水或稀醇提取。对于那些在醇中不溶而在水中溶解的糖类，如木聚糖和果胶类等，可先用醇除去杂质，再以水提取，有利于后续工艺的分离和纯化（刘吉成等，2008）。

（一）铁皮石斛多糖的提取纯化方法

1. 提取方法

　　铁皮石斛全草粉末经 95% 乙醇和丙酮提取后，加 20 倍水，于 90℃ 温度下水浴 1h，残渣反复提取 3 次。过滤，合并滤液，减压浓缩，4 倍体积的 95% 乙醇沉淀数次，再溶解、浓缩、透析、冻干，得石斛粗多糖。称取 0.2g 石斛粗多糖样品溶于 20mL 双蒸水中，置于 40mL 离心管中，按样品溶液和脱蛋白试剂体积比为 4∶1 加 Sevag 试剂（正丁醇∶氯仿为 1∶4）5mL，振荡 2min，常温下 3000r/min 离心 20min，取上清液重复上述操作，直至脱蛋白完全。上清液加 4 倍 95% 乙醇，收集沉淀物依次用无水乙醇、丙酮和乙醚洗涤，挥去溶剂，真空干燥得粗制品，溶于热水，滤去不溶物。浓缩，干燥得石斛粗多糖。

2. 纯化方法

　　称取 1.0g 石斛粗多糖溶于 50mL 水中，DEAE-纤维素柱（3.6cm×70cm）分批上样，然后依次用水、0.05mol/L、0.1mol/L、0.2mol/L、0.3mol/L 和 0.5mol/L 的 NaCl 溶液洗脱，部分收集仪收集，以 1.5 倍洗脱液，柱温为 12℃，流速为 2mL/min。各洗脱峰分别收集合并，减压浓缩后水洗部分用透析袋脱盐，盐洗部分用 Sephadex G-10 凝胶柱色谱脱盐，再次浓缩，冻干，结果获得不同组分的纯化石斛多糖（刘吉成等，2008）。

李亚芳等（2002）对金钗石斛和铁皮石斛提取精制，取各石斛粗粉 50g，加入石油醚（60～90℃）250mL，回流提取 1h 脱脂。过滤，挥干溶媒，以 80% 乙醇回流提取 1h，趁热过滤，挥干溶媒，加入蒸馏水 750mL 回流提取 2 次，每次 1h，趁热过滤，减压浓缩至 150mL，用 0.1% 活性炭脱色，过滤，加入 95% 乙醇使溶液含醇 80%，静置过夜，分出沉淀物溶于蒸馏水，Sevag 法脱蛋白。上清液如上述醇沉，沉淀物依次用无水乙醇、丙酮、乙醚洗涤。将沉淀物再如上脱色、醇沉得精制品供分析用。

（二）铁皮石斛水提取工艺的影响因素

钱叶等（2005）选用水煎煮工艺，选择加水量、提取时间、提取次数、药材粉碎度 4 个试验因素，每个因素 3 个水平进行优选。结果表明，影响石斛多糖含量的因素依次为粉碎度＞提取次数＞加水量＞提取时间，最佳提取条件为将药材粉碎至粗粉，加水 20 倍量，提取 4 次，每次 8h。

熊丽萍等（2006）对影响石斛多糖提取效果的因素，即提取温度、溶剂用量、提取时间、提取次数进行了正交实验。结果表明，各因子对提取效果的影响大小顺序是溶剂用量＞提取次数＞提取温度＞提取时间；溶剂用量的影响在 10～20 倍之间差异显著，而在 20～30 倍之间差别较小，为了减少后续浓缩处理工作，以 20 倍溶剂用量提取比较合适；不同水平的提取时间和提取温度对多糖的提取效果影响不大，故确定石斛多糖的较好提取工艺为用 20 倍重量的水，在 50℃水浴水加热提取 3 次，每次 1h。

何铁光等（2006）对铁皮石斛悬浮培养原球茎多糖的提取和纯化条件进行优化研究。选用水煎煮工艺，选择提取时间、提取次数、提取温度、加水量 4 个因素进行了正交实验。结果表明，各因子对提取效果的影响大小顺序是提取次数＞加水量＞提取温度＞提取时间，其最佳工艺为 80℃热水浸提 2h，加水量 20 倍，提取 3 次，醇析时乙醇的浓度为 80%。粗多糖脱蛋白时，样品 / 氯仿 + 正丁醇（V/V）为 1：0.35，氯仿 / 正丁醇（V/V）为 1：0.4，反应时间以 5min 最佳。

李光等（2011）应用响应曲面法优化铁皮石斛多糖提取的最佳工艺条件，在单因素实验的基础上，采用响应曲面法的中心组合设计，考察分析提取温度、提取时间、提取次数、料液比 4 个主要因素对石斛多糖提取率的影响，并对铁皮石斛多糖的提取工艺参数进行优化分析。结果表明，铁皮石斛多糖提取的最优条件为提取温度 100℃，提取时间 2.5h，料液比 1：17.2（m/V），提取次数 3 次。在此条件下，理论计算提取率达到 51.12%，实测提取率为 51.08%，与模型高度拟合。

岑忠用等（2011）利用正交实验对铁皮石斛原球茎多糖提取的工艺条件进行优化，考察料水质量比、浸提温度、浸提时间和浸提次数 4 个因素对铁皮石斛原球茎多糖得率的影响。结果表明，铁皮石斛原球茎多糖的最佳提取工艺条件为浸提次数 4 次，浸提时间 3h，料水质量比 1：60，浸提温度 80℃，多糖得率为 9.17%。在 4 个提取因素中，对铁皮石斛原球茎多糖提取影响最大的因素是浸提次数，其次是浸提时间，料水质量比和浸提温度影响都比较小，其中浸提次数不同水平间呈极显著差异，浸提时间、料水质量比和浸提温度对铁皮石斛原球茎多糖提取率影响不显著。

陈泳荪等（2011）对铁皮石斛原球茎多糖的提取工艺进行优化研究，选用水煎煮工艺，选择提取时的煎煮时间、煎煮次数、破碎方法、不同固液比4个因素进行正交实验。结果表明，提取的最佳工艺为以水为提取剂，煎煮0.5h，提取3次，高速匀浆破碎，固液比为1：30。

王培培等（2012）通过单因素实验及正交实验研究料液比、提取温度、提取时间、提取次数对铁皮石斛多糖提取率的影响。结果表明，影响铁皮石斛多糖提取工艺的各因素重要程度依次为料液比、提取温度、提取次数、提取时间，且料液比与提取温度对铁皮石斛多糖提取影响都达到显著水平。正交分析得到的铁皮石斛多糖提取工艺最佳参数为料液比1：40，提取温度70℃，提取时间2h，提取次数2次。

王建明等（2013）以铁皮石斛多糖提取率为响应值，在单因素实验基础上，以提取时间、提取次数及液料比为实验因素，采用响应面法建立数学模型，筛选最佳提取工艺条件。结果表明，通过二次回归模型响应面分析，获得最佳的铁皮石斛多糖提取工艺条件为提取次数3次，提取时间2h，液料比75：1。在此最佳工艺条件下，铁皮石斛多糖提取率为34.96%，与理论值（36.57%）相对误差小于5%。采用响应面法优化得到了铁皮石斛多糖的最佳提取工艺，该工艺方便可行。

武芸等（2013）利用响应面分析方法对铁皮石斛组培苗多糖的提取工艺进行优化。在单因素实验的基础上选取实验因素与水平，根据中心组合（Box-Behnken）实验设计原理采用三因素三水平的响应面分析法，确定各工艺条件的影响因素，以铁皮石斛组培苗多糖的提取率为响应面和等高线，在分析各个因素的显著性和交互作用后，得出铁皮石斛多糖浸提的最佳工艺条件为温度92℃，料液比1：41，浸提时间1.6h。在最佳提取条件下，浸提3次，铁皮石斛的多糖得率为38.569%。

黄晓君等（2013）采用响应面法优化铁皮石斛多糖的提取工艺，并对经优化提取得到的多糖基本理化性质进行分析。结果表明，铁皮石斛多糖提取的最佳工艺条件为水料比30：1（mL/g），提取温度90℃，提取时间2h，在此条件下，多糖得率为30.56%。铁皮石斛多糖中糖含量为78.21%、淀粉含量为18.64%、蛋白含量为5.8%、灰分含量为1.28%，主要由甘露糖、葡萄糖组成，两者的物质的量比为5.2：1。铁皮石斛多糖富含Ca（1.07%）、Mg（0.11%）、Fe（0.0012%）、Zn（0.0039%）等元素。高效凝胶渗透色谱结果显示铁皮石斛多糖呈单一色谱峰，均一性较好。通过本方法制得的铁皮石斛多糖的糖含量较高，除淀粉和蛋白外无其他含量较高的杂质成分；该多糖均一性较好，并且富含Ca、Mg、Fe、Zn等矿物质，研究成果可为日后铁皮石斛多糖活性研究以及构效关系讨论提供基础。

吕佳妮等（2014）应用响应面法对铁皮石斛根中多糖进行提取工艺优化研究，为铁皮石斛的药用部位拓展提供科学依据。在单因素实验的基础上，采用响应面方法的设计，分析提取温度、提取时间和提取药液比等3个主要因素对石斛多糖提取率的影响，以便对提取工艺参数进行优化。结果表明，铁皮石斛多糖提取的最优条件为药液比1：14，提取温度100℃，提取时间50min。在此条件下，理论计算提取率达到6.10%，实际提取率为6.05%，与模型高度拟合。

梅威威等（2014）采用单因素考察和正交实验研究铁皮石斛多糖的最佳提取工艺，并比较盐酸法和三氯乙酸法脱蛋白工艺。结果表明，铁皮石斛多糖的最佳提取条件为温度70℃，料液比 1 ： 40，提取时间 4h，提取次数 1 次。各因素的影响顺序为温度＞时间＞提取次数＞料液比，盐酸法在 pH=3 时蛋白脱除率效果最佳。由此可见，优化的提取工艺稳定可行，铁皮石斛粗多糖的得率可以达到 4.67%，盐酸法 pH=3 时脱蛋白，多糖含量高，更适合于实际生产。

王琳等（2016）采用响应曲面法，考察了提取方式、液料比、醇沉浓度、提取时间以及提取次数对铁皮石斛鲜条多糖提取率的影响，并采用苯酚 - 硫酸比色法测定铁皮石斛鲜条多糖的含量。结果表明，利用加热回流提取方式提取的铁皮石斛鲜条的多糖含量明显高于超声波提取。采用加热回流提取方式，铁皮石斛鲜条的最佳提取条件为液料比31.28 ： 1、醇沉浓度 95.42%、提取时间 3h，提取 3 次，铁皮石斛鲜条多糖提取率可达到30.83%。该提取工艺简单，适于工业化生产。

二、酶辅助提取技术

20 世纪 90 年代中期起，酶技术陆续用于天然药物及中药的研究与生产中。首先酶解辅助提取技术在中药有效成分的提取中，显著提高目标成分的浸出率，与传统提取方法相比，显示出明显的优势；同时在中药提取液的分离和纯化中，酶能够选择性地分解体系内淀粉、蛋白质等杂质，改善提取液澄清度，提高提取液稳定性等；酶技术的应用还表现在利用酶反应的高度专一性，可以使中药中的一些物质转化为生物活性较高的有效成分或者将蛋白质等大分子转化为人体容易吸收代谢的氨基酸和小分子肽类。虽然酶技术在中药制药行业中的应用起步较晚，但已显露出特有的优势和广阔的应用前景（周晶等，2010）。

张萍等（2005）应用纤维素酶提取铁皮石斛多糖，结果表明，纤维素酶提取铁皮石斛多糖的影响因素大小顺序为 pH ＞酶用量＞酶解时间＞酶解温度。确定酶提取石斛多糖的最佳工艺参数是酶解时间 2h，酶解温度 40℃，酶用量 2.0%，pH 6.0。提取的多糖平均含量为 15.02%，比水煮法提高了 2 倍。

尚喜雨对水提法、酶法提取铁皮石斛多糖进行了比较研究，水提实验条件为固液比1 ： 80，水温 100℃（沸水煎煮），浸提时间 2h，提取次数 2 次。用此条件进行 2 次重复验证实验，多糖的平均提取量为 12.07%。酶法提取条件：木瓜蛋白酶提取多糖量的平均值是 17.46%，纤维素酶是 18.89%，二者各占一半的复合酶是 20.84%。这说明纤维素酶在酶解提取多糖方面比木瓜蛋白酶效果更好，将二者结合起来的复合效果最好。酶用量对多糖提取的影响最大，酶解温度次之，酶解时间和 pH 也有一定影响。从具体效果上看，酶的量越多，提取的多糖越多，但 1% 和 2% 的用量差别不大；最佳的酶解温度是 40℃，温度过高过低都会降低提取量；酶解时间越长越好，但增加的效果逐渐减弱；最适的 pH是 6，可能和这 2 种酶在弱酸性环境中活性较高有关。最佳的酶解条件为用 4% 的酶量在40℃水温和 pH 为 6 的环境下酶解 3h。依此条件进行 2 次重复实验，多糖含量测得值为26.49%，比直接的水提实验结果提高了 119%。

不同种类酶作用效率不同的原因：植物多糖往往和蛋白质结合在一起，以蛋白多糖的形式存在。木瓜蛋白酶能有效酶解与多糖结合在一起的蛋白质，从而将多糖释放出来而提高多糖的得率，同时降低了多糖中蛋白质的含量，提高了多糖的纯度。而对多糖浸出更具影响的是石斛的细胞壁，因为植物多糖通常被包裹在植物细胞壁内，纤维素酶能够充分溶胀细胞壁，促使多糖在一定条件下释放。2 种酶协同作用，效果最佳（尚喜雨，2010）。

张利等（2011）研究了铁皮石斛中石斛多糖与石斛碱的提取工艺。将干燥的铁皮石斛经粉碎后过 80 目筛，用石油醚脱脂。脱脂后的铁皮石斛加入温水，缓缓加入已活化的纤维素酶液，并轻轻搅拌，恒温酶解一定时间后，立即升温至 90℃ 灭酶，迅速冷却过滤。滤渣加入 90% 乙醇浸提 0.5h，过滤，滤渣再加入一半量 90% 乙醇浸提 0.5h，过滤。合并二次过滤滤液，回收乙醇，剩余液中加入氯仿，萃取石斛碱，回收氯仿得总石斛碱。经 90% 乙醇提取后的残渣加入水，在一定温度下浸提一定时间，过滤，再加入一半量水重复浸提一次，过滤。合并二次滤液，浓缩，加入无水乙醇，使体系乙醇浓度达到 80%（体积比），在冰箱中静置过夜，过滤，滤渣经真空干燥得石斛多糖。石斛碱浸膏和石斛多糖分别用相应溶剂溶解，定容，用相应方法测定石斛多糖和石斛碱含量。石斛碱浸膏经硅胶柱层析进一步纯化，粗石斛多糖经 DEAE- 纤维素柱或葡聚糖凝胶柱进一步纯化。结果表明，纤维素酶法提取石斛多糖与石斛碱的最佳工艺条件是纤维素酶用量 0.5%，酶解时间 1.5h，酶解温度 50℃，酶解 pH 5.0。在此条件下，石斛多糖收率达到 19% 以上，石斛碱收率达到 0.35% 以上。

胡建楣等（2014）采用响应面法，以多糖提取率为评价指标，对复合酶用量、酶解温度、酶解时间三个影响因素进行考察，优化复合酶法铁皮石斛中多糖的提取工艺，另以 Design-Expert 8.05 软件对数据进行综合统计分析。结果表明，最优工艺为复合酶量 3.5mg/mL，酶解温度 53℃，酶解时间 70min，按该工艺进行试验所得铁皮石斛多糖提取率为 16.11%。利用 Box-Behnken 效应面法优选的铁皮石斛多糖复合酶法提取工艺稳定可行，可用于铁皮石斛多糖的提取。

唐政等（2014）以铁皮石斛为试材，采用纤维素酶与果胶酶的等量混合提取法，通过单因素实验与正交实验，研究了 pH、酶浓度、酶解时间、酶解温度等因素对石斛多糖提取效率的影响。结果表明：铁皮石斛多糖提取最佳工艺为 pH 6.5、1% 浓度的纤维素酶和果胶酶 1：1 等量混合、50℃ 条件下提取 135min，在此条件下，石斛多糖提取率为 41.33%。说明该工艺是可行的，且具有较高的提取率。

原琳等（2015）采用闪式提取法对铁皮石斛的生物碱、结合多糖与游离多糖进行了联合提取，并对酶解条件进行了优化。通过单因素实验所确定的最佳酶解条件为料液比 1：30，纤维素酶添加量 32U/g，木瓜蛋白酶添加量 39 200U/g，酶解时间 2.5h。生物碱、结合多糖及游离多糖的得率分别为 0.136%、4.2% 及 19.3%，纯度分别为 78.2%、81.3% 及 90.6%。利用 GPC 测定所提取的结合多糖及游离多糖的重均分子量分别为 2373Da、17 987Da。确定了利用铁皮石斛联合制备生物碱及多糖的工艺，该工艺方法简便、成本低廉，适于工业化生产。

三、超声波辅助提取技术

超声波辅助提取技术是近年来利用外场介入强化中药材有效成分提取的一种技术。超声波是一种弹性机械振动波，能破坏中药材的细胞，使溶媒渗透到中药材细胞中，从而加速中药材有效成分溶解，以提高其浸出率。超声波提取主要依据其三大效应：空化效应、机械效应和热效应。由于该方法所需设备简单、操作方便、提取时间短、提取率高、无需加热、成本低廉等优势，其在中药材方面的应用受到了越来越多的重视（周晶等，2010）。

叶余原（2009）考察提取温度、固液比、提取时间和超声频率 4 个因素对铁皮石斛多糖提取得率的影响。在单因素实验的基础上，通过正交实验优化提取工艺。优选的超声波提取铁皮石斛多糖的提取工艺条件为固液比 1 : 30，提取温度 50℃，提取时间 1.5h，超声波频率 45kHz，在此条件下铁皮石斛多糖的平均提取得率为 15.3%，同等条件下，超声波提取效果要优于常规水提工艺，水提工艺多糖的平均得率为 10.2%。

韩冉等（2017）以新鲜铁皮石斛为原料，采用酶解法和超声法提取，通过单因素实验和正交实验优化 2 种提取方式的工艺条件，比较其多糖得率，并对提取得到的多糖分子量进行了初步分析。结果表明，酶解法的最优工艺参数为提取液 pH 6，果胶酶浓度 1500U/L，提取温度 60℃；超声法的最优工艺参数为超声频率 24kHz，超声时间 20min，超声温度 25℃。高效液相色谱分析的结果显示，超声法提取后的铁皮石斛多糖分子量高于酶解法。

四、微波辅助提取技术

微波辅助提取技术是指应用微波，使用合适的溶剂在微波反应器内从各种物质中提取各种化学成分的技术和方法。微波为波长介于 1mm ～ 1m（频率介于 $3 \times 10^6 \sim 3 \times 10^9$Hz）的电磁波，能使细胞壁破壁，酶类失活。微波提取利用微波加热导致细胞内的极性物质，尤其是水分子吸收微波能，产生热量，使胞内温度迅速上升。液态水汽化产生的压力使细胞膜和细胞壁产生孔洞和裂纹，胞外溶剂容易进入胞内，提取有效成分。其优点为：提取时间短，速度快，效率高，受热均匀；低温杀酶保护药用成分；选择性好，对极性分子选择性加热，而使其选择性溶出，产品纯度高；设备简单，没有热惯性，操作易控制，能耗低。缺点是微波穿透厚度有限，应用有限（杨明等，2010）。

尚喜雨等（2010）以水为提取剂，在不同微波功率条件、固液比、浸提时间及提取剂的 pH 条件下进行正交实验，结果表明，在微波功率为 400W，pH 为 8，微波作用时间为 6min，固液比为 1 : 50 的条件下，铁皮石斛多糖的提取量为 17.48%。微波辅助提取铁皮石斛多糖的方法得到较高的提取率。

陈盛余等（2017）优化铁皮石斛多糖的提取工艺。分别考察单因素料液比、微波功率、提取时间和提取温度的影响，并在单因素基础上进行了四因素三水平正交设计实验。结果表明，铁皮石斛多糖的最佳提取工艺为料液比 1：45（g/mL），微波功率 900W，提取时间 30min，提取温度 95℃。在最佳条件下，铁皮石斛多糖的提取率达到 9.77%。该提取工艺简单、快速、高效，可以应用于从铁皮石斛中提取多糖物质。

五、超高压辅助提取技术

超高压辅助提取技术是指在常温下用 100～1000MPa 的流体静压力作用于提取溶剂和中药的混合液上，并在预定压力下保持一段时间，使植物细胞内外压力达到平衡后迅速卸压，由于细胞内外渗透压力忽然增大，细胞膜的结构发生变化，使得细胞内的有效成分能够穿过细胞的各种膜而转移到细胞外的提取溶剂中，达到提取中药有效成分的目的。超高压提取的优点为提取效率高、提取产物生物活性高、耗能低、提取时间较短、使用的溶剂量最少、工艺操作简单、经济、安全等。其不足为，超高压条件下虽然不影响生物小分子的结构，但能够影响如蛋白质、淀粉等生物大分子的立体结构，需要特定的提取设备等（周晶等，2010）。

纵伟等（2012）采用超高压方法提取铁皮石斛中的多糖成分，在单因素实验的基础上，选取压力、时间、粉碎度和固液比（g：mL）4 个影响因素，以石斛多糖为指标，通过正交实验优化超高压方法提取石斛多糖的工艺条件。结果表明，将石斛粉碎到 80 目后，按固液比 1：20，采用 300MPa 的压力提取 6min 后，石斛多糖的得率达到 19.27%，而热水提取法石斛多糖的得率为 19.28%，提取时间为 240min；超声波提取法石斛多糖的得率为 18.81%，提取时间为 40min。这表明超高压方法是一种有效的提取石斛多糖的方法。

六、闪式提取法

闪式提取法，又称组织破碎提取法，为新兴提取方法，其原理是利用提取器的高速剪切和搅拌将药材粉碎至细微的颗粒，在局部负压渗透的作用下，中药有效成分能迅速达到溶解平衡，实现高效提取。近年，已有不少在中药提取中采用闪式提取的经验，其适用于多糖类、苷类、黄酮类、生物碱类、酚类等多种生物活性成分的提取。和传统的煎煮法相比，该方法具有明显优势：节能、快速高效、常温提取。

蔡兴等使用闪式提取法对铁皮石斛叶中的多糖成分进行提取，苯酚－硫酸法检测多糖含量，在单因素实验基础上，以料液比、提取时间、提取次数为影响因素，得率为响应值，采用 Box-Behnken 响应面法，优选最佳提取工艺技术参数。结果表明：最佳提取工艺条件为以 25 倍量水提取铁皮石斛叶多糖 3 次，每次 90s，得率为 11.52%，与理论得率 11.77%接近。经 Box-Behnken 响应面法优选的铁皮石斛叶多糖的提取工艺，得率与理论值较吻合，模型选用合理有效。

与热水浸提法、超声提取法比较，热水浸提即在 90℃下提取 2 次，每次 2h，提取 3 次，平均得率为 11.68%，超声提取即超声频率 40kHz，在 50℃下超声提取 2 次，每次 1.5h，提取 3 次，平均得率为 11.36%。

在对不同提取工艺的比较中可看出，和其他两种方法比，采用闪式提取法的得率与其他两种方法相差不大，但在提取时间上具有明显优势，是超声提取法的 1/60 和热水浸提法的 1/80。另外闪式提取法的提取温度为室温，有研究指出，高温不利于某些多糖有效成分的提取，一些热敏性的多糖活性成分会在高温中降解，造成一定程度上的损失。而闪式提取法能在常温下进行，最大限度保护中药有效成分，不会因受热而被破坏。该方法能够显著降低能耗与缩短提取时间，适用于多糖成分的提取（蔡兴等，2016）。

七、湿法超微粉碎辅助提取技术

董海丽等（2013）以铁皮石斛为试材，采用湿法超微粉碎提取石斛多糖，通过单因素实验研究了磨齿磨隙、固液比、提取温度、提取时间对多糖得率的影响，在此基础上，采用正交实验对石斛多糖提取工艺进行了优化。结果表明：胶体磨齿磨隙 30μm、固液比 1∶14（g/mL）、提取温度 70℃、提取时间 31min 时，石斛多糖得率可达 16.48%。表明湿法超微粉碎是一种有效的提取石斛多糖的方法。

八、高效高压差低温连续提取技术

宋力飞等（2019）首次采用高效高压差低温连续式提取分离浓缩技术及成套装备在低温条件下对铁皮石斛多糖进行提取，并结合正交实验法优化其提取工艺，最佳提取工艺参数为：粉碎度 1.2mm，料液比 1∶25（g/mL），提取压力 40MPa，此条件下多糖提取率为 48.5%。优选的提取工艺稳定、简单、提取率高，对于铁皮石斛多糖的规模化生产具有一定的指导意义。

九、铁皮石斛多糖脱蛋白和脱色研究

严婧等（2016）以总多糖保存率和蛋白脱除率为评价指标，通过单因素实验比较Sevage 法、木瓜蛋白酶法、胰蛋白酶法和胰蛋白酶联合 Sevage 法；以蛋白脱除率为指标，酶解时间、酶用量、酶解温度和粗多糖溶液与 Sevage 试剂体积比为考察因素，利用 Box-Behnken 响应面法优化条件。结果表明胰蛋白酶联合 Sevage 法具有较高的总多糖保存率及蛋白脱除率；最佳工艺条件为酶解时间 1.5h，酶用量 0.21g/mL，酶解温度 63.25℃，总多糖溶液∶Sevage 试剂（4.27∶1）；蛋白脱除率（87.15±7.93）%，总多糖保存率（81.32±8.54）%。表明不同方法对铁皮石斛总多糖的脱蛋白效果有明显差异，胰蛋白酶联用 Sevage 法的效果最佳。

李国涛等（2017）依据单因素实验原则，应用正交实验，对比活性炭用量、脱色时间、脱色温度对铁皮石斛多糖脱色后多糖保留率和脱色率的变化，分析选择最佳脱色可控条件。数据显示：70℃下，活性炭使用量为体积分数0.5%，搅拌60min，综合评分90.59，脱色率为71.64%，多糖保留率为87.29%，可作为铁皮石斛多糖活性炭脱色最佳条件。

十、小结

多糖是铁皮石斛中含量最高的一类活性成分，其与铁皮石斛的增强机体免疫力、抗肿瘤、降血糖等多种药理活性有着密切的关系。目前有关铁皮石斛粗多糖提取工艺研究的文献报道很多，多糖的提取工艺从传统的水醇沉法，到微波辅助、超声波法、酶法等多种技术的应用，研究摸索出多种提高铁皮石斛多糖提取率，提高杂质清除率，降低能耗的方法，为铁皮石斛多糖的工业化、产业化生产奠定了基础。

（张治国）

第四节　铁皮石斛超细粉碎技术

一、中药超细粉碎技术

（一）中药超细粉碎技术基本概念

超细粉碎技术又称超微粉碎技术，是20世纪60年代末70年代初，随着现代科学技术的进步而发展起来的一门跨学科、跨行业的高新技术，同时也是古老粉碎技术的新发展和新应用。

超微粉体技术是指制备和使用微粉及其相关技术，包括微粉的制备工艺技术，分级技术，分离技术，干燥技术，输送、混合、均化技术，粉体表面改性技术，粒子复合技术，检测技术，制造及储运过程中的安全技术，包装、运输及应用技术等。

超微粉体又称为超细粉体，是超微粉碎技术应用的最终产品，具有一般颗粒所不具有的一些特殊的理化性质，如良好的溶解性、分散性、吸附性、化学反应活性等。对天然产物的超微粉碎，当前主要指细胞级微粉碎，系以植物类天然产物细胞破壁为目的的粉碎作业。运用现代超微粉碎技术，可将原生药粉碎到粒径5～10μm以下，在该细度条件下，一般天然产物细胞的破壁率达90%以上（梁艺英，2012）。

中药超细粉碎技术优势与特点：

1. 粉碎速度快，工时短，效率高

超细粉碎技术采用的超音速气流粉碎、介质运动式磨机等方法，与以往的纯机械粉碎方法完全不同。在粉碎过程中不产生局部过热现象，甚至可在低温或超低温状态下进行，粉碎速度快。因而能最大限度地保留粉体中的生物活性成分，以利于制成所需的高质量产品。

2. 颗粒微细，粒径分布均匀

在单纯的机械粉碎中，部分机械能克服摩擦转化为大量热能，消耗了能量，达不到所需的粒度，而运用超声粉碎、超低温粉碎等超细粉碎技术可将中药材原生药从传统粉碎工艺得到的中心粒径 150～200 目的粉末（75μm 以上），提高到中心粒径在 5～10μm 以下。其分级系统的设置，严格控制了大颗粒，避免了过碎，得到的超细粉，既增加了比表面积，使吸附性、溶解性等亦相应增大，又提高了药物的生物利用度。如对治疗痛经及治疗糖尿病的两种中药制剂，均分别用普通粉碎与超细粉碎技术加工药料制成，经药效学比较，在镇痛、改善微循环、降血压等方面，采用超细粉碎技术加工制成的制剂作用强度明显大于一般粉碎方法加工的制剂。若在散剂生产过程中，采取超细粉碎技术，把一些贵重的中药材，如人参、鹿茸等，制成超细粉的散剂直接服用，生物利用度及疗效均可提高。

3. 节省原料，提高利用率

采用一般的机械粉碎，某些类型中药材难于粉碎成细粉，如纤维性强的甘草、黄芪、艾叶等，粉碎得到大量"头子"，以及花粉、灵芝孢子粉难于破壁等，造成原料的浪费。若采用超细粉碎技术，得到粒径 5～10μm 以下的超细粉，一般药材细胞的破壁率 ≥95%，孢子类破壁问题迎刃而解，可充分利用资源，并可直接用于制剂生产与中药调剂。

4. 有利于提取有效成分，提高浸提效率

中药材超细粉或细胞破壁粉，有效药材成分直接暴露出来，使有效成分的溶出更迅速、完全。如对不同粉碎度的三七粉进行体外溶出度实验，结果表明三七粉 45min 溶出物含量与三七总皂苷溶出量大小顺序为：微粉＞细粉＞粗粉＞颗粒。若用于提取有效成分，可改变提取方法与条件，能有效浸润、溶解，减少溶媒用量，有助于提高效率，降低成本。

5. 净化环境，减少污染

超细粉碎是在封闭系统下进行粉碎的，既避免了粉末污染周围环境，又可防止空气中的灰尘污染产品。故运用该技术生产的产品，可使微生物含量及灰尘得到控制（徐莲英等，2003）。

但中药的超微细化也存在一些局限性。中药饮片超细化后，其粒径很小，完整的植物细胞结构破碎，显微鉴定的特征不存在，超细化后比表面积增大，易结团，稳定性差，发现易氧化、易挥发的成分有所损失。这些问题有待解决（陈长洲等，2004）。

（二）中药超细粉碎技术

1. 中药超细粉碎工艺

中药超细粉碎系统生产工艺流程一般可分为前处理工序、超细粉碎及分级、后处理工序三大部分。

（1）前处理工序

1）除杂：中药制剂生产中一般对原料中药材有除杂工序。砂石、金属等坚硬物体会增加设备磨损，带进更多杂质，要注意除去。

2）烘干：中药材的加工、运输、储存过程有不同程度的吸潮现象。含水量高影响到物料的脆性，不利于冲击式粉碎。在振动磨干法粉碎中，潮湿物料容易黏附在筒体底部，形成粉碎死区。此外，含水量高影响到粉料流动性，也影响到分级效果。因此，中药材必须烘干，一般认为应控制含水量小于5%。

3）粗粉碎：超细粉碎的粉碎效果受到给料粒度的约束，即每一种具体粉碎设备要求一定给料粒度才有较佳的粉碎效果。超细粉碎的能耗及投资都比一般机械粗粉碎机高。因此，工艺上应多碎少磨，物料经粗粉碎及粉碎，达到一定细度才进入超细粉碎机。一般认为，要求产品粒度达到200～500目（25～74μm），给料粒度至少应细于80目。振动磨的给料粒度越细越好，粉碎比（给料粒度与产品粒度之比）控制在10～20范围内，研磨介质才能有效将物料粉碎。如果粉碎比太大，需考虑采用多段串联。气流粉碎机对给料粒度也非常敏感，给料粒度越细，产量越高，综合能耗越低。

（2）超细粉碎及分级　间歇操作是指将物料一次投入超细粉碎机内，经一定时间的粉碎至细度合格，或经一定时间的粉碎后，分离出粒度合格的粉料，将粒度未合格的粉料继续粉碎。间歇操作适用于物料的粉碎难度大、处理量小，设备及厂房投资受到限制的情况。它操作简单易掌握。其缺点是粉碎时间长，操作系统是开放的，粉料多次暴露在空气中，增加受污染和粉尘飞扬的机会。

连续操作是指物料在给料机的控制下连续不断进入粉碎系统的同时，产品又连续不断地排出，达到动态稳定。连续粉碎机有两种类型，一种是粉碎机外部配置分级机，另一种是粉碎机内部设置分级装置，后者整体性好，占地较少。连续操作系统适宜于物料处理量大、品种单一。其优点是整体好、效率高。物料在粉碎机内平均停留时间短，不易出现过度粉碎现象。物料在密闭系统内流动，大大减少粉尘逸出和产品受到的外部环境污染。连续系统可配合计算机系统实现自动化生产。但连续粉碎系统的设备投资多、占用厂房的面积及空间大，系统操作参数多，控制复杂，较难掌握，需根据物料特点、给料粒度、产品要求细度和设备性能耐心地调试，寻求最佳工作状态，优化工艺参数。

（3）后处理工序

1）混合：中药超细粉体的粒度有一定的分布，加之形状不一，因此在操作过程中的振动、倒泻等情况使粗细粉粒有不同程度的分离。若用于压片，可压性变差，同时片重差异增大。若用于填充胶囊时重量差异也会增大，因此要求粉体混合均匀。同一种中药材各种组织粉碎的难易程度不一样，有效成分在各种组织中的分布有差异，因而有效成分在不同粉粒中含量有差异，也要求粉体混合均匀。对于含有贵重或毒性中药的复方，其用量一般都较小，无论单磨或共磨都要求混合均匀。中药超细粉体要求混合均匀，实质上是要保证有效成分分布均匀，含量均一。

2）制粒（造粒）：通常中药超细粉体的流动性较差，影响到进一步加工成制剂。同时，粉体容易吸潮结团、受污染，以及易挥发成分逸出、易氧化成分受破坏等。通常必须将粉体制成颗粒，方便保存、输送及进一步加工成剂型。制粒有多种方法，流化床喷雾干燥制粒，颗粒均匀，颗粒含有许多微孔，溶散快，适宜用于中药超细粉体制粒。天麻超细粉体采用湿法制粒，溶出度比粉体明显差，而采用流化床干燥喷雾制粒，仍保持粉体原有的溶出度，唯其颗粒强度较湿法制得的颗粒差（陈长洲，2007）。

2. 常用的超细粉碎设备

常用的超细粉碎设备有机械冲击式粉碎机、气流粉碎机、球磨机、振动磨机、搅拌磨机等多种类型。应根据天然产物的具体情况及粉碎粒径的要求，选择配套的粉碎设备。

（1）机械冲击式粉碎机　适用于中、软硬度物料的粉碎。

（2）气流粉碎机　适用于低熔点和热敏性物料的粉碎。但气流粉碎设备制造成本高，一次性投资大能耗高，能量利用率只有 2% 左右，粉体加工成本高。

（3）普通球磨机　其特点是粉碎比大，结构简单，机械可靠性强，磨损零件容易检查和更换，工艺成熟，适应性强，产品粒度小。

（4）振动磨机　其效率比普通球磨机高 10 ~ 20 倍，而能耗比其低数倍，对于脆性较大的物料可比较容易地得到亚微米级产品。近年来通过实践，振动磨日益受到重视，如贝利粉碎机等，能耗较低，磨粉效率高，效果好，适用于工业化规模生产。

（5）搅拌磨机　是超微粉碎机中能量利用率最高、很有发展前途的一种设备。搅拌磨机在加工小于 20μm 的物料时效率大大提高，成品的平均粒度最小可达到数微米。高功率密度（高转速）搅拌磨机可用于最大粒度在微米以下产品，在颜料、陶瓷、造纸、涂料、化工产品中的应用已获得了成功。但目前高功率密度搅拌磨机在工业上的大规模应用有处理量小和磨损成本高两大难题（梁艺英，2012）。

3. 超细粉粉粒粒度测定

粉粒粒子的大小、形状以及表面状态不同，可使其理化特性发生很大的变化，进而影响粉末及其产品的质量和用途。如药材中有效成分的溶出、吸收的难易，物料粉碎和分级，混合或分剂量以及制剂的稳定性甚至用药的安全性等均与粉粒粒度、形状有关。因此，对粒度与形状的测定日益受到人们的重视。其方法也不断得到改进和完善。

实际操作中，常用于测定颗粒粒度的主要方法有筛分法、沉降法、激光法等。

（1）筛分法　为用于粒度分布测定的最常用方法。是让粉料通过不同筛号的筛，然后从各号筛面上残留的粉末重量求出粒度分布。可用电磁振动和音波振动两种类型的筛分机。筛分法虽然可以得到粒度分布的直观图，但因受到筛分效率限制，其结果精度还是不高。故筛分法适用于测量比较大的粉粒的粒度分布，有逐渐被专用的粒度仪取代的趋势。但是，目前筛分仍然是一种分级的有效手段，应用也很普遍。

（2）沉降法　是让粒子在液体中沉降，利用在沉降过程中大小粒子沉降速度不同，即大颗粒先沉降，小颗粒后沉降而达到粒子分级的方法。测量结果的分辨率高，特别当物料不均匀、粒度分布不规则，或微分分布出现"多峰"的情况时，选用本法更为适宜。

1）重力场光透过沉降法：本方法有很多种型号的产品，其测量范围为 $0.1 \sim 1000\mu m$。有的仪器以可见光为光源，也有的以 X 光为光源。若用可见光作光源，可测量各种材料的颗粒粒度，但由于在 $0.1 \sim 1\mu m$ 之间粒度范围的颗粒光学性质的特殊，因此需用消光系数进行修正。而 X 光作光源的粒度仪则不需要这种修正，可直接测得颗粒的体积直径，结果准确可靠，分辨率高，适合各种金属或无机粉末的测量。要注意的是原子序数 12 以下的物料，例如碳、石墨、金刚石及有机化合物不吸收 X 射线，所以这类物料不能使用 X 光作光源，而应使用可见光。

颗粒的沉降速度与颗粒和悬浮介质（例如水）的密度差有关，密度差大，则沉降速度快。如果密度差小，特别对于细颗粒，建议采用下述离心光透过沉降片法。

为了提高测量速度，节省测量时间，中国科学院化工冶金所马兴华等发明了图像沉降法。采用一线性图像传感器装置，将沉降过程可视化，可明显节省测量时间。

2）离心光透过沉降法：在离心力场中，颗粒的沉降速度明显提高，本法适合测量纳米级颗粒。典型的粒度仪可测量 $0.007 \sim 30\mu m$ 的颗粒，若与重力场沉降相结合，则可将测量上限提高到 $1000\mu m$ 与重力场光透过沉降法一样，本法可以采用可见光，也可以采用 X 光，其适用性与注意点如上所述。

目前，光透过沉降粒度仪因分辨率高，测量范围宽，科研和生产单位使用较多。

（3）激光法　是近 20 年发展起来的颗粒粒度测定新方法。20 世纪 70 年代末，出现了根据夫琅禾费衍射理论研制的激光粒度仪，其优点是重复性好，测量速度快。这种仪器的测量下限为几微米，上限为 $1000\mu m$。其缺点是对几微米的小粒径试样，该仪器的误差仍然较大。

20 世纪 80 年代中期，王乃宁等提出综合应用米氏散射与夫琅禾费衍射的理论为模型的计算，即在小粒径范围内采用米氏理论，在大粒径范围内仍采用夫琅禾费衍射理论，从而改善小粒径范围内试样的测量的精度。

激光粒度仪的测量范围一般为 $0.5 \sim 1000\mu m$。采用同心多元光电探测器测量不同散射角下的散射光强度，然后根据上述理论计算出粒度分布。

本法的一个优点是特别适合对雾滴粒度分布的测量。其缺点是计算十分烦琐，但随着计算机的发展，这一缺点可以克服。一般而言，激光法的分辨率不如沉降法。

颗粒的形状也是评定粉末及其产品质量的重要指标之一，能显著影响粉末及其产品的性质和用途，因此，对形状的测量应同样重视。

测量颗粒形状的唯一方法是图像分析仪。常见的图像分析仪由光学显微镜、图像板、摄像机和微机组成。其测量范围为 $1 \sim 100\mu m$，若采用体视显微镜，则可以对大颗粒进行测量。有的电子显微镜配有图像分析系统，其测量范围为 $0.001 \sim 10\mu m$。单独的图像分析仪也可以对电镜照片进行图像分析。

也可通过上述处理后，再将每个颗粒单独提取出来，逐个测量其面积、周长及各形状参数。由面积、周长可得到相应的粒径，进而可得到粒度分布。

由此可见，图像分析法既是测定粒度的方法，也是测量形状的方法。其优点是具有可视性，可信程度高。但由于测量的颗粒数目有限，特别是在试样的粒度分布很宽时，其应用受到一定的限制。

颗粒粒度的测量应用到多学科知识，方法与技术发展很快。现将粒度测定操作中应注意的事项归纳如下：

首先要对给定的粉体样品，作粒度范围估计。因各种粒度仪都有其一定测量范围，若样品不在其可测范围内，则得不到正确的结果。通常先用光学显微镜观察粉体样品，可得知其粒度的大致范围；沉降法和激光法都需要将粉体均匀地悬浮于液体中（一般用水或乙醇），颗粒的分散往往成为测量成败的关键。这时需要根据粉体表面性质不同，加入表面活性剂，然后进行超声分散。超声分散的强度要适宜，并非强度越高越好。实验表明，高强度超声处理反而会引起细颗粒的团聚。超声处理的时间也并非越长越好，一般 3 ～ 5min 即可。至于选用沉降法，还是选用激光法，则要根据物料的性质、实际测量结果和使用者操作技术的熟练程度而定。

选择粒度仪的方法：①如要测个数，可选用库尔特计数器；②如要测形状，可选用图像分析仪；③如要测雾滴，选用激光法；④如要测粒度，可选沉降法，也可选激光法（徐莲英等，2003）。

二、铁皮石斛超细粉碎技术研究

（一）铁皮石斛超微粉碎破壁工艺

优选铁皮石斛的超微粉碎工艺。以微粉粒度、细胞破壁率和总多糖含量为综合评价指标，采用 L_{16}（$4^3 \times 2^6$）正交实验考察入磨量、粉碎时间、入磨粒度、粉碎温度和投料水分对铁皮石斛超微粉碎破壁工艺的影响。结果表明，最佳超微粉碎工艺为入磨粒径 80 目，投料水分 4% ～ 6%，入磨量 250g，粉碎温度 0 ～ 10℃，粉碎时间 25min；平均得粉率 96.1%（RSD 0.24%），粒径＜ 75μm 的平均得率 96.8%（RSD 0.28%），平均细胞破壁率 98.3%（RSD 0.78%），总多糖平均质量分数 42.2%（RSD 2.85%）。该工艺合理可行、稳定性好，为铁皮石斛的临床合理应用提供实验数据。

在铁皮石斛细胞破壁率检测中，分别对分散介质和显微特征计数指标进行考察。选择正辛醇、无水乙醇、95% 乙醇、正丁醇、稀甘油及 10% 水合氯醛溶液作为分散介质，通过目测和 WINNER 99 型显微图像分析仪观察可知，采用 95% 乙醇、无水乙醇、正丁醇及正辛醇作为分散介质时，细胞缩小，不易观察；采用稀甘油作为分散介质时细粉全部结团，黏附在瓶壁上，无法分散；采用 10% 水合氯醛溶液作为分散介质时，部分药材细粉结团，不易分散。考虑到铁皮石斛药材中总多糖含量高，在水溶液中易结团的特点，可先用有机试剂快速分散，再加入 10% 水合氯醛溶液，故确定的分散介质及其加入方法为加入 95% 乙醇 2mL，振摇使其分散，迅速滴加 10% 水合氯醛溶液，边加边振摇，使其均匀分散。在显微特征计数指标考察时，通过铁皮石斛细粉的显微特征图分析，除草酸钙针晶、淀粉等后含物外，韧皮纤维及导管等细胞均已碎断散在；薄壁细胞较大且壁薄，大部分已破碎，不完整；表皮细胞表面观呈长条形、长多角形或类多角形扁平，直径 $15 \sim 35\mu m$，垂周壁连珠状增厚，粉碎成细粉后有部分完整的细胞存在，故选择茎表皮细胞作为显微特征计数指标。

振动粉碎使物料在磨筒内受到高加速度撞击、剪切，可在极短时间内达到理想的粉碎效果，可适应对纤维状、高韧性、高硬度物料的粉碎。由于铁皮石斛纤维多，硬度大，故使用贝利粉碎机进行超微粉碎，固定技术参数为研磨介质填充率65%，振动频率1000次/分，振动强度8g，振幅5mm（李娟等，2014）。

（二）铁皮石斛超微粉物理特性

比较铁皮石斛超微粉和普通粉在休止角、滑角、溶解性、冲调性、分散性及其电镜扫描结构等方面物理特性的差异。结果表明，超微粉的休止角、滑角远大于普通粉，冲调性、溶解性、分散性等水溶性特征比普通粉表现好，显微结构及电镜扫描表面结构证明超微粉细胞破碎程度大，有利于提高体内利用率，比铁皮石斛普通粉具有更广阔的市场前景（张娥珍等，2014a）。

（三）石斛超微配方颗粒的质量标准研究

本品为兰科植物金钗石斛 *Dendrobium nobile* Lindl.、铁皮石斛 *Dendrobium officinale* Kimura et Migo 或马鞭石斛 *Dendrobium fimbriatum* Hook. var. oculatum Hook. 及其近似变种的干燥茎，经炮制加工而制成的超微配方颗粒。

【性状】　本品为棕黄色至棕褐色的颗粒；气微，味微苦。

【鉴别】　取本品1.5g，研细，加石油醚（30 ～ 60℃）30mL，超声处理20min，滤过，滤液蒸干，残渣加石油醚（30 ～ 60℃）1mL使溶解，作为供试品溶液。另取石斛对照药材2g，同法制成对照药材溶液。照薄层色谱法（《中国药典》2005年版一部附录Ⅵ B）试验，吸取上述两种溶液各10μL，分别点于同一硅胶G薄层板上，以正己烷乙酸乙酯（9：2）为展开剂展开，取出，晾干，喷以10%硫酸乙醇溶液，置日光或紫外光灯（365nm）下检视。供试品色谱中，在与对照药材色谱相应的位置上，显相同颜色的斑点或荧光斑点。

【检查】　水分照水分测定法（《中国药典》2005年版一部附录Ⅸ H第一法）测定，不得过7.0%。

微生物限度　应符合颗粒剂项下的有关规定（《中国药典》2005年版一部附录Ⅻ C）。

【浸出物】　照醇溶性浸出物测定法项下的热浸法（《中国药典》2005年版一部附录ⅩA）测定，用乙醇作溶剂，不得少于16.0%。

【性味与归经】　甘，微寒。归胃，肾经。

【功能与主治】　益胃生津，滋阴清热。用于阴伤津亏，口干烦渴，食少干呕，病后虚热，目暗不明。

【用法与用量】　开水冲服。一日0.4 ～ 0.8g，儿童酌减。

【贮藏】　置阴凉干燥处（蔡光先等，2010）。

（四）铁皮石斛超细粉体的药理作用

分别采用 4 种不同的体外抗氧化模型：羟自由基（·OH）、超氧阴离子（O_2^-·）、亚硝酸根离子（NO_2^-）、DPPH 来检验铁皮石斛粉的抗氧化能力。结果表明：铁皮石斛超微粉和普通粉对·OH、O_2^-·、NO_2^-、DPPH 自由基均具有较高的清除作用，且清除率在一定范围内随着提取液质量浓度的增加而增强。但铁皮石斛超微粉比普通粉在这 4 种体外抗氧化模型中具有更显著的自由基清除能力（张娥珍等，2014b）。

（张治国　张　萍）

第五节　铁皮石斛产品研发实例

一、石斛汁

江美都等（1999）研究了利用铁皮石斛加工成保健饮料石斛汁，实验结果表明石斛生物碱及黏多糖含量提取率达 90%。经毒理实验，小鼠、大鼠急性经口毒性半数致死量（LD_{50}）雌、雄两性均大于 10g/kg，按急性毒性分级标准属实际无毒类。Ames 试验，小鼠骨髓嗜多染细胞微核试验，小鼠精子畸形试验均为阴性。

（一）配方

石斛原汁 5%，冰糖 7%，超滤水 88%。

（二）工艺流程（图 11-1）

石斛 → 清洗 → 去杂 → 烘烤 → 浸提 → 过滤 → 调合 → 均质 → 灌装 → 杀菌 → 检验 → 成品

图 11-1　石斛汁工艺流程

（三）操作要点

1. 清洗、去杂

石斛生长在高山悬崖峭壁，一般来说很少受污染，但根部及茎节间有少量沙砾，故需用流水清洗掉泥沙，人工去除附着其上的枯叶残杂。

2. 烘烤

将石斛茎节平铺于盘内，置 70 ～ 80℃烘烤至微干。

3. 浸提、过滤

用不锈钢切片机将石斛茎节切成约 0.5cm 厚的片，浸泡于 50～60℃的热水中，至手感浸泡液有滑黏感，再加热煮沸，然后入 DJ-1 型打浆机打浆提取汁液。经 100 目筛网过滤即为浸提原液。

4. 调制均质

将石斛原汁、水及辅料入调合缸调制均匀。采用 15～20MPa 压力，在 70～80℃下均质。

5. 灌装、封盖

利用易开罐饮料自动灌装线灌装，GT4B2B 真空自动封罐机在 25～30kPa 真空度下封盖。

6. 杀菌

选用 8-10-7min/115℃杀菌式杀菌。

7. 剔除

剔除封盖质量不佳及杀菌后不合格产品即为石斛汁饮料成品。

二、铁皮石斛饮料

高原等（2015）在单因素实验的基础上，应用响应面优化技术对铁皮石斛饮料加工工艺进行探讨，获得最佳工艺参数，即最佳的榨汁工艺是加入 80℃热水，料液比为 35∶1000（g/mL），打浆过滤。最佳的产品配方是白砂糖添加量为 6%，卡拉胶的添加量为 0.05%，柠檬酸的添加量为 0.06%。

（一）工艺流程（图 11-2）

铁皮石斛 → 挑选 → 除杂清洗 → 打浆 → 过滤 → 调配 → 均质 → 加热 → 灌装 → 封盖 → 杀菌 → 冷却 → 成品

图 11-2　铁皮石斛饮料工艺流程

（二）操作要点

1. 原料的挑选与清洗

选取表皮无霉变的铁皮石斛，用流动水充分洗涤原料，除去泥沙和杂质。

2. 打浆、过滤

取石斛切段加入 80℃沸水，以不同料液比打浆后，用 100 目滤布进行过滤，弃去滤渣取滤液备用。

3. 调配

在石斛汁中按配方添加卡拉胶、柠檬酸、白砂糖，充分搅拌，保证配料充分溶解。卡拉胶先和部分白砂糖混合均匀，加热水充分溶解后加入石斛汁中。

4. 均质

将配好的料液预热至 50 ～ 55℃左右，先经胶体磨处理，再在 25 ～ 30MPa 的压力下均质 1 ～ 2 次。

5. 灌装

将石斛饮料迅速加热至 85℃以上，进行热灌装，留顶隙 0.5cm 左右，立即封盖。包装材料选用洗净消毒后的玻璃瓶。

6. 杀菌冷却

采取沸水杀菌 15min，分段冷却。

三、铁皮石斛荸荠饮料

李蕾（2015）以铁皮石斛、荸荠为原材料，白砂糖、黄原胶和柠檬酸等为配料，在单因素实验的基础上，应用正交实验对铁皮石斛荸荠饮料研发中的加工工艺进行探讨，获得最佳的产品配方，即铁皮石斛汁和荸荠汁混合比例为 6 ：4、白砂糖 10g/100mL、柠檬酸 0.3g/100mL。当复合护色剂的质量浓度为维生素 C 0.01%、亚硝酸钠 0.1%、柠檬酸 0.1%、乙二胺四乙酸（EDTA）0.01% 时，护色效果理想。

（一）工艺流程（图 11-3）

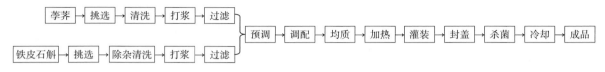

图 11-3 铁皮石斛荸荠饮料工艺流程

（二）操作要点

1. 原料的清洗与挑选

选取表皮无霉烂、无腐败的铁皮石斛鲜条和荸荠，用流动水充分洗涤，除去泥沙和杂质。

其中荸荠清洗后要用小刀去除荸荠的皮层，使整个荸荠呈白色，不得有黄点、黄衣及芽头。

2. 护色、打浆、过滤

取铁皮石斛鲜条切段，加入60℃的沸水漂烫8min后，去水加复合护色剂混合，以1∶20料液比混合打浆，用4层纱布进行过滤，取滤液备用；取去皮后的荸荠切块加复合护色剂进行护色，时间为30min，护色后需漂洗，以1∶20料液比打浆后，用4层纱布进行过滤，取滤液在80℃的温度下水浴加热5min，滤液冷却后备用。

3. 预调

分别取铁皮石斛汁和荸荠汁以不同比例调配混合汁，以混合汁与其他辅料调配。

4. 调配

在混合汁中按配方添加白砂糖、柠檬酸、黄原胶、六偏磷酸钠（除混合汁外其他原料均加其原料本6倍质量的水溶解、过滤、混合），充分搅拌，保证配料充分溶解。

5. 灌装

将铁皮石斛荸荠饮料迅速加热至80℃以上，留顶隙1cm左右，立即封口。包装材料选洗净消毒后的玻璃瓶。

6. 杀菌冷却

采取高温灭菌锅杀菌，即将密封好的饮料放入高温灭菌锅内，在120～130℃的条件下杀菌2min，杀菌后放置在室温条件下冷却。

四、铁皮石斛荷叶复合饮料

陈国庆等（2016）以铁皮石斛、荷叶为主要原料，研究铁皮石斛荷叶复合饮料的生产工艺和配方。通过单因素实验、正交实验，并进行感官评价，获得最佳的产品配方，即铁皮石斛汁和荷叶汁混合比例为7∶3(mL∶mL)、白砂糖7g/100mL、柠檬酸0.08g/100mL，卡拉胶添加量为0.07g/100mL。

（一）工艺流程（图 11-4）

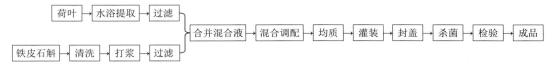

图 11-4 铁皮石斛荷叶复合饮料工艺流程

（二）操作要点

1. 荷叶汁的制备

称取荷叶，按 1 ∶ 20 的料液比加水，煮至沸腾，过滤备用。铁皮石斛汁的制备：称取洗净后的铁皮石斛鲜条，加 20 倍量的水一起加热，沸腾后再煮 15 ～ 20min，趁热打浆，过滤备用。

2. 混合饮料调配

将处理好的铁皮石斛汁和荷叶汁按不同比例混合，在混合汁中根据配方依次添加卡拉胶、白砂糖、柠檬酸，并且不断进行搅拌，以确保以上的配料溶解充分。

3. 均质

调配后的混合液加热至 70 ～ 80℃，30 ～ 35MPa 均质。

4. 灌装

将均质后的混合液灌装，在距离顶部空隙 1cm 左右时进行封口。选择干净经过消毒的玻璃瓶进行包装。

5. 杀菌冷却

利用高温灭菌锅对成品进行杀菌处理，其主要过程是将成品放置于高温灭菌锅中，在高温锅内 120 ～ 130℃的温度下杀菌 3min。完成以上操作后将成品放在常温条件下进行冷却。

五、石斛汁乳酸发酵饮料

王超等（2014）研究了凝结芽孢杆菌、植物乳杆菌和鼠李糖乳杆菌在石斛汁中的生长规律，以及发酵过程中的总酸、还原糖、pH、活菌数、氨基态氮含量变化和之间的内在联系。从活菌数、产酸速度、产品的感官、风味等方面进行了评价，筛选出适用于发酵石斛汁的乳酸菌种。发酵 48h 后，凝结芽孢杆菌、植物乳杆菌和鼠李糖乳杆菌发酵石斛汁的酸度（以乳酸计）分别达到 7.85mg/mL、6.93mg/mL 和 7.66mg/mL；还原糖含量分别减少了 78.64%、67.28% 和 76.85%；从产酸能力和产酸速度来说，凝结芽孢杆菌、鼠李糖乳杆菌要优于植物乳杆菌。

1. 石斛汁的制备

取新鲜铁皮石斛茎，用清水洗净，切成小段，文火煮沸 10min 后趁热打浆，浆水后用胶体磨研磨，分别进行粗磨和细磨各 1 次。

2. 石斛汁加热杀菌

在 90℃，10 ～ 15min 下灭菌，以杀灭石斛汁中有害微生物。

3. 接种、发酵和冷藏

将灭完菌的石斛汁冷却至 40℃以下，接入乳酸菌发酵剂，在 37℃恒温发酵 48h 后置于 4℃冰箱中冷藏。

六、铁皮石斛红枣复合乳酸菌饮料

潘斌等（2019）以鲜铁皮石斛、超微红枣粉、鲜奶为主要原料，通过乳酸菌发酵进行铁皮石斛复合乳酸菌饮料的研制及加工工艺研究，通过单因素实验和正交实验设计四因素三水平实验方案，结合实际实验条件，得出制作铁皮石斛复合酸奶的最佳配方。结果表明，铁皮石斛汁添加量 30%，鲜奶添加量 50%，超微红枣粉添加量 1.5%，白砂糖添加量 5%，稳定剂魔芋粉 0.1%，采用直投式乳酸菌种，按 1g/1000mL 的投放量，在 42℃下发酵 7h，可制得品质优良、酸甜适中、风味独特、营养丰富的铁皮石斛红枣复合乳酸菌饮料。

七、铁皮石斛发酵酒

曾丽萍等（2019）以铁皮石斛为主要原料，通过单因素及正交实验优化铁皮石斛发酵酒的生产工艺。结果表明，其最优生产条件为芽孢杆菌：酿酒酵母菌 =1 ： 10（V/V），菌种活化液添加量 2%，发酵温度 30℃，发酵时间 7d。在此工艺条件下，制得的铁皮石斛发酵酒色泽均匀，口感适宜，入口柔和，香气宜人，感官评分可达 97.5 分，总酸为 9.3g/L，酒精度为 5.13%。

（一）工艺流程（图 11-5）

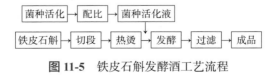

图 11-5　铁皮石斛发酵酒工艺流程

（二）操作要点

1. 原料预处理

将铁皮石斛干条洗净后切成 1cm 左右的小段，100℃热烫 2 ～ 3 min，沥干水，按料液比 1 ：4 的比例加入 20g/L 白砂糖溶液，制得发酵体系。

2. 菌种活化、配比

将 0.1g 产乳酸芽孢杆菌菌粉加入 50mL 已灭菌的生理盐水中,30℃活化 30min,得产乳酸芽孢杆菌活化液;将 0.5g 酿酒酵母菌加入 50mL 的 5g/L 白砂糖溶液中,30℃活化 30min,得酿酒酵母菌活化液。将两种菌种活化液以一定比例混合,得到菌种活化液。

3. 发酵

在之前制得的发酵体系中添加一定量的菌种活化液,一定条件下进行发酵。

4. 过滤

用 0.22μm 微孔滤膜过滤。

八、铁皮石斛功能性果冻

杨昌天等(2017)采用具有滋阴润肺,养胃生津作用的铁皮石斛和具有其相似功效的西洋参、玉竹、牛奶为原料,开发美味、具有保健效果的功能性果冻。通过单因素实验和正交实验得出铁皮石斛功能性果冻的最佳配方为铁皮石斛浸提液用量 28%(铁皮石斛:西洋参:玉竹为 3:2:2),奶粉用量 10%,白砂糖和柠檬酸用量 11%(其中糖酸比100:1),凝胶用量 0.5%(其中卡拉胶 0.25%,琼脂 0.25%)。

(一)工艺流程(图 11-6)

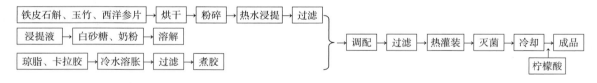

图 11-6 铁皮石斛功能性果冻工艺流程

(二)操作要点

1. 原料药预处理

为提高石斛多糖的提取量,由铁皮石斛最佳的加工工艺研究得出,用电热恒温鼓风干燥箱干燥铁皮石斛茎条,将烘干温度调至 60℃,采用边烘边搓的方法效果最好,应将烘干后的铁皮石斛用粉碎机打成细粉并过 60 目筛,置于密闭容器中保存备用。玉竹和西洋参饮片用 100 目筛粉碎。

2. 果冻功能母液的制备

按 3:2:2 的比例将粉碎的铁皮石斛、玉竹、西洋参三种药材粉末置于家用紫砂煲中,以物料比为 1∶286（药材铁皮石斛 3.0g，玉竹 2.0g，西洋参 2.0g，水 2L）混合，90℃热水浸提 2h 后，用脱脂纱布过滤 2 次，得滤液。实验过程中需不断补充缺失的水，水煮结束后将滤液定容至原体积。

3. 原辅料溶解、煮胶

先将卡拉胶、琼脂混匀，加入少许纯净水，静置一段时间使其充分溶胀，然后进行加热煮胶，直至将复合凝胶剂加热至没有颗粒物，才算煮胶完成。

4. 灌装、灭菌、冷却

趁热将煮好的混合胶液加入铁皮石斛浸提液中，最后加入奶粉和白砂糖溶解液并混合均匀，迅速过滤，为保证果冻的最佳风味及有效成分不被破坏，应使果冻放凉 10min，后加入柠檬酸，灌装到果冻杯中，封口后将果冻于灭菌锅中，温度调至 85℃灭菌 20min，取出冷却凝胶至室温，即得果冻成品。

5. 感官指标评定标准

将铁皮石斛果冻外观凝胶状态、色泽、风味及口感作为感官评定标准，随机调查 20 人，对产品进行感官评价，并取其平均值为最终结果。

九、铁皮石斛牛奶功能性果冻

刘丹等（2014）通过 $L_9(3^4)$ 正交实验得出铁皮石斛功能性牛奶果冻的最佳配方为铁皮石斛浸提液用量 30%，奶粉用量 10%，白砂糖和柠檬酸用量 12%（其中糖酸比为100∶1），凝胶剂用量 0.65%（其中卡拉胶 0.4%，海藻酸钠 0.1%，黄原胶 0.15%）。
工艺流程（图 11-7）：

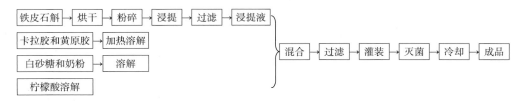

图 11-7 铁皮石斛牛奶功能性果冻工艺流程

十、铁皮石斛泡腾片

吕毅等（2016）以软材质量、颗粒质量、片剂质量等为评价指标，采用单因素 Box-Behnken 设计结合响应面法优化铁皮石斛超微粉泡腾片的处方。所得优化处方为：铁皮石斛超微粉 44.5%、无水葡萄糖 25%、碳酸氢钠 15%、枸橼酸 15% 和聚乙烯吡咯烷酮（PVP-K30）

7%。制备工艺：取铁皮石斛超微粉 50g 和无水葡萄糖 24.5g，过 80 目筛，分成 a、b 两份，a 份加碳酸氢钠 10g，b 份加枸橼酸 10g，分别加 5%PVP-K30 的 95% 乙醇溶液制软材，过 20 目筛，制粒，50℃干燥至含水量小于 3%，控环境相对湿度（RH）≤ 50%，按 1:1 混合 a、b 两份颗粒，加 0.5% 硬脂酸镁作润滑剂，混匀，压片即得。所得泡腾片崩解时间为 2.1min，溶解后 pH 为 6.2。

陈静慧等（2019）以铁皮石斛为原料，蓝莓提取物为辅料，对铁皮石斛泡腾片的制备工艺进行研究。铁皮石斛泡腾片采用湿法制粒，以外观状态、崩解时限、pH 值及溶解后口感为指标，通过单因素及正交实验确定铁皮石斛泡腾片的配方，选出最优组合：铁皮石斛提取物速溶粉 10%（质量分数，下同），蓝莓提取物 5%，崩解剂 51%（柠檬酸 33%，碳酸氢钠 18%），PVP-K30 2.5%，甜菊糖 2%，麦芽糊精 29.5%。该工艺下所得铁皮石斛泡腾片呈弱酸性，可在 3min 内崩解，发泡量为 14.5mL（一片溶于 20℃±5℃的 100mL 水中），溶解后溶液呈淡粉紫色，pH 为 4.6。铁皮石斛泡腾片中铁皮石斛多糖含量为 0.3843g/ 片。

十一、铁皮石斛口含片

方玲等（2013）选用正交设计多指标综合评分法优化铁皮石斛口含片处方工艺。以累积溶出百分率、压片合格率、流动性和片剂口感为指标，采用正交设计筛选制剂处方，确定乙醇制粒的制备铁皮石斛口含片工艺，并采用综合评分法得到铁皮石斛口含片的最高分。得到的处方为铁皮石斛粉：甘露醇：微晶纤维素：无水葡萄糖：羧甲基淀粉钠 =2 ∶ 1 ∶ 2 ∶ 0.3 ∶ 0.16，加投料量的 60% 重量的乙醇湿法制粒，压片即得。优化所得处方工艺，溶出迅速，质量稳定，片形和口感优良。

十二、铁皮石斛茶

李青等（2014）用铁皮石斛组培苗为原料，长度为 2 ～ 4cm 的铁皮石斛组培苗最适宜作为铁皮石斛茶的原料，多糖含量为 9.15%。此外，还要求鲜叶新鲜完整，生长健壮且长势一致，无挤、压、折等损伤，无污染。采用自然摊放方式，在 20 ～ 25℃范围内，以 1.0 ～ 1.5cm 的厚度摊放 8h 可以达到最佳摊放效果。在此条件下，摊放叶的含水量适中（74.2%），叶色浅暗绿，叶形略皱缩，柔软，嫩梗曲折不易断碎，有轻微清香。

杀青是生产高品质茶的关键工序，微波功率为 800W，投叶量 200g，厚度为 1.0 ～ 1.5cm，杀青 70s 的处理，杀青叶中的多糖含量较高，达 8.09%，且杀青效果最佳；而采用蒸汽方式杀青，其杀青叶多糖含量仅有 6.85%。

直接烘干，铁皮石斛茶的叶形不规则、色泽暗绿，茶汤颜色浅绿，香气清淡，滋味平淡、无苦涩味，叶底绿色明亮；而采用手工炒制和烘箱烘干相结合的干燥方式，铁皮石斛茶的叶形卷曲、色泽嫩黄，茶汤颜色黄绿，香气清香，滋味回甘、无苦涩味，叶底嫩绿明亮。采用手工炒制和烘箱烘干相结合的干燥方式比直接烘干效果更好。

十三、铁皮石斛滴眼液

刘平安等（2016）采用硫酸–苯酚比色法测定铁皮石斛样品中的多糖含量；采用单因素和正交实验优选水提、醇沉的工艺参数；采用等级一致性检验法优选滴眼液的配制参数。最佳水提工艺为铁皮石斛鲜药材经冷冻干燥（–55℃、–0.01MPa）后，粉碎、过40目筛，过筛后粉末加30倍量水浸泡1h，提取3次，提取时间分别为3h、2.5h、2h，第2、3次提取加水量分别为25倍和20倍，提取温度为85℃。最佳醇沉工艺为提取液浓缩至固液比为1∶3时，加乙醇使含醇量达85%，静置24h。滴眼液配制参数为采用3%聚氧乙烯氢化蓖麻油作为稳定剂，0.25%苯甲酸钠和0.25%尼泊金乙酯作为防腐剂。优选的铁皮石斛多糖提取、纯化及滴眼剂配制工艺合理可行、重复性好，适合于工业化生产。

十四、其他有助于铁皮石斛产品研发的研究

（一）石斛多糖在饮料加工过程及货架期内的变化规律

封毅等（2014b）研究石斛多糖在铁皮石斛饮料加工过程及成品货架期内的变化规律，为铁皮石斛功能产品的加工工艺优化提供科学参考。以铁皮石斛为原料、多糖提取率和多糖含量为指标，研究铁皮石斛饮料加工过程及成品存放对石斛多糖的影响。表明多糖提取率随粉碎粒度的增加而增加，铁皮石斛经超微粉碎（过300目）的多糖提取率最高（94.7%）；铁皮石斛超微粉末水煮沸10～40min均能获得90.0%以上多糖提取率，但煮沸时间延长至60min会造成多糖损失；洗涤滤渣可增加多糖回收；泵送操作对多糖含量无影响；高压灭菌导致石斛多糖损失约6%；无论冷藏与否，在180d货架期内铁皮石斛饮料的石斛多糖含量无明显变化。粉碎粒度和煮沸时间是影响石斛多糖提取效果的关键因素，应作为铁皮石斛多糖饮料生产工艺的首选参数。

（二）澄清工艺对铁皮石斛口服液稳定性的影响

李娟娟等（2015）以石斛口服液多糖为评价指标，将醇沉法、壳聚糖絮凝法、离心法3种澄清工艺对铁皮石斛口服液多糖含量和稳定性进行比较。通过研究不同澄清工艺对铁皮石斛口服液的影响，从中选出最佳工艺。采用苯酚–硫酸法测定多糖含量。70%醇沉工艺、0.2%壳聚糖絮凝工艺、35min的离心工艺的多糖含量分别是27.49%、26.36%、30.47%。离心法中石斛口服液的多糖含量和稳定性均高于醇沉法及壳聚糖絮凝法。最佳离心工艺参数为5000r/min，35min，多糖含量最高且稳定性最好。

离心工艺利用药液与不溶性杂质的离心力，通过强大的离心力使杂质脱离药液，形成沉淀，是一种物理分离方法，能较多地保留有效成分。经离心处理后的石斛口服液，不仅

澄明度较好，而且多糖含量高，稳定性好。

（张治国）

参 考 文 献

蔡光先，杨永华 .2010. 单味中药超微配方颗粒的质量标准研究 [M]. 北京：人民卫生出版社，49-50.

蔡兴，王美娜，梁权辉，等 .2016. 响应面法优化铁皮石斛叶闪式提取工艺 [J]. 亚太传统医药，12（7）：48-52.

岑忠用，苏江，梁冠兴 .2011. 热水浸提法提取铁皮石斛原球茎多糖的工艺 [J]. 湖北农业科学，50（18）：3807-3810.

陈国庆，赵才武，吴昌远 .2016. 铁皮石斛荷叶复合饮料生产工艺研究 [J]. 中国新技术新产品，（15）：90-91.

陈静慧，陈静钰，朱一铭，等 .2019. 铁皮石斛泡腾片的制备及其抗氧化活性研究 [J]. 食品科技，44（5）：84-89.

陈盛余，赵丹丹，谢瑜，等 .2017. 铁皮石斛多糖的微波辅助提取工艺研究 [J]. 食品研究与开发，38（6）：49-52.

陈素红，颜美秋，吕圭源，等 .2013. 铁皮石斛保健食品开发现状与进展 [J]. 中国药学杂志，48（19）：1625-1627.

陈泳荪，刘文洪 .2011. 铁皮石斛多糖提取工艺及其对高糖诱导血管内皮细胞 NF-κB 表达干预的研究 [J]. 山西中医学院学报，12（2）：28-31.

陈云龙，何国庆，张铭，等 .2003. 细茎石斛多糖的降血糖活性作用 [J]. 浙江大学学报，30（6）：693-696.

陈长洲 .2007. 微米中药 – 中药超细粉体的研究及应用 [M]. 北京：中国医药科技出版社，42-45.

陈长洲，郭用庄，冯艳妮 .2004. 中药超细粉体技术的研究进展 [J]. 世界科学技术 – 中医药现代化，6（1）：59-62.

董海丽，刘红 .2013. 湿法超微粉碎提取石斛多糖的研究 [J]. 北方园艺，23（15）：150-152.

方玲，金朱明，王如伟，等 .2013. 正交设计多指标综合评分优化铁皮石斛口含片处方 [J]. 中国药学杂志，48（19）：1688-1690.

封毅，黄茂康，叶建保，等 .2014a. 铁皮石斛提高小鼠运动能力、抗疲劳能力和免疫水平的量效关系分析 [J]. 南方农业学报，45（6）：1089-1093.

封毅，黄茂康，叶建保，等 .2014b. 石斛多糖在饮料加工过程及货架期内的变化规律 [J]. 南方农业学报，45（7）：1264-1267.

傅剑云，夏勇，徐彩菊，等 .1998. 铁皮石斛提取液的毒性研究及安全性评价 [J]. 浙江预防医学（4）：250-251.

高原，何儒衷，方所红，等 .2015. 铁皮石斛饮料的开发工艺研究 [J]. 食品工业，36（1）：137-140.

韩冉，李卿，王汝华，等 .2017. 铁皮石斛多糖提取工艺优化及分子量分析 [J]. 农产品加工，（9）：28-32.

何铁光，杨丽涛，李扬瑞，等 .2006. 铁皮石斛原球茎多糖提取最佳工艺研究 [J]. 西北农业学报，15（5）：240-243.

胡建楣，李静玲，冯鹏，等 .2014.Box-Behnken 设计优化铁皮石斛中多糖复合酶法提取工艺 [J]. 中药材，37（1）：130-133.

黄晓君，聂少平，王玉婷，等 .2013. 铁皮石斛多糖提取工艺优化及其成分分析 [J]. 食品科学，34（22）：21-26.

江美都，程苏云 .1999. 石斛汁的研究 [J]. 食品科学，（11）：39-41.

李光，李学兰，孙慧峰，等 .2011. 响应曲面法优化铁皮石斛多糖提取条件 [J]. 中国现代中药，13（9）：29-33.

李国涛，杨浩，伏秦超 .2017. 铁皮石斛多糖活性炭脱色研究 [J]. 农技服务，34（5）：31-33.

李娟，麻晓雪，李顺祥，等 .2014. 铁皮石斛超微粉破壁工艺的优化 [J]. 中国实验方剂学杂志，20（7）：30-33.

李娟娟，郝梅梅，李喜宏，等 .2015. 不同澄清工艺对铁皮石斛口服液稳定性的影响 [J]. 食品科技，40（2）：53-55.

李蕾 .2015. 铁皮石斛荸荠饮料工艺研究 [J]. 文山学院学报，28（6）：10-13.

李满飞，徐国钧，平田正义，等 .1990. 中药石斛类多糖的含量测定 [J]. 中草药，21（10）：10-11.

李青，陈彦斌，陈涛林，等 .2014. 铁皮石斛茶的研制 [J]. 湖南农业科学，22（11）：54-56.

李亚芳，张晓华，孙国明 .2002. 石斛中总生物碱和多糖的含量测定 [J]. 中国药事，16（7）：424-428.

梁艺英 .2012. 保健食品研发与评审 [M]. 北京：中国医药科技出版社，427-428.

刘丹，尹显锋，易利，等 .2014. 铁皮石斛牛奶功能性果冻的工艺研究 [J]. 食品与发酵科技，50（2）：99-102.

刘吉成，牛英才 .2008. 多糖药物学 [M]. 北京：人民卫生出版社，56，223-224.

刘平安，何群，李顺祥，等 .2016. 铁皮石斛滴眼液的制备工艺研究 [J]. 中国药师，19（1）：73-77.

刘臻，刘冬英，胡志航，等 .2016. 铁皮石斛粉对小鼠免疫功能影响的研究 [J]. 中国卫生检测杂志，26（21）：3041-3044.

吕佳妮，陈素红，徐娟华 . 2014. 铁皮石斛根中石斛多糖的响应面法提取优化研究［J］. 浙江中医杂志，49（6）：459-461.

吕毅，陈光宇，何群 . 2016. 铁皮石斛泡腾片的处方优化［J］. 中国医药工业杂志，47（9）：1194-1198.

梅威威，吴绍康，张浩，等 . 2014. 铁皮石斛多糖提取工艺及脱蛋白方法研究［J］. 中华中医药学刊，32（12）：2869-2872.

潘斌，刘顺春，黄松辉，等 . 2019. 铁皮石斛红枣复合乳酸菌饮料的加工工艺研究［J］. 农产品加工，（4）：34-37.

钱叶，吕不望 . 2005. 石斛中石斛多糖的提取工艺研究［J］. 中国现代应用药学，22（4）：293-294.

尚喜雨，王传铭 . 2010. 正交实验优选铁皮石斛多糖提取工艺的研究［J］. 辽宁中医杂志，37（4）：708-709.

尚喜雨 . 2010. 水提法·酶法提取铁皮石斛多糖的比较研究［J］. 安徽农业科学，38（18）：9787-9788.

施红，陈玲 . 2000. 石斛合剂对高血糖动物模型的实验研究［J］. 福建中医学院学报，（2）：23-25.

施红，杨奇红，余文珍，等 . 2004. 石斛合剂预先给药对糖尿病大鼠的防治作用［J］. 福建中医学院学报，14（1）：20-22.

宋力飞，刘常青，马志鹏，等 . 2019. 正交试验法优化铁皮石斛多糖的高效高压差低温连续式提取工艺［J］. 广东药科大学学报，35（1）：33-36.

唐政，陈小香，黄献珠 . 2014. 混合酶提法提取铁皮石斛中石斛多糖的优化工艺研究［J］. 北方园艺，（6）：132-134.

王超，何梓钰，查应洪，等 . 2014. 石斛汁乳酸发酵饮料的研制［J］. 食品与发酵工业，40（11）：265-268.

王建明，古力，康智明，等 . 2013. 铁皮石斛多糖的提取工艺优化及其抗氧化活性研究［J］. 西北农林科技大学学报（自然科学版），41（12）：143-148.

王琳，李巧玉，杨丹，等 . 2016. 响应曲面法优化铁皮石斛鲜条多糖提取工艺［J］. 浙江农业科学，57（9）：1473-1477.

王培培，鲁芹飞，陈建南 . 2012. 正交实验法优化铁皮石斛多糖的提取工艺［J］. 时珍国医国药，23（11）：2781-2782.

温平镜，韦小敏，李彬，等 . 2013. 铁皮石斛胶囊毒理学安全性实验研究［J］. 应用预防医学，19（5）：313-315.

吴昊姝，徐建华，陈立钻，等 . 2004. 铁皮石斛降血糖作用及其机制的研究［J］. 中国中药杂志，29（2）：160-163.

武芸，邓洁群，杨婷，等 . 2013. 响应面分析法优化铁皮石斛组培苗多糖的提取工艺［J］. 天然产物研究与开发，25（12）：1709-1714.

熊丽萍，万屏南，衷友泉 . 2006. 几种石斛多糖的提取分离及其抗氧化性能研究［J］. 江西中医学院学报，18（4）：55-56.

徐莲英，侯世祥，2003. 中药制药工艺技术解析［M］. 北京：人民卫生出版社，18-19，22-24.

严婧，夏伯候，章莹，等 . 2016. 响应面法优选铁皮石斛总多糖脱蛋白工艺［J］. 中国实验方剂学杂志，22（17）：19-22.

杨昌天，张甜甜，张国锋 . 2017. 铁皮石斛功能性果冻的制作研究［J］. 吉林农业，（10）：67-68.

杨明，付超美，邱明丰 . 2010. 中药制剂工艺技术图解表［M］. 北京：人民卫生出版社：32.

叶余原 . 2009. 超声法提取铁皮石斛多糖工艺的研究［J］. 中药材，32（4）：617-620.

余琪，毛培江，姜建民，等 . 2017. 4 种药用石斛对增强小鼠免疫功能效果的比较研究［J］. 中国现代应用药学，34（2）：191-195.

曾丽萍，戴立威，吴姗姗，等 . 2019. 铁皮石斛发酵酒的工艺优化研究［J］. 中国酿造，38（3）：206-209.

原琳，李娇，荣永海，等 . 2015. 联合提取铁皮石斛中生物碱及多糖的研究［J］. 天然产物研究与开发，27（1）：179-184.

张娥珍，崔素芬，辛明，等 . 2014. 铁皮石斛超微粉与普通粉物理特性的比较［J］. 热带作物学报，35（7）：1444-1449.

张娥珍，辛明，苏燕竹，等，2014. 铁皮石斛超微粉体外抗氧化性研究［J］. 食品科技，39（1）：84.

张利，范明才，冯喜文，等 . 2011. 铁皮石斛中石斛多糖与石斛碱的纤维素酶法提取研究［J］. 化学研究与应用，23（3）：357-359.

张萍，刘骅，吴月国，等 . 2005. 酶法提取石斛多糖的研究［J］. 浙江省医学科学院学报，12（63）：32-34.

张中建，阎小伟 . 2004. 铁皮石斛制剂免疫调节作用的实验研究［J］. 食品研究与开发，25（2）：34-35.

周晶，冯淑华 . 2010. 中药提取分离新技术［M］. 北京：科学出版社：53，76-77，182，204.

纵伟，李翠翠 . 2012. 石斛多糖超高压提取工艺条件的优化［J］. 郑州轻工业学院学报（自然科学版），27（4）：36-39.

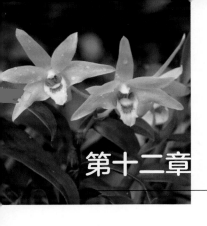

第十二章　铁皮石斛质量标准和质量控制技术

第一节　铁皮石斛的质量标准

一、中药质量标准的基本概念

中药质量标准是国家对中药质量和检验方法所做的技术规定，也是中药生产、经营、使用、检验和监督管理部门共同遵循的法定依据。它不仅能保证人们用药的安全、有效，还是中药生产和质量管理的重要组成部分。

中药的质量控制，涉及从原料种植到成品的每一个环节，按质量标准种类可分为药材质量标准、饮片（炮制品）质量标准和制剂（中成药）质量标准。三者相互联系，但要注意药材质量标准、商品标准、生产标准等和药品标准的区别；药品标准是其他相关标准的基础。

中药质量标准按法定效力和实施范围的不同可分为法定标准和企业标准。

法定标准是指经过卫生部与各地区卫生行政部门批准的标准，有国家标准及地方标准。国家标准又包括《中华人民共和国药典》（简称《中国药典》）、《中华人民共和国卫生部药品标准》，简称部颁标准，《国家食品药品监督管理局国家药品标准》（简称局颁标准）中药材的地方习用品可设地方标准，作为国家标准的补充暂时保留，但地方药材质量标准亟待规范和提高。法定标准对中药的质量指标仅是一些基本要求，是应达到的基础合格水平。

企业可以制定其内部的质量标准用于控制药品质量，但企业标准仅在本系统或本厂的生产管理上有约束力而并无法定性质。一般有两种情况：一种是检验方法尚不成熟，但能达到某种程度的质量控制；一种是高于法定标准要求，主要是增加了检查项目或提高了限度标准，作为企业产品竞争优势。国外较大企业均有企业标准，对外保密（张贵君等，2010）。

二、铁皮石斛国家标准——《中国药典》标准

2005 年版《中国药典》标准的石斛项下收载：本品为兰科植物金钗石斛（*Dendrobium*

nobile Lindl.）、铁皮石斛（*Dendrobium candidum* Wall.ex Lindl.）或马鞭石斛（*Dendrobium fimbriatum* Hook. var. *oculatum* Hook.）及其近似种的新鲜或干燥茎。在性状项下对铁皮枫斗的性状进行了描述，在鉴别项下对其横切面的显微结构进行了描述（国家药典委员会，2005）。

2010 年版《中国药典》，将铁皮石斛从石斛项下分出单列，其学名由 2005 年版 *Dendrobium candidum* Wall.ex Lindl 更正为 *Dendrobium officinale* Kimura et Migo，*Dendrobium candidum* 作为铁皮石斛的异名，铁皮石斛的质量标准有了很大提高，除了有铁皮枫斗和铁皮石斛性状描述，横切面显微结构鉴别外，还增加薄层色谱法鉴别，在检查项下，确定供试品色谱中，甘露糖与葡萄糖的峰面积比应为 2.4 ～ 8.0，水分不得过 12.0%，总灰分不得过 6.0%。浸出物按照醇溶性浸出物的测定法项下的热浸法测定，用乙醇作溶剂，不得少于 6.5%。含量测定项下，本品按干燥品计算，含铁皮石斛多糖以无水葡萄糖（$C_6H_{12}O_6$）计，不得少于 25.0%。甘露糖含量，按干燥品计算，含甘露糖（$C_6H_{12}O_6$）应为 13.0% ～ 38.0%（国家药典委员会，2010）。

2020 年版《中国药典》与 2015 年版《中国药典》的铁皮石斛标准完全相同，与 2010 年版《中国药典》基本相同，个别测定方法有所改进。

2020 年版《中国药典》铁皮石斛标准（国家药典委员会，2020）：本品为兰科植物铁皮石斛 *Dendrobium officinale* Kimura et Migo 的干燥茎。11 月至翌年 3 月采收，除去杂质，剪去部分须根，边加热边扭成螺旋形或弹簧状，烘干；或切成段，干燥或低温烘干，前者习称"铁皮枫斗"（耳环石斛）；后者习称"铁皮石斛"。

【性状】　铁皮枫斗　本品呈螺旋形或弹簧状，通常为 2 ～ 6 个旋纹，茎拉直后长 3.5 ～ 8cm，直径 0.2 ～ 0.4cm。表面黄绿色或略带金黄色，有细纵皱纹，节明显，节上有时可见残留的灰白色叶鞘；一端可见茎基部留下的短须根。质坚实，易折断，断面平坦，呈灰白色至灰绿色，略角质状。气微，味淡，嚼之有黏性。

铁皮石斛　本品呈圆柱形的段，长短不等。

【鉴别】　（1）本品横切面：表皮细胞 1 列，扁平，外壁及侧壁稍增厚、微木化，外被黄色角质层，有的外层可见无色的薄壁细胞组成的叶鞘层。基本薄壁组织细胞多角形，大小相似，其间散在多数维管束，略排成 4 ～ 5 圈，外韧型维管束，外围排列有厚壁的纤维束，有的外侧小型薄壁细胞中含有硅质块。含草酸钙针晶束的黏液细胞多见于近表皮处。

（2）取本品粉末 1g，加三氯甲烷 – 甲醇（9：1）混合溶液 15mL，超声处理 20min，滤过，滤液作为供试品溶液。另取铁皮石斛对照药材 1g，同法制成对照药材溶液，照薄层色谱法（通则 0502）试验，吸取上述两种溶液各 2 ～ 5μL，分别点于同一硅胶 G 薄层板上，以甲苯 – 甲酸乙酯 – 甲酸（6：3：1）为展开剂，展开，取出，烘干，喷以 10% 硫酸乙醇溶液，在 95℃加热约 3min，置紫外线灯（365nm）下检视。供试品色谱中，在与对照药材色谱相应的位置上，显相同颜色的荧光斑点。

【检查】　取葡萄糖对照品适量，精密称定，加水制成每 1mL 含 50μg 的溶液，作为对照品溶液。精密吸取 0.4mL，按［含量测定］甘露糖项下方法依法测定。供试品色谱中，甘露糖与葡萄糖的峰面积比应为 2.4 ～ 8.0。

水分 不得过 12.0%（通则 0832 第二法）。

总灰分 不得过 6.0%（通则 2302）。

【浸出物】 照醇溶性浸出物测定法（通则 2201）项下的热浸法测定，用乙醇作溶剂，不得少于 6.5%。

【含量测定】

多糖

对照溶液的制备 取无水葡萄糖对照品适量，精密称定，加水制成每 1mL 含 90μg 的溶液，即得。

标准曲线的制备 精密量取对照品溶液 0.2mL、0.4mL、0.6mL、0.8mL、1mL，分别置 10mL 具塞试管中，各加水补至 1mL，精密加入 5% 苯酚溶液 1mL（临用配制），摇匀，再精密加硫酸 5mL，摇匀，置沸水浴中加热 20min，取出，置冰浴中冷却 5min，以相应试剂为空白，照紫外 – 可见分光光度法（通则 0401），在 488nm 的波长处测定吸光度，以吸光度为纵坐标，浓度为横坐标，绘制标准曲线。

供试品溶液的制备 取本品粉末（过三号筛）约 0.3g，精密称定，加水 200mL，加热回流 2h 时，放冷，转移至 250mL 量瓶中，用少量水分次洗涤容器，洗液并入同一量瓶中，加水至刻度，摇匀，滤过，精密量取续滤液 2mL，置 15mL 离心管中，精密加入无水乙醇 10mL，摇匀，冷藏 1h，取出，离心（转速为每分钟 4000 转）20min，弃去上清液（必要时滤过），沉淀加 80% 乙醇洗涤 2 次，每次 8mL，离心，弃去上清液，沉淀加热水溶解，转移至 25mL 量瓶中，放冷，加水至刻度，摇匀，即得。

测定法 精密量取供试品溶液 1mL，置 10mL 具塞试管中，照标准曲线制备项下的方法，自"精密加入 5% 苯酚溶液 1mL"起，依法测定吸光度，从标准曲线上读出供试品溶液中无水葡萄糖的量，计算，即得。

本产品按干燥品计算，含铁皮石斛多糖以无水葡萄糖（$C_6H_{12}O_6$）计，不得少于 25.0%。

甘露糖

高效液相色谱法（通则 0512）测定。

色谱条件与系统适用性试验 以十八烷基硅烷键合硅胶为填充剂；以乙腈 -0.02mol/L 的乙酸铵溶液（20：80）为流动相；检测波长为 250nm。理论板数按甘露糖峰计算应不低于 4000。

校正因子测定 取盐酸氨基葡萄糖适量，精密称定，加水制成每 1mL 含 12mg 的溶液，作为内标溶液。另取甘露糖对照品约 10mg，精密称定，置 100mL 量瓶中，精密加入内标溶液 1mL，加水适量使其溶解并稀释至刻度，摇匀，吸取 400μL，加 0.5mol/L 的 PMP（1-苯基 -3- 甲基 -5- 吡唑啉酮）甲醇溶液与 0.3mol/L 的氢氧化钠溶液各 400μL，混匀，70℃水浴反应 100min。再加 0.3mol/L 的盐酸溶液 500μL，混匀，用三氯甲烷洗涤 3 次，每次 2mL，弃去三氯甲烷液，水层离心后，取上清液 10μL，注入液相色谱仪，测定，计算校正因子。

测定法 取本品粉末（过三号筛）约 0.12g，精密称定，置索氏提取器中，加 80% 乙醇适量，加热回流提取 4h，弃去乙醇液，药渣挥干乙醇，滤纸筒拆开置于烧杯中，加水

100mL，再精密加入内标溶液 2mL，煎煮 1 小时并时时搅拌，放冷，加水补至约 100mL，混匀，离心，吸取上清液 1mL，置安瓿瓶或顶空瓶中，加 3.0mol/L 的盐酸溶液 0.5mL，封口，混匀，110℃水解 1h，放冷，用 3.0mol/L 的氢氧化钠溶液调节 pH 至中性，吸取 400μL，照校正因子测定方法，自"加 0.5mol/L 的 PMP 甲醇溶液"起，依法操作，取上清液 10μL，注入液相色谱仪，测定，即得。

　　本品按干燥品计算，含甘露糖（$C_6H_{12}O_6$）应为 13.0%～38.0%。

　　【性味与归经】　甘，微寒。归胃、肾经。

　　【功能与主治】　益胃生津，滋阴清热。用于热病津伤，口干烦渴，胃阴不足，食少干呕，病后虚热不退，阴虚火旺，骨蒸劳热，目暗不明，筋骨萎软。

　　【用法与用量】　6～12g。

　　【储藏】　置通风干燥处，防潮。

（张治国　吴蓓丽）

第二节　铁皮石斛的鉴别方法

一、显微鉴别

　　显微鉴别是通过显微镜观察中药的组织构造、细胞形态及内含物等特征来鉴别中药的真伪。显微鉴别适用于一些性状鉴别难以鉴别真伪的药材或粉末（黄璐琦等，2010）。

（一）铁皮石斛茎的显微鉴别

　　徐珞珊等（1980）对使用较广的 8 种药用石斛标准样品进行性状及显微鉴定，其中铁皮石斛的显微鉴定如下：

　　铁皮石斛茎（直径约 4.5mm）横切面类圆形，边缘不规则呈波状；表皮细胞外壁稍厚，木化；皮下层 1～2 列纤维壁稍厚，非木化或微木化；基本薄壁组织细胞大小相差不大，围绕维管束的一圈薄壁细胞较小；外侧纤维群帽状，由 1～4（1～5）列纤维组成，纤维类多角形，直径至 21μm，壁厚 3～6μm；硅质块直径 5～11μm；木质部导管大小近似，直径至 24μm；内侧纤维群 1～2（1～3）列纤维，纤维直径至 30μm，壁厚 3～5μm；草酸钙针晶多见于近表皮的薄壁细胞中，针晶直径 1.6～3μm。

（二）铁皮石斛叶鞘显微鉴定

　　李满飞等（1989）研究发现，叶鞘表皮细胞的形状、大小以及所含草酸钙结晶的形状、大小、分布等有较明显的种间区别，同时结合商品药材的比较观察，确证叶鞘的显微特征较稳定。

铁皮石斛叶鞘表面特征：上表皮细胞宽 20 ～ 141μm，长 63 ～ 144μm；大多含长梭形、长方形、方形或不规则形结晶，直径 9 ～ 13μm，长 12 ～ 54μm，有的具横向裂隙。下表皮细胞直径 45 ～ 70μm，角质纹理细波状弯曲，不规则而密；多数细胞含细小梭形结晶，数十至近百个偏向于一端。叶肉中针晶束长 72 ～ 252μm，束宽 36 ～ 81μm；并含细小梭形结晶，偏于一端（表 12-1）。

表 12-1　16 种叶鞘表面观显微特征检索表

1. 下表皮表面有角质纹理
　2. 局部有角质纹理
　　3. 上表皮细胞长至 207μm ·· 重唇石斛
　　3. 上表皮细胞长至 90μm ··· 粉花石斛
　2. 全部有角质纹理
　　4. 角质纹理有瘤状突起 ·· 束花石斛
　　4. 角质纹理无瘤状突起
　　　5. 下表皮细胞不含短梭形结晶 ·· 铁皮石斛
　　　5. 下表皮细胞不含短梭形结晶
　　　　6. 上表皮细胞垂周壁连珠状增厚或不均匀增厚
　　　　　7. 下表皮细胞外平周壁具纹孔 ···································· 细茎石斛
　　　　　7. 下表皮细胞外平周壁不具纹孔
　　　　　　8. 下表皮细胞长条形，长至 540μm ························· 聚石斛
　　　　　　8. 下表皮细胞多角形，直径不超过 90μm
　　　　　　　9. 针晶束长至 252μm，束宽至 63μm ···················· 疏花石斛
　　　　　　　9. 针晶束长至 306μm，束宽至 153μm ·················· 兜唇石斛
　　　　6. 上表皮细胞垂周壁非连珠状增厚或均匀增厚
　　　　　10. 下表皮细胞多角形 ·· 金钗石斛
　　　　　10. 下表皮细胞长多角形 ·· 钩状石斛
1. 下表皮表面无角质纹理
　11. 上表皮细胞多呈长条形，壁三面增厚（横切面观） ············ 海南石斛
　11. 上表皮细胞长多角形，壁非三面增厚（横切面观）
　　12. 叶肉细胞含簇晶 ··· 流苏石斛
　　12. 叶肉细胞不含簇晶
　　　13. 上表皮细胞外平周壁有纹孔 ······································ 罗河石斛
　　　13. 上表皮细胞外平周壁无纹孔
　　　　14. 表皮和叶肉细胞含梭形结晶 ··································· 叠鞘石斛
　　　　14. 表皮和叶肉细胞不含梭形结晶
　　　　　15. 针晶束长之 342μm ·· 细叶石斛
　　　　　15. 针晶束长之 180μm ·· 密花石斛

（三）铁皮石斛粉末的显微鉴定

刘学平等（1992）对商品石斛中较常见的 10 种石斛粉末进行了研究（图 12-1），并根据粉末细胞结构特征鉴定石斛种类（表 12-2）。

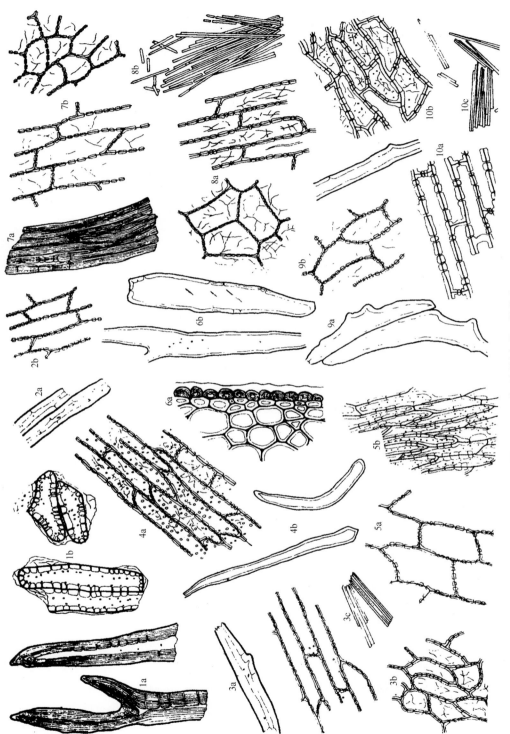

图12-1 10种石斛粉末的显微鉴定

1. 细叶石斛: 1a. 束鞘纤维; 1b. 茎表皮细胞; 2. 罗河石斛: 2a. 束鞘纤维, 2b. 茎表皮细胞; 3. 铁皮石斛: 3a. 束鞘纤维, 3b. 茎表皮细胞, 3c. 草酸钙针晶束; 4. 黑毛石斛: 4a. 茎表皮细胞, 4b. 非腺毛; 5. 流苏石斛: 5a. 茎表皮细胞, 5b. 表面观, 5c. 断面观; 6. 粉花石斛: 6a. 茎表皮细胞, 6b. 木纤维; 7. 重唇石斛: 7a. 束鞘纤维, 7b. 茎表皮细胞; 8. 金钗石斛: 8a. 茎表皮细胞, 8b. 针晶束; 9. 束花石斛: 9a. 束鞘纤维, 9b. 茎表皮细胞; 10. 钩状石斛: 10a. 束鞘纤维, 10b. 茎表皮细胞, 10c. 针晶束

表 12-2　10 种石斛类粉末特征检索表

1. 非腺毛淡黄色，单细胞，草酸钙针晶未见 ··黑毛石斛
1. 无非腺毛，有草酸钙针晶
　2. 草酸钙针晶束长至 150μm 以上 ··金钗石料
　2. 草酸钙针晶束长在 120μm 以下
　　3. 茎表皮细胞表面观长梭形，直径约至 17μm，侧面观外壁及侧壁增厚，有同心层纹··流苏石斛
　　3. 茎表皮细胞表面观长条形、类长方形、类多角形或不规则形，直径达 26μm 以上
　　　4. 草酸钙针晶束少见，茎表皮细胞表面观纹孔较多
　　　　5. 茎表皮细胞壁厚约至 9μm；束鞘纤维有分枝，直径至 50μm，壁厚达 20μm，层纹细密
　　　　　··细叶石斛
　　　　5. 茎表皮细胞壁厚约至 4μm；束鞘纤维不具分枝，直径至 22μm，壁厚至 9μm····罗河石斛
　　　4. 草酸钙针晶束多见或较易见；茎表皮细胞表面观纹孔稀少或无
　　　　5. 草酸钙针晶束多见，长约至 112μm ···铁皮石斛
　　　　5. 草酸钙针晶束较易见，长在 110μm 以下
　　　　　6. 木纤维少数具分枝 ···粉花石斛
　　　　　6. 木纤维不分枝
　　　　　　7. 束鞘纤维层纹细密 ··重唇石斛
　　　　　　7. 束鞘纤维层纹不明显
　　　　　　　8. 束鞘纤维边缘平整或微波状；针晶束长至 86μm ···············钩状石斛
　　　　　　　8. 束鞘纤维边缘有的呈锯齿状突起；针晶束长至 110μm ······束花石斛

铁皮石斛（茎）粉末的主要鉴别特征如下：
1）束鞘纤维呈长梭形，直径 17～26μm，有的边缘呈齿状突起，纹孔甚少，孔沟稀疏。
2）茎表皮细胞表面观长条形、长多角形或类多角形，直径 17～38μm，垂周壁连珠状，纹孔稀少或不明显。
3）草酸钙针晶多见，束长约至 112μm。

二、铁皮石斛的光谱鉴别

（一）红外光谱鉴别

1. 铁皮石斛与几种常用混淆品鉴别

李兆奎等（2005）采用药材原粉末加 KBr 直接压片法测定铁皮石斛与几种常用混淆品的红外光谱，所获得的指纹图谱进行特征峰指认和对比分析。结果表明，在 1480～1600cm⁻¹ 处，铁皮石斛有一强吸收峰，并带有两个肩峰；紫皮石斛（齿瓣石斛）有一宽吸收峰，肩峰不明显；细茎石斛、钩状石斛、束花石斛有二重峰；马鞭石斛有三重峰，前两峰吸收强度较接近。在 1100～1450cm⁻¹ 处，铁皮石斛、紫皮石斛、束花石斛有四重峰，中间二峰吸收强度较接近；细茎石斛、马鞭石斛有四重峰，吸收强度依次递增；钩状石斛有四重峰，且吸收强度都较接近。700～1000cm⁻¹ 处，铁皮石斛有一高笔架峰，两侧有肩峰；紫皮石斛有一强凸形峰，两侧有肩峰；细茎石斛、马鞭石斛、钩状石斛有一宽吸收峰，束花石斛有两强峰，两侧有阶梯峰。6 种石斛的红外光谱图，参见图 12-2～图 12-7 所示。

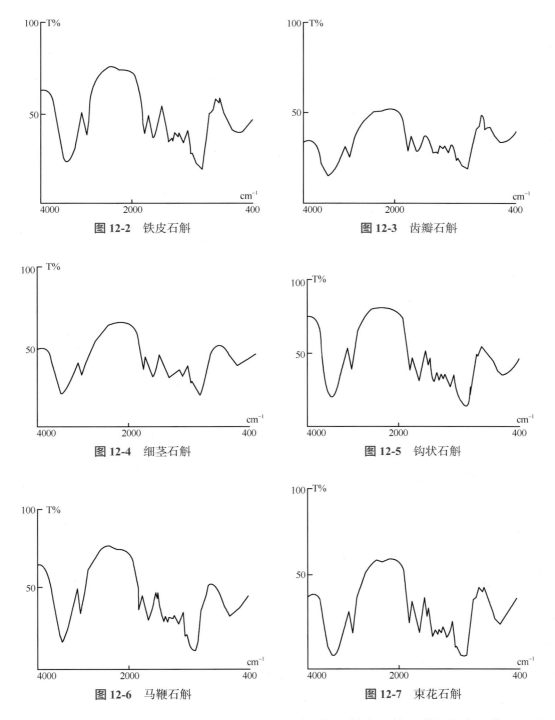

图 12-2　铁皮石斛

图 12-3　齿瓣石斛

图 12-4　细茎石斛

图 12-5　钩状石斛

图 12-6　马鞭石斛

图 12-7　束花石斛

　　通过比较 5 种石斛的红外光谱图，可见不同种石斛的粉末红外图谱有较为显著的差异，尤其在 1200 ~ 1700cm^{-1} 和 700 ~ 1000cm^{-1} 处特征性明显。因此可通过比较商品枫斗粉末的红外光谱图来快速鉴别铁皮枫斗与几种常用混淆品。

　　铁皮石斛与几种常用混淆品粉末的红外光谱图可看成多个纯物质的叠加，并不需要对各个峰做出确切归属。只要在红外吸收区的某一波数处，双方有一方有明显吸收而另一方无，或某一波数处双方吸收峰强度和形状有明显差异，或指纹区有细微差别，就可以做出鉴别结论，该法具有量化性、重现性、易于传授和学习的特点（李兆奎等，2005）。

利用傅里叶红外光谱仪和 OMINI 采样器直接迅速地测定 3 种石斛属常用原料药植物铜皮石斛、铁皮石斛、金钗石斛和常见伪品细叶石仙桃（*Pholidota cantonensis*）的红外光谱（沈宗根等，2008）。

2. 4 种植物茎的红外光谱图比较

4 种植物茎的红外光谱图中的特征指纹区主要在 700 ~ 1800cm^{-1}；铁皮石斛与铜皮石斛茎的红外光谱图的波形较其他两种植物茎相似。每种植物茎都具有特征峰，铁皮石斛茎的特征峰有 1254cm^{-1}、1416cm^{-1}、1545cm^{-1}、3365cm^{-1} 等，铜皮石斛茎的特征峰有 7184cm^{-1}，石斛茎的特征峰有 725cm^{-1}、744cm^{-1}、766cm^{-1}、784cm^{-1}、803cm^{-1}、825cm^{-1}、843cm^{-1}、873cm^{-1}、1453cm^{-1}、1557cm^{-1}、1594cm^{-1}、1653cm^{-1}、1701cm^{-1} 等，细叶石仙桃茎的特征峰有 755cm^{-1}、1117cm^{-1}、1331cm^{-1}、1531cm^{-1}、1630cm^{-1}、1712cm^{-1}；石斛属的共同特征峰有 1102（1106）cm^{-1}、1050（1045，1055）cm^{-1}、1158（1154）cm^{-1}（图 12-8）。

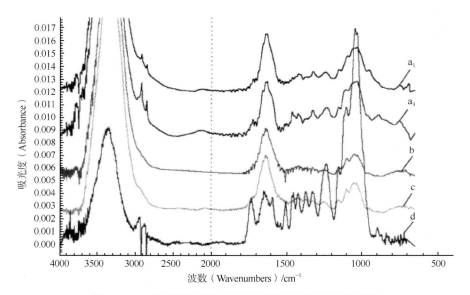

图 12-8　3 种石斛属植物和细叶石仙桃茎的红外光谱图

a$_1$. 一年生细叶石仙桃球状茎；a$_3$. 三年生细叶石仙桃球状茎；b. 铜皮石斛茎；c. 铁皮石斛茎；d. 石斛茎；
X 轴为红外光谱分析中所扫描光的波数，Y 轴为使用每一波数光的吸光度

铁皮石斛茎与铜皮石斛茎的红外光谱图较相似，它们的相同波峰数的相似系数最大，为 0.3182；其亲缘关系距离最近，为 3.14。而铜皮石斛茎与细叶石仙桃茎的红外光谱图差异最大，其相同波峰数的相似系数最小，为 0.1250；其亲缘关系距离最远，为 8。铁皮石斛茎与铜皮石斛茎的红外光谱图中相同波峰吸光度的相似系数最大，为 0.4210；其亲缘关系距离最近，为 2.38。而铜皮石斛茎与细叶石仙桃茎的差异最大，其相同波峰吸光度的相似系数最小，为 0.0449；其亲缘关系距离最远，为 22.27。

铁皮石斛与铜皮石斛茎有较多的相同波峰数和红外吸光度的相似系数均大于其他两种

植物。铁皮石斛与铜皮石斛的亲缘关系的距离较近，与石斛的距离次之，与细叶石仙桃的最远。细叶石仙桃与石斛属组 3 种植物茎叶的红外光谱图存在较大差异，亲缘关系较远，而石斛属组内种间红外光谱图的差异较小。其中，铁皮石斛茎的特征峰为 1254cm^{-1}、1416cm^{-1}、1545cm^{-1}、3365cm^{-1}，铁皮石斛叶的特征峰为 914cm^{-1}、1061cm^{-1} 等。铜皮石斛与铁皮石斛具有相似的红外光谱图，它可作为药用石斛品种的代用品，而细叶石仙桃则不能作为药用石斛的代用品（沈宗根等，2008）。

3. 不同种类铁皮石斛及其多糖的红外光谱测定分析

以紫秆铁皮石斛和黄秆铁皮石斛为主要研究对象，采用红外光谱分析仪测定其红外光谱及其多糖的红外光谱。结果表明：两种铁皮石斛相同的波峰相似系数比较大，亲缘关系特别近。通过对两种铁皮石斛多糖的提取及红外测定可知，两种铁皮石斛多糖存在比较显著的差异，红外光谱在 810cm^{-1} 附近的峰差异最大，说明两种石斛中糖的构型不同（马小双等，2015a）。

（二）不同产地铁皮石斛紫外指纹图谱鉴别分析

采用紫外指纹图谱结合化学计量学方法分析铁皮石斛样品，建立快速鉴别不同产地铁皮石斛的方法。通过单因素实验确定铁皮石斛特征成分提取条件：最适称样量 0.2000g，最佳提取时间 30min；分别用石油醚、氯仿和无水乙醇 3 种溶剂提取铁皮石斛样品并进行紫外光谱测定，建立不同产地铁皮石斛紫外指纹图谱。结果显示，铁皮石斛的石油醚、氯仿、无水乙醇提取液在 24h 内稳定性 RSD 分别为 0～0.99%、0～1.79%、0～0.52%，精密度 RSD 分别为 0～0.04%、0～0.04%、0～0.09%，重现性 RSD 分别为 0～0.34%、0～0.30%、0.03%～0.13%，表明该方法稳定、可靠。以样品紫外吸收波长、吸光度值进行偏最小二乘法判别分析，结果表明，主成分得分的二维投影图可以准确区分 5 个产地铁皮石斛样品（分别为云南文山州文山市、云南玉溪市红塔区、云南普洱市思茅区、云南西双版纳州勐海县、云南西双版纳州景洪县）。

铁皮石斛紫外光谱曲线重现性好，稳定性高。不同产地铁皮石斛样品紫外指纹图谱的峰形（出峰位置）比较相似，但不同样品的紫外吸光度（峰高）不同，表明不同产地样品化学成分含量有一定差异。对 50 个样品图谱的共有峰强度进行比较，发现文山和勐海产地部分共有峰吸光度值较玉溪、普洱和景洪大，其余共有峰吸光度相近，这与刘文杰等用高效液相色谱法分析云南文山、勐海、玉溪、普洱（思茅）、德宏和红河铁皮石斛，认为文山和勐海地区铁皮石斛化学成分比玉溪和普洱地区含量高的结果相似，这可能与不同产地气候环境的差异有关。将铁皮石斛样品的紫外吸收波长及吸光度数据用偏最小二乘法判别分析进行分析，可以较好地区分不同产地铁皮石斛样品，该方法可用于不同产地铁皮石斛药材的快速鉴别（邓星燕等，2014）。

三、铁皮石斛的薄层色谱鉴别

薄层色谱法又称薄层层析法，是层析法中应用最普通的方法，采用供试品溶液点于薄层板上，在展开容器内用展开剂展开，将供试品所含成分分离，所得色谱图与适宜的对照物按同法所得的色谱图对比，并可用薄层扫描仪进行扫描，用于鉴别、检查或含量测定（国家药典委员会，2010）。

《新编中药志》对 8 种石斛做了薄层层析鉴别（肖培根，2002）。

样品制备：取本品粗粉或碎块 0.5g，置 25mL 带塞三角瓶中，加浓氨水 6 滴，使粉末润湿，密塞放置 15min，加氯仿 5mL 冷浸过夜，再于 50℃温浸 6h，放冷滤过，滤液浓缩至干，加氯仿 0.1mL 溶液，供点样用。点样量 10μL，以石斛碱为对照。

吸附剂：硅胶 G（青岛）加 0.5%CMC 溶液，湿法铺板，105℃活化 0.5h。展开剂：氯仿 - 甲醇（10：0.8），氨蒸汽饱和下。展距：10cm。显色剂：改良碘化铋钾试液，喷雾后斑点均显橘红色（图 12-9）。

卢海先（2004）对《中国药典》2010 年版一部中 5 种正品石斛进行了薄层色谱鉴别。

供试品溶液制备：取各样粗粉 0.5g，分别置 25mL 带塞三角瓶中，各加浓氨水 6 滴，使粉末湿润，密塞放置 15min，各加氯仿 5mL 冷浸过夜，再于 50℃温浸 6h，放冷滤过，滤液浓缩至干，加氯仿 0.1mL 溶解，作为供试品溶液。

取以上各样供试品溶液各 10μL，0.5%CMC-Na 硅胶 G 板上，置于氨蒸汽饱和的氯仿 - 甲醇（10：0.8）展开剂中展开，展距为 10cm，取出，冷干，先置紫外线灯（365mm）下观察，各供试品在不同的位置上均呈蓝色荧光斑点（图 12-10）；然后喷改良碘化钛钾试液，各供试品在不同位置上均呈橙红色斑点（图 12-10）。

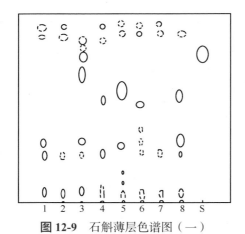

图 12-9　石斛薄层色谱图（一）

S：石斛碱

样品：1. 钩状石斛；2. 马鞭石斛；3. 金钗石斛；
4. 罗河石斛；5. 黄草石斛；6. 耳环石斛（铁皮石斛）；7. 重唇石斛；8. 环草石斛

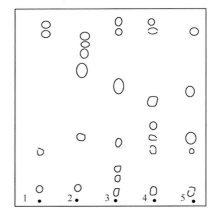

图 12-10　石斛薄层色谱图（二）

1. 马鞭石斛；2. 金钗石斛；3. 黄草石斛；
4. 铁皮石斛；5. 环草石斛

薄层色谱为中药材成分分析常用方法，将 5 种正品石斛经薄层分析并冷干后，置于紫外线灯（365nm）下观察发现，各样品在层析板不同位置上均呈蓝色荧光斑点；显色后均在层析板不同位置呈橙红色斑点。

《中国药典》2010 年版和 2015 年版，铁皮石斛的鉴别项下，薄层色谱为鉴别方法之一。

四、磁共振鉴别

张朝凤等（2007）探讨了采用氢磁共振谱（^{1}HNMR）特征图谱的方法鉴别中药石斛。

首先采用溶剂萃取法或硅胶色谱分离法获得3种石斛（束花石斛、铁皮石斛和金钗石斛）的特征提取物及其主要成分，然后利用 FT-^{1}HNMR（300MHz）技术测定获得 ^{1}HNMR 特征图谱并对特征信号进行归属。

在铁皮石斛的特征提取物 SCE A 中分离得到4个化合物，确定化合物 moniliflormin（1），moscatilin（2），3,4-dihydroxy-4',5-dimethoxy-bibenzyl（3）和顺式阿魏酸二十八烷基酯（4），铁皮石斛的 ^{1}HNMR 特征图谱主要表现为联苄类化合物的共振信号，表现为上述化合物1，2，3，4 的特征共振信号。具体指征：δ0.88，δ1.25，δ1.68，δ4.2 处的共振氢信号为顺式阿魏酸二十八烷基酯的特征共振信号；δ2.8 处为联苄类化合物 α，α' 位特征共振信号；δ3.8，δ3.7，δ3.6 处为联苄类化合物甲氧基的特征共振信号，δ6.8 处为 3,4-dihydroxy-4',5-dimethoxy-bibenzyl 中苯环上 3'，5' 位质子的特征共振信号。铁皮石斛 SCE A 的 ^{1}HNMR 指纹图谱有很好的重现性，能够作为其基原鉴定的相对标准图谱。^{1}HNMR 法在定性鉴别中具有专属性强、快速、准确、灵敏度高等优点，在鉴别植物中药方面的应用上已有报道，但目前应用不多。由于植物中药的组分复杂，其 ^{1}HNMR 指纹图谱的制订和解析均有一定难度。本文探讨了利用 ^{1}HNMR 指纹图谱的方法鉴别中药石斛，在利用 NMR 法鉴别植物中药上是一个有意义的探索。

五、气相色谱鉴别

王丽丽等（2008）采用裂解气相色谱/质谱法（Py-GC/MS）测定了10种不同产地的铁皮石斛，并结合系统聚类分析比较了这些铁皮石斛的指纹图谱，采用释放气体分析法考察了裂解温度对指纹图谱的影响。结果表明，0.4mg 样品在 450℃下可瞬间裂解，10种样品的指纹图谱具有相似性，且重现性好；采用系统聚类分析能区别不同产地的样品。图12-11 为 YW1 铁皮石斛（产地浙江义乌）的裂解气相色谱图。

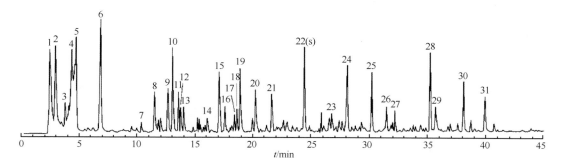

图 12-11　YW1 铁皮石斛的裂解气相色谱图

该法用于中药材铁皮石斛指纹图谱测定，具有简单、样品用量少、重现性好等特点。

样品不需要进行复杂的前处理，减小了因前处理带来的测试误差，同时也避免了因大量使用溶剂而造成的环境污染。裂解温度和样品的颗粒度是实验能否成功的重要影响因素。同属药材裂解指纹图谱，保留值基本一致，共有峰面积分别占各总峰面积的95%以上，主要差异在于各峰含量的变化。聚类分析结果表明，所建立的方法既能反映铁皮石斛裂解气相色谱图之间的相似关系，又能反映不同产地之间的差异。本法适用于不同产地铁皮石斛和真伪石斛的区别分析。

六、高效液相指纹图谱在铁皮石斛质量控制中的应用

（一）高效液相色谱法基本概念

高效液相（HPLC）色谱法是一种现代液相色谱法，其基本方法是用高压输液泵将流动相泵入到装有填充剂的色谱柱中，注入的供试品被流动相带入柱内进行分离后，各成分先后进入检测器，用记录仪或数据处理装置记录色谱图并进行数据处理，得到测定结果。由于应用了各种特性的微粒填料和加压的液体流动相，本法具有分离性能高、分析速度快的特点。高效液相色谱法适用于能在特定填充剂的色谱柱上进行分离的药品的分析测定，特别是多组分药品的测定、杂质检测和大分子物质的测定。有的药品需在色谱分离前或后经过衍生化反应方能进行分离或检测。由于高效液相色谱法只要求供试品能制成溶液而不需要汽化，因此不受供试品挥发性的约束。对于挥发性低、热稳定性差、分子量大的化合物以及离子型化合物尤为有利，特别是中药的多种成分都可利用高效液相色谱法进行分离和分析。

高效液相色谱法具有适用范围广、流动相选择范围大、色谱柱可反复应用，以及流出组分容易收集，易于与其他色谱联用等技术优点，现已广泛应用于中药鉴定（张贵君等，2008）。

（二）中药指纹图谱特征及建立方法

1. 中药指纹图谱特征

中药材指纹图谱指中药材或中成药经适当处理后，采用一定的分析手段，得到的能够指示该中药材或中成药特性的共有峰的图谱。

目前高效液相色谱法已成为当前研究指纹图谱的主要手段，中药指纹图谱已成为天然药辨别真假的最有力武器。现在一般多采用高效液相色谱仪开展中药特征指纹图谱研究，此外，也可采用薄层色谱法、气相色谱法、红外光谱法、质谱法等。

目前，指纹图谱已为国际社会所认可，美国食品药品监督管理局（FDA）和世界卫生组织（WHO）在草药成品的指南中均提到指纹图谱的要求；2010年版《中国药典》首次收载了色谱指纹图谱及特征图谱，在整体性控制中药质量方面有了大幅度的提高。研究意义如下：

（1）真伪鉴别　针对众多石斛（枫斗）真伪难辨，市场多有假冒铁皮石斛、霍山石斛

等现象，如果能找到铁皮石斛、霍山石斛等贵重药材的道地特征，无疑对规范市场起到重要的作用。

（2）成品验真　除鲜品、枫斗外，将铁皮石斛打成粉末，或制成片剂、颗粒剂、膏剂等，采用特征指纹图谱有利于判断是否加入了其他石斛。

（3）栽培品质判断　与成熟样品之特征指纹图谱比对，可以跟踪栽培时间的长短，栽培品质是否达到采摘要求；甚至可以跟踪栽培品、仿野生、野生品质的差异。

此外，今后在石斛化学指纹图谱研究的基础上，进一步辨识和确定与特定药效指标相关的药效成分群，建立药效指标与化学组分之间的对应关系，即药效组分指纹图谱，则能进一步解决石斛质量评价的科学性问题。

2. 中药指纹图谱建立方法

特征指纹图谱建立的内容主要包括特征指纹图谱分析方法的建立、方法学验证、数据处理和分析等。

中药指纹图谱应满足专属性、重现性和可操作性。其首要目的是能体现中药的整体特征。在满足表征中药化学成分群整体性质的前提下，要求有较好的重现性，应根据重现性要求选择合适的分析方法来获取指纹图谱。指纹图谱分析方法的可操作性系指针对不同用途，选用不同方法来达到不同要求。

（1）石斛样品的收集　样品的收集是研究指纹图谱最初的步骤，收集的样品必须有真实性和足够的代表性。

样品一般需符合《中国药典》等法定依据的质量要求。样品量应不少于10批，每批样品取样不少于3次检验量，并留有足够的留样观察样品；其10批的含义是为了保证测试样品的代表性，实际上应尽量多采集多批次的样品，在大量样本的基础上，检测获得指纹图谱。仅凭少量样品建立的药材指纹图谱缺乏代表性，在科学意义上是不严谨的。

中药材的"批"是指相互独立的供试品，即不能将同一地点或同一渠道、同一时间获得的样品分成若干供试品，以保证试验结果的代表性。

样品的采集要注意确定产地、品种、药用部位、采收期和炮制方法（或产地加工）等方面的因素，同时还可分析不同品种、不同产地、不同采收期和不同加工炮制等所引起的指纹图谱变化情况。收集的样品应有完整的采样原始记录，主要表明品种（需经专家鉴定）、药用部位、来源（包括产地和市场来源）、采收期（或购买时间）、加工或炮制方法和初步外观质量评估等。

（2）供试样品的制备　在特征指纹图谱研究中，制备样品的基本原则是代表性和完整性。供试样品的制备是整个分析步骤中关键的起始部分，供试样品制备的好坏直接影响了整体分析结果的优劣及可信程度。因此，应根据中药材中所含化学成分的理化性质和检测方法的需要，选择适宜的方法进行制备。

石斛属植物化学成分复杂，到目前为止已确定的化合物类型有多糖类、黄酮类、生物碱类、菲类、联苄类、萜类、挥发油、氨基酸等。因此，供试样品溶液的制备需按照具体的分析对象，在对样品基本特性有所了解的情况下，采用规范的处理方式进行供试样品溶液制备。供试样品溶液制备可根据提取溶媒、提取方法、提取时间等因素进行筛选。

（3）色谱条件的筛选　包括检测波长、色谱柱、流动相系统、不同流速、不同柱温的筛选。大量细致的筛选有利于色谱峰的基线分离。

（4）方法学考察

1）精密度试验：主要考察仪器的精密度。取同一供试样品，连续进样 5 次以上，考察色谱峰的相对保留时间、峰面积比值的一致性。

2）稳定性试验：主要考察供试样品的稳定性。取同一供试样品，分别在不同时间检测，考察色谱峰的相对保留时间、峰面积比值的一致性，确定测定时间。

3）重复性试验：主要考察实验方法的重现性。取同一批号的供试样品 5 份以上，按照供试样品的制备和检测方法制备供试样品并进行检测，考察色谱峰的相对保留时间、峰面积比值的一致性。

（5）特征指纹图谱建立　根据供试品的检测结果制定指纹图谱，采用阿拉伯数字标示共有峰，用"S"标示参照物的峰。建立指纹图谱的有关数据，包括各共有峰的相对保留时间、各共有峰面积的比值等。

共有指纹峰的确定，应根据 10 批次以上供试样品的检测结果，标定中药材的共有指纹峰。说明标定共有指纹峰的理由，并附各批供试样品的图谱（魏刚等，2014a）。

（三）铁皮石斛 HPLC 指纹图谱研究

（1）云南思茅样品分析　殷放宙等（2008）报道采用梯度洗脱的方法，以 Kromasil® KR100—5C$_{18}$（250mm×4.6mm，5μm）为分析色谱柱，以乙腈 -0.4% 磷酸溶液为流动相建立了铁皮石斛药材的指纹图谱。该方法可使铁皮石斛中各成分得到较好的分离，根据检测结果确定了 15 个共有指纹峰。10 批样品采集于云南思茅石膏井镇。10 批样品的相似度在 0.958～0.987（图 12-12）。

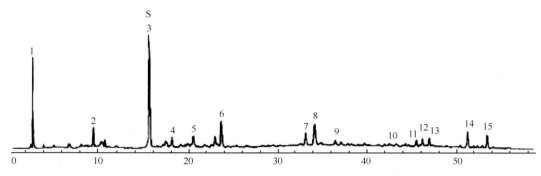

图 12-12　铁皮石斛药材的典型指纹图谱（云南思茅）

对建立 HPLC 指纹图谱的条件进行试验表明，甲醇对铁皮石斛药材的提取效率较优；索氏提取法能较好地将药材成分富集，以 4h 提取效果最高；药材粉碎粒度为 60 目。对铁皮石斛药材的供试品溶液在 200～400nm 进行了二极管阵列检测器（DAD）全波长扫描，发现其在 270nm 处能体现较多的吸收峰且强度较大，故选择 270nm 作为检测波长。乙腈 -0.4% 磷酸溶液系统各色谱峰的分离和峰型均较好（殷放宙等，2008）。

（2）广西样品分析　何铁光等（2012）采用HPLC法建立了广西铁皮石斛提取液的指纹图谱，运用相似度评估药材质量。该研究建立了13批铁皮石斛的指纹图谱共标示出13个共有峰，对于不同生育期、不同来源（栽培与野生）、不同产地的药材来说，其所含的化学成分在种类上无差别，而在含量上具有一定的差异性，体现在各批药材指纹图谱的各共有峰相对峰面积不同。相似度评估结果说明，有11批样品的相似度达到了0.8以上，而来自广西河池和桂林的样品，其相似度低于0.8，说明产地不同，其成分变化大。

该研究还综合比较了栽培铁皮石斛根、茎、叶三部分所获得的色谱峰面积，叶片的各色谱峰峰面积（即各化学成分含量）在生长过程中，前期呈现基本保持一定水平后开始上升。到了后期（9个月生长期后）主要表现为下降趋势。茎部的各色谱峰面积表现为前期基本保持较低水平，到了后期（18个月后），开始迅速增大；根部的色谱峰面积在整个生育期间变化基本不大。药材不同部位间呈现以上变化趋势，原因可能是生长初期，正是药材进行化学物质合成旺盛时期，体内化学成分还未合成完全，表现为各色谱峰面积较低。而到了后期，由叶片光合作用合成的化学物质开始形成，并在体内逐步向茎部运输，故表现为叶片化学成分到了后期有所下降，而茎部有所上升。这与植物生长过程中的库源关系相一致。建议在采收铁皮石斛过程中，应尽量避免提前收获，最好不要在24个月生长期前采收。

组织培养铁皮石斛材料的指纹图谱建立。采用相对保留时间标定指纹峰，共获得14个色谱峰，其中7个共有峰。组培生根苗、组培分化苗和原球茎的指纹图谱的相似度在0.534～0.994，这3批组织培养铁皮石斛材料的相似度相差较大，说明不同培养阶段对铁皮石斛化学成分的含量影响较大。

（3）不同产地鲜铁皮石斛HPLC特征图谱分析　魏刚等（2012）研究了不同产地鲜铁皮石斛HPLC特征图谱。通过10批鲜铁皮石斛的特征图谱分析表明，10批样品相似度大于0.9，表明鲜铁皮石斛具有较强的特征指纹峰，大部分峰形尖锐，分离度好。经紫外光谱分析，鲜铁皮石斛主要特征峰可分为四类，其中峰19、峰27为鲜铁皮石斛比较专属的特征共有峰（图12-13、图12-14）。

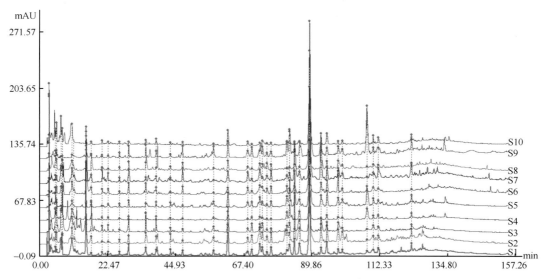

图12-13　10批铁皮石斛HPLC特征图谱重叠图

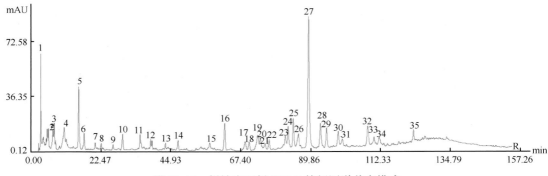

图 12-14　鲜铁皮石斛 HPLC 特征图谱共有模式

　　研究发现，绝大多数样品的峰 27 为最强峰，但个别样品的峰 27 较小，可能由不同种质资源铁皮石斛存在的差异所造成。另外铁皮石斛根据质地不同有软脚和硬脚之分，软脚类铁皮石斛多糖含量较高，常加工成铁皮枫斗；硬脚类铁皮石斛常切断加工成铁皮石斛，初步研究表现软脚和硬脚类铁皮石斛具有类似的特征峰。不同种质资源铁皮石斛的区别有待于进一步深入研究。

　　本实验还对鲜铁皮石斛组培苗进行了初步分析，发现不同种质资源的铁皮石斛组培苗基本含鲜铁皮石斛类似的特征共有峰。由于组培苗基本为叶，特征峰相对峰面积与茎有较大差异，组培苗黄酮类特征峰面积相对较大。同一种质资源的原茎与其组培苗的特征图谱较为相似。研究初步表明鲜铁皮石斛 HPLC 特征共有峰成分能在组培苗中得到一定程度的体现，提示可通过分析鲜铁皮石斛或组培苗 HPLC 特征图谱优选较佳种质资源的原茎或组培苗。铁皮石斛从组培苗、炼苗到入田不同生长期周期的 HPLC 特征图谱相关性有待于进一步研究。

　　（4）鲜铁皮石斛茎和叶高效液相色谱特征图谱比较分析　黄月纯等（2012）比较了鲜铁皮石斛茎、叶不同部位高效液相色谱（HPLC）特征图谱的差异，探讨鲜铁皮石斛茎、叶成分的关联性。

　　通过特征图谱分析表明：在 270nm 检测波长条件下，4 批鲜铁皮石斛茎、叶相似度均大于 0.9，不同样品的特征峰紫外光谱基本一致，说明鲜铁皮石斛茎、叶具有相对稳定的特征指纹峰，同批次茎、叶的相似度为 0.802 ～ 0.921，表明茎、叶特征成分具有一定关联性。但叶的部分特征共有峰面积远大于茎。经过特征峰的紫外光谱对照，叶的特征峰与茎的部分特征峰相对应（峰 1 ～峰 3、峰 5 ～峰 8、峰 16、峰 26、峰 27、峰 32），另外还专属性地检出叶的 6 个特征峰（峰 y1 ～峰 y6）。在鲜铁皮石斛茎的 HPLC 特征图谱中，峰 10、峰 13、峰 14 在叶中也被检测出来，但其共有峰面积很小，在特征图谱中相对峰 27 比例很小（图 12-15 ～图 12-18）。

　　铁皮石斛的传统药用部位是茎。该研究表明茎、叶具有较高的相似度，可考虑将铁皮石斛叶也作为药用部位之一。这样不仅可充分利用铁皮石斛的药用价值，而且可在一定程度上缓解铁皮石斛资源的紧缺。

　　（5）石斛类药材的 UPLC 快速鉴别　付娟等（2013）报道了石斛类药材的 UPLC 快速鉴别方法。由主成分分析（PCA）、聚类分析（CA）方法分析结果得知，12 种（药典品种、市场主流品种、贵重品种）石斛类药材有明显区别。

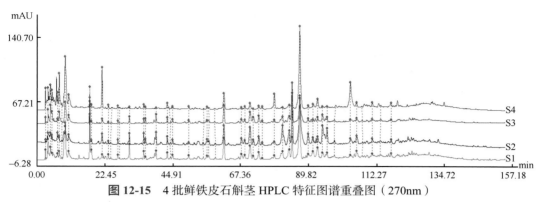

图 12-15 4 批鲜铁皮石斛茎 HPLC 特征图谱重叠图（270nm）

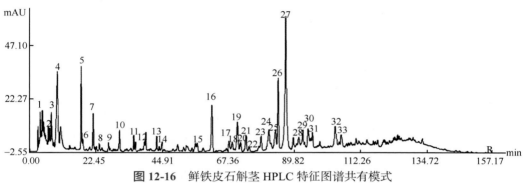

图 12-16 鲜铁皮石斛茎 HPLC 特征图谱共有模式

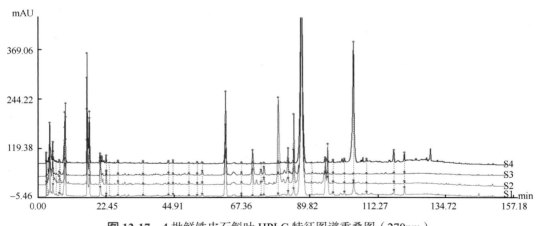

图 12-17 4 批鲜铁皮石斛叶 HPLC 特征图谱重叠图（270nm）

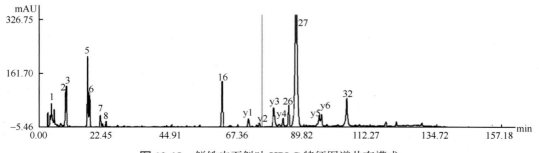

图 12-18 鲜铁皮石斛叶 HPLC 特征图谱共有模式

从 UPLC 图谱中可明显看出铁皮石斛和金钗石斛中均不含滨蒿内酯、石斛酚、毛兰素3 种成分。根据 3 种成分质量分数数据的 PCA 结果可以看出，12 种药材能够明显分成两部分，且各部分间也都能明显区分开。从 CA 结果也可得知，12 种药材能够明显聚为两类，与 PCA 结果一致。其中，美花石斛、束花石斛及细叶石斛均只含有石斛酚，这 3 种石斛聚在一起；鼓槌石斛及重唇石斛含有的毛兰素质量分数接近，两者聚为一类；细茎石斛及紫皮石斛含有的毛兰素质量分数接近，两者也聚为一类；球花石斛只含有滨蒿内酯及石斛酚两种成分，单独聚为一支；流苏石斛含有滨蒿内酯、石斛酚、毛兰素 3 种成分，也单独聚为一支。石斛酚为石斛类药用植物中分布较广泛的成分，除铁皮石斛和金钗石斛外，其余 10 种石斛类药用植物均含有石斛酚。从石斛酚质量分数测定结果来看，不同品种间石斛酚质量分数差别较大，同种石斛不同样品间也有不同程度的差异，可能与地域性及生长时间的差异有关。通过 UPLC 法仅需 14min 就可以对 12 种石斛类药材进行快速鉴别。

（6）云南省不同产地样品分析　刘文杰等（2013）报道了云南省不同产地的 HPLC 指纹图谱。结果可见 6 个产地铁皮石斛 HPLC 指纹图谱中分别有 9 个共有图谱峰（图 12-19）。不同产地铁皮石斛药材的 HPLC 指纹图谱相似度在 0.883 ～ 0.987，其中勐海与对照图谱间的相似度最低，为 0.883，其余 5 个产地均在 0.950 以上。表明勐海铁皮石斛较其他 5 个产地具有一定的特殊性。对 6 个产地铁皮石斛 HPLC 指纹图谱的共有峰总面积进行聚类分析发现，6 个产地可分为两大类，勐海与文山为一类，思茅、德宏、红河和玉溪为一类。结果表明云南省内不同产地的铁皮石斛内在质量存在一定差异，其中勐海铁皮石斛的质量最优。

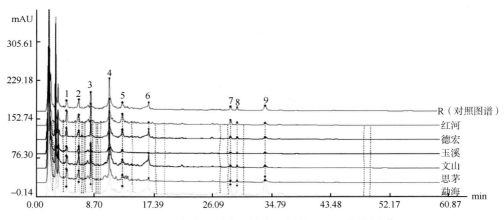

图 12-19　云南省不同产地铁皮石斛的 HPLC 指纹图谱

（7）浙江产铁皮石斛样品分析　颜美秋等（2013）报道了浙江产铁皮石斛的 HPLC 特征图谱研究。

1）铁皮石斛对照特征图谱的建立及分析：2009 年 11 月至 2011 年 5 月，分别收集来自浙江武义、义乌、天台、临安 4 个铁皮石斛种植基地的 6 个种质 12 个样品。

采用 Ultimate XB-C_{18}（4.6mm×250mm，5μm），以甲醇 -0.2% 磷酸溶液为流动相梯度洗

脱，流速 1.0mL/min，检测波长 280nm，
柱温 30℃。运用中药色谱指纹图谱相似
度评价系统（国家药典委员会）进行分析。
以 3 点（峰 1、峰 4、峰 6）进行多点校正，
自动匹配后生成对照特征图谱，具体见
图 12-20。12 批不同来源的铁皮石斛乙
醚部位特征图谱见图 12-21，含有 6 个共

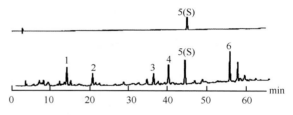

图 12-20　铁皮石斛对照特征图（5- 柚皮素）

有特征峰，以 5 号峰柚皮素为参照峰，6 个共有峰编号（相对保留时间）分别为 1（0.309），
2（0.465），3（0.812），4（0.902），5（1.000），6（1.272）。12 批不同来源铁皮
石斛特征图谱 6 个共有峰相对保留时间均在规定值的 ±5% 范围内。

　　2）其他石斛与铁皮石斛特征图谱的比较：收集了目前市场流通较广的其他石斛，共
10 种，分别为紫皮石斛、晶帽石斛、报春石斛、细茎石斛、束花石斛、兜唇石斛、重唇
石斛、金钗石斛、鼓槌石斛和流苏石斛。采用本实验条件，测定并分析了铁皮石斛与上述
几种不同石斛的 HPLC 色谱图，具体见图 12-22。结果显示，重唇石斛在此条件基本无色
谱峰，其他石斛有色谱峰，但与铁皮石斛差异较大，而且其他石斛无一同时具备 6 个特征峰。
与此同时，比较研究发现，很多市场常见的其他石斛在平均相对保留时间为 1.110 ～ 1.130
时有 2 个较为明显的峰，为峰 7 和峰 8。结合其光谱数据显示，该两峰为联苄类成分。结
果表明，本法不仅可适用于 2010 年版《中国药典》石斛项下收载的 3 个主要品种（金钗
石斛、鼓槌石斛和流苏石斛）的鉴别，同时还可适用于市场流通较广的其他铁皮石斛混淆
品及伪品的鉴别。

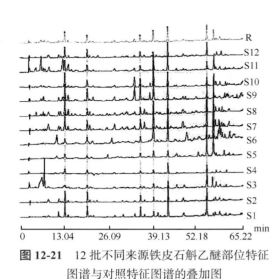

图 12-21　12 批不同来源铁皮石斛乙醚部位特征
图谱与对照特征图谱的叠加图

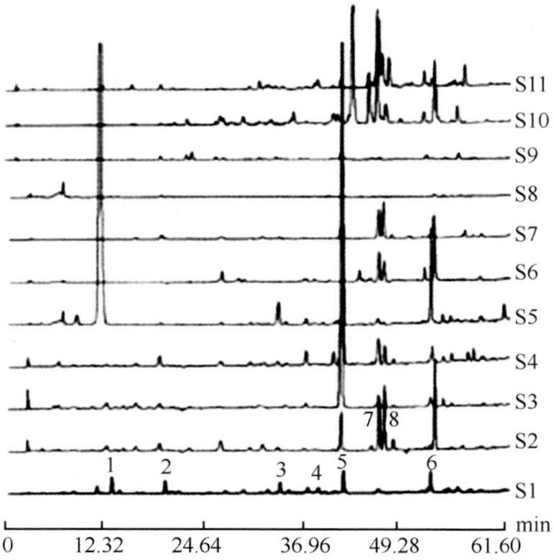

图 12-22　铁皮石斛与市场常见其他石斛的
HPLC 图

　　3）铁皮石斛特征图谱共有峰成分初步分析：基于 280nm 下的铁皮石斛 HPLC 色谱图，
查看铁皮石斛相关色谱峰的紫外光谱吸收情况。结合柚皮素对照品保留时间和光谱图特征，
确定峰 5 为柚皮素，属二氢黄酮类成分。结合文献报道，峰 4、峰 6、峰 7、峰 8 为联苄

类成分，峰 1 和峰 2 可能为芤酮类成分，而峰 3 可能为查尔酮类成分，具体结构信息有待进一步深入研究。其中峰 7 和峰 8 在紫皮石斛、晶帽石斛、报春石斛、细茎石斛、束花石斛和兜唇石斛中含量均较高，而在不同来源铁皮石斛中含量均较低，可作为铁皮石斛特征图谱的一个补充信息（图 12-20、图 12-21）。

（8）铁皮枫斗 HPLC 特征图谱分析　刘东辉等（2013）报道建立了铁皮枫斗 HPLC 特征图谱。采用的方法是 ZORBAX SB-C$_{18}$ 色谱柱；流动相为乙腈 -0.2% 的甲酸溶液，梯度洗脱；检测波长为 270nm；柱温为 35℃；流速为 1.0mL/min。10 批铁皮枫斗来源为广西西林、浙江天台、云南师宗、广东河源、广东饶平。铁皮枫斗标示出 36 个特征共有峰，10 批样品相似度为 0.898～0.969。铁皮枫斗具有相对稳定的特征指纹峰，10 批样品相似度＞ 0.898，表明铁皮枫斗正品的 HPLC 特征图谱专属性强，为铁皮枫斗的质量控制提供了方法依据（图 12-23）。

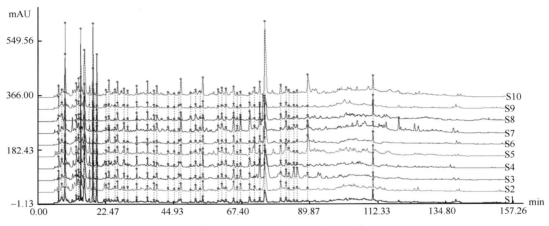

图 12-23　10 批铁皮枫斗 HPLC 特征图谱重叠图

　　采用同样的色谱条件对紫皮石斛（紫皮枫斗）、兜唇石斛（水草枫斗的一种）进行了特征图谱研究，研究发现保留时间 20min 内，铁皮枫斗、紫皮枫斗与水草枫斗具有类似的特征峰，可能是石斛属植物的共有特征成分。紫皮枫斗与铁皮枫斗最大的特征图谱差异为保留时间 60～90min 的一组特征峰，紫皮枫斗基本为一组较单一的黄酮类特征峰（8个特征峰），而铁皮枫斗的黄酮类虽然较少（一般为峰 29、峰 30），但部分峰面积较大（如峰 30 常为铁皮枫斗的强峰）；铁皮石斛的专属性特征峰大都集中在这个保留时间范围内，峰虽然小但专属性较强，基本在 270nm 有最大吸收。水草枫斗最大的差异在保留时间 25～35min 呈现 3～4 个较明显的特征峰。通过对市场上价格相对昂贵的枫斗样品分析发现，大多标示为"铁皮枫斗"、"特级石斛"的样品多为紫皮枫斗，标示为"紫皮枫斗"的样品多掺假水草枫斗（兜唇石斛）。该研究所建立的方法可用于鉴别铁皮枫斗、紫皮枫斗和水草枫斗，亦可为其他石斛属枫斗的特征图谱研究提供一定的参考，成分的鉴别有待于以后的进一步研究。

　　（9）浙江省铁皮石斛黄酮类成分高效液相色谱指纹图谱的建立　采用 XB-C$_{18}$ 色谱柱（4.6mm×250mm，5μm），甲醇 -0.4% 甲酸水溶液为流动相，检测波长 335mm，梯度洗脱。对 11 批铁皮石斛和 15 批石斛属不同种石斛进行测定，用国家药典委员会中药色谱指纹图谱相似度评价软件 2004AB 计算相似度，并进一步应用 SPSS 统计软件进行主成分分析。建立铁皮石斛黄酮类成分高效液相色谱指纹图谱，并筛选出对铁皮石斛质量起重要作用的黄酮类成分。该研究建立了铁皮石斛黄酮类成分 HPLC 指纹图谱，标出 6 个共有指纹峰，并基于高效液相色谱 – 二极管阵列光谱检测 – 电喷雾离子化质谱联用（HPLC-DAD-ESI-MS²）和与对照品对照指认了 5 个特征峰；其中 4 个是芹菜素为苷元的黄酮二糖碳苷类化合物；另一个为柚皮素。15 批石斛属不同种石斛与铁皮石斛对照图谱比较差异显著。主成分分析结果表明，芹菜素 -6, 8- 二 -C-β-D- 吡喃葡萄糖苷、夏佛塔苷和柚皮素对其质量影响最为显著。所建立的铁皮石斛黄酮类成分指纹图谱特征性、可知性强，为完善铁皮石斛及其产品的质量控制方法提供参考（周桂芬等，2013a）。

（10）铁皮枫斗胶囊 HPLC 特征图谱分析　采用 Ultimate XB-C₁₈（4.6mm×250mm，5µm），以甲醇 -0.2% 磷酸溶液为流动相梯度洗脱，流速 1.0mL/min，检测波长 280nm，柱温 30℃。运用中药色谱指纹图谱相似度评价系统（国家药典委员会）进行分析。结果以柚皮素为参照峰，初步构建了由 4 个特征峰组成的铁皮枫斗胶囊 HPLC 特征图谱，可适用于铁皮枫斗胶囊的质量检测。研究建立的特征图谱为铁皮枫斗胶囊质量控制提供方法，并为其他铁皮石斛相关保健食品的鉴别与质量控制提供参考（图 12-24）。

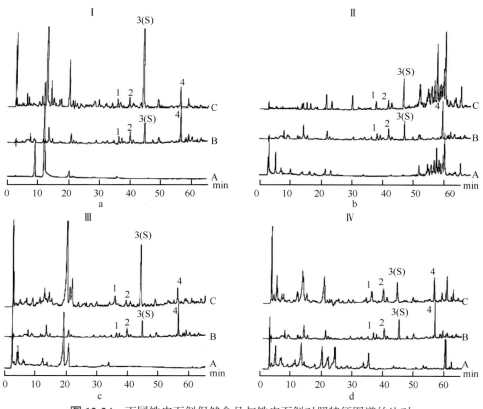

图 12-24　不同铁皮石斛保健食品与铁皮石斛对照特征图谱的比对

实验前期综合筛选了铁皮石斛药材和制剂不同萃取部位（乙醚、乙酸乙酯及正丁醇部位）的相关性，首先考察了分别用上述 3 种试剂单独萃取的情况，发现药材的乙醚、乙酸乙酯部位与制剂相关性好，但乙醚部位在低极性部位涵盖成分较乙酸乙酯多。正丁醇部位对应成分相对较多，主要集中在 15～35min，而 15～25min 制剂中不同原料药材干扰较大，不利于分析。依次用乙醚、乙酸乙酯及正丁醇萃取以进一步考察，结果发现，乙醚部位相关性好且干扰较少；药材乙酸乙酯部位基本无峰出现，说明乙醚部位基本能将乙酸乙酯部位中的成分萃取完全，而正丁醇由于部位干扰大，不宜选用，故最终选择乙醚部位作为特征图谱研究的部位。本实验首次尝试用铁皮石斛产品乙醚部位特征图谱进行检测，其具有其他组方药材干扰少，与铁皮石斛相关性好等优点。选用目前浙江省内市场占有率最高的 7 大铁皮石斛保健食品生产厂商 12 个品种，分成 4 类进行研究，配方组成分已经涵盖了所有铁皮石斛保健食品的 40% 以上。用统一的色谱条件，除制剂中峰 4 有干扰外，其他 3 组制剂都含有相同的 4 个特征峰可用于鉴别。制剂 II 可通过进一步改进色谱条件，达到 4 号特征峰的分离，因本实验仅对铁皮石斛乙醚部位在相关制剂质量检测应用的统一探讨，故以同一色谱条件进行考察。本实验选用配伍组成较为复杂的铁皮枫斗胶囊（原料配伍组成为铁皮石斛、北沙参、麦冬、玉竹）为代表制剂进行特征图谱方法学考察，建立的由 4 个特征峰组成的特征图谱，可用于该铁皮枫斗胶囊的质量检测，并可为其他配伍组成的铁皮枫斗相关保健食品特征图谱的建立提供参考（颜美秋等，2013a）。

（11）三种不同产地种源铁皮石斛 HPLC 特征图谱分析　魏刚等（2014b）研究不同产地种源铁皮石斛高效液相色谱（HPLC）特征图谱，并初步比较丹霞地貌种源（广东、福建、浙江、江西）、浙江本地种、铁皮兰种（广西、云南）特征图谱的差异。研究方法为采用Zorbax SB-Aq 色谱柱；流动相为乙腈 -0.2% 甲酸溶液（梯度洗脱）；检测波长为 270nm；柱温为 35℃；流速为 1.0mL/min。采用国家药典委员会中药色谱指纹图谱相似度评价系统软件（2004A 版）生成对照图谱。结果表明，10 批丹霞种源样品标示出 37 个特征共有峰，以对照图谱为对照，10 批样品的相似度分别为 0.907～0.972；10 批丹霞种源生成的对照图谱与 5 批浙江本地种对照图谱、5 批铁皮兰种对照图谱的相似度分别为 0.855、0.700，并提出了铁皮石斛"丹霞铁皮种"、"浙江本地种"、"铁皮兰种"的种源概念；3 种铁皮石斛种源主要成分群基本一致，显示铁皮石斛内在成分的稳定性；不同道地产地种源成分群比例以及少数特征峰存在差异，又为区分丹霞种、浙江本地种、铁皮兰种区域特征提供一定依据，亦为丹霞种铁皮石斛的质量控制提供了一定的方法依据。地区间杂交的样品，发现其特征图谱与原种的相似度明显偏低，显示种间杂交后成分群发生了改变，不宜推广（图 12-25～图 12-28）。

（四）铁皮石斛指纹（特征）图谱研究小结

1）铁皮石斛由于道地产地较多，针对指纹（特征）图谱的研究非常重要，可用于区分霍山石斛、金钗石斛、紫皮石斛等不同的石斛品种，也可在道地产地大样本分析的基础上进一步区分不同的道地产地。

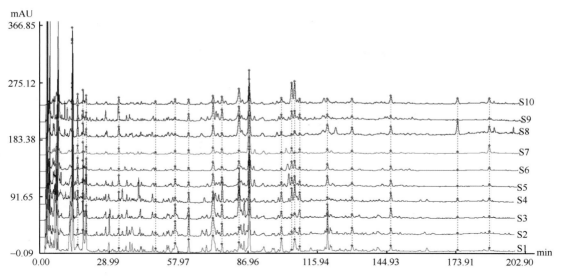

图 12-25　10 批丹霞种源铁皮石斛 HPLC 特征图谱重叠图

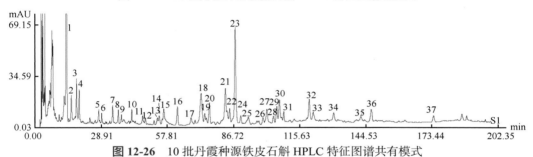

图 12-26　10 批丹霞种源铁皮石斛 HPLC 特征图谱共有模式

图 12-27　5 批铁皮兰种源铁皮石斛 HPLC 特征图谱共有模式

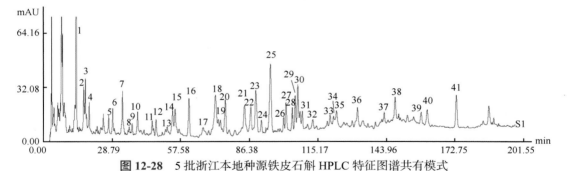

图 12-28　5 批浙江本地种源铁皮石斛 HPLC 特征图谱共有模式

2）由于市场铁皮石斛样品的种源多不清晰，因此开展铁皮石斛指纹图谱的研究，最好采自道地产地的本地种源。

3）开展铁皮石斛指纹图谱的研究，应对主要道地产地的样品同时开展比较分析，便于找出共性与个性；建立道地产地铁皮石斛的特征图谱有利于区别不同产地铁皮石斛的品质。

4）在 HPLC 指纹（特征）图谱分析的基础上，应进一步采用质谱联用等技术，对主要特征峰开展成分鉴定，搞清是何种成分；甚至进一步针对特征成分开展活性筛选，判断是否为有效成分。

（张治国 魏 刚 吴蓓丽）

第三节 铁皮石斛与齿瓣石斛鉴别

齿瓣石斛，又称紫皮石斛，主要产于云南地区，目前产量较多，故大量用于加工枫斗，药农认为其质量不亚于铁皮石斛。紫皮石斛富含黏液，多糖含量高，与以铁皮石斛加工的枫斗难以区分，因而有人将它混充为铁皮枫斗。

一、铁皮石斛及齿瓣石斛的生药学鉴别

（一）植物形态

1. 铁皮石斛

铁皮石斛（*Dendrobium officinale* Kimura et Migo）为多年生草本植物。茎丛生，圆柱形，生于石上者高 5～20cm，生于树木上者高达 60cm，直径 4～8mm；叶互生，具叶 6～12 枚，无柄；叶片稍带肉质，矩圆状披针形，长 3～7cm，宽 0.8～2cm，先端略钩状，基部稍狭；叶鞘灰白色，膜质，具紫斑，鞘口张开。花序生于无叶的茎上部节上，花序轴稍折曲，萼片花瓣淡黄绿色或白色，唇瓣白色而在上部具 1 个紫红色大斑块，下部两侧是紫红色条纹，中萼片与花瓣相似；花期 4～6 月。

主要分布于安徽、浙江、江西、广东、广西、云南、贵州等地。

2. 齿瓣石斛

齿瓣石斛（*Dendrobium devonianum* Paxt.）的茎悬垂（幼茎或初生时为直立状），圆柱形，细长，上下茎的直径相当，长可达 1.5m，具多节。叶片质地薄，狭卵状披针形，2 列生，长 3～5cm，宽 0.7cm，先端渐尖。总状花序侧生，具花 1～2 朵；花序柄长 3～4mm。花瓣和萼片白色，先端带紫色，花瓣卵形，与萼片等长而较宽，先端渐急，边缘具短流苏；

唇瓣近圆形，白色而带紫色先端；花期 4 ～ 5 月。

主分布于中国云南、贵州、广西和西藏东南部；越南、老挝和泰国也有分布。

（二）药材性状

1. 铁皮石斛

（1）鲜品　茎细长，圆柱形，长 15 ～ 25cm 或更长，粗 0.4 ～ 0.6cm。外表淡灰绿色。上部常可见残存的花序梗。叶有时可见，叶鞘膜质，鞘顶部边缘平截，通常低于上一环节，以致裸露一段环形、色略深的茎部，有时叶鞘顶部边缘可超出上一茎节。质地柔韧或略坚脆，易折断，断面绿色，呈细颗粒黏质状物。较新鲜品外包被灰白色，叶鞘仅可见叶鞘维管束，茎上棱条不明显，随着失水、干燥，可见不规则或不连续的皱缩与皱纹。气微、味淡、具强黏性。

（2）铁皮枫斗　呈螺旋形，通常 2 ～ 6 个旋纹，茎拉直后长 3.5 ～ 8cm，有节和节间之分，直径 0.2 ～ 0.4cm。表面灰绿色、黄绿色或略带金黄色，有多数纵皱纹，有时可见残留的灰白色叶鞘；一端可见茎基部留下的短须根。质地坚实，易折断，断面平坦，至灰白色至灰绿色，略角质状。气微，味淡，嚼之有黏性。

2. 齿瓣石斛（紫皮枫斗）

呈螺旋形，具 4 ～ 7 旋纹，长 0.8 ～ 1.6cm，直径 0.5 ～ 1.0cm，茎直径 0.2 ～ 0.4cm。外表面暗绿黄色或略带紫色，具纵皱纹，叶鞘膜质，多破碎呈纤维状，两端截平。质地韧，断面不平坦，纤维性。气微，味淡，嚼之有黏滞感，渣较少。

（三）显微特征

1. 铁皮石斛茎横切面

表皮细胞 1 列，扁平，外壁及侧壁稍增厚、微木质化，外被具黄色角质层，有的外层可见由无色薄壁细胞组成的叶鞘层。基本薄壁组织细胞多角形，大小相似，具维管束，略排成 4 ～ 5 圈，外韧型维管束，外围排列有厚壁的纤维束，有的外侧小型薄壁细胞中含有硅质块。含草酸钙针晶束的黏液细胞多见于近表皮处（图 12-29）。

2. 齿瓣石斛茎横切面

表皮细胞 1 列，稍扁平；基本薄壁组织细胞大小近似，围绕维管束的一圈细胞较小。维管束略排成 3 ～ 4 圈；外侧纤维群呈新月形，由 1 ～ 2 列纤维组成，纤维多角形，其外缘嵌有细小薄壁细胞，有的含硅质体（图 12-30）（肖玉燕，2011）。

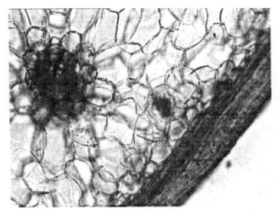

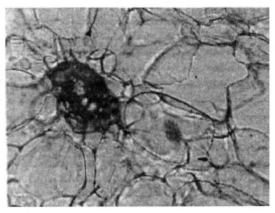

图 12-29　铁皮石斛显微特征　　　　　　　　　图 12-30　齿瓣石斛显微特征

二、紫皮石斛与铁皮石斛的鉴别研究

分别采用显微鉴别和薄层色谱鉴别方法，研究紫皮石斛与铁皮石斛新鲜药材及枫斗的主要显微特征与薄层色谱特征差异，结果如下。

（一）新鲜紫皮石斛显微观察

不同产地的紫皮石斛横切面显示出相似的显微结构特征，即横切面表皮细胞 1 列，扁平，外壁及侧壁稍增厚、微木化，外被黄色角质层。基本薄壁组织细胞呈多角形，有时可见淀粉粒。近表皮处薄壁组织细胞较小，常有草酸钙针晶和硅质块。内侧薄壁组织细胞较大，其间散在多数维管束，呈紫色，常排成 4～5 圈。外韧型维管束，外围有厚壁的纤维束，韧皮部呈新月形，木质部导管大小不一，微木化（图 12-31）。铁皮石斛横切面大致结构与紫皮石斛相似，但是其维管束呈淡黄色，与紫皮石斛区别明显（樊丽彤等，2013）。

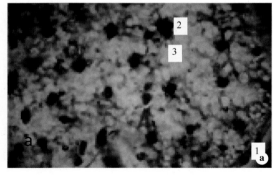

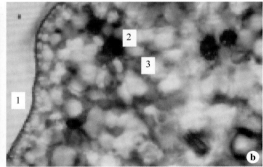

图 12-31　紫皮石斛鲜茎横切面图

a.横切面整体观，×40；b.部分横切面，×100

1.表皮；2.维管束；3.薄壁细胞

（二）紫皮枫斗及铁皮枫斗显微观察

不同产地的紫皮枫斗横切面显示出相似的显微结构特征，即表皮细胞1列，扁平，外壁及侧壁稍增厚、微木化，外被黄色或紫色角质层。基本薄壁组织细胞呈多角形，其间散在多数维管束，排成4～5圈，呈紫色。外韧型维管束，外围有厚壁的纤维束，韧皮部呈新月形，木质部导管6～8个，木化。外侧小型薄壁细胞中常含有硅质块（图12-32）。铁皮枫斗横切面表皮细胞外被黄色角质层，不会呈紫色，维管束呈淡黄色，区别明显（樊丽彤等，2013）。

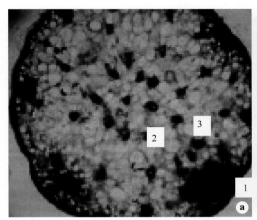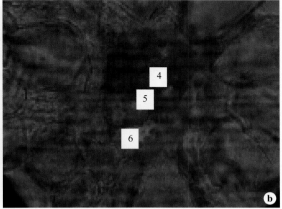

图 12-32　紫皮枫斗的横切面图

a.横切面整体观，×40；b.维管束，×100

1.表皮；2.维管束；3.薄壁细胞；4.木质部；5.韧皮部；6.纤维

（三）薄层色谱法鉴别

紫皮石斛与铁皮石斛样品经薄层色谱法（thin layer chromatography，TLC）展开后，其色谱图如图 12-33 所示，采用该色谱条件时，紫皮石斛与铁皮石斛的 TLC 图谱分离较好，斑点清晰，两者主要色谱点存在明显差异。同时，TLC 显示不同产地的栽培种紫皮石斛，图谱也存在差异，表明其化学组成存在一定差别（樊丽彤等，2013）。

三、3 种石斛显微特征区别

包英华等（2014）采用徒手切片和显微测量法观察铁皮石斛、细茎石斛和齿瓣石斛的显微特征；用傅里叶红外光谱（FT-IR）及其导数光谱法测定 3 种石斛红外光谱特征；用 AFLP 分子标记方法分析 3 种石斛分子鉴别特征。结果如下：

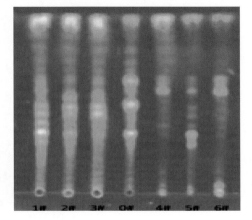

图 12-33　紫皮石斛及铁皮石斛薄层色谱鉴别结果

（一）3 种药用石斛茎显微特征的比较分析

3 种药用石斛的茎横切面结构可清晰表明茎由表皮、基本组织和维管束组成，但在结构上存在一定的差异。药用石斛茎表皮外部均覆盖一层角质层，表皮细胞为一层，排列整齐。细茎石斛和齿瓣石斛角质层厚度无显著差异，厚度 7.0 ~ 8.0μm；铁皮石斛角质层比较薄，约 4.9μm。按照石斛茎表皮细胞的细胞壁加厚情况，铁皮石斛表皮细胞属于不均匀加厚型、细茎石斛表皮细胞属于无增厚型，齿瓣石斛表皮细胞属于均匀加厚型。铁皮石斛和齿瓣石斛表皮细胞壁厚度无显著差异，厚度 12.0 ~ 13.0μm；细茎石斛表皮细胞壁比较薄，厚度为 9.1μm。

靠近茎表皮细胞向基本组织细胞壁通常加厚，形成厚壁组织；薄壁组织细胞大小不等，形状各异。铁皮石斛和细茎石斛厚壁组织厚度无显著差异，厚度 15.7 ~ 17.5μm；齿瓣石斛厚壁组织细胞壁加厚程度明显，厚度为 30.0μm。

茎部维管束分散分布于基本组织中，外侧或两侧通常有鞘纤维包围。铁皮石斛、细茎石斛和齿瓣石斛茎的维管束大小存在极显著差异，分别为 78.7μm、90.9μm 和 68.1μm。三者鞘纤维厚度无显著差异（图 12-34）。

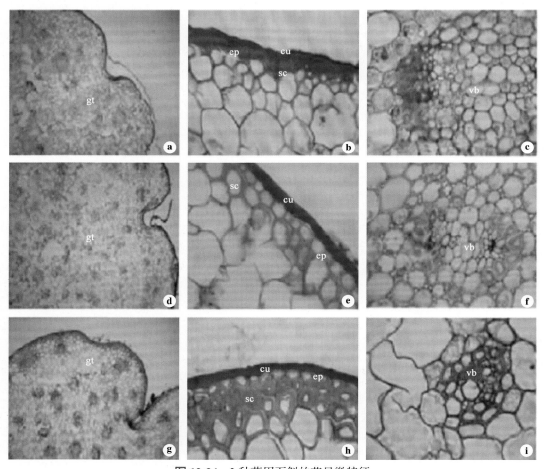

图 12-34　3 种药用石斛的茎显微特征

a ~ c. 铁皮石斛（×40）；d ~ f. 细茎石斛（×100）；g ~ i. 齿瓣石斛（×100）

cu. 角质层；ep. 表皮；sc. 厚壁组织；gt. 基本组织；vb. 维管束

（二）红外光谱特征分析

3种药用石斛红外光谱图在1800～1000cm^{-1}范围内共出现4个峰，分别是1738cm^{-1}、1618cm^{-1}、1424cm^{-1}、1245cm^{-1}。其中1323cm^{-1}、1055cm^{-1}是细茎石斛的特征峰；1511cm^{-1}、1375cm^{-1}是齿瓣石斛和细茎石斛共有的特征峰；1155cm^{-1}、1028cm^{-1}是齿瓣石斛和铁皮石斛的共有特征峰。

在二阶导数光谱图显示中，3种药用石斛的共有峰和特征峰的数量明显增加。在1800～1000cm^{-1}范围内，出现共有峰11个。其中1585cm^{-1}、1217cm^{-1}和1049cm^{-1}是细茎石斛的特征峰，1569cm^{-1}、1450cm^{-1}、1225cm^{-1}和1073cm^{-1}是铁皮石斛和齿瓣石斛的共有特征峰，1011cm^{-1}是细茎石斛和齿瓣石斛的共有特征峰。

（三）3种药用石斛的 AFLP 分析

根据扩增效果，从8对引物（E-AAG/M-CAC、E-AAG/M-CTC、E-AAG/M-CTG、E-ACG/M-CAC、E-ACG/M-CAG、E-ACG/M-CTA、E-ACG/M-CTG 和 E-ACG/M-CTT）中，选取引物E-ACG/M-CTG分别对3种药用石斛进行AFLP扩增。结果表明，共得到113个扩增位点，其中多态性位点111个，占总扩增位点的98.3%。在3种药用石斛中，齿瓣石斛特异性位点有2个，细茎石斛特异性位点有9个，铁皮石斛特异性扩增位点有19个。聚类分析结果表明，齿瓣石斛与细茎石斛遗传相似性指数为0.4754，齿瓣石斛与铁皮石斛遗传相似性指数为0.3923，细茎石斛与铁皮石斛的遗传相似性指数为0.4203。

对3种药用石斛的枫斗类产品来讲，首先选用显微鉴定方法，重点观察其茎表皮细胞的结构特征；然后观察红外光谱特征，寻找其特征峰信息；最后分析其AFLP扩增结果，明确其特异性扩增位点。综合分析以上鉴别特征，能够准确鉴别该3种药用石斛的枫斗类产品。总之，利用单一的鉴别方法很难解决药用石斛的鉴别问题，必须要多种鉴定方法综合应用，才能取得更加准确的鉴别效果。

（张治国）

第四节　影响铁皮石斛药材质量的因素

一、铁皮石斛野生药材与栽培药材的质量比较

（一）研究资料一

冯德强等（1999）从植物形态、药材性状、组织鉴别、理化鉴别几个方面对栽培黑节

草与野生种进行了比较。

1. 植物形态

（1）野生种　多年生附生草本，高 5 ～ 40cm；茎丛生，圆形，直立，粗 3 ～ 6mm，幼嫩时淡绿色，老苗暗褐绿色，有槽纹；有节 5 ～ 13 节，节间长 0.5 ～ 2.5cm，叶鞘短于节间，节呈暗褐绿色，叶互生，稍带肉质，矩圆状披针形，绿色，稍带淡紫色，长 2 ～ 5cm，宽 4 ～ 10mm，先端急尖，略钩，两面光滑无毛，具紫黑斑点。总状花序生于无叶茎的中上部，有花 2 ～ 5 朵，长 2 ～ 4cm，淡黄绿色；萼片长 1.2 ～ 2.0cm，花瓣浅黄白色，卵状披针形，长 1.0 ～ 1.6cm，短于萼片，近上部中间有紫色斑块，近下部中间有黄色胼胝体，蕊柱和足有紫色条纹，蒴果长 1.5 ～ 2.0cm，粗 5 ～ 8mm，内藏无数细小种子。

（2）栽培种　一年生苗矮小，茎粗壮，全株高 5 ～ 10cm，为一等品石斛的最好原料，二年、三年生苗与野生品种几乎完全一致。

2. 药材性状

黑节草的茎，经干燥后入药或经物理加工后制成名贵药材——石斛（西枫斗）。

（1）野生种　茎干后扁圆柱形，长 10 ～ 40cm，直径 1.5 ～ 4.0mm，节间 0.5 ～ 2.0cm，表面黄色带光泽，具纵纹，节上有花序柄痕及残存叶鞘。叶鞘短于节间，节褐色，质硬而脆，易折断，断面纤维状，鲜品茎粗 3 ～ 6mm，表面黄绿色或墨绿色，叶鞘灰白色。气微、嚼之有黏性，微甜。

（2）栽培种　一年生黑节草鲜品（试管苗）形状矮粗，茎长 3 ～ 10cm，粗 0.5 ～ 0.8cm，多加工成一等石斛（枫斗）；二年、三年生者性状与野生种相同。

3. 显微鉴别

（1）茎的显微鉴别

1）野生种：茎横切面有限外韧型维管束；茎最外层为具 9 ～ 13 棱的保护膜（叶鞘），可与皮层剥离，棱上有限外韧型维管束，韧皮部外具有众多木纤维。角质层黄色与表皮紧密相连；表皮为 1 ～ 2 列外壁增厚的细胞组成。薄壁细胞类圆形，占据茎横切面的绝大部分；有限外韧型维管束众多，散生于整个横切面，韧皮部外侧有众多纤维、呈半环状排列，壁厚；木质部中导管壁比较薄，具木纤维，少部分维管束内外两端都具有木纤维。茎老化程度越大，这一现象就越明显。

2）栽培种：茎横切面有限外韧型维管束，其茎横切面显微特征绝大部分与野生种相同，仅维管束内外两端具有木纤维的形象略少于野生种，这可能与生长年限长短有关。

（2）叶表面细胞及气孔的显微鉴定

1）野生种：叶表面细胞呈不规则多角形，不定式气孔众多。

2）栽培种：叶表面细胞形状同野生种，面积稍大些，也是不定式气孔。

（3）粉末鉴别

1）野生种：将茎秆粉碎后取极细粉少许，置于载玻片上，用水合氯醛试液加热透化装片后于 15×40 的显微镜下观察,可见不规则的表皮细胞众多,木纤维壁稍厚,也可见导管和草酸钙针晶束,可见束鞘纤维及含硅质块的细胞。

2)栽培种:同野生种。

4. 理化鉴别

1)分别取栽培与野生黑节草粉末置于紫外线灯(365nm)下观察,都显淡黄色荧光。

2)取 2 个品种粉末分别加碘试液,都显蓝紫色。

3)取野生黑节草粉末 5g,加入氨试液 3mL 和氯仿 30mL,不断振摇后,浸渍过夜(约 16h)滤过。滤液用 1% 盐酸萃取液 3 次(10mL、5mL、5mL),然后合并萃取液备用。取萃取液 1mL,加碘化铋钾试液 2 滴,产生橙红色沉淀;取萃取液 1mL,加碘化汞钾试液 2 滴,产生白色沉淀。取萃取液 1mL,加硅钨酸液 2 滴,产生乳白色沉淀。栽培黑节草与上述同法,结果相同。

4)分别取两种粉末各 1g,各加 95% 乙醇 10mL,浸渍 21h,滤过。滤液蒸干,残渣各加无水乙醇 1mL 溶解供试验用,分别取供试液 2μL,点于硅胶 G 薄层板上,以氯仿 - 乙酸乙酯(4∶1)为展开剂,上行展开,展距 13.5cm,取出,晾干。在日光下观察可见 a、b、c 与 a'、b'、c' 分别为绿黄色斑点,a、b、c 与 a'、b'、c' 的 Rf 相同。

通过上述鉴定研究,可以看出,栽培与野生黑节草品种从植物形态、药材性状、显微鉴别、理化性状初步鉴别看,两者基本相同,无大的变异。也就是说,思茅地区民族药物研究所人工种植的黑节草与野生种对照基本一致。

(二)研究资料二

范俊安等(2005)对铁皮石斛组培品与野生品的植物形态、组织结构及总多糖含量进行比较研究,结果如下。

1. 植物形态比较

通过对铁皮石斛组培品与野生品的植物形态进行比较,发现两者在植物形态上相似,组培苗栽培铁皮石斛茎比野生品稍长。茎丛生,圆柱形,长达 10～25cm,直径 2～4mm,上部茎节有时生根,长出新植株,干后灰色;叶纸质,矩圆状披针形,长 4～7cm,宽 1～1.5cm,边缘和中脉淡紫色,叶鞘具紫色斑;总状花序常生于无叶的茎上端,常具花 2～5 朵;总花梗长约 1cm;苞片干膜质,淡白色;花被片黄绿色,长约 1.8cm;中萼片与花瓣相似,长圆状披针形,先端锐尖,侧萼片镰状三角形;唇瓣卵状披针形,反折,先端急尖,边缘波状,近上部中间具紫色斑点。花期 6～8 月,果期 8～11 月。

2. 组织结构显微比较

铁皮石斛组培品在根、茎、叶等组织构造上与野生品基本相同,只见组培品的薄壁组织中所含草酸钙针晶束较野生品的少。

（1）茎横切面 铁皮石斛茎表皮为1列细小扁平细胞，外被厚的黄色角质层。皮层细胞8～10列，外方1～2列细胞壁木化。中柱宽广，维管束成4～5圈，维管束外侧纤维群有1～4列纤维；木质部导管大小相近。维管束周围的薄壁细胞有时木化，并具壁孔（图12-35～图12-37）。

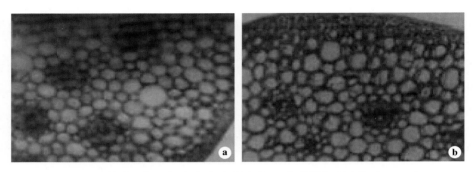

图 12-35 铁皮石斛组培品（a）与野生品（b）茎横切面比较（×100）

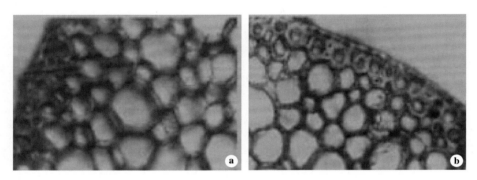

图 12-36 铁皮石斛组培品（a）与野生品（b）茎横切面表皮及皮层细胞比较（×200）

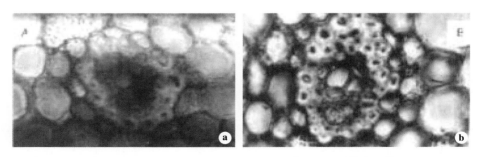

图 12-37 铁皮石斛组培品（a）与野生品（b）茎横切面的维管束比较（×400）

（2）叶表皮：铁皮石斛叶上下表皮细胞呈多边形，上表皮细胞明显小于下表皮，不等式气孔多存在于下表皮（图12-38），上下表皮均含有点状腺毛。近表皮处细胞内含有大量针晶束，针晶束长 60～108μm（图12-39）。

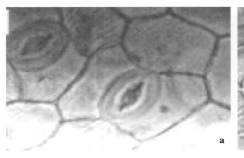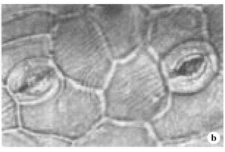

图 12-38　铁皮石斛组培品（a）与野生品（b）叶下表皮的气孔比较（×400）

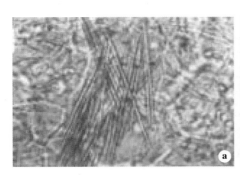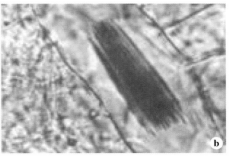

图 12-39　铁皮石斛组培品（a）与野生品（b）叶下表皮的针晶束比较（×400）

3. 铁皮石斛组培品与野生品多糖含量比较

铁皮石斛野生品与组培品的总多糖含量无显著差异（表 12-3）。

表 12-3　铁皮石斛组织品和野生品的多糖含量

品种	批号	平均含量（%）	RSD（%）
组织培养	1	21.6	2.1
	2	20.65	3.2
	3	22.18	3.5
野生	1	22.32	3.1
	2	20.98	1.8
	3	21.07	2.6

注：组织培养指通过组织培养培育试管苗，栽培三年，从基部剪取成熟茎

对植物形态及茎、叶等组织构造的对比研究和总多糖含量比较表明，铁皮石斛组培品和野生品在植物形态上十分相似，组织结构基本相同，主要成分总多糖含量无显著性差异。因此，铁皮石斛在组织培养过程中植物形态及组织结构未发生变异，在人工栽培条件下生长发育过程与野生铁皮石斛基本相同，两者药材品质相近。

汪群红等（2014）比较了 3 种不同来源的铁皮石斛中总多糖（表 12-4）、总氨

基酸（表 12-5）和总生物碱（表 12-6）的含量差异。

表 12-4　不同来源铁皮石斛的总多糖含量（n=3）

材料来源	总多糖含量 / (mg/g)	RSD（%）
野生品	29.53	2.21
组培品	26.54	1.61
人工栽培品	27.89	1.98

表 12-5　不同来源铁皮石斛的总氨基酸含量（mg/g 绝对干物质重，n=3）

氨基酸种类	野生品	组培品	人工栽培品
天冬氨酸（Asp）	6.5	5.8	4.7
苏氨酸（Thr）	4.7	3.9	3.1
丝氨酸（Ser）	4.5	4.3	3.9
谷氨酸（Glu）	18.1	12.9	11.8
脯氨酸（Pro）	5.6	5.4	4.6
甘氨酸（Gly）	9.8	9.4	8.5
丙氨酸（Ala）	9.6	8.9	8.5
缬氨酸（Val）	9.8	8.8	7.6
异亮氨酸（Ile）	7.6	7.4	6.6
亮氨酸（Leu）	12.1	11.5	9.3
酪氨酸（Tyr）	3.8	2.9	3.6
苯丙氨酸（Phe）	8.9	7.5	6.3
赖氨酸（Lys）	5.4	6.5	—
组氨酸（His）	2.1	2.5	3.6
精氨酸（Arg）	8.3	6.7	9.5
蛋氨酸（Met）	2.8	2.3	2.1

表 12-6　不同来源铁皮石斛的总生物碱含量（n=3）

材料来源	总生物碱含量（%）
野生品	0.085
组培品	0.091
人工栽培品	0.043

结果表明，不同来源铁皮石斛中总多糖含量顺序为野生品＞人工栽培品＞组培品；不同来源铁皮石斛中总氨基酸含量顺序为野生品＞组培品＞人工栽培品；不同来源铁皮石斛中总生物碱含量顺序为组培品＞野生品＞人工栽培品。

铁皮石斛中含有许多人体中必需的微量元素，而这些微量元素对于人体生物活性的提高具有很好的调节作用。许春萱等（2002）运用原子吸收的方法测定了 10 种元素的含量，结果见表 12-7。

表 12-7　样品测定结果及天然铁皮石斛含量（μg/g）

元素	消化样	灰化样	平均值	天然铁皮石斛
镍（Ni）	5.92	6.84	6.38	< 8
镉（Cd）	< 2	< 2	< 2	< 4
钴（Co）	4.25	5.07	4.66	< 8
锌（Zn）	374	379.5	376.7	544
铁（Fe）	787.5	505	646.5	5 480
锰（Mn）	294	311.5	302.7	1 626
铜（Cu）	12.78	12.57	12.67	54
镁（Mg）	13 500	15 400	14 450	29 500
钯（Pb）	4.05	3.25	3.65	< 8
钙（Ca）	2 670	2 769	2 719	21 811

注：表中数据为 3 次测定结果平均值

　　结果表明，人工栽培铁皮石斛，在微量元素含量上和天然产物存在着一定的差别，这会在一定程度上影响它的药效。

　　采用 GC-MS 法分析铁皮石斛野生品和栽培品的挥发性成分，获得的研究结果与付涛的报道不一致。张明等分别从铁皮石斛野生品和栽培品中鉴定了 97 种和 80 种成分，均约占总挥发性成分的 96.0%，其中有 60 种共有成分，分别占总峰面积的 63.07% 和 87.35%；两者的主要成分均包含芳樟醇、癸醛、对映 – 海松 -8（14），15- 二烯、2- 氯 – 苯甲醇、6, 10, 14- 三甲基 -2- 十五烷酮等化学成分，且含量最高的均为芳樟醇。尽管贵州罗甸县铁皮石斛野生品和栽培品的挥发性成分有差异，但它们主要的挥发性成分相同（张明等，2015）。

二、栽培品种对铁皮石斛药材质量的影响

　　中药材品种在中药材种植业中是作为内因而存在的，许多生产条件几乎都是通过品种这个内因而起作用。品种在中药材生产上的作用是多方面的，种植优良品种，可提高单位面积产量，提高药用质量，防止病虫危害，避免或减少不良条件对生产的影响（任德权等，2003）。

　　目前，铁皮石斛栽培种质都来自野生资源，不同的居群之间在性状、质量和抗逆性上都不一样，必须通过选育，选育出产量高、质量稳定、适应性强的优良品种作为当地种植的主栽品种。

　　优良品种的培育，应考虑几个因素，产量高、质量好、抗逆性强、适应当地气候，如在浙江、安徽等地种植应具有抗寒性等。

　　培育出的新品种，应根据中药材新品种认证的有关规定进行认定。浙江省铁皮石斛通过新品种认定的有"天斛 1 号"、"仙斛 1 号"、"森山 1 号"等。如"仙斛 1 号"是从

浙江的武义县野生铁皮石斛驯化而成，总多糖含量为 47.1%，且抗冻性强（潘慧峰等，2008）。斯金平等（2010）利用云南铁皮石斛与浙江庆元种质杂交产生 F_1 代，能够有效地解决铁皮石斛种植过程中高产、优质、抗寒性之间的矛盾，优良子代外观好，二年生可溶性多糖含量可达干重的 375g/kg，比 2010 年版《中国药典》限量指标高 50%，品系内一致性好，遗传稳定。

三、不同产地对铁皮石斛药材质量的影响

戚辉等（2013）比较了 8 种不同产地铁皮石斛的形态及其有效部位成分。鲜品性状鉴别结果显示，浙江温州种铁皮石斛鲜品茎比其他 7 种较为粗壮，较其他受测样品的直径大 2～3mm。广东新丰种和丹霞山种叶鞘紫斑比较明显，颜色比其他 6 种受测样品深，安徽霍山种叶鞘紫斑最少，青绿色明显。徒手切片及对其粉末进行的显微鉴定表明：各产地的铁皮石斛形态无明显差异。铁皮石斛多糖含量测定结果显示：不同产地铁皮石斛多糖含量在 100～350mg/g，存在较大差异，其中广东新丰种、广东丹霞山种、浙江温州种和浙江义乌种 4 个受测样品的多糖含量分别为 322.6mg/g、282.1mg/g、283.0mg/g、326.9mg/g，达到药典中铁皮石斛多糖含量大于 250mg/g 的标准。而甘露糖含量测定结果表明：虽然 8 种受测样品中的甘露糖含量存在差异，但含量均在 150～250mg/g，达到药典中铁皮石斛甘露糖 130～380mg/g 的含量标准。多糖含量检测合格结果与甘露糖检测合格结果不同，可能是不同品种铁皮石斛多糖中甘露糖所占比例不同所致。这可作为考察不同铁皮石斛品种的一个具体指标。各产地铁皮石斛多糖含量差异可能与铁皮石斛的品种、栽培技术、栽后管理、种植年限和采收时间等密切相关。此外，还与栽培的地理环境、气候和附生物的选择等有关。

龚庆芳等（2013）在广西、安徽、云南、浙江收集不同产地的铁皮石斛，参照 2010 年版《中国药典》提供的方法，采用苯酚－硫酸法测定多糖含量，柱前衍生化 HPLC 法测定甘露糖含量，并使用高效液相测定法测定毛兰素的含量。不同产地铁皮石斛多糖含量测定结果显示：不同种质铁皮石斛的多糖含量均达到 25% 以上，但存在显著差异，其中来自云南的 XI 号种源的多糖最高，其次为浙江的 II 号种源，且来自浙江的 4 个种源多糖含量都达到 30% 以上，采自贵州 IX 号的种源的含量最低。不同产地铁皮石斛甘露糖含量为 18.00%～32.35%。

通过对石斛中毛兰素测定可知，铁皮石斛中毛兰素含量较低，其中广西桂林的含量较高，浙江等地的种质在广西引种种植后，毛兰素的含量未检出。这可能是不同种质对区域气候经过长时间的驯化已产生了相应的响应机制，这些种质在广西的气候、土质等条件下未能启动毛兰素控制基因的表达。毛兰素作为次生代谢产物，是植物长期进化中适应环境的产物，含量受环境等因素影响较大。

刘文杰等（2013）比较了云南省不同产地铁皮石斛药材质量，研究结果表明，云南省不同产地铁皮石斛药材在主要化学成分含量上有一定差异，其中勐海铁皮石斛的质量最优。勐海铁皮石斛的醇溶性浸出物和多糖含量最高，分别为 13.65% 和 35.87%；德宏铁皮石斛

的甘露糖含量最高，为 24.96%，勐海铁皮石斛居第 2，为 24.01%；而红河铁皮石斛的有效成分含量最低。对 6 个产地铁皮石斛 HPLC 指纹图谱的共有峰总面积进行聚类分析发现，6 个产地的铁皮石斛可分为两大类，勐海铁皮石斛与文山铁皮石斛为一类，思茅铁皮石斛、德宏铁皮石斛、红河铁皮石斛和玉溪铁皮石斛为一类。

李龙囡等（2017）比较了云南、福建、江苏、浙江产铁皮石斛在浸出物、多糖、甘露糖、氨基酸以及微量元素上的差异，参照 2015 年版《中国药典》，采用热浸法测定醇溶性浸出物的含量；采用苯酚 – 硫酸法测定多糖含量，HPLC 法测定甘露糖含量；通过酸水解法提取，采用氨基酸分析仪测定 18 种氨基酸的含量；采用微波消解 ICP-MS 法测定铁皮石斛中微量元素的含量。结果表明，不同产地的铁皮石斛浸出物含量以浙江、福建两省的含量较高；多糖、甘露糖含量分别在 22.5% ～ 63.5% 和 14.1% ～ 49.2%，其中以浙江产含量较高；铁皮石斛中总氨基酸平均含量在 24.05mg/g，其中人体必需氨基酸占总氨基酸含量的 36%，不同产地的氨基酸含量存在较大差异，以福建漳浦产含量较高；铁皮石斛中含有丰富的人体必需元素，不同产地之间以浙江产含量较高。不同产地铁皮石斛的主要活性成分存在较大的差异，其品质高低受环境的影响，综合来看以浙江产品质为优，其次为福建漳浦。

杨岚等（2014）以 12 种不同产地新鲜铁皮石斛茎段为材料，建立了 12 个不同产地铁皮石斛指纹图谱；采用 ICP-AES 原子吸收光谱法定测定不同产地新鲜铁皮石斛茎段中重金属铜、镉、铅、汞的含量，分析不同产地铁皮石斛质量。12 种不同产地铁皮石斛基本信息见表 12-8。

表 12-8　不同产地铁皮石斛材料基本信息

编号	产地来源	主要形态特征	生长特性
S1	安徽大别山	茎紫色，节间绿色，上下茎粗相近	不易倒伏，第二年基部叶子变黄，部分叶落下，抗性强
S2	安徽霍山	茎深绿色，节间绿色，上下茎粗相近	易倒伏，第二年基部叶子变黄，部分叶落下，抗性强
S3	云南红河	茎浅绿色，节间黑色，上下茎粗相近，基部细小	不易倒伏，第二年叶子变黄，叶全部落下，抗性弱
S4	云南玉溪	茎绿色，节间绿色，上下茎粗相近，基部细小，茎秆粗短	不易倒伏，第二年基部叶子变黄，部分叶落下，抗性强
S5	云南思茅	茎绿色，节间绿色，上下茎粗相近，基部细小，茎秆细长	易倒伏，第二年叶子变黄，叶全部落下，抗性弱
S6	云南文山	茎淡绿色，节间绿色，上下茎粗相近，基部细小	易倒伏，第二年基部叶子变黄，部分叶落下，抗性强
S7	云南石屏	茎红色，节间绿色，上下茎粗相近，基部细小	易倒伏，第二年基部叶子变黄，部分叶落下，抗性强
S8	福建宁化	茎淡紫色，节间绿色，上下茎粗相近，基部细小，茎秆细长	易倒伏，第二年基部叶子全部变黄，部分叶落下，抗性弱
S9	江苏南京	茎绿色，节间绿色，上下茎粗相近，茎间宽大	易倒伏，第二年基部叶子变黄，部分叶落下，抗性强

续表

编号	产地来源	主要形态特征	生长特性
S10	浙江天台	茎淡红色，节间黑色，上下茎粗相近，基部细小	易倒伏，第二年基部叶子变黄，部分叶落下，抗性弱
S11	浙江仙居	茎黑色，节间黑色，上下茎粗相近	不易倒伏，第二年基部叶子变黄，部分叶落下，抗性强
S12	广西天峨	茎黑色，节间黑色，鞘叶包茎，上下茎粗相近，基部细小，茎秆粗壮，节间细长	易倒伏，第二年叶子变黄，部分叶落下，抗性弱

　　指纹图谱建立与分析：供试样品共获得 30 个匹配指纹图谱峰，其中有 23 个峰为 12 种不同产地铁皮石斛的共有色谱峰。根据图谱分析结果显示：峰 11 分离度较好，且峰面积较大、较稳定，因此以峰 11 作为参照峰（共有峰 1～6 为杂质峰，为避免影响试验精确性不能作为参考峰），分别计算各特征共有峰的相对保留时间与相对峰面积。不同产地铁皮石斛药材的 HPLC 指纹图谱相似度在 0.918～0.987，其中安徽大别山（S1）、云南文山（S6）与共有模式图谱间的相似度最低为 0.918、0.935，其余产地均在 0.944 以上，说明产自安徽大别山、云南文山的铁皮石斛具有一定的差异性。

　　不同产地铁皮石斛聚类分析：将 12 种不同产地铁皮石斛指纹图谱的共有峰峰面积通过 SPSS 16.0 统计软件进行聚类分析，结果显示，12 种不同产地新鲜铁皮石斛茎段中含有的化学成分种类一致，但含量差异较大，其中产自浙江天台（S10）的铁皮石斛指纹图谱共有峰总面积最高达 34 851，云南文山（S6）次之达 23 110，而安徽大别山（S1）最低为 7398.2；聚类分析结果将 12 种不同产地铁皮石斛分为四大类，其中安徽霍山、江苏南京、云南石屏、云南玉溪、云南思茅为一类，云南文山、浙江仙居为一类，云南红河、广西天峨、安徽大别山、福建宁化为一类，浙江天台为一类。

　　重金属含量测定：通过微波消解对 12 种不同产地铁皮石斛 5 种重金属含量进行测定，并依据现行《药用植物及制剂进出口绿色行业标准》限量指标：重金属总量应为 20.0mg/kg，铜 20.0mg/kg，铅 5.0mg/kg，镉 0.3mg/kg，汞 0.2mg/kg 进行评价。结果如下：产自云南玉溪（S4）的铁皮石斛铜含量超标 26.25%，福建宁化（S8）和江苏南京（S9）的铁皮石斛镉含量分别超标 27.33%、122.30%，其他产地铜、铅、汞、镉等 4 种重金属含量差异不大，且均不高于上述标准，为进一步评价铁皮石斛药用质量安全提供了科学依据。

　　邓星燕等（2014）采用紫外指纹图谱结合化学计量学方法分析铁皮石斛样品，建立快速鉴别不同产地铁皮石斛的方法。结果表明，不同产地样品化学成分含量有一定差异。对 50 个样品谱图的共有峰强度进行比较，发现文山和勐海产地部分共有峰吸光度值较玉溪、普洱和景洪大，其余共有峰吸光度相近。

　　不同产地的铁皮石斛药材，其多糖、甘露糖、毛兰素，以及氨基酸、重金属含量有明显差异。我国铁皮石斛分布较广，在十二个省区有分布，现在这些地区都在发展铁皮石斛的种植，哪些地区适宜铁皮石斛种植，哪些地区产的铁皮石斛药材质量最优，需要更多的研究。

　　总之，应该培育和发展铁皮石斛的道地药材，《中药材生产质量管理规范（GAP）实施指南》（任德权等，2003）指出："地道药材是指具有特有种质、特定产区和一定的生产或加工技术生产出的中药材。其中地理因素十分重要。"培育道地铁皮石斛药材，一是注意产地的选择，产地是道地药材形成的一个重要因素，铁皮石斛分布区应是基本要求，但生态环境对铁皮石斛的生长发育影响很大，包括海拔、地质、地貌、气候、植被、水质等。二是选择适合当地种植的种质，铁皮石斛种质多样性丰富，培育出适合当地栽培的品种，再加上一整套栽培技术和产地加工方法。培育出道地的、被公认的名优正品铁皮石斛药材，以满足中医临床应用的需要。

四、采收期对铁皮石斛药材质量的影响

适时采收是获得高产优质的重要措施，药材的主要有效成分是次生代谢产物，它的积累与生长期及气候条件密切相关。目前在这方面做了不少工作，一些研究结果存在差异，但从中可以找到一些规律。

蔡永萍等（1996）测定霍山三种石斛茎中抗氧化酶等活性物质，探讨其合理的采收标准。

霍山三种石斛茎内丙二醛（MDA）含量：MDA是植物衰老过程中膜脂质过氧化产物，其含量高低反映了植物衰老程度。结果表明，霍山三种石斛茎中MDA含量相近，其中铁皮石斛茎中MDA含量略低。其MDA含量均为一年生茎＜二年生茎＜三年生茎，但经方差分析其差异不显著。可见，发育期延长，霍山三种石斛茎细胞膜脂质过氧化程度逐年增大，其产物MDA积累，茎细胞逐年衰老。

霍山三种石斛茎的可溶性蛋白质含量：对霍山三种石斛不同生育期茎内可溶性蛋白质含量进行了测定，结果表明，茎中可溶性蛋白质含量为铜皮石斛＞霍山石斛＞铁皮石斛。霍山石斛以三年生茎中可溶性蛋白质含量最高；铁皮石斛和铜皮石斛均以二年生茎中可溶性蛋白质含量最高，三年生茎中可溶性蛋白质含量下降。植物衰老时一个最明显的特性是蛋白质降解，可溶性蛋白质含量下降。由此可见，霍山石斛三年生茎还未衰老，而铁皮石斛和铜皮石斛三年生茎已开始衰老。

三种霍山石斛茎中SOD、POD、CAT酶活性：SOD、POD、CAT等酶是清除氧自由基的重要酶系。霍山石斛茎中的SOD、POD、CAT三种酶活性均为一年生茎＜二年生茎＜三年生茎；铁皮石斛、铜皮石斛茎中三种酶活性均以二年生茎最高，三年生茎酶活性下降；这与蛋白质变化一致。说明霍山石斛三年生茎仍有较强的清除自由基能力，植物细胞未衰老；而铁皮石斛、铜皮石斛二年生茎清除自由基的能力最强，三年生的茎已经开始衰老。

从实验结果不难看出，霍山石斛三年生茎可溶性蛋白质含量和清除自由基酶系活性都较高，抗氧化能力较强，仍有较强的生命力。铁皮石斛、铜皮石斛二年生茎抗氧化能力最强，三年生茎已开始衰老。上述研究显示，对于石斛的采收，民间常用的"存三去四"法不能适用于所有石斛。霍山石斛的三年生茎仍有较强的生命力，又能积累较多的生物碱，采用"存三去四"法是可行的。而铁皮石斛、铜皮石斛由于分枝少，植株生长迅速，三年生茎已衰老，再生长下去，植物更加衰老，代谢减弱，合成次生物质能力下降，不可能积累更多的生物碱，故对铁皮石斛、铜皮石斛采用"存二去三"法较好，既能防止器官衰老，

保持其药用价值，又能提高产量。

林燕飞等（2009）采用二硝基水杨酸法，以葡萄糖为对照，测定铁皮石斛不同采收期和不同生长期水溶性多糖含量的变化规律。结果表明，冬季采收水溶性多糖含量较高，开花前含量最高；开花期，呈现明显的下降趋势，对水溶性多糖测定，开花前（2007 年 3 月）总多糖含量为 36.68%，开花后（2007 年 5 月）降为 25.31%；花期后，多糖含量又开始回升。随着生长期的延长，呈现先升高后下降的趋势。生长期在 1～2 年间，并在开花前的 1～3 个月，应为最佳采收期。

诸燕等（2010）采集浙江铁皮石斛人工设施栽培骨干基地（产量占全国 90% 以上）11 个种质一至三年生（生理年龄）种质的 33 个样品，并分别记载其形态特征；采用苯酚 - 硫酸法测定铁皮石斛多糖质量分数。结果表明：供试的 11 个种质一年生、二年生和三年生样品多糖质量分数平均值分别为 28.92%、34.47%、26.95%，二年生最高，三年生最低，不同生理年龄的铁皮石斛多糖质量分数存在极显著的差异。这种差异的产生与铁皮石斛叶片生长及开花习性等生物特性有着内在的联系，铁皮石斛萌蘖当年，萌条上每节均有叶片，直至冬季基部才有少量落叶或黄化，无开花现象，有利于多糖的积累；二年生萌条中下部叶片通常在秋冬季节脱落或黄化，仍然有利于多糖的积累；进入第 3 年时，萌条叶片基本脱落，并大量开花，多糖不仅得不到积累，而且伴随着开花大量消耗。故认为，浙江产区铁皮石斛最佳采收时间为两年生冬季至三年生开花前。

周桂芬等（2011）建立柱前衍生化 HPLC 分析不同种植基地和不同生长年限铁皮石斛多糖中单糖的组成和主要单糖的含量，并根据含量水平进行聚类分析及判别分析。铁皮石斛多糖主要由甘露糖和葡萄糖组成。不同生长年限、9 个种植基地的 13 批铁皮石斛样品甘露糖的含量范围为 19.65%～34.27%。2010 年版《中国药典》规定铁皮石斛的甘露糖含量范围为 13.0%～38.0%，甘露糖与葡萄糖峰面积比应为 2.4～8.0。来自 9 个种植基地的 13 批不同生长年限铁皮石斛甘露糖含量均在规定范围内，并随着生长年限的增加，甘露糖含量降低；不同生长年限的铁皮石斛甘露糖与葡萄糖峰面积比差异较大。二年生的铁皮石斛甘露糖含量均在 30% 以上，三年生甘露糖含量在 25%～30%，四年生甘露糖含量在 25% 以下，具有一定的规律性，说明多糖含量与甘露糖的含量呈正相关。

金小丽等（2011）采集铁皮石斛开花前样品、开花结束时经人工摘除花蕾与未摘花蕾的样品，采用苯酚 - 硫酸法测定铁皮石斛中多糖质量分数，柱前衍生 HPLC 检测多糖中的单糖组分。结果显示，摘除花蕾样品与未摘花蕾样品比较，总多糖及多糖中的甘露糖、半乳糖醛酸、葡萄糖绝对量分别高 30.35%、26.44%、20.78%、57.80%；木糖、阿拉伯糖分别低 28.33%、24.37%；半乳糖差异不显著。表明开花显著消耗铁皮石斛药材中的多糖及多糖中甘露糖、半乳糖醛酸、葡萄糖的量，而开花过程可能有利于木糖、阿拉伯糖积累。建议自然开花的基地在开花前采收，摘除花蕾或其他途径控制开花的基地，采收期可延长至开花结束或更长的时间。

苑鹤等（2011）分析了浙江省建德、武义、庆元、义乌、天台、临安、湖州、桐庐等地区一至三年生铁皮石斛多糖的单糖组成，发现不同生长年限铁皮石斛多糖中的各种单糖绝对量和相对量均存在显著性差异。半乳糖和半乳糖醛酸的含量随着植株年龄的增加而减低，甘露糖、葡萄糖、木糖和阿拉伯糖的含量在二年生植株中最高，三年生植株中最低。

金海英等（2012）采用硫酸－苯酚法测定霍山石斛、铁皮石斛和细茎石斛 3 种霍山产石斛，在 8 个不同生长阶段（原球茎—小苗—中苗—大苗—驯化苗—一年生茎—二年生茎—三年生茎）的多糖含量，并分析了其变化的规律和影响因素。发现 3 种不同品种石斛在一个生长周期内的多糖含量变化趋势相似。从原球茎开始到栽培第 1 年后的石斛（茎）中，多糖含量逐渐增加，栽培两年后的石斛（茎）中多糖含量达到最高峰，随后 1 年的多糖含量略有降低。霍山产三种石斛组培苗中多糖含量均相对较低，但是随着培养周期的延长，多糖含量逐渐增加。初步推测是由于幼嫩的组培苗从培养基质中吸收和转化糖的能力相对较低，从而导致组培苗的多糖成分含量相对较低。随着培养周期延长，培养基质的更新，石斛组培苗从培养基中吸收和转化糖的能力增加，物质代谢和积累能力增强，从而组培苗的多糖含量随着生长周期的延长而增加。石斛组培苗经过 6 个月的驯化后，不仅提高了其栽培的存活率，同时也大大提高了其多糖含量。栽培于基质中的石斛组培苗经过 1 年的生长，多糖含量迅速增加，其中霍山石斛一年生茎的多糖含量高达 20.73%，比同一生长阶段的霍山铁皮石斛和霍山细茎石斛都高。经过 1 年的积累，三种石斛的多糖含量在栽培后第 2 年均达到最高峰，其中霍山石斛二年生茎的多糖含量最高，为 35.74%；铁皮石斛和细茎石斛也分别高达 31.72% 和 26.84%，均为其生长周期中的最高值。随着体内物质的转化和消耗，三种石斛在栽培后的第 3 年，多糖含量均有不同程度降低。

根据 HPLC 指纹图谱分析处于不同生长阶段铁皮石斛的化学成分，发现生长 18 个月后图谱中各色谱峰面积均有显著增加，至生长 24 个月后达到高峰（何铁光等，2012）。章乐建等（2012）报道浙江省乐清市一至三年生人工栽培铁皮石斛甘露糖的含量基本相同，无显著性差异。

徐云燕等（2014）比较了贵州赤水产人工培植的不同生长期（一、二、三年）金钗石斛和铁皮石斛中主要活性成分总生物碱和总多糖的含量，确定其最佳采收期。结果表明，一、二、三年生长期铁皮石斛总多糖含量分别为 40.40%、30.96%、48.87%；一、二、三年生长期铁皮石斛中的总生物碱含量分别为 0.0114%、0.0111%、0.0121%；一、二、三年生长期铁皮石斛中几乎未检测到石斛碱。由此可知，三年生铁皮石斛中总生物碱和总多糖含量最高，因此最佳采收期为三年。

颜美秋等（2015）比较了不同种植年限铁皮石斛的多糖及甘露糖含量，并对其正丁醇部位及乙醚部位化学成分进行了比较研究。结果显示，铁皮石斛多糖含量随种植年限不同而变化，二年生＞三年生＞四年生，二至四年生铁皮石斛随种植年限增加，多糖含量减少。甘露糖含量随种植年限的变化也呈现与多糖相同的变化趋势。铁皮石斛正丁醇部位中黄酮类成分在 360nm 下随种植年限变化有一定的变化，二年生中黄酮类化合物相对极性较小，且较集中。三年生中黄酮类化合物极性分布较广，且含量相对较大。四年生主要分布有极性大的黄酮类化合物，含量相对较低。铁皮石斛乙醚部位在 280nm 下随着种植年限增加，色谱图峰强度增加明显。因此，从多糖及甘露糖含量考虑，以三年生铁皮石斛含量最高，宜以二年生为用；而结合酚类及黄酮类成分却与此结论有所背离。

俞巧仙等（2014）为了揭示铁皮石斛多糖和醇溶性浸出物含量的动态变化规律，为铁皮石斛科学采收提供依据。采用苯酚－硫酸法和醇溶性浸出物热浸法测定铁皮石斛 3 个优良品系一至三年生萌条的多糖和浸出物含量。实验结果表明，不同采收期铁皮石斛多糖、浸出物含量及其总量均存在极显著差异,与铁皮石斛的物候密切相关,其中多糖含量变化与开花密切相关,醇溶性浸出物含量与新芽形成、萌动密切相关。根据多糖与醇溶性浸出物含量的动态变化,以多糖为采收目标时在二年生开花前采收,以醇溶性浸出物为采收目标时,以新芽萌动前采收最佳,以多糖与醇溶性浸出物总量为目标时,以春芽萌动至开花前采收为宜。

唐丽等(2015)采用苯酚-硫酸法、酸性染料比色法以及硝酸铝比色法分别测定并比较不同生长龄铁皮石斛茎与叶中总多糖、总生物碱及总黄酮的含量差异。研究表明,不同生长龄铁皮石斛茎与叶中总多糖、总生物碱、总黄酮的含量均有显著差异,其中总多糖主要集中于茎,总生物碱和总黄酮主要集中于叶;总多糖含量以二年龄茎最高,为35.32%,总生物碱含量以一年龄叶最高,为0.036%,总黄酮含量以半年生叶最佳,为0.104%;总多糖含量随着生长龄的增加而逐渐减少;三年龄以内的总生物碱和总黄酮含量明显较高,且不同生长龄之间含量差异较小,而当植株生长至四、五年龄时,其总生物碱及总黄酮的含量明显较低。铁皮石斛茎与叶中各含有较高的不同有效成分,茎和叶均可作为药用资源加以充分利用;为获取最佳效益,综合考虑生长周期、生物量及药用成分含量等因素,人工栽培的铁皮石斛以三年龄内采收为宜,不宜栽种4年以上。

通过对云南6个产地大棚栽培的铁皮石斛进行周年采样,每月采集1次,检测样品的折干率、甘露糖与葡萄糖峰面积比、浸出物、多糖和甘露糖含量,对不同采收期铁皮石斛的产量(折干率)及质量(指标性成分)进行综合评价。实验结果表明:云南省不同产地栽培铁皮石斛样品折干率在1~4月为高峰期,醇溶性浸出物在9~12月含量较高,多糖和甘露糖含量在1~4月达到高峰期,在10月至翌年2月,甘露糖与葡萄糖峰面积比符合药典标准。根据药典标准要求,综合测定的产量及质量的结果,云南省各产地栽培铁皮石斛的适宜采收期为12月至翌年2月(张善宝等,2015)。组培苗出瓶移栽后的1年内,随着生长时间的延长,茎多糖含量由15%左右逐渐提高至25%以上,多糖水解液中甘露糖和葡萄糖的色谱峰面积比由12.0左右逐渐降低至3.5左右,多糖中甘露糖和葡萄糖含量之和由65%左右逐渐提高至90%以上。以上指标的测定值均在随后半年的生长期间保持稳定(陈晓梅等,2016)。

适时采收对药材的产量、质量和收获率都有良好的作用,因此必须十分重视采收这一环节,合理的采收时间的确定应以药材质量的最优化和最大化为原则(任德权等,2003)。

铁皮石斛是多年生草本植物,药用部位是茎,何时采收是影响其质量和产量的重要因素。近年对适宜采收期的研究为合理采收提供了依据。

1)铁皮石斛的生长年限对采收期的影响:①从形态上看,一年生萌条5节以上均有叶片,无黄化现象,萌蘗无花(果)柄残留,顶芽尚存;二年生萌条中下部叶片通常在秋冬季节脱落或黄化,中上部可见花(果)柄,顶芽退化;三年生萌条叶片基本脱落,萌蘗节上多见花(果)柄(诸燕等,2010)。②从生理上看,铁皮石斛茎中的丙二醛(MDA)含量,一年生<二年生<三年生,细胞膜脂质过氧化程度逐年增大,茎细胞逐年衰老;三年生茎中可溶性蛋白质含量下降,说明蛋白质降解,植物已衰老。③从多糖含量看,不同作者测得一至三年生茎中多糖含量有所差异,但总的来说,处于较高水平,四年生茎中的

多糖和甘露糖含量明显下降。铁皮石斛采收年限不能超过三年生。

2）铁皮石斛开花，消耗了大量的多糖积累，多糖含量明显下降。

3）采收时间对多糖含量的影响：不同地区，因气候条件差异，采收时间有所不同，浙江地区的采收试验表明，开花前 1～3 个月为最佳采收期，这时总多糖含量高；云南地区采收期试验表明，采收期为 12 月至翌年 2 月。2015 年版《中国药典》规定在 11 月至翌年 3 月采收，是符合实际的。

五、加工方法对铁皮石斛药材质量的影响

（一）传统方法与机械方法对铁皮石斛药材质量的影响

铁皮石斛鲜茎收获后，传统的方法是加工成枫斗，其加工方法在第十章"铁皮枫斗加工技术"一节中有详细论述，这种方法不仅出于保存的需要，而且出于发挥石斛功效的需要，同时这种性状也是鉴别质量的一个标志。但这种方法全靠手工操作，效率低，尤其用作生产铁皮石斛产品的原料来说，成本和时间上都不经济。

陈立钻等（2005）探索了铁皮石斛机械化加工代替传统手工方法的可行性。材料取自天台五峰桥基地栽培的鲜铁皮石斛。对两种加工方法进行比较。

传统方法：将鲜铁皮石斛茎在炭火上微烤，并不断翻动，使受热均匀，拣较长者酌予剪断成 5～7cm 长。烤至枝条柔软时，用双手的大拇指、食指、中指夹住茎的两端，缓缓用力扭曲，边扭边烤，待绕成了 3～5 环，用手指压成螺旋形圆柱状，再用牛皮纸条固定，置通风处放置数日，拆去纸条，再在炭火上烘烤至干，即得。

机械方法：用药材切片机将鲜铁皮石斛截成 2～3cm 小段，置蒸汽烘箱 80±5℃烘 16h 以上，取出，筛除叶鞘末，待凉，分装，贮存于阴凉处。

两种加工品的有效成分多糖测定结果表明，2 种加工品的多糖含量无明显差异，说明用机械加工方法不影响铁皮石斛药材质量，机械加工方法可以代替传统手工方法。为了便于水煎煮时有效成分的溶出，在投料前，将干燥的短段用压轧机压扁，同样可以达到角质层被撕裂的目的。

（二）不同工燥方法对铁皮石斛药材质量的影响

尚喜雨等（2010）研究了不同干燥方法对铁皮石斛多糖含量的影响，采用一部分材料 95℃杀青，再于 60℃烘箱中烘干；另一部分先于 25℃室温下放置 20d，再置阳光下暴晒干燥。结果表明，采后不同的加工处理工艺会造成不同部位有效成分含量发生变化。如果不经杀青烘干，而是让其自然晒干，则多糖含量有所降低，降低幅度一般在 20% 左右，且各部位含量差异更大。其中，茎上段的多糖含量下降最快，根部则有所增加。这是由于在自然晒干过程中，石斛植物仍保持着呼吸作用，需要消耗糖分以维持机体的生理活动，其中茎尖呼吸作用最旺盛。

辛明等（2013）研究了不同干燥工艺对铁皮石斛主要有效成分多糖和总生物碱的影响，材料为2012年5月采自广西桂平的二年生野生栽培种。原料预处理方法为新鲜铁皮石斛→清洗→沥干→切成1～2cm小段→干燥处理。取相同质量经预处理过的鲜铁皮石斛，分别采用自然晒干、热风干燥、真空干燥、真空冷冻干燥4种方式干燥至安全含水率（=13%干基），测定铁皮石斛有效成分多糖及总生物碱的含量变化。

自然晾干：在通风的室内，避免阳光直射，利用空气流通，使铁皮石斛的水分自然蒸发至干燥，折干率为23.01%，含水量为8.61%。

热风干燥：在干燥温度60℃、最高风速的条件下干燥鲜铁皮石斛，折干率为19.49%，含水量为6.87%。

真空干燥：在干燥温度60℃、真空度0.090MPa的条件下干燥鲜铁皮石斛，折干率为21.20%，含水量为7.32%。

真空冷冻干燥：将鲜铁皮石斛置于超低温冰冻柜–60℃中速冻3h，然后在冷阱温度0℃、真空度1Pa的条件下干燥，折干率为18.74%，含水量为6.51%。

实验结果如下：

（1）不同干燥方式的干燥时间分析　一般来说，物料干燥时间越长，其营养成分的保留率就会越低。自然晾干耗时最久，不符合企业规模加工铁皮石斛的实际需要；热风干燥时间最短；真空冷冻干燥次之，但真空冷冻干燥对设备要求高、耗能大；真空干燥时间相对也较长。后三者相比较，热风干燥经济成本最低，干燥时间最短。

（2）铁皮石斛粉末色泽比较　常压热风干燥、真空干燥都是将液态水分变成气态的过程，真空冷冻干燥是固态冰通过升华直接变成气体的过程。不同干燥方式对铁皮石斛粉末色泽的影响表明，加热对铁皮石斛干燥品的色泽影响较大，热风干燥、真空干燥均采用了加热处理，其在色泽上均呈暗黄绿色，与自然晾干、真空冷冻干燥相比色泽较暗，这与物料干燥温度高有关，干燥温度越高，产品的褐变情况就越严重。真空冷冻干燥产品颜色较为鲜亮；无褐变发生；表明真空冷冻干燥产品色泽保持得较好，明显优于自然晾干、热风干燥、真空干燥。自然晾干次之，产品色泽稍暗，这与干燥时间有关，样品长时间置于空气中而在一定程度上产生褐变。

（3）不同干燥方式对铁皮石斛多糖提取率的影响　在4种干燥方式下，铁皮石斛多糖含量大小依次为热风干燥＞真空干燥＞真空冷冻干燥＞自然晾干（干燥铁皮石斛水分≤13%）。热风干燥的多糖含量高达31.13%，与真空干燥的多糖含量相差不大，这两者均高于真空冷冻干燥，究其原因可能是在较高（60℃）温度条件下，铁皮石斛碳水化合物的代谢平衡被打破，纤维素等高分子量化合物大量形成，从而使铁皮石斛多糖含量有所增加。自然晾干的多糖含量最低，为20.72%，这是由于在自然晒干过程中，铁皮石斛仍保持着呼吸作用，需消耗本身糖分以维持机体的生理活动。

（4）不同干燥方式对铁皮石斛总生物碱提取率的影响　4种干燥方式下的铁皮石斛总生物碱含量基本相当，自然晾干铁皮石斛总生物碱含量为0.08%，热风干燥、真空干燥和真空冷冻干燥铁皮石斛总生物碱含量均在0.12%左右。表明不同干燥工艺对铁皮石斛总生物碱含量无明显影响，说明作为植物激素的生物碱，在石斛植物的衰老死亡过程中的总量保持不变。

综上，不同干燥方式对铁皮石斛有效成分多糖的影响较大，4 种干燥方式的铁皮石斛多糖含量大小排列为热风干燥＞真空干燥＞真空冷冻干燥＞自然晾干；对总生物碱的含量无明显影响。可见，热风干燥方式最优，有效成分指标含量高，能耗低，设备简单，在铁皮石斛加工企业可以推广应用。

（三）不同烘干方法对铁皮石斛药材质量的影响

李聪等（2013）采用直接烘干、烫后烘干、边搓边烘、烫后边搓边烘 4 种方法，将药材分别在不同温度下烘干后测定药材中多糖含量。加工后的药材从外观性状上看，采用揉搓的方法可使药材节上的膜质叶鞘完全脱落，茎条变为扭曲状，烘干后药材外表颜色为金黄色，有光泽，质地坚实饱满；沸水烫后药材外表颜色略暗；直接烘干和只烫不揉搓的药材膜质叶鞘包裹茎的时间过长，导致干燥后药材的颜色较暗，并且茎条明显比较纤细。

测定不同加工方法制得的铁皮石斛药材中多糖含量。表明经边搓边烘 100℃和 80℃处理的铁皮石斛药材多糖含量最高，分别为 32.70%、32.58%；经直接烘干 60℃处理的药材多糖含量最低，仅为 26.59%。同一温度下采用边搓边烘加工方法的铁皮石斛药材多糖含量明显高于其他 3 种加工方法；对边搓边烘方法中不同加工温度进行分析，经过 80℃和100℃处理的铁皮石斛药材多糖含量无显著性差异，但明显比 60℃处理多糖含量高。

张雅琼等（2015）以传统枫斗加工法作对照，分别采用 6 种不同方法对铁皮石斛进行加工，使用苯酚－硫酸法测定其中多糖的含量并进行比较。6 种加工后铁皮石斛药材的折干率均在 34% 左右，表明铁皮石斛药材 7 种加工方法不影响折干率。品种方面 $P > 0.05$，说明两个批次铁皮石斛鲜条之间的差异不显著，而炮制方法方面 $P < 0.05$，说明炮制方法之间的差异显著。多糖含量变幅在 34.97% ～ 54.19%，处理间达极显著水平。先烘烤10min 搓揉后再烘烤 5min，再搓再烤，至叶鞘基本脱落后切成薄片 60℃烤干的加工方法其产品多糖含量最高，为 54.19%，以鲜条自然晒干效果最差，为 34.97%，其次是切片后烤干，再次是先烤后晾干，最后是边烤边揉后烤干。说明铁皮石斛鲜条不宜直接晒干，在烘烤前也不宜切片或切段。其中加工方法为边烤边揉，至叶鞘脱落后分别切成薄片和切段烤干，两者测得的多糖含量分别为 54.19% 和 48.81%，与对照枫斗之间差异不显著，说明这两种方法有利于药材的干燥和有效成分的保留。与传统枫斗相比，这两种方法最后产品形式分别是干片和干茎段，后期脱水快，节省时间和成本，而且产品便于服用，可以认为铁皮石斛干片或干茎段是替代枫斗的新型饮片。

（四）总结

朱加繁等（2015）通过对铁皮石斛进行热风干燥试验，分析在温度、风速和铺排密度等因素变化的情况下，铁皮石斛外观品质和质量的变化情况，探讨各种因素水平对石斛干燥效果的影响。试验表明，各因素对铁皮石斛干燥效果的影响大小排序为干燥温度→风速→铺料密度→加热时间→间歇时间，其中干燥温度为 60℃，风速为 0.5m/s，铺排密度为8kg/m^2，间歇时间和加热时间分别为 10min 和 30min 的条件下，干燥得到的铁皮石斛外观品质最佳。干燥温度越高,石斛干燥所需的时间越短,其中干燥温度每升高10℃,石斛干燥所需时间大约缩短60min,在同一干燥温度下,风速每增加0.2m/s,石斛干燥时间大约缩短30min,间歇时间和加热时间对干燥速率的影响不明显。温度和风速是影响石斛干燥速率较大的两个因素。

徐兰芳等(2015)对经4种干燥方法(自然晒干、烘箱烘干、真空干燥、微波干燥,36h)及烘箱烘干方法下不同温度(90℃、120℃、150℃、180℃、210℃,24h)、90℃下烘箱烘干不同时间(36h、48h、60h、72h)处理后铁皮石斛中多糖、游离氨基酸和总氨基酸保留率及7种单糖组成的变化进行考察。结果发现4种干燥方法中,多糖保留率分别为97.65%、93.68%、92.97%、85.91%,游离氨基酸保留率分别为85.99%、86.92%、85.33%、42.72%,总氨基酸保留率分别为89.84%、89.17%、90.22%、64.31%;随着干燥温度的升高和时间的延长,3类成分的保留率均呈现逐渐下降的趋势;4种干燥方法对2种单糖即核糖、半乳糖醛酸的含量影响较大;随着温度的升高,甘露糖、鼠李糖、葡萄糖醛酸含量呈减少趋势,核糖、半乳糖醛酸、半乳糖含量呈增加趋势;随着加热时间的延长,甘露糖、半乳糖含量呈减少趋势,核糖、鼠李糖、葡萄糖醛酸、半乳糖醛酸含量呈增加趋势。不同干燥方法对单糖组成变化与多糖含量有一定影响。综合考虑,铁皮石斛的较优干燥方法为90℃烘箱烘干24～36h。

周伟等(2016)研究了热风干燥、真空干燥和冷冻干燥3种干燥方式对铁皮石斛失水特性及品质的影响,结果表明:温度对铁皮石斛含水率和干燥速率变化的影响比较显著,干燥速率随着温度的升高而明显加快,在相同温度下,真空干燥速率略大于热风干燥,而冷冻干燥速率最慢。热风干燥和真空干燥对感官品质影响较大,但不同温度之间并没有显著性差异(70℃、80℃、90℃、100℃),冷冻干燥对感官品质的影响最小。干燥方式对铁皮石斛色泽的影响显著,冷冻干燥后的产品在色泽保护方面优于热风干燥和真空干燥,而热风干燥的影响最大。多糖含量受干燥方式和温度的影响亦较大,冷冻干燥下多糖损失最小;对于热风干燥和真空干燥,温度较低时,干燥时间越长,多糖损失较多。综合考虑,冷冻干燥最有利于保持铁皮石斛的品质。

张雨婷等(2017)采用红外线、烘干、微波、真空冷冻4种方法干燥铁皮石斛,采用比色法测定多糖含量、高效液相色谱法测定甘露糖含量,分析比较不同干燥方法对多糖及甘露糖含量变化的影响。结果表明,不同干燥方法得到的铁皮石斛中多糖和甘露糖含量存在较大差异,真空冷冻干燥样品中多糖和甘露糖含量最高,明显优于另外3种干燥样品($P < 0.05$),提示真空冷冻干燥法能最大程度地保留样品中的多糖和甘露糖。

廖素溪等(2017)探讨了微波干燥对铁皮石斛的干燥特性及其有效成分多糖、总多酚的影响。结果发现铁皮石斛的微波干燥分为加速和降速两个阶段,且随着微波功率的增大,干燥时间缩短,干燥速率增大。Logarithmic模型可以很好地拟合铁皮石斛的微波干燥曲线,其R^2值均在0.99以上,RMSE和χ^2值均最小。而微波干燥后的铁皮石斛的品质较热风干燥的要高,其有效成分含量均较高,具有显著性差异($P < 0.05$);且随着微波功率的增加,铁皮石斛中有效成分的含量呈先升后降的趋势,在微波600W时达到最高,其中多糖、总多酚含量分别为53.85%、1.01%。铁皮石斛的微波干燥既可以大大地提高铁皮石斛的

干燥速率，还可以有效地保留铁皮石斛中有效成分的含量，可以确保干燥后铁皮石斛的质量。

中药材产地加工是中药材生产过程的重要组成部分，不仅是为了干燥后有利于运输和贮藏，更是依据各中药材不同理化性质采用不同的加工方法，以促使其与功效相关的化学物质发生化学转化与生物转化，形成和赋予中药材所特有的药性的过程（赵润怀等，2013）。

铁皮石斛药材传统加工方法是枫斗加工技术，该技术有一百多年的历史，形成了一整套的加工程序和方法，并沿用至今。研究和实践证明，该技术是科学、合理的。但该技术为手工操作，干燥温度掌握凭经验，同时加工费时，费用大，给产品开发增加了成本，一些学者对加工方法进行了研究与探索。

干燥是药材加工过程的重要环节，而温度是主要因素。铁皮石斛干燥温度多少多糖含量高，不同研究的结果不同，有80℃或100℃，先95℃杀青、再60℃烘干，都取得较好的效果。一般的烘干温度需大于60℃，此条件下可有效抑制中药材中酶或微生物的活性，有利于药效成分的保存和品质的稳定（赵润怀，2013）。自然晒干多糖含量大大降低，由于自然晒干过程中，石斛植物仍保持呼吸作用，需消耗糖分来维持其生理活动。

在加工方法上，同一温度下采用边搓边烘的加工方法可明显缩短干燥所需时间，且多糖含量高。或先烘10min搓揉后再烘烤5min，再搓再烤，至叶鞘基本脱落后切成薄片60℃烘干的加工方法多糖含量最高。

在铁皮石斛加工中，引进一些现代干燥技术，以探索其实用性，如热风干燥、真空干燥、真空冷冻干燥、微波干燥等，有待于进一步研究其对质量的影响，并考虑设备条件和成本，才能决定其是否能在生产中应用。

六、栽培模式对铁皮石斛药材质量的影响

姜殿强等（2007）利用苯酚-硫酸法测定贵州茂兰喀斯特自然保护区中的野生（石生、树生）铁皮石斛及贵州茂兰乡缘铁皮石斛开发种植基地人工种植的铁皮石斛（棚生）的多糖含量。结果表明，石生铁皮石斛多糖含量为（27.26±0.14）%，树生铁皮石斛多糖含量为（26.74±0.16）%，棚生铁皮石斛多糖含量为（27.2±0.12）%，石生、树生和棚生铁皮石斛的多糖含量几乎相同。通过长期野外监测发现，石生、树生和棚生铁皮石斛的温度、湿度和光照都非常接近，这也是铁皮石斛多糖含量相同的主要原因。

Chen et al.（2012）分析了包括铁皮石斛在内的24种石斛属植物62份样品的化学成分，发现野生铁皮石斛的联苄含量高于人工栽培铁皮石斛，说明人工栽培铁皮石斛中小分子化学成分的积累与野生铁皮石斛存在差别。

李文静（2015）探索了不同栽培模式铁皮石斛有效成分变化规律。4种栽培模式为平地温室（PD，虎门）、高山温室（GW，从化高山海拔600m，下同）、高山大棚（GP，从化）、高山挂树（GG，从化）。每隔1个月或2个月采集不同生理年龄的当年新茎与次年的老茎，测定总多糖与甘露糖的变化规律。结果显示：4种栽培方式下采收的同

一月份的当年新茎及次年老茎样品所含多糖含量虽不尽相同，但均存在着普遍规律，为GG ≥ GW > GP > PD，即就高含量月份比较而言，从化高山基地栽培模式优于虎门平地栽培模式，高山挂树生长的药材多糖含量最高，高山挂树栽培是仿野生栽培模式，铁皮石斛活树附生栽培，放任生长，且高山的昼夜温差及空气相对湿度等具有优势，适合石斛多糖积累。随着铁皮石斛茎生理年龄的递增，多糖含量逐渐增加，自6月份花期后含量有所降低。且4种栽培方式各自对应不同月份的多糖含量在时间段均表现出：2015年3月 > 2015年1月 > 2014年2月 > 2014年4月，其他月份尽管多糖含量不尽相同，但成熟茎的石斛多糖含量均高于25%，符合药典标准；而平地栽培的石斛多糖积累晚于高山栽培，可能是平地栽培铁皮石斛停止生长的时间晚于高山栽培；每年的1～2月份石斛多糖含量最高，此时的水分含量低，因此，可以选择在1～2月份采集铁皮石斛样品较佳。四种栽培模式"睿绅1号"铁皮石斛中甘露糖的含量存在一定的差异，但存在的普遍规律为GG ≥ GW > GP > PD，即从化仿野生高山栽培的铁皮石斛优于虎门平地温室栽培，甘露糖含量随着药材生长时间的递增而增加，花期时会有所降低。且4种栽培方式各自对应不同月份的甘露糖含量均表现为：2015年3月 > 2015年1月 > 2014年12月 ≥ 2014年10月。

付涛等（2015）报道浙江省宁波市二年生仿野生栽培与温室大棚培养的铁皮石斛茎中挥发性成分差异很大。仿野生环境为宁波奉化市溪口地区，四面环山，树林覆盖率高，年平均气温15～20℃，年降水量1200～1800mm。经检测后发现，仿野生铁皮石斛茎中烷烃和芳香烃及其衍生物的含量最高（55.17%），其次是酯类（27.76%）、醇类（6.55%）、酮类（4.4%）、醛类（3.97%）和萜烯类（1.06%）。栽培铁皮石斛茎中各类成分的含有量相对均衡，烷烃与芳香烃及其衍生物最高（26.18%），其次是醇类（23.71%）、酯类（17.89%）、酮类（17.38%）、醛类（13.11%）和萜烯类（1.71%）。从仿野生和栽培的茎条中分别鉴定了24种成分和23种成分，其中11种成分为共有成分，但含量差异较大，共有成分分别占总挥发性成分的50.30%和73.19%。

陈淑钦等（2016）设林下附生、林下悬挂、林下床栽、大棚床栽4种栽培模式，对不同种植方式下铁皮石斛的光合速率和品质指标进行比较研究。结果表明：3种林下栽培的铁皮石斛实际量子产量［effective quantum yield of photochemical electron，Y（Ⅱ）］、相对电子传递速率（relative photosynthetic electron transport rate，rETR）、光化学淬灭（photochemical quenching，qP）、非光化学淬灭（non-photochemical Quenching，NPQ）、半饱和光强（I_k）等光合能力指标均显著高于大棚床栽（$P < 0.05$），而大棚床栽的Y（NO）极显著高于3种林下栽培（$P < 0.01$）。说明林下栽培铁皮石斛的光合能力、光饱和点均高于大棚床栽植株，且光保护能力更强。采收时，虽大棚床栽铁皮石斛的单株净重和茎长均极显著高于林下附生（$P < 0.01$），长势良好，但多糖含量低，品质不及林下附生栽培植株。这说明栽培模式显著影响铁皮石斛光合产物的分配且对其品质形成有影响。

（张治国　陈晓梅　郭顺星）

第五节　铁皮石斛的质量评价研究进展

　　铁皮石斛系我国传统名贵药材，以新鲜或干燥茎入药，有味甘、质重、黏性大等特点；在《神农本草经》和《本草纲目》中均被列为上品；具有养阴生津、润喉护嗓、益胃明目、补肾益力、延年益寿等功效（张奇等，2008）。现代的化学成分和药理研究表明，铁皮石斛还具有抗肿瘤、抗衰老、抗氧化、抗肝损伤、抗胃溃疡、降血糖、刺激造血等作用（谢伟杰等，2016）。

　　近十多年来，铁皮石斛在我国浙江、云南、广西、福建等地形成规模种植，因各地气候特征不同，铁皮石斛的种植周期有所差异，铁皮石斛质量差异很大，另外铁皮石斛加工品铁皮枫斗与同属近似种齿瓣石斛（紫皮石斛）等加工品外形相似，彼此难以区分，国内市场上铁皮石斛真伪并存、优劣并存、人为混用的情况常有发生，不同品质的铁皮石斛，冒充的"铁皮石斛"必定会影响临床药效。铁皮石斛历来是《中国药典》收载品种，其在 2005 年版以前的各版本《中国药典》中均收载于石斛项下，仅收载性状和显微特征以进行真伪鉴别，无任何有关其质量评价的标准。从 2010 年版《中国药典》开始，铁皮石斛从"石斛"项下分列，被单列收载，标准项下增加了水分、浸出物等项目检查，并对铁皮石斛多糖和甘露糖进行定量。2015 年版《中国药典》的检查项目稍有变化，但其余同 2010 年版《中国药典》并无太大差别（国家药典委员会，2010，2015）。本文从铁皮石斛性状、鉴别、含量测定等方面对铁皮石斛质量评价方面的研究进行综述，对铁皮石斛质量现状进行综述，为铁皮石斛质量控制系统性研究提供依据。

一、性状描述

　　古代本草中石斛的质量评价多是通过质地来判断的。历代本草认为石斛的质量评价与其黏性相关，能否加工为枫斗可判断石斛黏性强弱，传统的石斛质量评价认为铁皮石斛多以皮深绿、质地坚实、味甘黏性足为道地（赵玉姣等，2016）。

　　2015 年版《中国药典》对铁皮枫斗的性状描述为螺旋形或弹簧状，通常为 2～6 个旋纹，拉直后长 3.5～8.0cm，直径 0.2～0.4cm。表面黄绿色或略带金黄色，有细纵皱纹，节明显，节上有时可见残留的灰白色叶鞘；一端可见茎基部留下的短须根。质坚实，易折断，断面平坦，呈灰白色至灰绿色，略角质状。气微，味淡，嚼之有黏性。

　　李涛等（2016）通过考察药材来源，比较性状特征，描述了中国西南地区产 27 种石斛属药用植物药材（茎）的性状特征，以期为石斛药材质量的制定提供依据。对铁皮石斛的性状描述如下，茎呈细长圆柱形，不分枝，稍弯曲，长 3～15cm，直径 0.1～0.4cm，具 7～10 节，节间长 0.4～1.7cm，最上部节间稍短。表面黄棕色或棕褐色，具细密的浅纵皱纹，残留叶鞘白色、膜质，包裹在茎的表面。质轻而脆，断面白色、平坦，味淡。研究发现可依据茎的形状、是否分枝、直径、长度、节的数目、节间长度、表面颜色、是否具有光泽、纵棱脊或纵皱纹是否明显、残留叶鞘、节上是否具丝状纤维、断面颜色和气味等特征作为石斛药材的主要性状鉴别特征。

二、鉴别

（一）显微鉴别

显微鉴别方法是铁皮石斛真伪鉴别的主要方法之一，在 2010 年版《中国药典》和 2015 年版《中国药典》铁皮石斛标准的鉴别项下均有收载，主要观察描述铁皮石斛茎的组织横切面特征。《香港中药材标准》同时将粉末特征收载于鉴别项下。

2015 年版《中国药典》收载的铁皮石斛茎横切面主要特征如下：表皮细胞 1 列，扁平，外壁及侧壁稍增厚、微木化，外被黄色角质层，有的外层可见无色的薄壁细胞组成的叶鞘层。基本薄壁组织细胞多角形，大小相似，其间散在多数维管束，略排成 5 圈，外韧型维管束，外围排列有厚壁的纤维束，有的外侧小型薄壁细胞中含有硅质块。含草酸钙针晶束的黏液细胞多见于近表皮处。

此外，尚有很多学者对铁皮石斛的显微特征进行了观察研究，叶子等（2016）通过研究，总结铁皮石斛的主要粉末鉴别特征如下：束鞘纤维多排列成束或散离，几无色或淡黄色，直径 8 ～ 33μm，壁厚，胞腔较狭窄；有时周围细胞含有类圆形硅质块，排列纵行，直径 6 ～ 23μm；偏光显微镜下呈亮白色或亮黄色。草酸钙针晶多成束存在于薄壁细胞中，也可见散在的针晶，针晶结构粗大，长约至 170μm；偏光显微镜下呈多彩状。表皮细胞表面观呈类多角形或长多角形，垂周壁连珠状增厚。导管主要为网纹、梯纹导管，少数为网状具缘纹孔导管，直径 6 ～ 45μm。

管燕红等（2010）对铁皮石斛及其近似种齿瓣石斛茎的横切面及粉末特征进行了比较研究，发现齿瓣石斛和铁皮石斛的显微结构有明显的区别，主要表现为：齿瓣石斛具少量网状增厚的薄壁细胞，且在薄壁细胞中含草酸钙针晶（较大）、柱晶（多）和大量淀粉粒；有 52 个外韧型维管束，周围细胞中常有 1 ～ 4 个硅质体（块）分布。铁皮石斛具大量网状增厚的薄壁细胞，在薄壁细胞中含大量淀粉粒，近表皮处含草酸钙针晶（较小）和柱晶（少）；有 85 个外韧型维管束且周围多数由厚壁纤维环绕，有的形成纤维鞘。传统上加工制作枫斗的原料是铁皮石斛，近年来有其他多种石斛也作为加工枫斗的原料，其中以齿瓣石斛居多。在药材外观性状难以区分的情况下，可从两者的维管束数及类型、细胞内含物的特点进行鉴别。

市场上除了齿瓣石斛加工的枫斗外，细茎石斛加工的枫斗也有一定的占有量，然而，铁皮石斛与这两种药用石斛的市场价格差别较大，其中铁皮石斛的价格远高于其他 2 种石斛，而这 3 种药用石斛加工而成的枫斗在外观上极为相似，难以鉴别。包英华等（2014）对这三种石斛的显微特征进行了比较研究，结果表明三种石斛的显微特征存在一定差异，尤其茎表皮细胞特征具有一定的变化。细茎石斛和齿瓣石斛茎表皮细胞角质层厚度无显著差异，厚度为 7.0 ～ 8.0μm；铁皮石斛角质层比较薄，约 4.9μm。铁皮石斛和齿瓣石斛表皮细胞壁厚度无显著差异，厚度为 12.0 ～ 13.0μm，细茎石斛表皮细胞壁比较薄，厚度为

9.1μm。靠近茎表皮细胞的基本组织细胞壁通常加厚，形成厚壁组织，铁皮石斛和细茎石斛厚壁组织厚度无显著差异，厚度为 15.7～17.5μm；齿瓣石斛厚壁组织细胞壁加厚程度明显，厚度为 30.0μm。茎部维管束分散分布于基本组织中，外侧或两侧通常有鞘纤维环绕；铁皮石斛、细茎石斛和齿瓣石斛茎的维管束大小存在极显著差异，分别为 78.7μm、90.9μm 和 68.1μm，三者鞘纤维厚度无显著差异。

白音等（2011）对石斛属植物及其混淆品的茎表皮细胞特征及其鉴别价值进行了研究。39 种药用石斛及其混淆品云南石仙桃（*Pholidota yunnanensis* Rolfe）、密花石豆兰 [*Bulbophyllum odoratissimum*（J. E. Sm.）Lindl.]、流苏金石斛 [*Flickingeria fimbriata*（Bl.）Hawkes] 的茎细胞形状特征和细胞壁的增厚程度种间差异较大，而种内差异较小；石斛及其混淆品茎表皮细胞的细胞壁有 3 种增厚现象，分别为不均匀增厚型、均匀增厚型和无增厚型，铁皮石斛和马鞭石斛属于不均匀增厚型，金钗石斛属于无增厚型，密花石豆兰和云南石仙桃属于均匀增厚型；另外，表皮细胞类型和大小以及切向与径向直径比值可以作为鉴别石斛的主要显微特征，尤其对《中国药典》收载的 3 种药用石斛（铁皮石斛、金钗石斛、马鞭石斛）能够提供更加可靠的鉴别依据。

（二）薄层色谱鉴别

薄层色谱方法在 2010 年版《中国药典》中被收载于"铁皮石斛"鉴别项下，主要以对照药材为参照对铁皮石斛中的黄酮类成分进行了定性分析。2015 年版《中国药典》对铁皮石斛的薄层色谱鉴别方法进行了修订，笔者认为其专属性并未显著优于 2010 年版《中国药典》，应用时不能将铁皮石斛与其同属近似种紫皮石斛、兜唇石斛等区分鉴别，其方法如下：取铁皮石斛粉末 1g，加三氯甲烷－甲醇（9∶1）混合溶液 15mL 超声处理 20 分钟，滤过，滤液作为供试品溶液。另取铁皮石斛对照药材 1g，同法制成对照药材溶液，照薄层色谱法（通则 0502）试验，吸取上述两种溶液各 2.5μL 分别点于同硅胶 G 薄层板上，以甲苯－甲酸乙酯－甲酸（6∶3∶1）为展开剂，展开，取出，烘干，喷以 10% 硫酸乙醇溶液，在 95℃加热约 3 分钟，置于紫外线灯（365nm）下检视。供试品色谱中，在与对照药材色谱相应的位置上，显相同颜色的荧光斑点。

叶子等（2016）研究发现，铁皮石斛现有的质量标准由于缺乏专属性成分，不能实现铁皮石斛与常用混淆品的有效鉴别。为此，基于薄层色谱确定的铁皮石斛不同极性部位（主要是黄酮类）专属性成分，结合运用硅胶柱色谱、凝胶柱色谱等分离手段，结合薄层色谱法和高效液相色谱法等多种色谱分离方法，分离得到一个化合物，经质谱和核磁数据鉴定为黄酮碳苷类化合物佛来心苷，确定该化合物为首次从铁皮石斛中分离获得。从目前研究结果发现，佛来心苷只存在于铁皮石斛药材中，在其余易混淆的齿瓣石斛、杯鞘石斛、兜唇石斛等石斛的加工品中未见。因此首次以铁皮石斛的专属性黄酮类成分佛来心苷与枫斗类石斛中的共有成分夏佛塔苷为对照，建立了铁皮石斛薄层色谱鉴别新方法。该分法分别取佛来心苷、夏佛塔苷对照品 1g，加甲醇 10mL 溶解，经 0.45μm 微孔滤膜滤过，制成每1mL 含有 0.1g 的对照品溶液。取铁皮石斛粉末 1.0g，加甲醇 50mL，超声处理 30min，滤过，滤液蒸干，残渣加水 15mL 使溶解，用乙酸乙酯洗涤 2 次，每次 30mL，弃去洗液，用水饱和的正丁醇振摇提取 2 次，每次 20mL，合并正丁醇液，蒸干，残渣加少量甲醇溶解，经 0.45μm 微孔滤膜滤过，最后定容至 1mL，作为供试品溶液。取上述供试品溶液 5μL、对照品溶液 1μL，分别点于同一高效硅胶 G 薄层板（HSGF254）上，使成条状，以乙酸乙酯 – 丁酮 – 甲酸 – 水（4∶3∶1∶1）为展开剂，展开，取出，烘干，喷以三氯化铝试液，在 105℃烘 2 ～ 3min，置于紫外线灯（365nm）下检视。供试品色谱中，在与对照品色谱相应的位置上，显相同颜色的荧光斑点。该方法分离度高，斑点信息丰富，可实现铁皮石斛药材与同属易混淆药材的定性鉴别。

（三）红外光谱鉴别

近 10 年来，随着计算机技术和化学计量学的飞速发展，近红外技术在中药鉴定领域得到了越来越广泛的关注和应用，不仅用于中药品种、产地的鉴定，也应用于加工炮制后的中药饮片的鉴定，同时还用于中药的质量评价（赵中振等，2012）。

多糖是铁皮石斛中比较明确的活性成分之一，林燕飞等（2011）对铁皮石斛多糖进行了红外光谱研究，发现不同产地石斛提取的水溶性多糖在指纹区 959 ～ 956cm^{-1} 有差异，可用于不同产地铁皮石斛的区分。采用的研究方法如下：取铁皮石斛粉末 0.5g，加入 25mL 的水，90℃热浸提取 10min，用脱脂棉滤过，取滤液 5mL，加 15mL 乙醇，静置，倾去上清液，再以 5mL 热水溶解，离心，弃去不溶部分，上清液冷至室温，再加 15mL 乙醇，静置，倾去上清液得石斛多糖，干燥，即得供试品。取供试品适量，与 KBr 研磨、压片，置于红外光谱仪中测试。

刘文杰（2014）分别收集了云南、广东、广西、浙江和贵州 5 个国内铁皮石斛主要种植省份的铁皮石斛样品，采用红外光谱与传统化学方法相结合的分析手段对铁皮石斛进行定性定量分析。结果发现铁皮石斛叶、茎、根各不同部位多糖红外光谱的相似度为茎＞叶＞根。二阶导数光谱能够很好地分辨原始光谱中重叠的吸收峰，1318cm^{-1} 及 782cm^{-1} 峰在二阶导数谱中的强度差异十分明显，显示为草酸钙含量为叶＞茎＞根。在二阶导数红外光谱中可以对 5 个产地的铁皮石斛进行鉴别：在 1746cm^{-1}（1745cm^{-1}）和 1738cm^{-1}（1737cm^{-1}）附近，云南、贵州的铁皮石斛是两个峰强基本相当的强峰，而广东、广西与浙江的铁皮石斛则是一强一弱的两个峰，1746cm^{-1}（1745cm^{-1}）附近的峰要强于 1738cm^{-1}（1737cm^{-1}）附近的峰，由此可把云南、贵州的铁皮石斛与其余三者区分开来。云南与贵州的铁皮石斛在 1511 ～ 1515cm^{-1} 范围内的峰形不同，云南呈现的是两个强度相当的峰，而贵州的 1511cm^{-1} 峰强于 1515cm^{-1} 峰，1515cm^{-1} 峰呈一肩峰状态，由此可把云南与贵州的铁皮石斛区分开来。在 1530 ～ 1563cm^{-1} 范围内，广西铁皮石斛是两个较钝的峰，而广东与浙江铁皮石斛则是强度不等的四个尖峰，且广东与浙江此处的两组峰形状各异，由此可把广西、广东与浙江的铁皮石斛区分开来。

三、化学指纹图谱分析

化学指纹图谱是一种具有整体性、特征性和模糊性的物质相似性程度评价方法，适用于药材真伪鉴别、中药材质量的一致性评价。它综合反映药材中的各种主要成分,通过比较色谱峰的数量、相对保留时间和峰面积比值等信息为药材的鉴别与质量控制提供依据(聂磊等,2004)。多年来,铁皮石斛的质量评价基本上以传统的性状鉴别和显微鉴别确定真伪,以多糖含量高低评价优劣,缺乏对铁皮石斛整体化学成分的系统研究和观察。中药指纹图谱技术从整体水平上分析铁皮石斛的化学成分,提供了比仅仅测定单一多糖成分含量更加丰富和有用的信息,不仅可用于铁皮石斛的品种鉴别,还可用于铁皮石斛的产地鉴别、质量分析。

广西是我国石斛的主产地之一,何铁光等(2012)采用 HPLC 法建立了广西铁皮石斛提取液的指纹图谱,并运用中药色谱指纹图谱相似度评价系统软件对其进行全谱相似度的评价,发现不同生育期、不同来源(栽培与野生)、不同产地的药材所含的化学成分在种类上无差别,而在含量上具有一定的差异性,体现在各批次样品指纹图谱的各共有峰相对面积不同。相似度分析表明,有 11 批样品的相似度达到 0.8 以上;来自广西河池和桂林的样品,相似度低于 0.8,说明产地不同,其化学成分变化很大。综合比较栽培铁皮石斛根、茎、叶三部分所获得的色谱峰面积,叶片各化学成分在生长过程中,前期呈现基本保持一致水平而后开始上升趋势,生长 9 个月后呈现下降趋势,到了 18 个月后,开始迅速增大。根部的化学成分在整个生育期间变化基本不大。药材不同部位间呈现以上变化趋势,可能是生长初期,正是植物进行化学物质合成的旺盛时期,体内化学成分还未合成完全,表现为各峰面积均较低。而到了后期,由于叶片光合作用合成的化学物质开始形成,并在体内逐渐向茎部运输,表现为叶片化学成分到了后期有所下降,而茎部化学成分有所上升。这与植物生长过程中的库源关系相一致。建议铁皮石斛在采收过程中,应尽量避免提前收获,最好不要在 24 个月生长期前采收。

崔娟等(2013)采用 HPLC 法对 18 批不同产地铁皮石斛药材进行了指纹图谱研究,确定了保留时间及峰面积相对稳定的 26 个共有色谱峰作为铁皮石斛药材指纹图谱的共有峰。不同产地的铁皮石斛主要色谱峰的整体图貌基本一致,所含有的化学成分在种类上无差别,而从峰面积上看,同一采收时间不同产地的铁皮石斛所含化学成分的含量具有一定的差异性。颜美秋等(2013b)通过分析比较铁皮石斛与多个产品不同萃取部位的相关性,发现乙醚部位具有干扰少、相关性和特征性强等特点,因此运用 HPLC 对铁皮石斛乙醚部位特征图谱进行方法学考察与验证,建立了铁皮石斛对照特征图谱。研究发现,12 批不同来源的铁皮石斛乙醚部位具有 6 个共有特征峰,峰 5 为黄酮类成分柚皮素。与市场上流通较广的齿瓣石斛、晶帽石斛、报春石斛、细茎石斛、束花石斛、兜唇石斛、重唇石斛、金钗石斛、鼓槌石斛和流苏石斛比较发现,重唇石斛在此条件下基本无色谱峰,其他石斛有出峰,但与铁皮石斛差异较大,其他石斛无一同时具备 6 个特征峰。同时发现,很多市场上常见的其他石斛在平均保留时间为 1.110 ~ 1.130 之间有 2 个较为明显的峰,结合光谱数据显示,为两个联苄类成分。结果表明,本法不仅适用于《中国药典》石斛项下的 3 个主要品种金钗石斛、鼓槌石斛和流苏石斛的鉴别,同时还可适用于市场流通较广的其他铁皮石斛混淆品及伪品的鉴别。

陈晓梅等(2012)通过测定石斛属植物中 8 个小分子化学成分〔(+)- 丁香脂素 -O-B-D- 吡喃葡萄糖苷、moupinamide、naringenin、moscatilin、gigantol、4, 4′- 二羟基 -3, 5-

二甲氧基联苄（DDB-1）、3, 4- 二羟基 -4′, 5- 二甲氧基联苄（DDB-2）和 3, 4′- 二羟基 -5-甲氧基联苄（DMB）]和多糖的含量以及分析多糖的单糖组成，利用判别分析法建立鉴别铁皮石斛的判别函数，筛选出能够用于鉴别铁皮石斛和它的 4 种近似植物兜唇石斛、晶帽石斛、束花石斛和齿瓣石斛的标志性成分，揭示石斛属植物化学成分的差异。研究发现20 种植物的 56 份样品能够检测到柚皮素，检出率为 90.3%，柚皮素有可能是石斛属植物的特征性成分之一。除黑毛石斛（*D. williamsonii*）外，23 种植物的 60 份样品能够检测到联苄类化合物，在 5 个联苄类对照品中，DDB-2 是仅有的能在所有铁皮石斛样品中检测到的成分，该成分在其他植物中也较常见。有 13 种植物 40 份样品含有 DDB-2，moscatilin 和 gigantol 是最常见的两个联苄类成分，分别在 21 种植物 41 份样品和 19 种植物 40 份样品中检测到；在包括铁皮石斛、束花石斛和兜唇石斛在内的 19 种植物中，DDB-2、moscatilin 和 gigantol 的含量之和占总联苄类成分含量的 90% 以上。根据这些研究结果，将以上 4 个成分作为多元统计分析变量，用于铁皮石斛和 4 种近似植物的判别分析。但是，尽管 moscatilin 和 gigantol 是最常见的 2 个联苄类成分，但它们在 11 种人工栽培铁皮石斛样品中的检出率很低，只在来自云南普洱的样品中检测出，该样品中检测到 4 ～ 5 个联苄类成分，而在其他人工栽培品种只能检测到 DDB-2。铁皮石斛化学成分存在明显的产地特异性。另外，研究也表明，野生移栽样品的联苄类含量高于组培苗移栽样品。对多糖单糖组分的分析表明，甘露糖和葡萄糖是所有检测植物多糖共有的单糖组分，也是含量最高的两个组分，除流苏石斛和剑叶石斛（*D. acinaciforme*）外，其余 22 种植物中甘露糖和葡萄糖的相对含量之和均大于 90%。与多糖含量相比，铁皮石斛、齿瓣石斛、束花石斛、晶帽石斛和兜唇石斛等植物，多糖组成中甘露糖与葡萄糖相对含量比的数值更稳定，能够反映植物多糖的化学特性，因此其可作为预测变量用于 5 种植物的定性判别分析。

四、糖谱分析

多糖是中药中的重要功效成分之一，具有抗肿瘤、免疫促进、抗氧化、抗凝血、抗炎、抗病毒、抗衰老、降血糖、降血脂药理活性等作用。中药多糖的药理活性与其分子量、单糖组成、糖苷键类型、高级构象等密切相关。多糖糖谱分析通过系列定位酶切技术联用各种色谱分析，结合多糖活性评价，实现基于活性结构特征的多糖定性、定量分析（李绍平等，2015），是中药多糖质量控制的一种新的研究手段。

Zha et al.（2009）通过优化样品制备方法和电泳条件，对 10 个不同产地的 69 个铁皮石斛样品进行毛细管电泳指纹图谱分析，获得了高灵敏度、特异性的毛细管电泳图谱，发现 15 个特征峰可用于铁皮石斛的鉴别，并建立了判别模式以用于铁皮石斛的进一步判别。Xu et al.（2011）将糖谱分析技术用于铁皮石斛的鉴别研究中，为铁皮石斛的质量评价体系提供了新的方法学依据。研究中使用酶消化法、HPSEC-DAD-ELSD 分析和 HPLC-DAD-MS 分析比较了 8 种不同石斛多糖的糖酶消化特性和酶解产物色谱特征，并以此为基础绘制糖谱，可对不同种类的石斛或不同产地的铁皮石斛加以区分。

五、定量分析

目前普遍认为铁皮石斛水溶性多糖是其主要药效成分，多数含量测定都以多糖和甘露糖含量为主，但是这种检测方法既难以辨别制成品中是否含有铁皮石斛成分，又难以测定铁皮石斛有效成分的含量，同时缺乏专属性，因此以铁皮石斛中含有的其他成分测定作为辅助手段可以提高其质量检测的准确性、全面性。铁皮石斛除了含有多种类的多糖外，还含有酚类、菲类、黄酮类、氨基酸和极少量的生物碱等成分（Zong et al.，2012），同时存在重金属成分及农药残留等毒性成分，因此十分有必要对其整体化学成分与有害残留物质进行全面综合的评价，确保铁皮石斛临床应用的有效性和安全性。

（一）多糖类成分的含量测定

多糖类成分是铁皮石斛中含量最高的一类生物大分子物质，目前也是其品质优劣评价的主要指标性成分。研究表明，多糖类物质不仅能够提高机体免疫系统功能，而且具有较好的抗癌等生物活性（甘小娜等，2014），2010 年版、2015 年版《中国药典》均限量铁皮石斛干品中多糖含量不得低于 25.0%，干品中甘露糖的含量应为 13.0% ～ 38.0%，甘露糖与葡萄糖的峰面积比应为 2.4 ～ 8.0，以此指标来控制铁皮石斛的质量。

2015 年版《中国药典》运用紫外 – 可见分光光度法，采用苯酚 – 硫酸法测定铁皮石斛中的多糖含量，方法如下：取无水葡萄糖对照品适量，精密称定，加水制成每 1mL 含 50μg 的溶液，制得对照品溶液。精密量取对照品溶液 0.2mL、0.4mL、0.6mL、0.8mL、1.0mL，分别置 10mL 具塞试管中，各加水补至 1.0mL，精密加入 5% 苯酚溶液 1mL（临用配制），摇匀，再精密加硫酸 5mL，摇匀，置沸水浴中加热 20 分钟，取出，置冰浴中冷却 5 分钟，以相应试剂为空白，照紫外 – 可见分光光度法（通则 0401），在 488nm 的波长处测定吸光度，以吸光度为纵坐标，浓度为横坐标，绘制标准曲线。再取铁皮石斛粉末（过三号筛）约 0.3g，精密称定，加水 200mL，加热回流 2 小时，放冷，转移至 250mL 量瓶中，用少量水分次洗涤容器，洗液并入同一量瓶中，加水至刻度，摇匀，滤过，精密量取续滤液 2mL，置 15mL 离心管中，精密加入无水乙醇 10mL，摇匀，冷藏 1 小时，取出，离心（转速为每分钟 4000 转）20 分钟，弃去上清液（必要时滤过），沉淀加 80% 乙醇洗涤 2 次，每次 8mL，离心，弃去上清液，沉淀加热水溶解，转移至 25mL 量瓶中，放冷，加水至刻度，摇匀，即得供试品溶液。精密量取供试品溶液 1mL，置 10mL 具塞试管中，照标准曲线制备项下的方法，自 "精密加入 5% 苯酚溶液 1mL" 起，依法测定吸光度，从标准曲线上读出供试品溶液中无水葡萄糖的量，计算，即得。

2015 年版《中国药典》以高效液相色谱法测定铁皮石斛中甘露糖含量，方法：以十八烷基硅烷键合硅胶为填充剂；以乙腈 -0.02mol/L 的乙酸铵溶液（20 ∶ 80）为流动相；检测波长为 250nm。理论板数按甘露糖峰计算应不低于 4000。取盐酸氨基葡萄糖适量，精密称定，加水制成每 1mL 含 12mg 的溶液，作为内标溶液。另取甘露糖对照品约 10mg，精密称定，置 100mL 量瓶中，精密加入内标溶液 1mL，加水适量使溶解并稀释至刻度，摇匀，吸取 400μL，加 0.5mol/L 的 PMP（1- 苯基 -3- 甲基 -5- 吡唑啉酮）甲醇溶液与 0.3mol/L 的氢氧化钠溶液各 400μL，混匀，70℃水浴反应 100min。再加 0.3mol/L 的盐酸溶液 500μL，混匀，用三氯甲烷洗涤 3 次，每次 2mL，弃去三氯甲烷液，水层离心后，取上清液 10μL，注入液相色谱仪，测定，计算校正因子。再取铁皮石斛粉末（过三号筛）约 0.12g，精密称定，置索氏提取器中，加 80% 乙醇适量，加热回流提取 4h，弃去乙醇液，药渣挥干乙醇，滤纸筒拆开置于烧杯中，加水 100mL，再精密加入内标溶液 2mL，煎煮 1 小时并时时搅拌，放冷，加水补至约 100mL，混匀，离心，吸取上清液 1mL，置安瓿瓶或顶空瓶中，加 3.0mol/L 的盐酸溶液 0.5mL，封口，混匀，110℃水解 1h，放冷，用 3.0mol/L 的氢氧化钠溶液调节 pH 至中性，吸取 400μL，按照校正因子测定方法，自"加 0.5mol/L 的 PMP 甲醇溶液"起，依法操作，取上清液注入液相色谱仪，测定，即得。

为简化铁皮石斛的含量测定方法，甘小娜等（2014）对多糖和甘露糖含量测定的前处理方法进行优化，发现该法操作简单，结果准确可靠，重复性好，可供相关研究领域参考借鉴。改进后供试品溶液的制备方法如下：取铁皮石斛粉末（过三号筛）约 0.3g，精密称定，置索氏提取器中，加 80% 乙醇适量，加热回流 4h，弃去乙醇液，药渣挥干乙醇，滤纸筒拆开置于 500mL 圆底烧瓶中，加水 250mL，称定重量，加热回流 1h，放冷，称重，加水补足减失的重量，摇匀，滤过，精密量取续滤液 2mL，置于 25mL 量瓶中，加水至刻度，摇匀，即得。

罗素菜等（2016）采用梯度洗脱方式对《中国药典》收载的铁皮石斛甘露糖含量测定的色谱条件中的流动相配比进行优化，发现其色谱峰均能达到良好的分离，优化后的色谱条件：Diamonsil C18（250mm×4.6mm，5μm），以乙腈（A）-0.02mol/L 的乙酸铵溶液（B）为流动相梯度洗脱（0～60min，14%A；60～61min，14%→25%A；61～69min，25% A；69～70min，25%→14%A；70→80min，14%A），流速为 1.0mL/min，检测波长为 250nm，柱温 30℃，进样量为 10μL。

为了更好地开发利用铁皮石斛叶资源，周桂芬等（2014）采用苯酚 – 硫酸法和 PMP 柱前衍生化 -HPLC-DAD-ESI-MS[n] 对铁皮石斛茎、叶中多糖含量、单糖组成、多糖中甘露糖和葡萄糖及其多糖部位 HPLC 指纹图谱进行了比较研究，结果表明，铁皮石斛茎与叶多糖含量，组成多糖的单糖种类，各单糖组成比例及单糖含量明显不同。叶中多糖含量约为相应茎中多糖含量的 1/3。茎多糖主要由甘露糖和葡萄糖组成；叶多糖为酸性杂多糖，由甘露糖、半乳糖醛酸、葡萄糖、半乳糖和阿拉伯糖组成，但茎和叶多糖中均以甘露糖组成比例最高。茎中甘露糖和葡萄糖的含量均比相应叶中高。14 个不同种植基地铁皮石斛茎和叶多糖部位指纹图谱相似性较好，相似度在 0.9 以上。

多糖类药物的质量标准缺乏用于定性定量分析的多糖标准品，无特异的鉴别反应及专属的含量测定方法，曾有专家建议其质量标准中应体现单糖组成分析和多糖的含量测定（范慧红，2010）。林燕飞等（2011）运用单糖组成 GC 分析法对铁皮石斛水溶性多糖中单糖的组成进行检查，发现不同品种、产地的石斛水溶性多糖水解样品均可检测到阿拉伯糖、木糖、甘露糖、葡萄糖和半乳糖，且甘露糖与葡萄糖峰面积之和占总面积的 80% 以上，基本能区分不同产地石斛。

Chen et al.（2012）运用高效液相色谱法进一步建立了区分鉴别铁皮石斛及其 4 种近缘

种植物束花石斛、晶帽石斛、兜唇石斛和齿瓣石斛的化学分析方法。通过对 24 种石斛属植物的 62 个样品的分析证实，4 个小分子量化合物 4′, 5, 7-trihydroxyflavanone（naringenin）、3, 4-dihydroxy-4′, 5-dimethoxybibenzyl（DDB-2）、3′, 4-dihydroxy-3, 5′-dimethoxybibenzyl（gigantol）和 4, 4-dihydroxy-3, 3′, 5-trimethoxybibenzyl（moscatilin）是这 5 种植物的共有成分；多糖含量、4 种成分的含量之和、甘露糖与葡萄糖的峰面积比值是区分铁皮石斛及其 4 种近似种植物的主要参数。

（二）黄酮（苷）类成分的含量测定

近几年来，对铁皮石斛化学成分研究已经取得较大进展，从铁皮石斛中分离鉴定的小分子化合物包括联苄类、菲类、黄酮类、酚类、木脂素、内酯类等成分。黄酮类成分具有清除自由基、抗氧化、降血糖、保护心血管系统等药理活性，铁皮石斛中的黄酮类成分也引起人们的关注。

文献报道铁皮石斛中含有的黄酮类化合物柚皮素具有抗炎、抗氧化、抗癌、抗肿瘤、抗病毒、抗纤维化等多种与铁皮石斛中医药传统疗效相关的药理活性（季鹏等，2015），是铁皮石斛中含量较高的药效成分，对其定量测定虽已有文献报道，但尚未见系统评价铁皮石斛药材（铁皮枫斗）质量的相关报道，为完善现行质量标准，叶子等（2016）采用高效液相色谱法对铁皮石斛药材中的活性成分柚皮素进行了定量分析。首先考察了提取方法（冷浸、超声、冷浸 1h 后超声、加热回流）及提取时间，最终确定柚皮素提取效率高的加热回流方法，提取方法为 1g 药材，加入甲醇 200mL，加热回流提取 2h，取出，放冷，滤过，滤液蒸干，残渣加入甲醇 5mL 溶解定容；比较了不同品牌色谱柱、检测波长（226 ～ 280nm）、体积流量（0.2 ～ 1.2mL/min）进行考察，按定量测定色谱条件以及改变色谱条件后进行测定，测得柚皮素含量以及相对标准偏差（RSD < 3%）、分离度均符合含量测定要求，所建立的铁皮石斛柚皮素定量测定条件具有较好的系统耐用性，与文献报道的方法相比，缩短了分析时间，具有较高的适用性。应用所建立的分析方法对云南、浙江、贵州等不同产地的 20 批铁皮石斛药材进行定量分析，结果表明各批次样品均可检出柚皮素，不同产地的样品中含量具有一定差异，有必要进行质量控制。在此研究基础上建议铁皮石斛按干燥品计算含柚皮素不得少于 0.022%。

至今人们对铁皮石斛叶的化学成分研究与分析还比较少，叶属于非药用部位，但采集的药材中叶占有很大比例，自古以来，人们只取铁皮石斛茎服用，而对叶片很少加以利用，但最近几年人们发现叶对高血压、高血脂、高血糖、心脑血管疾病等症状具有显著的辅助疗效，并研发了铁皮石斛叶滋补调理保健药品。为充分利用铁皮石斛资源，提供铁皮石斛产业综合效益，扩大入药部位和开发铁皮石斛叶药用价值，周桂芬等（2012a）采用高效液相色谱 – 二极管阵列光谱检测 – 电喷雾离子化质谱联用技术从铁皮石斛叶快速发现并鉴定了苷元均为芹菜素的 8 种黄酮二碳糖苷类化合物，单糖均连接在 C-6 位和 C-8 位，并探讨了黄酮碳苷化合物电喷雾质谱（ESI-MS^n）特征碎裂规律，所建立的方法适用于铁皮石斛叶化学成分的快速发现和鉴定。

为了系统地反映铁皮石斛叶的内在质量，周桂芬等（2012b）在前期工作基础上，采用 HPLC-DAD-ESI-MS^n 联用技术，对浙江骨干企业铁皮石斛叶总黄酮苷部位进行了指纹图谱研究，建立了 HPLC 指纹图谱，标定了 9 个共有峰，对其中的 8 个色谱峰进行了归属指认；主成分分析表明，黄酮二碳糖苷类成分中芹菜素 -6-C-α-L- 阿拉伯糖 -8-C-β-D- 木糖苷对其质量影响最为显著。

铁皮石斛药用部位是茎，但部分生产企业对铁皮石斛投料把关不严，把铁皮石斛其他部位（叶、花和根）也进行投料，严重影响了产品质量。目前，铁皮石斛及其相关产品质量控制指标主要是多糖类成分，但缺乏专属性。因此，寻找一种铁皮石斛茎部位特征性强、可控性强的指标性成分，对提高质量控制水平，保障铁皮石斛药材和产品的合格性非常必要（周桂芬等，2012c）。二氢黄酮类是构成铁皮石斛脂溶性部位的主要成分之一，其中柚皮素为其标志性成分。周桂芬等对铁皮石斛不同部位（茎、叶、花和根）高效液相色谱指纹图谱进行比较，发现铁皮石斛茎、叶和花中含有种类相同的黄酮二糖苷类成分，但各黄酮碳苷的含量有显著差异，叶和花中黄酮碳苷的含量明显高于茎，叶和花的 HPLC 色谱图相似度较高，根中黄酮类成分较少，茎中含有柚皮素，而根、叶和花等其他部位均不含柚皮素。为了更好地控制铁皮石斛药材和产品的质量，周桂芬等（2013b）采用高效液相色谱法测定了浙江省不同种植基地、不同生长年限铁皮石斛中柚皮素的含量，建立了指标性成分的含量测定方法，研究表明同一生长年限不同种植基地铁皮石斛中柚皮素的含量波动范围较大，并且同一种植基地铁皮石斛随着生长年限的增加，柚皮素的含量先增加后降低，三年生铁皮石斛中柚皮素的含量最高。

（三）生物碱类成分的定量分析

石斛属一些植物尚含有倍半萜类生物碱，代表性成分就是最早从金钗石斛中分离鉴定的石斛碱，被认为是中药石斛解热镇痛的有效成分，是《中国药典》收载的石斛项下金钗石斛质量控制的指标性成分。根据文献报道，从铁皮石斛中也检测到生物碱类成分，杨洋等（2016）建立了基于 GC-MS 方法的铁皮石斛中石斛碱的含量测定，分析检测了仿野生贴树种植、大棚种植、仿野生岩石种植、盆栽四种不同种植方式铁皮石斛中石斛碱与挥发成分的含量，其中岩石种植方式的铁皮石斛中石斛碱含量最高，挥发性成分也最丰富，是目前最适合铁皮石斛的人工种植方式。葛颖华等（2015）也采用气相色谱法测定了铁皮石斛中石斛碱含量，结果显示样品中石斛碱含量在 0.4631 ～ 0.4755mg/g。

（四）氨基酸、微量元素及其重金属、农药残留等其他类成分的测定

近年来，除了对铁皮石斛中多糖类、黄酮类、联苄类等活性成分进行研究外，铁皮石斛中的氨基酸、微量元素、重金属、农药残留等也引起了人们的关注，这对于进一步了解铁皮石斛的药用和食用价值，安全食用铁皮石斛具有十分重要的意义。

采用紫外 – 可见分光光度法测定铁皮石斛中总氨基酸的含量，在单因素实验基础上，通过正交实验优化氨基酸的提取时间、提取次数及溶剂用量等工艺参数，并以天冬氨酸为对照品，建立了总氨基酸的含量测定方法。结果显示原球茎中氨基酸含量较鲜品茎、鲜品

叶、干品茎的要高。不同产地或基地不同批次间的干品铁皮石斛中总游离氨基酸含量差异较大，其中广东南雄和河源 2 个批次的样品中含量非常低，可能是由于品种差异引起的；而饶平基地栽培品种的总氨基酸含量普遍高于其他品种，分析可能是由于土壤、水质、采收时间、加工方式等因素的影响所致（王培培，2013）。

采用柱前衍生化 RP-HPLC 测定不同产地的铁皮石斛样品中氨基酸的含量，发现不同产地的铁皮石斛样品其氨基酸的含量存在差异，必需氨基酸的比例也存在差异。该方法以异硫氰酸苯酯（PITC）为衍生化试剂，与铁皮石斛中氨基酸柱前衍生，采用 CAPCELL PAK C_{18} SG300 色谱柱（4.6mm×250mm，5μm），流动相为 [0.05mol/L，乙酸钠缓冲液（以乙酸调 pH 6.5）- 乙腈（1：1）（A）-[0.05mol/L，乙酸钠缓冲液（以乙酸调 pH6.5）]（B）] 梯度洗脱，柱温 25℃，流速 0.6mL/min，检测波长 254nm。所建立的方法灵敏、准确，具有良好的重复性和稳定性，可用于铁皮石斛中氨基酸的检测（张亮等，2014）。

汪群红等（2014）比较了 3 种不同来源的铁皮石斛中氨基酸的含量差异。该研究将铁皮石斛中氨基酸经盐酸水解为游离氨基酸，并经氨基酸自动分析仪离子交换柱分离，与茚三酮显色，再利用外标法测定各氨基酸含量，结果显示总氨基酸含量顺序为野生品＞组培品＞人工栽培品。

为了考察广南铁皮石斛重金属及微量元素的含量情况，并为建立广南铁皮石斛质量标准提供依据，马小双等（2015b）采用原子吸收光谱法测定铁皮石斛含有的铜、锰、铁、锌、钙、镁、钴、铯、镉、铅等元素含量，原子荧光光谱分析法测定汞、氢化物，原子荧光光度法测定砷的含量。结果表明，铁皮石斛中铜、锰、铁、锌、钙、镁、钴、铯、镉、铅、汞、砷均在安全范围内，表明广南铁皮石斛含有人体必需的多种微量元素，同时重金属含量均在安全范围内，具有食用安全性。

另外，为了全面了解不同种质、不同采收年限铁皮石斛药材以及市售不同价格石斛药材金属元素含量及其变化规律，为铁皮石斛优质药材培育提供依据。诸燕等（2011）采用电感耦合等离子体质谱法（ICP-MS）测定铬、铜、锌、镉、锰含量，原子吸收光谱法（AAS）测定钾、钙、镁含量，测定了铁皮石斛中的 11 种金属元素含量，并证明了铜含量与铁皮石斛总生物碱含量存在显著的相关性。

倪张林等（2016）建立了一种适用于植物性样品中多元素测定的 ICP-MS 方法。该方法将样品经微波消解后，采用动态反应池去除样品基体带来的质谱干扰，同时针对部分高含量元素的信号溢出问题，优化了 Rpa 电压，免去了样品的二次稀释。采用该方法对大棚种植的铁皮石斛不同部位，包括叶片、茎和花中的镁、铝、钾、钠、铬、锰、铁、铜、锌、镍、砷、硒、镉和钯共 14 种金属元素进行了测定，发现重金属含量处于较低水平，其中叶和花的重金属含量显著高于茎中的含量。

由于铁皮石斛野生资源较少，目前市场上多为栽培品，受病虫害的影响，难免使用农药防治病虫害，如果农药使用不当，会导致农药残留量超标，从而危害人类健康。王吉祥（2016）等建立了固相萃取－气相色谱－三重四极杆串联质谱法同时测定铁皮石斛中 19 种农药残留，包括六六六、甲基毒死蜱、杀螟硫磷、毒死蜱、二甲戊乐灵、联苯菊酯、氯菊酯 -1、氯菊酯 -2、蝇毒磷、氯氰菊酯 -1、氯氰菊酯 -2、氯氰菊酯 -3、氯氰菊酯 -4、氰戊菊酯 -1、氰戊菊酯 -2、溴氰菊酯 -1、溴氰菊酯 -2、氰戊菊酯 -1、

DDT 等，所建立的方法具有简便、准确、快速、实用等特点，能够很好地应用于石斛农药残留的测定。

六、展望

铁皮石斛作为我国传统中药，药用价值显著，为历代医家所青睐。野生铁皮石斛数量稀少，再加上人们过度采摘，其已被国家列为二级保护植物，铁皮石斛人工种植产业化的成功从源头上解决了铁皮石斛的资源问题。虽然近年来国内外的学者对铁皮石斛各方面进行了一定的研究，但由于铁皮石斛化学成分复杂多样，其药效物质基础、药效及其作用机制还有待阐明，质量评价和标准还存在很多问题，如相关标准中还缺乏专属性的定性鉴别方法，铁皮石斛的联苄类、黄酮类、生物碱类等小分子成分含量都比较低，这些微量成分的检测方法和对质量的影响还不完全明确。另外，在铁皮石斛种植过程使用或滥用一些外源性植物生长调节剂、农药而导致的残留问题也难以预测。铁皮石斛的质量评价和标准化对其产业的发展具有举足轻重的影响，需要应用多学科的方法与技术的融合和创新，全面提升铁皮石斛及其产品的质量和控制水平。

（徐　红）

第六节　铁皮石斛药材农药和重金属残留控制

一、铁皮石斛药材农药残留及控制

（一）药材农药残留来源

根据药材生长过程和农药关联的环节基本有以下几种残留途径（薛健等，2008）。

1. 种植过程中农药使用是残留的最主要来源

在中药的生长过程中为了控制病、虫、草害而喷施农药造成残留是不可避免的，关键是残留的量是否造成风险。个别药材种植者缺乏植物保护常识，不重视农药残留问题，滥用农药或频繁施药，多种农药混配使用，未按照安全使用规范使用农药，或在施用农药后没有达到安全间隔期就开始采收从而造成残留危害。

2. 环境残留农药带来的间接污染

在农田施药过程中，有很大比例散落在土壤、基质、漂移到空气或水流冲刷至池塘、湖泊和河流中，造成环境污染，有些农药在土壤中可残存几年甚至十几年，如有机氯农药六六六、滴滴涕等，长期残留在自然界土壤、水源中，这些也会间接引起药材农药残留。

3. 采收、加工、贮存、包装及运输过程中引入的污染

中药材采收后使用包装、运输过农药的媒介物来包装、运输等都会对中药材造成二次污染。

（二）铁皮石斛药材农药残留现状及存在问题

通过对全国铁皮石斛种植产区的调研，并采集样本进行铁皮石斛农药残留的筛查检测，结果示（王鹏思，2009a，b）：

1）共检出农药 40 余种；检出的农药类型涵盖了有机氯类、有机磷类、氨基甲酸酯类等多种类别；按用途主要分为杀菌剂和杀虫剂；检出频率较高的农药有苯醚甲环唑、戊唑醇、烯酰吗啉、毒死蜱等；检出残留量较高的农药有戊唑醇、烯酰吗啉、毒死蜱、多菌灵、嘧菌酯、噁唑菌酮、甲氰菊酯；且检出禁限用农药克百威、氟虫腈、灭多威、滴滴涕、三氯杀螨醇等。

2）铁皮石斛样本有农药残留检出，有些样本是多种农药残留并存。

目前铁皮石斛生产中农药使用存在以下问题：①个别种植区仍在使用国家禁止或限制使用的高毒高残留农药如克百威、氟虫腈、灭多威、滴滴涕、三氯杀螨醇、毒死蜱等；②使用未在铁皮石斛上登记的农药；③超量超频次使用农药；④多种农药不科学混配使用等。

（三）铁皮石斛药材农药残留控制

根据以上铁皮石斛农药残留问题，建议从以下几个方面进行控制。

1. 国家已经公告禁用的农药不得使用

我国农业农村部曾经分期分批公告了多种禁限用农药名单，对 46 种高毒高风险农药实施了全面禁用措施，对 20 种高毒高风险农药实施了中药材、蔬菜、水果、茶叶等部分作物禁用措施（其中，禁止甲拌磷、甲基异柳磷、克百威等 15 种高毒高风险农药在中药材上使用）详细内容参见表 12-9。

表 12-9　农业农村部公告的禁限用农药

（1）禁止（停止）使用的农药（50 种）
六六六、滴滴涕、毒杀芬、二溴氯丙烷、杀虫脒、二溴乙烷、除草醚、艾氏剂、狄氏剂、汞制剂、砷类、铅类、敌枯双、氟乙酰胺、甘氟、毒鼠强、氟乙酸钠、毒鼠硅、甲胺磷、对硫磷、甲基对硫磷、久效磷、磷胺、苯线磷、地虫硫磷、甲基硫环磷、磷化钙、磷化镁、磷化锌、硫线磷、蝇毒磷、治螟磷、特丁硫磷、氯磺隆、胺苯磺隆、甲磺隆、福美胂、福美甲胂、三氯杀螨醇、林丹、硫丹、溴甲烷、氟虫胺、杀扑磷、百草枯、2,4-滴丁酯、甲拌磷、甲基异柳磷、水胺硫磷、灭线磷
注：2,4-滴丁酯自 2023 年 1 月 29 日起禁止使用。溴甲烷可用于“检疫熏蒸处理”。杀扑磷已无制剂登记。

续表

（2）在部分范围禁止使用的农药（20种）

通用名	禁止使用范围
甲拌磷、甲基异柳磷、克百威、水胺硫磷、氧乐果、灭多威、涕灭威、灭线磷	禁止在蔬菜、瓜果、茶叶、菌类、中草药材上使用，禁止用于防治卫生害虫，禁止用于水生植物的病虫害防治
甲拌磷、甲基异柳磷、克百威	禁止在甘蔗作物上使用
内吸磷、硫环磷、氯唑磷	禁止在蔬菜、瓜果、茶叶、中草药材上使用
乙酰甲胺磷、丁硫克百威、乐果	禁止在蔬菜、瓜果、茶叶、菌类和中草药材上使用
毒死蜱、三唑磷	禁止在蔬菜上使用
丁酰肼（比久）	禁止在花生上使用
氰戊菊酯	禁止在茶叶上使用
氟虫腈	禁止在所有农作物上使用（玉米等部分旱田种子包衣除外）
氟苯虫酰胺	禁止在水稻上使用

　　2020年版《中国药典》四部0212药材和饮片检定通则（国家药典委员会，2020），规定了药材及饮片（植物类）中33种禁用农药不得检出（不得过定量限），这是国家级药材强制标准，也是最低标准，铁皮石斛如以药材身份在市场上流通同样必须遵循这个标准。《WM/T2-2004 药用植物及制剂外经贸绿色行业标准》（外贸行业标准，2004）中规定了六六六、DDT、艾氏剂、五氯硝基苯这几种有机氯农药的限量值，这个是推荐标准，相关企业可参考表12-10遵循。

表 12-10　2020 年版《中国药典》33 种禁用农药限量（定量限）＋WM/T2 限量

序号	农药名称	残留物	定量限（mg/kg）
1	甲胺磷	甲胺磷	0.05
2	甲基对硫磷	甲基对硫磷	0.02
3	对硫磷	对硫磷	0.02
4	久效磷	久效磷	0.03
5	磷胺	磷胺	0.05
6	六六六	α-六六六、β-六六六、γ-六六六和δ-六六六之和，以六六六表示	0.1
7	滴滴涕	4, 4′-滴滴涕、2, 4′-滴滴涕、4, 4′-滴滴伊、4, 4′-滴滴滴之和，以滴滴涕表示	0.1
8	杀虫脒	杀虫脒	0.02
9	除草醚	除草醚	0.05
10	艾氏剂	艾氏剂	0.05
11	狄氏剂	狄氏剂	0.05
12	苯线磷	苯线磷及其氧类似物（砜、亚砜）之和，以苯线磷表示	0.02
13	地虫硫磷	地虫硫磷	0.02
14	硫线磷	硫线磷	0.02
15	蝇毒磷	蝇毒磷	0.05

续表

序号	农药名称	残留物	定量限（mg/kg）
16	治螟磷	治螟磷	0.02
17	特丁硫磷	特丁硫磷及其氧类似物（砜、亚砜）之和，以特丁硫磷表示	0.02
18	氯磺隆	氯磺隆	0.05
19	胺苯磺隆	胺苯磺隆	0.05
20	甲磺隆	甲磺隆	0.05
21	甲拌磷	甲拌磷及其氧类似物（砜、亚砜）之和，以甲拌磷表示	0.02
22	甲基异柳磷	甲基异柳磷	0.02
23	内吸磷	O- 异构体与 S- 异构体之和，以内吸磷表示	0.02
24	克百威	克百威与 3- 羟基克百威之和，以克百威表示	0.05
25	涕灭威	涕灭威及其氧类似物（砜、亚砜）之和，以涕灭威表示	0.1
26	灭线磷	灭线磷	0.02
27	氯唑磷	氯唑磷	0.01
28	水胺硫磷	水胺硫磷	0.02
29	硫丹	α- 硫丹和 β- 硫丹与硫丹硫酸酯之和，以硫丹表示	0.05
30	氟虫腈	氟虫腈、氟甲腈、氟虫腈砜与氟虫腈亚砜之和，以氟虫腈表示	0.02
31	三氯杀螨醇	O, P'- 异构体与 P, P'- 异构体之和，以三氯杀螨醇表示	0.2
32	硫环磷	硫环磷	0.03
33	甲基硫环磷	甲基硫环磷	0.03
WM/T2-2004	农药残留限量（mg/kg）		
1	六六六	α- 六六六、β- 六六六、γ- 六六六、δ- 六六六之和，以六六六表示	0.1
2	滴滴涕	4, 4′- 滴滴涕、2, 4′- 滴滴涕、4, 4′- 滴滴伊、4, 4′- 滴滴滴之和，以滴滴涕表示	0.1
3	五氯硝基苯	五氯硝基苯	0.1
4	艾氏剂	艾氏剂	0.02

2. 使用铁皮石斛已经登记允许使用的农药，遵循安全使用规范

农药在上市前都会经过一系列的相关研究和登记流程，目的是保障其使用有效性和对人及自然环境的安全，因此其适用的农作物品种、防治对象、施用剂量、方式、时间、频次等都是经过科学实验所确定的，如不按规范使用，则会产生严重的安全风险。因此，建议尽可能使用铁皮石斛已经登记允许使用的农药，并遵循安全使用规范。截至 2021 年 11 月 18 日，中国农药信息网（http://www.chinapesticide.org.cn）显示，国内在铁皮石斛上共有 22 个农药登记产品，若以其有效成分计（二元复配剂中各有效成分分开计），则涉及农药的有效成分共有 22 种，除阿维菌素和茚虫威为中高等毒性外，其余均为微毒或低毒成分，主要用于霜霉病、叶锈病等真菌性病害和蜗牛、蚜虫等虫害的防治。现将登记在铁皮石斛上农药产品的各有效成分信息进行了归纳整理（表 12-11），应按照产品标签载明的用法使用。

表 12-11　铁皮石斛已登记的农药信息汇总

农药类别	防治对象	农药名称
杀菌剂	霜霉病	烯酰吗啉
	黑斑病	咪鲜胺
	叶锈病	啶氧菌酯、醚菌酯
	炭疽病	苯醚甲环唑、咪鲜胺、戊唑醇、喹啉铜
	白绢病	井冈霉素、噻呋酰胺
	疫病	精甲霜灵、代森锰锌、百菌清
	软腐病	噻森铜、喹啉铜、噻唑锌、春雷霉素、王铜
杀虫剂	蜗牛	四聚乙醛
	蚜虫	吡虫啉
	斜纹夜蛾	甲氨基阿维菌素苯甲酸盐、茚虫威、阿维菌素
	介壳虫	松脂酸钠

　　铁皮石斛作为食品在国内流通时还应该遵循食品国家标准《食品安全国家标准　食品中农药最大残留限量》（GB 2763—2021）（中华人民共和国国家卫生健康委员会，2021）中井冈霉素、喹啉铜等 8 种农药在铁皮石斛上的最大残留限量见表 12-12，在使用时应注意用药时间与采收间隔时间，保证产品中残留在限度以内。

表 12-12　铁皮石斛登记农药毒性及最大残留限量值

序号	农药名称	英文名称	毒性	MRL（mg/kg）
1	烯酰吗啉	dimethomorph	低毒	20
2	啶氧菌酯	picoxystrobin	低毒	无
3	苯醚甲环唑	difenoconazole	低毒	1（鲜） 2（干）
4	咪鲜胺	prochloraz	低毒	15（鲜） 20（干）
5	噻呋酰胺	thifluzamide	低毒	2（鲜） 10（干）
6	井冈霉素	jingangmycin A	微毒	0.1（鲜） 1.0（干）
7	精甲霜灵	metalaxyl-M	低毒	无
8	代森锰锌	mancozeb	低毒	无
9	四聚乙醛	metaldehyde	低毒	0.2（鲜） 0.5（干）
10	吡虫啉	imidacloprid	低毒	2（鲜） 3（干）
11	噻森铜	saisentong	低毒	无
12	喹啉铜	oxine-copper	低毒	3（鲜） 3（干）

序号	农药名称	英文名称	毒性	MRL（mg/kg）
13	松脂酸钠	sodium pimaric acid	微毒	无
14	噻唑锌	Zincthiozole	低毒	无
15	甲氨基阿维菌素苯甲酸盐	abamectin-aminomethyl	低毒	无
16	春雷霉素	kasugamycin	低毒	无
17	戊唑醇	tebuconazole	低毒	无
18	王铜	copper oxychloride	低毒	无
19	醚菌酯	kresoxim-methyl	低毒	无
20	百菌清	chlorothalonil	微毒	无
21	阿维菌素	abamectin	高毒	无
22	茚虫威	indoxacarb	中等毒	无

在铁皮石斛病虫草害防治工作中，要有限度地使用化学农药，严格执行农药使用规范，选用不同种类农药品种进行交替使用，避免长期使用单一农药品种，以延缓害虫抗药性的产生。严格掌握用药量和用药时期，尽量减少产品农药残留；其次，为减少间接污染，建议对铁皮石斛种植基质进行农药残留检测，选择在无污染的基质中种植。

3. 铁皮石斛残留农药其他减控措施

环境中残留的农药短时间内不可能彻底消除，同时铁皮石斛药材种植中对农药的依赖也不可避免，因此，为保障铁皮石斛药材产品质量安全，必须从种植源头起对农药使用进行严格控制。为有效减少中药材种植过程中农药的直接污染源，可参照《铁皮石斛栽培技术规范》（DB35/T 1996-2021）等对产地生态环境、种质、田间管理、病虫害防治、采收加工及储藏运输等全过程加以规范化控制。

另外，根据"预防为主、综合防治"的原则，对基质和苗床进行消毒，控制病虫草害源头；过程中可以使用黏虫板、诱虫灯等物理方法辅助；还可以尝试牧、粮、药材生态循环养殖模式。

4. 铁皮石斛农药残留其他相关问题的建议

目前铁皮石斛上的农药登记情况与实际种植生产中对铁皮石斛防治的需求存在着不平衡，如铁皮石斛褐斑病、煤污病、根腐病、地下害虫等病虫害上还没有登记对应药剂。因此为打破铁皮石斛病虫害防治过程中"无药可用"、"盲目使用"的尴尬局面，推进铁皮石斛上农药登记工作势在必行。农业农村部也已经开始出台相关政策，促进中药材小宗作物上的农药登记，完善中药材上农药登记管理制度，保证在防治中药材病虫草害的过程中有药可用，农药企业、铁皮石斛种植企业以及铁皮石斛为支柱产业的地方政府都可以积极推动铁皮石斛药材上农药登记工作。

另外，已经在铁皮石斛上登记的农药也有半数尚未制定最大残留限量值，因此，应该尽快对这些农药进行风险评估，制定相应限量标准以做到有章可循（吴晓波，2010；国家药典委员会，2020）。

二、铁皮石斛药材重金属残留现状及控制

重金属通常是指密度在 5g/cm³ 以上的金属，如金、银、汞、铜、铅、镉、铬等。按照目前的国际标准，中药材重金属主要包括铅、镉、汞、铜、砷等。

（一）铁皮石斛药材重金属污染情况

大气、水以及土壤是影响药材种植的重要环境条件因素。工业产业排放的废水、废气、废渣、废液往往重金属含量超标，灌溉于农作物、药材种植地，造成重金属元素在土壤中集中，药用植物被动吸收后，对药材造成了间接污染。

药材的生长过程因自身富集特点与主动吸收也会受到重金属污染。由于不同药材遗传特征、新陈代谢、个体发育等存在差异，对重金属吸收能力不尽相同。

从铁皮石斛药材的生长特征来分析，因其根系不一定要深扎土壤中，基本是在腐草或木屑基质中生长，这样就减少了土壤中重金属的影响；另外，也没有发现铁皮石斛对重金属的富集现象。根据对大量样本的筛查及相关报道的数据分析，按目前我国药材强制标准2020 年版《中国药典》（国家药典委员会，2020）的重金属限量标准，铁皮石斛药材超标的很少，或者说基本不存在污染问题；如果按照推荐标准 WM/T2-2004 标准衡量有极少数样本超标，超标幅度也不大，基本不构成风险（表 12-13）。

表 12-13 中药材中重金属元素限量指标值

元素	2020 年版《中国药典》（mg/kg）	WM/T2-2004* （mg/kg）
铅	5	5
镉	1	0.3
砷	2	2
汞	0.2	0.2
铜	20	20

* 重金属总量应≤ 20.0mg/kg

（二）铁皮石斛药材重金属残留控制

我国已对中药材中重金属的含量进行了明确的限制，目前常用的评价方法以 2020 年版《中国药典》重金属限量值为标准，当铁皮石斛药材出口时，需遵照相关国家的标准规定。

目前铁皮石斛重金属很少超标，相对于化学农药来说比较容易控制，所以注意控制其生长基质和灌溉水有害重金属污染，同时对于含有重金属的塑料薄膜、化肥和农药也要多

加注意，防止间接污染，并在采集、贮存、运输、加工等阶段预防容器、机械带来的污染，加强规范化生产，就可以整体控制住风险。

（顾梦影 薛 健）

参 考 文 献

白音，包英华，王文全. 2011. 石斛属植物及其混淆品的茎表皮细胞特征及其鉴别价值 [J]. 中草药，42（3）：593-597.

包英华，潘超美，白音. 2014. 3 种药用石斛鉴别特征的综合分析 [J]. 华南师范大学学报，46（3）：112-117.

蔡永萍，于力文，张鹤英，等. 1996. 霍山三种石斛茎中抗氧化酶等活性物质的测定 [J]. 中国药学杂志，31（11）：649-651.

陈立钻，倪云霞，孙继军，等. 2005. 铁皮石斛传统加工品与机械加工品的多糖含量对比研究 [J]. 中药新药与临床药理，16（4）：284-286.

陈淑钦，余志雄，王威，等. 2016. 栽培模式对铁皮石斛光合能力及品质的影响 [J]，热带作物学报，37（4）：679-684.

陈晓梅，王芳菲，王云强，等. 2012. 基于柚皮素、联苄和多糖分析的珍贵药用植物铁皮石斛鉴别分析 [J]. 中国科学：生命科学，42（12）：1002-1009.

陈晓梅，闫浩利，王春兰，等. 2016. 菌根真菌 *Mycena* sp. 对铁皮石斛生长和多糖化学性质的影响 [J]. 中国科学：生命科学，46（7）：872-879.

崔娟，杨柳，谭仕杰，等. 2013. 铁皮石斛 HPLC 指纹图谱研究 [J]. 中国药学杂志，48（19）：1673-1676.

邓星燕，张霁，王元忠，等. 2014. 不同产地铁皮石斛紫外指纹图谱鉴别分析 [J]. 云南大学学报，36（6）：912-919.

樊丽彤，杨洁，周倩，等. 2013. 紫皮石斛与铁皮石斛的鉴别研究 [J]. 中华中医药杂志，28（3）：843-845.

范慧红. 2010. 2010 年版《中国药典》中多糖类药物标准的修订 [J]. 中国药学杂志，（17）：1294-1296.

范俊安，王继生，张艳，等. 2005. 铁皮石斛组培品与野生品的形态组织学和多糖含量比较研究 [J]. 中国中药杂志，30（21）：1648-1650，1659.

冯德强. 1999. 黑节草野生与栽培品种的生药学比较 [J]. 云南中医学院学报，22（2）：4-6.

付娟，杜静，黄林芳. 2013. 基于 UPLC 法的石斛类药材快速鉴别 [J]. 广东药学院学报，29（1）：47，50-51

付涛，王志龙. 2015. GC-MS 法分析不同部位仿野生与组培快繁铁皮石斛中的挥发性成分 [J]. 中成药，37（12）：2702-2709.

甘小娜，徐英，徐红，等. 2014. 铁皮石斛中多糖和甘露糖含量测定方法的改进及与齿瓣石斛的比较研究 [J]. 中国药品标准，15（4）：276-279.

葛颖华，王杰，周莘，等. 2015. 铁皮石斛中石斛碱、多糖的含量测定 [J]. 中国中医药科技，22（5）：527-528，602.

龚庆芳，周浩，王新桂，等. 2013. 不同产地铁皮石斛的品质比较研究 [J]. 北方园艺，（8）：162-165

管燕红，李海涛，王云强，等. 2010. 齿瓣石斛和铁皮石斛的显微比较 [J]. 中药材，33（12）：1869-1871.

国家药典委员会. 2004. 中华人民共和国药典：四部 [M]. 药用植物及制剂外经贸绿色行业标准 [S]. 外贸行业标准. 北京：中国医药科技出版社：30-31.

国家药典委员会. 2005. 中华人民共和国药典（2005 年版一部）[M]. 北京：化学工业出版社：62.

国家药典委员会. 2005. 中华人民共和国药典（2010 年版一部）[M]. 北京：化学工业出版社：265-266.

国家药典委员会. 2010. 中华人民共和国药典（2010 年版一部）[M]. 北京：化学工业出版社：附录34.

国家药典委员会. 2015. 中华人民共和国药典（2015 年版一部）[M]. 北京：化学工业出版社：282-283.

国家药典委员会. 2020. 中华人民共和国药典：一部 [M]. 北京：中国医药科技出版社.

何铁光，卢声仙，王爱勤，等. 2012. 广西铁皮石斛 HPLC 指纹图谱研究 [J]. 天然产物研究与开发，24（3）：320，353-358.

黄璐琦，郭兰萍. 2009. 中药资源生态学 [M]. 上海：上海科学技术出版社，75.

黄月纯，杨丽娥，刘宏源，等. 2012. 鲜铁皮石斛茎、叶高效液相色谱特征图谱比较 [J]. 广州中医药大学学报，29（5）：561-565.

季鹏，赵文明，于桐. 2015. 柚皮素的最新研究进展 [J]. 中国新药杂志，24（12）：1382-1386，1392.

姜殿强，刘再华，申宏岗，等. 2007. 岩溶生态环境条件下不同生境铁皮石斛多糖含量的比较研究 [J]. 中国岩溶，26（3）：226-229.

金海英，张炜玲，戴亚锋，等 . 2012. 霍山产 3 种石斛多糖含量变化规律 [J]. 安徽农业科学，40（9）：5152-5153，5163.

金小丽，苑鹤，斯金平，等 . 2011. 开花对铁皮石斛多糖质量分数及单糖组成的影响 [J]. 中国中药杂志，36（16）：2176-2178.

李聪，宁丽丹，斯金平，等 . 2013. 铁皮石斛采后加工及提取方法对多糖的影响 [J]. 中国中药杂志，38（4）：525-526.

李龙囡，丁晴，孙鹏飞 . 2017. 不同产地铁皮石斛的质量比较研究 [J]. 中国现代中药，19（12）：1702-1707.

李满飞，徐国钧，徐珞珊，等 . 1989. 石斛类叶鞘的显微鉴定研究 [J]. 药学学报，24（2）：139-146.

李绍平，吴定涛，赵静 . 2015. 糖谱及其在中药多糖质量控制中的应用 [J]. 中国中药杂志，40（17）：3505-3513.

李涛，何璇 . 2016. 石斛属 27 种药用植物的性状鉴定特征比较 [J]. 华西药学杂志，31（1）：54-57.

李兆奎，孙彩华，李美琴 . 2005. 铁皮石斛与几种常用混淆品的红外光谱鉴别 [J]. 海峡药学，17（3）：91-93.

李文静 . 2015. 人工栽培铁皮石斛质量、栽培条件及清咽口含片研究 [D]. 广州：广州中医药大学：13-38.

廖素溪，曾令杰，郭玉梅 . 2017. 微波干燥对铁皮石斛干燥特性及其活性成分的影响 [J]. 广东化工，44（7）：16-18，13.

林燕飞，曾苏，林小香，等 . 2009. 铁皮石斛水溶性多糖含量的动态研究 [J]. 现代中药研究与实践，23（2）：19-21.

林燕飞 . 2011. 铁皮石斛药材的质量标准及最佳采收期的研究 [D]. 杭州：浙江大学：1-73.

刘东辉，杨丽娥，黄月纯，等 . 2013. 铁皮枫斗 HPLC 特征图谱研究 [J]. 中国现代应用药学，30（4）：390-394.

刘文杰，孙志蓉，杜远，等 . 2013. 不同产地铁皮石斛主要化学成分及指纹图谱研究 [J]. 北京中医药大学学报，36（2）：117-120.

刘文杰 . 2014. 铁皮石斛的红外光谱定性定量研究 [D]. 北京：北京中医药大学：18-52.

刘学平，汤明辉，戴涌，等 . 1992. 中药石斛类粉末的显微鉴定研究 [J]. 中国药科大学学报，23（3）：148-151.

卢海先 . 2004. 5 种正品石斛的鉴别 [J]. 海峡药学，16（5）：96-97.

罗素菜，冯瑛，徐强 . 2016. 铁皮石斛药材含量和检查项方法优化及不同产地品质的比较 [J]. 中国现代应用药学，33（4）：568-572.

马小双，李程程，丁长春，等 . 2015a. 广南铁皮石斛重金属及微量元素的测定 [J]. 昭通学院学报，37（5）：40-42.

马小双，李程程 . 2015b. 不同种类铁皮石斛及其多糖的红外光谱测定分析 [J]. 黑龙江农业科学，（9）：116-118.

倪张林，汤富彬，喻晴，等 . 2016. 优化 Rpa 电压 - 电感耦合等离子体质谱法测定铁皮石斛中不同部位的 14 种金属元素 [J]. 分析科学学报，32（5）：664-668.

聂磊，罗国安，曹进，王义明 . 2004. 中药二维信息指纹图谱模式识别 . 药学学报，39（2）：136-139.

潘慧峰，何伯伟 . 2008. 浙江中药材 [M]. 杭州：浙江科学技术出版社：66.

戚辉，陈健，易燕群，等 . 2013. 不同产地铁皮石斛形态及有效部位成分含量比较 [J]. 广州中医药大学学报，30（4）：558-561，605.

尚喜雨 . 2010. 多糖在不同来源不同部位铁皮石斛中的分布规律研究 [J]. 中国现代药物应用，4（13）：104-105.

沈宗根，吕洪飞，程存归 . 2008. 3 种石斛属植物和细叶石仙桃的红外光谱分析和鉴定 [J]. 西北植物学报，28（1）：97-102.

斯金平，何伯伟 . 2010. 药用植物遗传改良与育种案例 [M]. 北京：中国农业出版社：75.

唐丽，李菁，龙华，等 . 2015. 不同生长龄铁皮石斛茎与叶中总多糖、总生物碱及总黄酮含量的差异 [J]. 广东农业科学，42（8）：17-21.

汪群红，何贤君，鲍珍贝，等 . 2014. 不同来源铁皮石斛中多糖、氨基酸和生物碱含量比较 [J]. 中药材，37（5）：773-775.

王吉祥，王亚琴，牛之瑞，等 . 2016. GC-MS/MS 法测定铁皮石斛中 19 种农药残留 [J]. 食品研究与开发，37（14）：131-135.

王丽丽，王聪，潘再法，等 . 2008. 铁皮石斛的裂解气相色谱指纹图谱及其系统聚类分析 [J]. 色谱，26（5）：613-617.

王培培，鲁芹飞，李婧，等 . 2013. 铁皮石斛中总氨基酸的含量测定及提取工艺优选 [J]. 中国实验方剂学杂志，19（14）：30-33.

王鹏思，吴佩玲，薛健 . 2019. HPLC-MS/MS 同时测定鲜铁皮石斛中 141 种农药及代谢物残留 [J]. 中国现代中药，21（11）：1537-1546.

王鹏思 . 2019. 金银花和铁皮石斛上农药残留状况调研及风险评估研究 [D]. 北京：北京协和医学院 .

魏刚，刘宏源，黄月纯，等 . 2012. 鲜铁皮石斛 HPLC 特征图谱研究 [J]. 中成药，34（9）：1739-1743.

魏刚，顺庆生，黄月纯，等 . 2014b. 3 种铁皮石斛种源 HPLC 特征图谱比较研究 [J]. 中药新药与临床药理，25（4）：467-471.

魏刚，顺庆生，杨明志 . 2014a. 石斛求真 - 中国药用石斛之历史、功效、真影与特征指纹图谱 [M]. 成都：四川科学技术出版社：228-229.

吴晓波，薛健 . 2010. 中药重金属污染的现状及治理对策概况 [J]. 江苏中医药，42（6）：77-79.

肖培根 . 2002. 新编中药志（第三卷）[M]. 北京：化学工业出版社：49-50.

肖玉燕，翁金月，樊建霜 . 2011. 铁皮石斛及齿瓣石斛的生药学鉴别 [J]. 海峡药学，23（4）：52-53.

谢伟杰，张永萍，徐剑，等 . 2016. 铁皮石斛现代研究进展 [J]. 现代中医药，36（4）：87-91.

辛明，张娥珍，李楠，等 . 2013. 不同干燥工艺对铁皮石斛多糖及石斛碱的影响 [J]. 南方农业学报，44（8）：1347-1350.

徐兰芳，鲁芹飞，张扬，等 . 2015. 干燥方法对铁皮石斛质量的影响研究 [J]. 中国药房，26（13）：1808-1811.

徐珞珊，徐国钧，沙文兰，等 . 1980. 中药石斛显微鉴定研究 I [J]. 南京药学院学报，（2）：1-4.

徐云燕，王令仪，黄彬，等 . 2014. 不同生长期金钗石斛和铁皮石斛中总生物碱及多糖的比较 [J]. 华西药学杂志，29（3）：288-291.

许春萱，钟黎，杜献洲，等 . 2002. 人工栽培铁皮石斛中微量元素的测定 [J]. 信阳师范学院学报，15（4）：411-412.

薛健，刘东静，陈士林，等 . 2008. 中药外源污染物研究现状与分析 [J]. 中药现代化，10（1）：91-96.

颜美秋，陈素红，吕圭源，等 . 2013a. 铁皮枫斗胶囊 HPLC 特征图谱的建立 [J]. 中国药学杂志，48（19）：1660-1663.

颜美秋，陈素红，吕圭源，等 . 2013b. 铁皮石斛 HPLC 特征图谱研究 [J]. 中国中药杂志，38（4）：516-519.

颜美秋，陈素红，周桂芬，等 . 2015. 不同种植年限铁皮石斛多糖、甘露糖含量的测定及其它化学成分比较研究 [J]. 中华中医药学刊，33（4）：878-881.

杨岚，王红娟，师帅，等 . 2014. 12 种不同产地铁皮石斛指纹图谱研究及重金属元素含量测定 [J]. 西北植物学报，34（10）：2078-2084.

杨洋，罗在柒，黄安香，等 . 2016. 气相色谱检测不同种植方式铁皮石斛中石斛碱含量及挥发性成分分析 [J]. 分子植物育种，14（7）：1835-1840.

叶子，卢叶，薛亚甫，等 . 2016. 铁皮石斛专属性成分的分离制备及质量标准研究 [J]. 中国中药杂志，41（13）：2481-2486.

殷放宙，陆兔林，蔡宝昌，等 . 2008. 铁皮石斛药材 HPLC 指纹图谱研究 [J]. 中草药，39（3）：433-435.

俞巧仙，郭英英，斯金平，等 . 2014. 铁皮石斛多糖和醇溶性浸出物动态累积规律研究 [J]. 中国中药杂志，39（24）：4769-4772.

苑鹤，白燕冰，斯金平，等 . 2011. 柱前衍生 HPLC 分析铁皮石斛多糖中单糖组成的变异规律 [J]. 中国中药杂志，36（18）：2465-2470.

张朝凤，王敏，罗丹，等 . 2007. 3 种石斛药材氢核磁共振谱特征图谱的研究 [J]. 时珍国医国药，18（11）：2789-2791.

张贵君，李萍 . 2010. 中药鉴定研究方法学 [M]. 北京：人民卫生出版社：457-872.

张亮，鲁芹飞，张扬，等 . 2014. 柱前衍生化 RP-HPLC 测定铁皮石斛中的氨基酸的含量 [J]. 医学研究杂志，20（22）：61-65.

张明，曹佩雪，周美，等 . 2015. SPME-GC-MS 法比较野生和栽培铁皮石斛的挥发性成分 [J]. 信阳师范学院学报（自然科学版），28（2）：239-243.

张奇，段承俐 . 2008. 铁皮石斛的鉴定研究 [J]. 生物技术通报，（6）：69-72.

张善宝，周可军，张震，等 . 2015. 云南栽培铁皮石斛适宜采收期研究 [J]. 中国中药杂志，40（18）：3549-2552.

张雅琼，丁作明，安彦峰，等 . 2015. 铁皮石斛药材不同加工方法的比较 [J]. 中国民族民间医药，（1）：39-41.

张雨婷，郭赛，张莉，等 . 2017. 不同干燥方法对铁皮石斛多糖和甘露糖含量的影响 [J]. 安徽中医药大学学报，36（2）：68-71.

章乐建，泮玉华，赵颖飞 . 2012. 高效液相色谱法测定乐清栽培的铁皮石斛不同年份甘露糖的含量 [J]. 海峡药学，24（3）：79-80.

赵润怀，段金廒，高振江，等 . 2013. 中药材产地加工过程传统与现代干燥技术方法的分析评价 [J]. 中国现代中药，15（12）：1026-1027.

赵玉姣，韩邦兴，彭华胜，等 . 2016. 石斛的历代质量评价沿革与变迁 [J]. 中国中药杂志，41（7）：1348-1353.

赵中振，梁之桃 . 2012. 近红外光谱技术在中药鉴定中的应用与优势 [J]. 中国中药杂志，37（8）：1062-1065.

中华人民共和国国家卫生健康委员会，中华人民共和国农业农村部，国家市场监督管理总局 . 2021. 食品安全国家标准 食品中农药最大残留限量 [S]. GB 2763-2021. 北京：中国标准出版社 .

周桂芬，陈素红，吕圭源，等 . 2013a. 高效液相色谱法测定铁皮石斛中柚皮素的含量 [J]. 中国药学杂志，38（4）：520-523.

周桂芬，陈素红，吕圭源 . 2013b. 浙江省铁皮石斛黄酮类成分高效液相色谱指纹图谱的建立 [J]. 中国药学杂志，48（15）：1261-1265.

周桂芬，吕圭源 . 2011. 柱前衍生化 HPLC 分析不同来源、不同生长年限铁皮石斛多糖的组成和含量 [J]. 中国药学杂志，46（8）：626-629.

周桂芬，吕圭源 . 2012a. 基于高效液相色谱 – 二极管阵列光谱检测 – 电喷雾离子化质谱联用鉴定铁皮石斛叶中 8 种黄酮碳苷化合物及裂解规律研究 [J]. 中国药学杂志，47（1）：13-19.

周桂芬，吕圭源 . 2012b. 铁皮石斛叶中黄酮碳苷类成分的高效液相指纹图谱及指标成分的含量测定 [J]. 中国药学杂志，47（11）：889-893.

周桂芬，吕圭源 . 2012c. 铁皮石斛不同部位黄酮碳苷类成分及清除 DPPH 自由基能力比较研究 [J]. 中国中药杂志，37（11）：1536-1540.

周桂芬，庞敏霞，陈素红，等 . 2014. 铁皮石斛茎、叶多糖含量及多糖部位柱前衍生化 – 高效液相色谱指纹图谱比较研究 [J]. 中国中药杂志，39（5）：795-802.

周伟，李汴生，阮征，等 . 2016. 不同干燥方式对铁皮石斛失水特性及品质的影响 [J]. 食品与发酵工业，42（2）：135-139.

朱加繁，喻自荣，彭继文，等 . 2015. 铁皮石斛热风干燥试验分析 [J]. 安徽农业科学，43（34）：74-77.

诸燕，斯金平，郭宝林，等 . 2010. 人工栽培铁皮石斛多糖含量变异规律 [J]. 中国中药杂志，35（4）：427-430.

诸燕，苑鹤，李国栋，等 . 2011. 铁皮石斛中 11 种金属元素含量的研究 [J]. 中国中药杂志，36（3）：356-360.

Chen X M，Wang F F，Wang Y Q，et al. 2012. Discrimination of the rare medicinal plant *Dendrobium officinale* based on naringenin，bibenzyl，and polysaccharides[J]. Sci China Life Sci，55（12）：1092-1099.

Xu J，Guan J，Chen X J，et al. 2011. Comparison of polysaccharides from different *Dendrobium* using saccharide mapping[J]. Journal of Pharmaceutical and Biomedical Analysis，55（5）：977-983.

Zha X Q，Luo J P，Wei P. 2009. Identification and classification of *Dendrobium candidum* species by fingerprint technology with capillary electrophoresis[J]. South African Journal of Botany，75（2）：276-282.

Zong A Z，Cao H Z，Wang F S. 2012. Anticancer polysaccharides from natural resources：a review of recent research. Carbohydrate Polymers，90（4）：1395-1410.

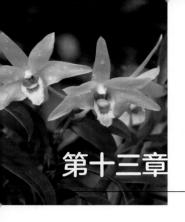

第十三章　铁皮石斛产业发展现状与前景

第一节　我国石斛产业发展现状与展望

1987年国务院发布的《野生药材资源保护管理条例》将铁皮石斛列为三级保护品种。1992年在《中国植物红皮书》中铁皮石斛被收载为濒危植物。多年来，由于受育苗技术限制，铁皮石斛一直无法实现人工育苗和种植，阻碍了石斛产业的发展，产业是指具有某种同类属性的经济活动的集合或系统，也就是具有一定规模化、区域性，并形成完整的生产、加工、销售、市场的链条。

一、浙江省率先实现铁皮石斛产业化

浙江药农采集野生石斛可追溯到清代康乾时期，这些药农从安徽、浙江、云南、广西、四川、福建、广东等地采集野生石斛，其中一部分是铁皮石斛，有些将采集的野生石斛种植在家里进行培育，但无法形成规模，更形不成产业。野生铁皮石斛生长在深山的悬崖峭壁岩石上或树上，生境特殊。它的种子细小，没有胚乳，在自然界一般不会萌发成苗，自然繁殖率低。长期以来靠野外采集供药用，无节制地采挖造成自然资源枯竭，铁皮石斛已成为濒危的野生药材品种。

20世纪70年代科研人员在广西、广东、云南等地进行铁皮石斛试管苗培育研究，取得实验室的成功。80年代浙江省医学科学院以张治国研究员为首的课题组，率先在浙江省开展铁皮石斛组培苗工厂化生产技术、人工栽培和产品开发研究，并将研究成果推向实际应用。据《浙江农业科学》杂志2014年第2期刊载，浙江省20世纪90年代率先开展铁皮石斛产业化开发利用。

1988年7月9日《浙江科技报》刊登了一篇张治国发表的《石斛试管繁殖成功，人工栽培大有前途》文章。1990年浙江省医学科学院与浙江天台县药场合作，迈出了石斛试管育苗和人工栽培产业化的第一步。2007年9月，资深媒体人杨明志在云南德宏发起召开了"首届中国石斛产业发展论坛"，当年10月，浙江省经济贸易委员会出台的《关于浙江省铁皮石斛产业发展指导意见》中说明，到2006年底，全省已有36个单位（农户）在省内建立了铁皮石斛种植基地，种植面积5500余亩。后来，据石斛专业委员会根据对央视报道和当地企业了解的信息分析，当时市场销售的石斛主要还是以其他野生石斛品种

和易栽培石斛为主，云南省内种植的铁皮石斛也非常稀少，种植技术还处于摸索阶段，在浙江形成了一定的消费市场，铁皮石斛种植有了一定规模。正是"首届中国石斛产业发展论坛"和浙江省经济贸易委员会这份指导意见，树立了浙江企业发展石斛产业的信心，促进了浙江铁皮石斛产业蓬勃发展。

二、产业论坛发挥了促进作用

2003～2006 年，杨明志作为记者，随云南省德宏州芒市（原潞西市）林业局工作人员多次到当地山区调研，发现野生石斛，当地人称之为"仙草"、"吊兰花"，一些农户还将野生石斛采集回家种植在院内和房前屋后。调研回去后杨明志查阅了大量资料，对石斛的产地，药用价值和历史做了研究，认为这是一个值得弘扬和推广的名贵优质药材。2006 年杨明志报经德宏州人民政府批准，由其创办的乡村网筹备召开以"保护濒危植物，发展名贵中药材"为主题的"首届中国石斛产业发展论坛"，于 2007 年 9 月在芒市成功召开，此次会议引起了长期从事石斛研究的科研人员、经营石斛枫斗的浙江商家和种植户的高度关注，也让云南本地一些人看到了商机，纷纷介入石斛的种植。2008 年第二届石斛论坛在云南芒市召开，主题是"探讨石斛产业发展政策及种植技术"；2009 年第三届石斛论坛在云南昆明召开，主题是"石斛新产品开发与市场拓展"，论坛期间成立了"石斛联盟"和石斛专家组；2010 年第四届论坛在浙江温州雁荡山召开，主题是"有机栽培·标准"；2011 年第五届论坛在云南龙陵召开，题为"品种与品牌，产品与营销"；2011 年石斛行情达到最高峰，云南个别农户每亩年收入接近百万元，云南、浙江、广西、福建新建上百家组培工厂，用于培育铁皮石斛种苗。2012 年第六届石斛论坛在云南德宏召开，主题为"品质·市场·规则"。2013 年第七届论坛在安徽霍山召开，主题为"资源·应用·规范——石斛产业可持续发展"。开始种植出的铁皮石斛因价格较贵，消费人群有限；随着产量的增加，转向大众消费，价格迅速下滑，市场售价下跌 50% 甚至更多；2014 年第八届论坛在浙江奉化召开，主题为"质量·文化·市场——石斛产业服务现代养生"，受市场进一步疲软影响，一批组培工厂还没有实现盈利，即纷纷减产，并陆续转项关停；2015 年第九届论坛在福建厦门召开，主题为"互联网＋石斛＋养生品牌"，开启了石斛的互联网销售时代；2016 年第十届石斛论坛在云南龙陵召开，会议主题为"弘扬国医文化·应用现代管理·加快产业升级"，随着国家对中医的重视，将石斛作为国医文化的一部分进行弘扬，并倡导以文化引领产业，走可持续发展之路。

三、产业发展遍及南方区域

根据史料记载，我国石斛产地分布较广，大别山以南、长江以南和秦岭以南地区都是历史记载的石斛产区，受气候条件等因素影响，各地主要石斛种不同，同一个石斛种受环境和气候差异的影响，也会出现差异化特点。

（1）浙江 以雁荡山为主的铁皮石斛，种植范围包括乐清、宁波、金华、嘉兴、杭州等地，面积约为 35 000 亩。

（2）云南 石斛品种最为复杂，我国 76 个石斛种在云南几乎都能找到，人工种植的包括铁皮石斛、紫皮石斛、刚节石斛、虫草石斛、鼓槌石斛、马鞭石斛、兜唇石斛等 10 多个石斛种，铁皮石斛约 4 万亩，紫皮石斛约 1.8 万亩，鼓槌石斛 5000 亩，其中文山广南铁皮石斛比较有名，全省除了丽江、昭通两地，其他地区都有种植。

（3）广西 主要种植在容县、百色、桂林等地区，以都峤山铁皮石斛种为代表。

（4）广东 主要种植在韶关、江门、深圳、饶平等地，以丹霞山铁皮石斛种为代表，面积约 5000 亩。

（5）安徽 以霍山县的霍山米斛、细茎石斛为代表，主要种植在霍山县，金寨县和六安市区附近，共计有 3000 亩霍山米斛。

（6）川渝地区 石斛产业起步较晚，种植铁皮石斛约 2000 亩，金钗石斛 5000 亩以上。川渝地区目前种植的铁皮石斛种源有云南、广西、浙江、福建、四川种源。

（7）其他 像海南、江苏、贵州、上海、湖南、湖北等地都有少量铁皮石斛种植。市场销售则以浙江最为典型，占据全国近 50% 消费市场，浙江老百姓对石斛的认知最早也最普遍。

四、产业发展促进山区农民致富

连续十届石斛论坛的举办，每届论坛主题的层层推荐，将我国濒危石斛发展成南方优势特色产业，云南保山、德宏、红河、普洱、楚雄、文山、昆明、版纳等有近 20 个县重点发展，仅保山龙陵县就种植紫皮石斛 15 000 亩，上万农民家庭从事石斛产业，浙江、广西、安徽、福建也有许多县市大力推广石斛种植。全国从事石斛种植、加工、销售、科研人员逾百万人，过去一些山区农民还在为温饱发愁，而石斛产业的兴起，改变了这些山区农民的收入结构，大量从事石斛种植和管理的农民摆脱了贫困，收入超过了当地平均水平，许多石斛种植户新建房屋，到城市购买商品房，山区车辆迅速增加，石斛成为山区农民增收致富的"黄金产业"，经过几年的转型，石斛从高不可攀的名贵药材，成为大众消费养生品，逐步得到广大消费者的认可，也进入寻常百姓日常生活，实现了服务大众健康的目的。

五、产业发展促使种源保护取得进展

据《石斛求真》记载，我国铁皮石斛从唐代即为贡品，鼎盛时期全国年进贡朝廷生石斛仅 323 斤，到明代初期，石斛产地和数量迅速减少，出现假冒现象，"医工亦难辨"，此后数量越来越稀少，大多数中医都无缘见到真正的铁皮石斛，以至于这样一味优质的中药材，中医只能从医书上了解，无缘进入医生临床应用，实属遗憾。石斛产业的兴起，利用现代科技，突破了过去育苗的技术难题，也逐步总结了一套成熟的种植技术，种植面积和产量的增加，又促进了野生种源的保护。

在 2013 年第七届石斛论坛上，杨明志发出种源回归保护的概念，倡议有条件的原产地区，选择道地优质种源，按照"哪里来回哪里去"的原则，并划定保护范围，制定种源使用规则。福建连城县在当地石斛龙头企业的推动下，率先响应，由当地林业部门、石斛企业共同出资、出力，将当地优质种源采用吊绳方式，又种回到悬崖峭壁上，经过几年的大自然的洗礼，这些石斛又会回归其本来的属性和特性。在石斛专业委员会的倡导下，仿野生栽培在产地兴起，并形成规模，石头上，树干上，原始森林都能见到仿野生石斛踪影，在发展中保护，既造福人类，服务大众健康，又对濒危资源实现最好的保护，为石斛产业可持续发展做出了贡献。

六、产业发展效益显著

石斛从濒危植物到人工产业化发展，实现了社会效益、经济效益和环境效益三重收获，让山区的石斛种植户脱贫致富，解决了上百万人就业，还促进了产地经济发展。石斛专业委员会 2016 年在第十届石斛论坛发布的统计信息显示，截至 2016 年底，全国各类石斛种植总面积为 21.833 万亩；其中，金钗石斛林下种植 8.947 万亩；紫皮石斛 2.6 万亩，年产鲜品 4600 多吨；铁皮石斛仿野生栽培 2 万亩，年产鲜品 500 吨；霍山石斛 3000 亩；其他品种石斛 5000 亩；大棚铁皮石斛种植 7.836 万亩，年产鲜品 23 508 吨；全国铁皮石斛鲜品年总产品约 3 万吨，基本保持 2013 年的水平。经过分析，我国石斛产业综合产值超过百亿元，消费区域从浙江、上海、广东等沿海地区向内陆地区扩展，石斛已成为普通百姓的日常养生品。

七、石斛专业委员会引领效果明显

2011 年，依托石斛联盟，由中国中药协会报请民政部批准成立"中国中药协会石斛专业委员会"，杨明志任石斛专业委员会主任委员，并于 2011 年 11 月在龙陵召开的第五届石斛论坛期间正式成立。2011 年 12 月 6 日，专业委员会办公室下发关于印发《起草制定石斛行业标准的实施方案》的通知，成立了"中国药用石斛标准制定工作小组"，经过近 1 年时间的努力，分别在云南、浙江等地召开五次标准研讨会，完成了《中国药用铁皮石斛标准》（简称《标准》）起草和审定，2012 年在芒市召开的第六届石斛论坛上，由中国中药协会发布试行。《标准》的发布，使行业种源、质量混乱状况得到迅速改观，促使业界更加重视种源、重视品质和质量安全。一些种植户陆续开始更换纯正的石斛种，兴起了一股发展有机种植，申请有机认证的行业质量风。

1. 科研成果丰硕

石斛专业委员会的成立让石斛行业规范化发展向前迈进一大步，石斛论坛的连续举办，引起了相关科研人员的关注和重视，随后几年，在石斛专业委员会的推动下，石斛科研成果频出，相继出版了《石斛养生》、《中国药用石斛标准研究与应用》、《石斛求真》、《中华仙草霍山石斛》、《中国石斛图鉴》、《天下第一草》、《龙陵紫皮石斛》、《中华枫斗》、《中国铁皮石斛病虫害及防控》、《铁皮石斛的功效》、《石斛临床应用与名医食疗》等专业书籍。石斛专业委员会还编辑出版了行业书刊《中华石斛丛书——石斛论坛会刊》，龙陵县石斛研究所编辑了《龙陵石斛》行业专刊。

据不完全统计，全国发表石斛论文 10 683 篇，公布的石斛专利有 500 个，授权 89 个，实用新型专利 28 个。中国科学院、大专院校和研究机构参与石斛的研究，成立了龙陵石斛研究所。石斛在南方的大面积种植是科研成果应用于生产的突出表现，我国率先将世界濒危植物石斛在保护的同时，实现人栽培产业化，这一模式和经验走在世界前列，2010 年、2011 年石斛专业委员会协助云南省科技厅举办两次东南亚 11 国参加的石斛培训班，推广石斛栽培和文化。

2. 产品更加丰富

人工种植的发展，原料的丰富，市场的需求，促进了石斛产品研发，产品从传统工艺制作的枫斗单一品，研发出石斛颗粒冲剂、浸膏、含片、茶、酒、纯粉、饮片、饮料、化妆品、牙膏、香皂等丰富又使用广泛的系列产品。有 99 个以石斛为主要原料的保健食品获得国家批准。石斛网店也迅猛发展，仅淘宝上就有 2000 家店铺经营石斛，天猫店铺有 900 个石斛商品。

3. 发展道地石斛

为发展道地石斛，促进主产地石斛产业发展，石斛专业委员会根据产地政府需要，先后组织专家对云南龙陵县申报"中国紫皮石斛之乡"、云南芒市申报"中国石斛之乡"、广西容县申报"中国铁皮石斛之乡"、云南广南县申报"中国广南铁皮石斛之乡"、广东始兴县申报"中国始兴铁皮石斛之乡"进行评审，并报经中国中药协会批准并授牌。为发展优质传统道地石斛种，石斛专业委员会还组织专家在安徽六安、江苏江阴、福建南靖举行了石斛种鉴定会，确认了一批优质石斛种源。

4. 普及石斛知识

我国石斛尽管有着 2000 多年历史，但由于过去十分稀少，医生都难得一见，民间应用非常少，尤其是铁皮石斛等名贵种更是如此，大众对石斛的认识度非常低，许多人都不会读"斛"字，随着石斛产业化发展，产量的增加，产品的丰富，如何让广大消费者了解石斛，是产业健康可持续发展的重要任务，石斛专业委员会针对这一情况，大力倡导行业加大宣传推广，并邀请央视四套、七套、二套、十四套等多个频道做了 10 多个石斛专题，还配合各地报纸、电视台、电台、网站、杂志做了大量宣传。通过业界持续不断宣传，石斛逐渐成为家喻户晓的优质养生品，并进入寻常百姓家庭。

八、存在的问题及对策

1. 政策层面

几千年来，人们都将石斛药食两用，种植产业化以来，仅铁皮石斛就年产鲜品 3 万吨左右，大部分被用作食品，未见石斛毒副作用和严重不良反应的报道。从国家政策层面，石斛被列为可用于保健食品目录，必须要申报保健食品或者药品才被允许合法上市，目前尽管有许多的石斛产品，但拿到许可证的还不多，企业不敢放开生产和经营，然而申报保健食品和药品周期长，投入大，对于从事中药材种植的农业企业来说负担重，压力大，因此进展缓慢。

2. 仿野生栽培需加大研究

在自然环境下种植，减少人工干预，产品更接近野生状态，这是石斛产业发展新趋势。仿野生栽培技术已成熟，并形成一定规模，其中还是有许多环节需要进一步研究，如不同树种、不同岩石、不同气候环境对品质的影响，尤其是仿野生树栽品质与附生树种的关系。

3. 石斛的成分分析

当前药典规定铁皮石斛主要成分是多糖、甘露糖、浸出物，人们普遍以多糖含量高低来判断石斛的品质。到底哪种成分是石斛功效核心成分，还是多种成分组成的复合体发挥共同作用，还需要深入研究来解答。

4. 注重文化挖掘和弘扬

10 年来，石斛的宣传已经取得长足进展和很大成绩。2016 年国家旅游局和国家中医药管理局联合下发《关于开展国家中医药健康旅游示范区（基地、项目）创建工作的通知》。提出用 3 年左右时间，在全国建成 10 个国家中医药健康旅游示范区，100 个国家中医药健康旅游示范基地，1000 个国家中医药健康旅游示范项目，全面推动中医药健康旅游快速发展。2000 多年来，历朝历代的中医总结了大量的石斛文化，弘扬和宣传以石斛文化为引领发展产业，拓展消费，既是经营上的创新，也符合国家中医药文化的发展方向，更是一种机遇。

5. 加强种源保护

石斛产业要实现可持续发展，将这一优质中药材继续传承给子孙后代，并确保其品质，就必须重视种源的保护，第七届石斛论坛提出的"种源回归，哪里来回哪里去"的倡议，仍然值得推广。

6. 更加重视质量安全

食品安全关系到人们的健康，尤其人们选择养生保健品本身就是为了更健康。人们对这类产品的质量和安全更为关切，如果无法打消人们对安全和质量的担忧，就会影响消费，市场就难以做大。

7. 推广中医应用

石斛虽经千年传承，但因数量稀少，中医在临床处方药中很少应用。现在石斛产量很大，需要进入大众日常生活，离不开中医的应用和推广，只有中医将石斛作为临床应用的常用药，石斛的传承才真正具有生命力。

8. 充分发挥行业协会作用

协会作为政府与企业之间的桥梁和纽带，应积极发挥其作用，如在制定石斛的各类标准、规范，企业之间的公平竞争，对本行业发展的动向等问题上提出建议，加强培训服务等，以促进行业健康有序地发展。

（杨明志）

第二节　浙江省铁皮石斛产业发展现状与展望

为了保证药材的可持续利用，发展人工种植是实现产业化的必由之路。浙江省铁皮石斛有着深厚产业基础和文化渊源。

一、历史记载

浙江是铁皮石斛道地资源主要分布区之一。苏颂《本草图经》载称石斛"……今荆、湖、川、广州郡及温、台州亦有之，以广南者为佳"。《证类本草》中除记载石斛外，并有温州石斛及春州石斛的两幅附图。据现在考察分析温州石斛可能指的就是铁皮石斛与细茎石斛。1980 年出版的《浙江药用植物志》下册收载有铁皮石斛。经调查，铁皮石斛在鄞州区、天台、仙居、临安、江山、富阳、新昌、武义、乐清等地都有分布。浙江乐清历来是全国铁皮石斛采收、收购、加工、销售的集散地。阳福清等《文山风物》（1977）一书记载："广南西枫斗是国内外知名的天然药物饮品。20 世纪 20 年代，广南人民利用本地资源，从浙江请来师傅指导加工，在实践中逐步掌握加工环节和技术，生产出天然药用饮品。产品远销国内外，至今仍是云南省独特名贵的饮品。"可以推测，浙江乐清加工枫斗的历史有 100 年以上。

为解决铁皮石斛资源濒危的状况，20 世纪 70 年代国内开始对铁皮石斛的试管繁殖和人工栽培进行研究，80 年代浙江省医学科学院率先在省内开展铁皮石斛试管苗工厂化生产技术和人工栽培研究，并及时将研究成果在天台等地推向实际应用，与企业合作，推动了科技成果的转化和产业化形成。20 世纪 90 年代浙江省率先实现了铁皮石斛产业化。

二、产业发展概况

1. 基地规模

据浙江省中药材产业协会统计，2018 年浙江全省铁皮石斛种植基地 4.5 万亩，鲜品产量 1.1 万吨，产业总规模占全国的 70%。有医药企业、种植企业、专业合作社、种植大户基地 100 余家，主要分布天台、乐清、义乌、武义、金华、临安、建德、淳安、嵊州、莲都、庆元、开化、龙游、江山等地，其中基地规模 100 亩以上 80 余家，1000 亩以上 7 家。浙江省多家企业还在云南、广西、贵州、福建等地建设了 3 万亩以上扶贫种植基地，为当地农民增收发挥了积极作用。

2. 产业产值

产业总产值超过 50 亿元，产值超过 1 亿元的有 7 家。主要产品有鲜条、铁皮枫斗、颗粒剂、胶囊、浸膏、片剂、口服液、饮料等，有经国家批准的保健食品 48 个，占全国铁皮石斛类保健食品总数的七成，其中鲜条和铁皮枫斗销售产值约占 45%，铁皮石斛鲜条纳入省医保目录。

3. 精品道地园区

列入省级现代农业精品园区创建的有 20 个基地，建立省级铁皮石斛资源保育基地 3 个，主要推广良种有"天斛 1 号"、"仙斛 1 号"、"仙斛 2 号"、"仙斛 3 号"、"森山 1 号"等，良种应用率约 65%。浙江天皇药业有限公司和金华寿仙谷药业有限公司铁皮石斛规范化种植基地通过国家 GAP 基地认证。认定为浙江省道地优质中药材示范基地 10 家、浙江省"道地药园" 6 家。

4. 品牌企业

品牌企业有天皇药业、康恩贝药业、寿仙谷药业、森宇药业、天目山药业、杭州胡庆余堂、铁枫堂等，品牌化产品销售约占 70%。省级以上名牌或著名商标 6 个，"天目山铁皮石斛"获国家质量监督检验检疫总局地理标志保护产品称号，"武义铁皮石斛"、"雁荡山铁皮石斛"获国家农业部农产品地理标志保护产品称号，武义"寿仙谷"铁皮石斛及制品、"森山"铁皮枫斗及其制品、"大晟"铁皮石斛及其制品获得国家质量监督检验检疫总局颁发的生态原产地保护产品称号。

5. 服务组织

从事产业相关资源、技术、产品、质量控制研发的大专院校、科研院所、民营研究单位有浙江大学、浙江中医药大学、浙江农林大学、浙江省医学科学院等 20 余家。产业服务组织有浙江省中药材产业协会铁皮石斛分会、浙江省铁皮石斛产业技术创新战略联盟、铁皮石斛浙江省工程研究中心等。

三、推进产业提升的实践措施

（一）合力扶持引导产业提升发展

多年来，浙江省积极发挥生态资源、科技创新、市场优势，把铁皮石斛列为省中药现代化工程和现代高效农业的主导品种加以扶持，省级行政职能管理部门分工协作，形成合力，强化政策引导和监管。省领导对铁皮石斛产业高度重视，曾多次作出批示：根据王辉忠副书记 2015 年 2 月 10 日在《把石斛培育成人参虫草那样的名特优产品》（浙江日报《内部参考》第 13 期）上的批示精神，省农业厅、省中药材产业协会及时组织调研分析，行业专家进行了座谈，起草上报了"关于我省铁皮石斛产业发展有关情况的汇报"。王辉忠副书记作了批示"建议对有关建议意见予以协调落实"。2015 年 11 月 4 日根据王辉忠副书记、黄旭明副省长在新华社《浙江领导参考》中《"浙江铁皮石斛产业发展前景广阔业界呼吁尽快出台标准规划》一文上的批示要求，省农业厅高度重视，及时组织省中药材产业协会，联合省级相关部门开展落实工作，起草上报了"关于推动我省铁皮石斛产业发展工作情况的汇报"，王辉忠副书记又作了批示"要紧抓不放"。2019 年根据彭佳学副省长在《每日要情》（第 30 期）《企业呼吁将铁皮石斛列入新食品原料　助力农企创造新增长点》上的批示要求，省农业农村厅高度重视，及时联系省卫生健康委疾控处等相关部门研究落实，赴乐清进行实地调研，起草上报了《关于推动我省铁皮石斛产业发展相关工作情况的汇报》。

浙江省食品药品监督管理局、省经济和信息化委、省农业厅先后于 2007 年、2012 年两次发布了《浙江省铁皮石斛产业发展指导意见》，大力推进规范化基地建设、企业技改和产品研发，同时持续打击扰乱正常生产经营行为，促进产品向优质化、产业化、品牌化转变。2008 年省农业厅制订实施了"中药材产业品质提升方案"，积极推进铁皮石斛资源保护和良种选育、种子种苗工程和标准化基地建设，培育专业合作组织，逐步推行基地产品准出制度，努力打造"浙产铁皮石斛"品牌。2015 年，省农业厅制订了《浙江省中药材产业提升发展三年行动计划（2015—2017）》，明确把铁皮石斛作为重点培育发展的新兴品种；省经信委、省农业厅等十一厅局联合制订了《浙江省中药材保护和发展规划（2015—2020 年）》和《中药产业传承发展意见》，也明确了铁皮石斛产业优势区域布局规划，加快促进铁皮石斛产业转型发展。2017 年省发改委对乐清铁皮石斛开展地方特色品种保险试点工作，切实保障药农抗风险能力。2018 年，省经信委、省卫生计生委、省农业厅等联合把铁皮石斛列入"新浙八味"中药材培育品种，培育产业发展新动能。2018 年 12 月，农业农村部、国家药品监督管理局、国家中医药管理局印发了《全国道地药材生产基地建设规划（2018—2025 年）》，把铁皮石斛列入了历史悠久、特色鲜明、优势突出的道地药材品种，加快推进规范化、标准化生产基地建设，推动全产业链发展。

（二）加强资源保护与利用，提升品质发展

1. 制订了《浙江省药用植物种质资源保护利用规划》

2007年省农业厅实施"浙江省农作物种质资源信息服务系统建设"项目，省中药材产业协会组织在全省范围内开展中药材种质资源普查和保护工作，在天目山、天台山、牛头山、百山祖、雁荡山等自然保护区中发现野生铁皮石斛资源，印证了浙江省是铁皮石斛的主要原产地之一。2010年铁皮石斛等28个品种资源列入浙江省首批农作物种质资源保护名录，并列入浙江省野生植物资源保护名录。根据省政府出台的《浙江省野生植物保护办法》，省农业厅制订施行了《浙江省重点保护野生植物采集管理办法（农业部分）》，要求采集省重点保护野生植物（包括单位和个人）报备案。

2. 建立种质资源保护圃，开展良种选育和应用

省农业厅在武义、临安、义乌、富阳等地建立了以企业和科研院所为主体的省级铁皮石斛种质资源保护圃，收集保存资源200余份，并签订资源保护和开发利用协议书。省科技厅将铁皮石斛列入省重大育种攻关专项，开展适宜性强、品质优、多用途良种选育。先后选育出"仙斛1号"、"仙斛2号"、"仙斛3号""森山1号"等4个铁皮石斛良种，品质、产量、抗逆性等方面明显提高，集成了种苗高效繁育技术，促进了种苗成活率和亩产量提高，目前全省良种应用率约65%。

3. 制定实施行业生产标准，提升产业基地建设

（1）开展铁皮石斛标准制定工作　2007年省中药材产业协会制定了全国行业第一个地方标准《无公害铁皮石斛》系列标准，2015年组织召开铁皮石斛产业发展和安全生产座谈会，组织制修订了省级地方标准《铁皮石斛生产技术规程》（DB 33/T 635—2015），制定发布了浙江农业团体标准《铁皮石斛主要病虫害防治用药建议》（T/ZAQSAP 001—2018），编印制了《铁皮石斛全程标准化生产操作手册》，指导全省种植基地安全生产取得明显成效。2017年，浙江省中药材产业协会组织申报的"铁皮石斛全产业链标准化生产示范"项目被省技术监督局列为省级标准化试点项目。2018年，浙江省中药材产业协会主导申报的《铁皮石斛生产技术规程》系列标准项目荣获首届省政府标准创新贡献优秀奖。省食药局和省药检院组织制定了《铁皮石斛保健食品国家原料标准》，目前已上报国家总局审批。2019年2月11日，浙江省中药材产业协会会长单位寿仙谷药业领衔制定的《中医药—铁皮石斛》国际标准（ISO 21370），在国际标准化组织（ISO）的官方网站上正式发布，该标准规范了铁皮石斛产品的质量标准、检测指标、检测方法、包装、存储、运输要求等，为铁皮石斛行业的国际贸易提供了统一的标准，将显著提升铁皮石斛的国际影响力和竞争力，对珍稀植物药的保护与产业化发展也起到了积极的引领和推动作用。

（2）开展铁皮石斛生产基地信息体系建设　2012年省农业厅、省药监局联合下发了《浙江省铁皮石斛生产基地信息体系建设实施意见》的通知，要求全省铁皮石斛生产基地做到产品流向可跟踪、质量可追溯、责任可追究。省中药材产业协会具体承担生产基地信息体

系实施工作，编印并下发了《浙江省铁皮石斛生产基地质量安全生产管理记录档案》，建立了铁皮石斛行业生产管理及追溯监管平台，产品上市时附有二维码，让消费者知道产地条件、生产过程、产品质量等信息，为行业、生产企业树立了良好的品牌信誉。

（3）实施铁皮石斛"一品一策"全产业链安全风险管控行动　省农业厅近年来连续开展了铁皮石斛"一品一策"全产业链安全风险管控项目，对生产各个环节的安全风险进行有效管控，涵盖从农资监管、标准执行、质量安全追溯、农产品安全检测、包装标识、产地准出到市场准入和流通等全部环节。2012年起浙江省在全国率先实施了特色小品种作物农药登记财政补贴政策，鼓励支持农药生产企业在中药材等浙江特色小品种作物上开展农药登记试验，并给予登记试验费用 50% 补贴。其中在铁皮石斛软腐病、炭疽病、黑斑病、白绢病、叶锈病、霜霉病、蜗牛、蚜虫、介壳虫等 9 种病虫防治上登记农药产品 12 个，解决了无药可用的制约，提高了科学合理用药的水平，有效推动全省质量安全水平的提高。

4. 积极推动铁皮石斛列入药食两用物质、新食品原料目录工作

（1）组织申报铁皮石斛为食药物质的安全性评价研究　根据《国家卫生计生委食品司关于请提供铁皮石斛相关物质有关资料的函》（国卫食品评便函〔2017〕265号），国家拟增补铁皮石斛为食药物质，2017年10月19日，浙江省卫生计生委食品处商请浙江省中药材产业协会收集整理相关材料，省协会组织浙江中医药大学、寿仙谷、康恩贝等相关单位收集整理并及时提供了浙江省铁皮石斛全产业链的相关安全性评价研究及食品安全标准等相关证明材料，省卫生计生委出具了"铁皮石斛具有传统食用习惯的证明"，争取国家批准在浙江省率先开展人工种植铁皮石斛进入食品试点，材料上报工作得到国家主管单位的肯定。2018年1月4日，国家卫生计生委食品司发出征求意见，拟将浙江省和云南省作为铁皮石斛食药物质进行试生产的省份，试生产期为2年。

（2）申报了人工种植铁皮石斛叶、花列入国家新食品原料目录　根据新食品原料申报工作要求，2016年3月19日，省农业厅组织省中药材产业协会铁皮石斛分会召开了"联合申报人工种植铁皮石斛叶、花为新食品原料工作座谈会"，商定了由浙江天皇药业有限公司等六家单位为申报主体，并进行了任务分工，协会自筹经费400万元开展了安全性检测评价研究工作。4月13日，省协会向省政府办公厅上报"关于我省申报铁皮石斛叶、花列入国家新食品原料目录工作情况汇报"，黄旭明副省长、郑继伟副省长批示"请食药监局、卫计委支持"。在上报中国卫生监督中心、国家食品安全风险评估中心进行专家安全性评估后，2018年6月21日，国家卫生计生委把"铁皮石斛花、铁皮石斛叶"列入了新食品原料目录，按省地方特色食品管理。"铁皮石斛花"、"铁皮石斛叶"列入2018年浙江省食品安全地方标准项目制定计划，并于2018年11月27日在杭州召开了启动会。标准制定工作顺利，并于2020年6月11日发布，有力推动铁皮石斛产业资源的综合开发利用。

5. 加强协作攻关，推动科技创新

组织实施省重点研发计划项目"浙产特色药材质量安全控制技术研究与示范项目"，

项目重点围绕铁皮石斛等3个品种，在主栽品种与其他品种主要营养成分和药理成分差异，主栽品种农药残留、重金属、真菌毒素的来源及其克服途径，主栽品种重要病虫害的发生规律及其绿色防控技术，中药材生产全过程信息管理追溯平台等四个方面开展研究与应用，并取得良好的进展和创新。2018年8月8日，该项目通过省科技厅组织的中期检查。同时通过浙江省中药材产业技术团队项目，推进中药材产业应用性技术集成和示范推广。

6. 强化行业自律和产业品牌建设

2012年7月省中药材产业协会成立了铁皮石斛分会，全体会员发出了"浙江省铁皮石斛行业诚信生产经营倡议书"，主要内容包括"规范生产、保证质量、诚信经营、优质服务、行业自律"等，并公开承诺，进行现场签名仪式，接受社会监督，共同维护行业声誉和形象。协会编印了《浙江铁皮石斛生产基地》画册，进行宣传。举办了"全省铁皮石斛产业提升发展培训班"进行产业素质培训。同时以"道地、安全"为重点，开展系列培训，近年来连续联合举办了全省中药材新型职业农民培训班和全省中药材基层农技人员知识更新培训班，组织编写乡村振兴战略新型职业农民培训工程丛书《铁皮石斛》、《铁皮石斛全程标准生产操作手册》。

积极开展相关宣传活动。省农业厅、省中药材产业协会先后组织举办了十二届中国·磐安中药材交易博览会、四届中国浙江铁皮石斛文化节、中国浙江铁皮石斛发展（西湖）论坛、浙江健康产品（台湾）展览会，还积极利用全国药交会、省农博会等平台，组织生产企业开展产品、品牌、功效等一系列铁皮石斛健康产业宣传活动，组织开展了铁皮枫斗加工技能表演、产品展示展销等，同时省中药材产业协会编印出版、发放了《铁皮石斛100问》，起到了良好的宣传效果。

（三）制约产业发展的主要问题

当前，我省铁皮石斛产业存在产品开发能力弱、产品销售单一、精深加工滞后、质量标准及品牌建设滞后等问题，制约产业升级发展。

1. 抗风险能力较弱

铁皮石斛是高投入、高技术、高风险的产业，工商资本参与为产业发展注入活力的同时，也容易导致市场出现盲目跟风、同质低价无序竞争的状态。目前，我省铁皮石斛种植大部分仍处于"低、小、散"状态，缺乏区域性公共品牌，主要从事原材料供应，市场信息不对称，定价权由深加工企业掌握，抗市场风险能力较弱。此外，由于产品加工技术标准不统一，石斛属其他种类的加工产品对产业的发展也带来了负面影响。

2. 管理政策制约产业链发展

我省的铁皮石斛种植加工大户大部分未通过GMP认证，以初级产品销售为主，价格低廉且销路不稳定。而根据中药材和保健食品管理办法，铁皮石斛相关产品必须通过国家审批，审批程序复杂、周期长、费用高等问题，严重制约着产品的精品加工、产品研发和市场开拓，阻碍了产业链延伸。《云南省食品安全地方标准　紫皮石斛》已于 2018 年制定实施，浙江仅对铁皮石斛花、叶开展食品安全地方标准制定工作，一定程度制约了企业的发展。

3. 标准体系不完善

2010 年，《中国药典》将铁皮石斛与其他石斛分开，但受产地、种植年限、生产季节、制作工艺的影响，加工成的铁皮枫斗品质相差悬殊，消费者无法从外观上辨别真伪，迫切需要研究建立品质鉴定评价体系与标准。目前鲜品还缺乏农药、重金属的残留限量国家和行业标准，品质鉴定评价体系与标准不完善，不利于生产指导和市场监管。

4. 科技投入不足

铁皮石斛育种技术与种业培育等方面研究投入不足，标准化种植、产品精深加工、有害物质残留与质量标准、生产全过程质量控制监测体系有待深化。种苗组织培养工厂生产耗能较高，急需转型为低碳高效生产。此外，古籍配方与新产品开发、基础理论研究和临床应用研究也有待进一步加强。

（四）产业发展对策建议

浙江省已成为全国最具特色和富有竞争力的保健品产业集聚区，铁皮枫斗已成为我国健康产业和保健品的典型代表，全省上下形成共识要做大做强做优铁皮石斛产业。

1. 以道地性为重点，推进铁皮石斛标准化生产

以《浙江省特色农产品优势区建设规划（2018—2022 年）》为要求，明确发展目标、区域布局、工作重点和措施，促进铁皮石斛产业持续健康发展。

2. 大力推进标准化生产

以《铁皮石斛生产技术规程》为抓手，制定全产业链标准体系，推进铁皮石斛标准化生产和全过程安全生产信息体系建设，推进"道地药园"（铁皮石斛）创建。继续实施"一品一策"风险管理项目，在开展铁皮石斛产品专项检查和抽检的基础上，组织全省铁皮石斛生产基地信用等级评价，评价结果经省行业主管部门审核后，作为企业基地申报国家保健食品批准文号、医保名录产品及省财政扶持项目的主要依据。

3. 积极争取食药同源物质批准实施

加强与省卫生健康委相关部门沟通协调，积极主动与中国卫生监督中心、国家食品安全风险评估中心、农业农村部农产品安全监督局等单位联系，争取国家早日批准人工种植铁皮石斛食药同源物质，积极研发铁皮石斛系列康养产品，开拓国内外产业市场。鉴于目前国家

卫生健康委还没有批准发布铁皮石斛食药同源物质，建议浙江省卫生健康委可参考云南省把铁皮石斛作为地方特色食品管理，制订发布《浙江省食品安全地方标准　铁皮石斛》。

4. 开展浙产道地药材品质指数研制

制定浙江制造团体标准《道地药材　铁皮石斛》，为优质优价提供科学依据和支撑，积极推进"铁皮石斛超微粉、切片"列入省中药炮制规范等。

5. 打造"浙产铁皮石斛"品牌

加强对省中药材产业协会等产业服务平台的扶持建设，积极培育"浙产铁皮石斛"区域品牌，建议省中药材产业协会作为"浙产铁皮石斛"证明商标申报主体，整合品牌，强化品牌运营和地理标志产品保护，严格市场监管，加强宣传推介和文化培育，进一步提高"浙产铁皮石斛"知名度和竞争力。以《中医药—铁皮石斛》国际标准为引领，推动我省中医药健康产业的"一带一路"建设。

（何伯伟　徐丹彬）

第三节　浙江省乐清市雁荡山铁皮石斛产业历史与现状

一、雁荡山铁皮石斛产区的自然环境

雁荡山铁皮石斛主产于浙江省乐清市境内的雁荡山。产区地处浙江东南沿海 120°6′12″E ～ 121°15′12″E，28°2′42″N ～ 28°32′18″N，包括乐清市大荆镇、雁荡镇、芙蓉镇、淡溪镇、仙溪镇、湖雾镇、北白象镇、龙西乡、智仁乡、岭底乡、乐成街道、白石街道 10 个乡镇 2 个街道的 342 个行政村。

天下名山，必产灵草。主产区雁荡山是中国十大名山之一，素有"海上名山、寰中绝胜"之美誉，为国家首批 5A 级旅游景区，获"世界地质公园"称号。雁荡山形成于 1.2 亿年前，是一座典型的白垩纪流纹质古火山，山体由中生代岩浆岩构成，主要为流纹岩、凝灰岩等。地势西高东低，西部为低山丘陵，东部与乐清湾相接，为海积平原，山脉呈北东—南西向分布，主峰百岗尖海拔 1108 米。雁荡山以奇峰怪石、古洞石室、飞瀑流泉称胜，是一个山奇、水秀、景美、空气好的休闲旅游胜地，悬崖峭壁、峰峦叠嶂，森林茂密，植被丰富，雨量充沛，飞瀑碧潭、清涧甜泉密布，山间时常云雾缭绕，小气候环境独特，宛若仙境，非常适宜铁皮石斛的生长，为铁皮石斛道地产区。

种植区域属中亚热带海洋性季风气候，东面濒海，西北为雁荡山脉环抱，形成"海上名山"独特的气候环境。产区森林覆盖率高，小气候环境独特，降水量充沛，年均降水为 1559.6mm，平均降雨日数 175d，山间时常云雾弥漫，低山平原地区空气湿润，相对湿度在 72% ～ 82% 之间，其中 4 ～ 8 月份相对湿度均高于 80%。年均日照 1742.8h，多年平均气温 18.1℃，年平均无霜期 280.4d，极端低温一般不低于 –9℃，符合铁皮石斛主栽品种的抗低温能力（–2℃～–9℃左右），较长低温期与霜雪严寒等气候刺激，促进积累贮存更多的次生代谢活性营养成分。

　　乐清市靠山面海，境内河流属山溪型，大多源于雁荡山脉，源短流急，水量丰沛，下游构成网状水系。水系分支横穿市境北、中、南，注入乐清湾和瓯江，分大荆溪、白溪、清江、淡溪、银溪、白石溪、瓯江水系等七大水系。建有福溪水库、淡溪水库、钟前水库、白石水库等 4 座中型水库，水质均达到国家Ⅱ级饮用水标准。雁荡山铁皮石斛灌溉水多为山涧泉水、山溪河水，水质清澈、纯净。

　　雁荡山铁皮石斛种植模式独特。充分利用雁荡山风景、自然、生态环境优势，因地制宜，区块种植，有设施栽培、活树附生、林下段木栽培、林下地栽、立体栽培、崖壁种植等多种栽培模式，其种植特点是"石斛在景中，景中有石斛；石斛在林中，林中有石斛；回归野性，原生态种植；石斛与岩壁林木相伴相生"。铁皮石斛根系为气生根，喜吸附湿润的悬崖峭壁或树皮生长，受岩骨甜泉滋养、花香浸润，清香甘甜，富集多糖、生物碱、氨基酸、铁皮石斛素等有效成分，含锌、硒、锶等多种微量元素。

　　乐清市地貌素有"七山二水一分田"之称，全市林地面积 110.2 万亩，森林覆盖率为 54.58%，森林植被分区属中亚热带常绿阔叶林南部亚地带，目前多为栽培植被或次生演替植被，共有植物 187 科 744 属 1922 种。天然植被群落类型主要有常绿阔叶林、落叶阔叶林、常绿针叶林、针阔叶混交林、竹林和灌木草丛林等，其中常绿针叶林分布面积广，主要树种有马尾松、刺杉、柳杉、柏木等。丰富的植被资源与雁荡山独特的古火山流纹岩地貌为雁荡山铁皮石斛原生态种植提供了足够的附生空间要素。

二、雁荡山铁皮石斛特征

　　雁荡山铁皮石斛，茎部圆柱形，铁青色或紫绿色，嚼之黏感浓厚，无渣或少渣滓，略具青草香气，味淡微甜；茎长小于 40cm，假鳞茎呈竹节状，有明显黑节，节凹进，节间微胖；茎粗 3～9mm，有的中部以上带叶，叶二列，互生，叶片浓绿色，矩圆状披针形，有光泽，叶基部有包茎叶鞘，叶鞘常具紫斑，俗称"铁锈斑"或"芝麻点"；总状花序、唇形花，具花 2～5 朵，花瓣与萼片黄绿色，药帽近卵形，顶部中间开裂，唇瓣中部具紫色斑块。

　　雁荡山铁皮枫斗，表面黄绿色或略带金黄色，呈螺旋形或弹簧状，通常为 2～6 个旋纹。气微，味淡，后微甘，嚼之有黏性，无渣或少渣滓。铁皮枫斗最大直径为 13mm，茎拉直后长 3.5～10cm，直径 0.2～0.5cm，质坚实，易折断，断面平坦，灰白色至灰绿色，略角质状。

三、雁荡山铁皮石斛产业历史渊源

雁荡山铁皮石斛，古时亦称"温州石斛"、"吊兰"、"千年仙草"、"救命仙草"等，历史悠久，品质上乘，底蕴深厚，历史文脉可追溯至北宋。北宋药学著作《图经衍义本草》（1056～1063年）绘有"温州石斛"（雁荡山铁皮石斛）标本图，北宋苏颂撰《图经本草》（1061年）和《证类本草》（1082年）都记载："石斛，温台州有之。"在《图经本草》里也直观地绘出了"温州石斛"的标本图。宋代文豪苏轼为乐清县令周邠所寄描述雁荡悬崖采摘铁皮石斛仙草的《雁荡山图》题诗二首"指点先凭采药翁，丹青化出大槐宫……此生的有寻山分，已觉温台落手中"。南宋状元王十朋采石斛仙草救母的孝感典故至今仍代代相传。

传统本草对铁皮石斛道地产区有所记载，特别是明末以来的本草医书、方志多记载浙江温州雁荡山铁皮石斛为佳。明代《本草纲目》记载："石斛，温台州有之。"明代养生专著《遵生八笺》记载："挂兰，产浙之温台山中。"《本草汇言》（1624）、《本草乘雅半偈》（1647）及《本草述钩元》（清）等医书记载："石斛，近以温台为贵。"《药品化义》（1644）记载："石斛产温州，体色黄如金钗者佳，川产体长味淡者次之。"《浙江通志》（1684）记载："温州物产，石斛形长质坚而味甘者为真。"《敕修·浙江通志·雍正》（1736）记载："温州府，挂兰产温台山中岩壑深处悬根而去，不可缺水，亦奇种也。"《本草从新》（清）记载："石斛，味甘者良，温州最上，广西略次，广东最下。"湖南《永州府志》（1828）记载："石斛为江浙间盛行之药，旧推温产而粤产次之。"《乐清县志》（1901）记载："石斛，生岩壁上。"我国第一个"铁皮石斛之乡"、"铁皮枫斗加工之乡"就诞生在雁荡山。

雁荡山铁皮石斛品质上乘，被列为中药上品、明清皇庭贡品。明嘉靖《温州府志》、《浙江通志》（1561）记载："北京礼部石斛三十八斤，俱出温州雁荡。"明代朱谏《雁山志》、清代曾唯《广雁荡山志》均记载："石斛，岁取入贡。"仅清乾隆年间，雁荡山铁皮石斛就进献皇庭"迎銮贡"一次、"传办贡"十余次。1980年雁荡山管理局编写的《雁荡山导游》将铁皮石斛及其他土产列为"雁山五珍"。

雁荡山铁皮枫斗始创于乾隆四十八年（1783）。据《广雁荡山志》引旧《乐清县志》载，为了大量保存铁皮石斛鲜条，雁荡山药农创制了铁皮枫斗加工技艺，原加工口诀是"火碳烘，环姜阳，闭空门，锁仙蕴；正阳水，秋稻浸，缠寰宇，封紫灵。仙斗成"，故古称"封灵仙斗"。将铁皮石斛缠绕成铁皮枫斗，类似于防止人参精灵逃跑，用红线铜钱环绕，代表了天地交泰，万物有灵的美好愿望。后被称作"铁皮封斗"（现称铁皮枫斗）流传于世，这就是雁荡山铁皮石斛干品称作铁皮枫斗的由来。雁荡山铁皮枫斗加工有19道工序，属传统技艺的典型代表，2011年6月，雁荡山铁皮枫斗传统加工技艺列入第五批温州市非物质文化遗产名录（传统技艺部分）。

雁荡山铁皮石斛还孕育出丰富多彩的民间故事、习俗以及诗文画卷。"状元王十朋仙草救母"孝感典故、"头口水"习俗、"雁荡山飞渡表演"等至今流传于老百姓之间。1924年，康有为游历雁荡山时留下《中医世家》等20多件书法作品。1953年，著名书画家爱新觉罗·溥儒，游历雁荡山时留下《雁荡采药》等画作，题画"浙之雁荡天柱峰产石斛，生绝壁间，人以绳缒岩采之"。当代中国山水画大师陆俨少曾多次深赴雁荡山写生，探奇寻幽，70年代后期以来，画有《雁荡采药图》、《深山采药图》、《雁荡之崖》等多幅描述雁荡山采摘铁皮石斛仙草的名画。1981年，当代岭南书画艺术家郑慕康作《雁荡采药图》。

　　民国时期乐清名仕蒋叔南作《采石斛者歌》，并题词"天下第一草"。乐清籍著名画家周昌谷作《石斛颂》。2008年诺贝尔文学奖获得者莫言对雁荡山铁皮石斛情有独钟，并赋诗两首。

采石斛者歌

蒋叔南

采石斛，采石斛，千丈峰头行惯熟。

陡壁悬崖平地耳，巨绳束腰转辘辘。

上下直垂蜘蛛轻，左右飘飘飞鸟速。

忆余初次入山来，每一见之眩心目。

此艺是谁始作俑？凭空欲教猱升木。

灵药昂贵迫人参，人心齐向绳头逐。

供过于求采日众，终朝搜讨不盈掬。

时来远通采获多，所入十倍视樵牧。

囊橐累然何所事，村店醪浊先果腹。

谈笑喧呶意与豪，卢稚呼喝四五六。

擎灯昏暗忽鸡鸣，金钱脱手不能复。

吁嗟呼，

汝曹冒险好精神，死生都在绳外头。

拼将性命出门去，合家妻孥仍饘粥。

石斛颂

周昌谷

深山瑞草，吾爱石斛。

隐幽退密，抱德处独。

轻身延年，养生上品。

滋阴清热，涤烦蠲病。

翠琅绛雪，名兼林兰。

附生木石，随遇而安。

不蔓不枝，茎似竹节。

傲睨风霜，刚直不折。

不亲污泥，身洁行芳。

岁寒不凋，金碧益彰。

赞雁荡山铁皮石斛

莫　言

其　一

名胜多欺客，此山亲游人。

奇峰幻八景，飞瀑裁九云。

石叠千卷书，溪流万斛金。

雁荡如仙境，一见倾我心。

其　二

雁荡药工巧如神，飞崖走壁踏青云。

采得长生不老草，献给天下多情人。

　　雁荡山药农从事野生铁皮石斛采集历史悠久。明万历《雁山志》、清光绪《乐清县志》、道光《乐清县志》、《雁荡山志稿》、《雁荡山一览》等史料都有雁荡山药农在悬崖峭壁上采集铁皮石斛的记载。雁荡铁皮石斛采药人身系绳索在峭壁间攀爬，练就的一身飞崖走壁的绝技，代代相传。起源自农民上山采草药的绝活，于1916年演化成灵岩高空飞渡表演，成为雁荡山最著名的旅游项目之一，2017年"雁荡山飞渡"被列为第五批浙江省非物质文化遗产代表性项目。清朝末年，福建冠豸山流传着当地"采药王"江国发从雁荡山学会采挖石斛的秘诀和用炭火烘制加工枫斗的技术，从此江国发和他的后人在冠豸山里飞采石斛近百年，长期以此为生。《云南文化风物》记载："1906年广南人民利用本地的石斛资源，聘请浙江乐清师傅指导加工，在实践中逐步掌握了加工环节……"故业界素有"枫斗加工看乐清"的说法。2015年制定了乐清市地方标准规范《第4部分　铁皮枫斗加工技术规程》（DB330382/T 24.4—2015）、参与制定浙江省地方标准《浙江省铁皮枫斗加工技术规范》（DB33/T 2198—2019）。简化版推广加工工序为12道，分别为：①鲜条采收，②除杂筛选，③清洗沥干，④杀青脱水，⑤软化，⑥分剪，⑦预造型，⑧造型，⑨复焙定型，⑩去除叶鞘，⑪成品检验，⑫包装。乐清全市现有从事枫斗加工人员2万多人，由于人工种植石斛规模不断增加，通过传授加工技术，加工人员不断增加，至今外出云南、贵州等地从事枫斗加工人员已有4000多人，90%以上的枫斗加工人员是乐清人。枫斗加工每公斤劳务费为450元，一名加工人员一天按加工0.5公斤枫斗，以24 000名从业人员计算，一天加工费收入可达540万元，一年按可正常加工8个月计算，一年的加工劳务费可达8亿多元。由于近几年人工种植石斛的发展，云南省的龙陵县、芒市、勐海等地不懂枫斗加工技术，聘请乐清市的加工人员到当地传授枫斗加工技术，为异地培养了一批枫斗加工人员，为边陲地区农民增收走出了一条脱贫致富的路子。

　　抗日战争爆发后，民不聊生，交通阻隔，铁皮枫斗的销售通道受到阻碍，因此枫斗加工也一落千丈，至解放时几乎全部停产。新中国成立后，雁荡山铁皮石斛枫斗加工在乐清双峰、龙西恢复了生产。20世纪60年代，在乐清大荆平园村建成了新中国第一家专业的铁皮枫斗加工厂，村民外出云南、贵州、缅甸等地采集野生石斛，并运回至本地加工枫斗。20世纪80年代至今，乐清铁皮石斛在加工设备、手工技艺、标准化生产及产品包装等方面都有重大改进。随着铁皮石斛被列为珍稀濒危野生药材，20世纪90年代，乐清开始人工组培种植铁皮石斛。一直以来，乐清市委、市政府高度重视铁皮石斛产业发展，把铁皮石斛作为发展高效生态农业的主攻方向，2009 年乐清市人民政府出台了《关于加快铁皮石斛产业发展的若干意见》，2017 年出台了《关于加快铁皮石斛产业转型升级的若干意见》，雁荡山铁皮石斛产业得到快速发展，已成为乐清市乡村振兴的重要载体。

四、雁荡山铁皮石斛产业现状

（一）产业概述

　　乐清市是铁皮石斛道地产区、浙江省新"浙八味"培育品种铁皮石斛的核心主产区。近年来，雁荡山铁皮石斛产业得到快速发展，成为乐清特色农业的一大主导支柱产业，已经形成集种苗培育、种植、加工、销售、文旅为一体的铁皮石斛全产业链，成为全温州首个突破十亿元的农业产业链，2016 年被评为省级农业示范性全产业链（浙江省农业厅）。2010 年 6 月被评为"中国铁皮石斛之乡"（中国经济林协会）。2013 年 11 月被评为"中国铁皮石斛枫斗加工之乡"（中国中药协会）。2015 年 11 月成功创建第三批"国家现代农业示范区"（农业部，农计发〔2015〕1 号）。2015 年 7 月成功创建全国唯一的"国家铁皮石斛生物产业基地"（国家林业局）。2019 年 1 月被列为全国农村一二三产业融合发展先导区创建单位（农业农村部，农产发〔2019〕1 号）。龙西乡北垟村（农经发〔2013〕7 号）、大荆镇平园村（农经发〔2015〕9 号）分别被农业部评为全国一村一品示范村（铁皮石斛枫斗）。2017 年 1 月，雁荡山铁皮石斛获国家农产品地理标志登记（农业部公告第 2486 号准予登记，证书编号：AG102017），自 2017 年 1 月 10 日起，依法对雁荡山铁皮石斛实施农产品地理标志保护，登记证书长期有效，产地保护范围包括市辖 12 个乡镇（街道）的 342 个行政村。2018 年 12 月雁荡山铁皮石斛入选浙江省优秀农产品区域公用品牌最具影响力十强品牌。2019 年"浙江乐清雁荡山铁皮石斛文化系统"正式申报第五批中国重要农业文化遗产、浙江乐清雁荡山铁皮石斛申报中国特色农产品优势区。

　　乐清是全国铁皮石斛人工栽培规模、产品初加工规模最大的基地。据 2015 ～ 2018 年农业普查统计，乐清铁皮石斛种植面积、产量、产值稳中有增，目前乐清市雁荡山铁皮石斛种植面积 12 000 亩，其中仿野生生态栽培 3000 多亩。铁皮石斛鲜条、枫斗产量分别占全国总产量的 30%、80%。乐清人外出云南、贵州、广西、河南、福建、江西等地种植铁皮石斛达 35 000 亩。乐清市从事铁皮石斛产业的生产经营主体 278 家，其中种植面积大于 100 亩的有 24 家单位，种植面积在 50 ～ 100 亩之间的有 27 家单位（含规模户）。获评国家级农民专业合作社、省级农民合作社示范社 1 家，国家林业标准化示范企业 1 家，省级龙头企业、省级林业重点龙头企业 2 家，国家林业标准化示范企业 1 家，省级龙头企业、省级林业重点龙头企业 2 家，浙江省道地优质中药材示范基地 2 家，市级农业龙头企业 15 家。已注册"雁荡山"、"铁枫堂"、"雁吹雪"、"雁圣源"等铁皮石斛系列图文商标 358 个。种苗生产企业 13 家，年产优质铁皮石斛组培苗（含驯化苗）4 亿多株。

有机产品认证企业 15 家、认证面积 1700 亩；森林认证企业 3 家，认证面积 2229 亩；无公害农产品产地整体认证 13 万亩。近 5 年，雁荡山铁皮石斛产业获得省级以上奖项 49 个。保健食品批文 5 个、GMP 批文 2 个，已开发铁皮石斛药品、保健品、日用品等品种 40 多个，雁荡山铁皮石斛全产业链总产值超 30 亿元。

为推进铁皮石斛关键技术原始创新和集成创新，乐清市与国内中药材研究、医药、化工等方面的科研院校建立长期合作关系，乐清市人民政府与中国中医科学院、浙江大学、浙江农林大学、浙江中医药大学、江西中医药大学、浙江省农科院、浙江省中药材协会（专家团队）等科研单位签订《雁荡山铁皮石斛重大产学研项目合作框架协议》，龙头企业与相关院校签订技术合作协议。研究方向包括开展优良品种选育审定、道地指数研究、特异性物质研究、饮片加工、成分提取分离、新制剂创制、综合开发利用、病虫害绿色综合防控、产品质量控制等产业发展关键共性技术与企业适用技术研究，现已建立合作关系的有科研单位 20 多家。

2013 年乐清市成立中国首个"铁皮石斛院士专家工作站"、"国家中医药管理铁皮石斛品种选育与生态栽培重点研究室"。2016 年成立"教育部现代中药制剂铁皮石斛联合重点实验室"等院地合作基地，加大产业基础科研与技术创新力度，全市铁皮石斛产业的整体创新能力明显提高。截至目前，乐清已拥有浙江省农业科技企业 5 家，"铁皮石斛悬崖附生栽培技术"等项目获得县级以上科技进步奖 16 项，取得"铁皮石斛防泥化苗床技术"、"根菌共生养根技术"、"七优微控培植（大棚原生态种植）"、"蜗牛防护架创新"等技术专利近 30 多项。承担国家星火计划项目 2 项，参与的省级以上的科技攻关与推广示范项目有 14 个。采用黄板、杀虫灯、性诱剂、防蜗架式、臭氧等绿色防控措施 0.8 万亩。铁皮石斛产业企业家宋仙水、金传高获评中国林业乡土专家。参与国家、省市铁皮石斛行业标准制定 15 项以上，其中参与/制定国家质量技术规范 2 项，省市级相关标准 9 项，制定《雁荡山铁皮石斛地方标准》县级地方标准 4 项。已发布《雁荡山铁皮石斛农产品地理标志使用管理办法》等铁皮石斛质量安全监管制度 18 项。2018 年雁荡山铁皮石斛团队获浙江省标准创新贡献奖（浙江省标准化领域的最高奖项）。目前，乐清在铁皮石斛种苗高效繁育、仿野生生态栽培、规范化、标准化种植等方面居国内领先地位。

2016 年 10 月，乐清市同阿里健康与天猫医药在阿里巴巴杭州总部签订框架协议，加入"滋补中国"品牌计划，利用阿里巴巴集团在电子商务、大数据和云计算领域的优势，构建"互联网＋乐清铁皮石斛"线上线下营销平台。据不完全统计，雁荡山铁皮石斛自建特色主导产品经营电商平台、网店、微平台 373 家。2015 年 8 月全国首个铁皮石斛电子交易中心在天津电交所上市交易。现有雁荡山铁皮石斛产业主导浙江省、温州市农业电子商务示范村 4 个，分别为大荆镇平园村（省级）、大荆镇老鼠嘴村（市级）、大荆镇大门村（市级）、智仁乡下岙村（市级）。以全国铁皮石斛枫斗一村一品示范村、浙江省电子商务示范村——乐清大荆镇平园村为例，全村形成了超 7 亿元的石斛产业效应，2018 年网销金额突破 8000 万元，成为乐清市目前单类农产品电商销售额最大的一个村，主导产业铁皮石斛枫斗收入占全村农业经济总收入 98% 以上，农民人均纯收入超 4.6 万元。

2017 年，乐清市委托浙江大学中国农村发展研究院（CARD）中国农业品牌研究中心制定《雁荡山铁皮石斛区域公用品牌战略规划》，对产品体系、渠道体系、传播策略和实施路径、品牌管理与运营机制等方面提出了规划。开展了雁荡山铁皮石斛区域公用品牌LOGO 与口号创意全球征集活动，注册雁荡山铁皮石斛证明商标，全面启动"雁荡山宝，石斛珍好"的区域公用品牌战略。在温州龙湾国际机场、温州地区 3 大动车站、传统媒体与新媒体等平台全方位、多层次投放雁荡山铁皮石斛品牌宣传广告，每年投入品牌宣传资金 600 多万元。2017 年雁荡山铁皮石斛获评浙江知名农业品牌百强（浙江省知名农产品区域公用品牌 50 强），2018 年入选浙江省优秀农产品区域公用品牌最具影响力十强品牌。

为普及铁皮石斛中医养生文化，倾力打造雁荡山铁皮石斛区域公用品牌，2010 年至今乐清市已举办以雁荡山铁皮石斛为主题的大型文化节庆活动 30 多次。连续举办了 5 届中国浙江雁荡山铁皮石斛文化节及中国第四届石斛论坛、雁荡山道地药材产业论坛、乐清市铁皮石斛产品推介会、雁荡山铁皮枫斗加工技能擂台赛、铁皮石斛养生沙龙、雁荡山铁皮石斛品赏节、铁皮石斛产业发展研讨会、雁荡山平园村铁皮石斛旅游文化节、第四届中国林下经济发展高端论坛、中国医药物资协会道地药材夜话沙龙、乐清市石斛康养节暨龙西首届休闲旅游文化节、中国地理标志产品雁荡山铁皮石斛推介会等养生旅游文化与品牌宣传活动。

（二）铁皮石斛产业协会工作

乐清市铁皮石斛产业协会成立于 2012 年 8 月 6 日，协会紧紧围绕行业代表、行业服务、行业自律、行业协调的职能，积极开展各项活动。坚持为会员办实事，让会员得实惠，增强协会凝聚力和活力，充分发挥协会联系政府与企业、农户之间的桥梁作用，当好代言人，为企业农户提供技术培训、市场信息，促进销售开展技术交流，提供物资等。

协会高度重视新技术推广，大力普及科学技术信息，与国内科研院校紧密合作，先后成立了中国首个"铁皮石斛院士专家工作站"等，为企业、农户在发展提升铁皮石斛产业中所面临的技术难题提供技术支撑，协会建立专家库，聘请 15 名国内资深石斛专家担任技术顾问。组织培训 6000 多人次，更新宣传内容 50 次，受益达 28 000 人次，发放图书及各类技术资料 1200 册，及时向企业、农户传授实用技术知识，提高了农户的科学素质和专业技能。自主研发一种除雾保温防水滴铁皮石斛大棚，并在广大会员中推广应用，与浙江林学院和浙江省亚热带作物研究所合作，研发仿野生林下种植技术得到推广。创建了科普示范基地 22 个，培育科技示范农户 121 户。建成"浙江省铁皮石斛全产业链安全风险管控示范基地" 10 个，浙江省种植业"五园创建"（道地药园）省级示范基地 3 个。2016 年 6 月，协会获评"全国科普惠农兴村先进单位"。2018 年 10 月，乐清市铁皮石斛产业协会雁荡山铁皮石斛团队参与制定的《铁皮石斛生产技术规程》系列标准项目荣获浙江省标准创新贡献奖。

普及推广乐清的铁皮石斛中医药文化，营造了科学认识、消费、发展铁皮石斛的氛围。倾力打造雁荡山石斛品牌，已举办"中国雁荡山铁皮石斛文化节"等大型文化节庆 27 次。乐清市先后获评"中国铁皮石斛之乡"、"中国铁皮石斛枫斗加工之乡"、"国家现代农业示范区"、"国家铁皮石斛生物产业基地"、全国一村一品示范村镇、全国农村一二三产业融合发展先导区、全国林业科普基地、浙江省农业示范性全产业链、浙江省现代农业园区、浙江省中医药文化养生旅游示范基地、浙江省铁皮石斛产业基地、浙江省首批森林特色小镇、浙江省林下经济示范点、浙江省农业产业集聚区（铁皮石斛产业）、浙江省农业绿色发展先行县市创建名单等农业金名片。2011 年 6 月，"雁荡山铁皮枫斗传统加工技艺"列入第五批温州市非物质文化遗产名录（传统技艺部分）。2017 年 1 月，雁荡山铁皮石斛获国家农产品地理标志登记（农业部公告第 2486 号准予登记，证书编号：AG102017）。2018 年 12 月雁荡山铁皮石斛入选浙江省优秀农产品区域公用品牌最具影响力十强品牌。

（黄向永　盛小宽　余东栩　宋仙水　傅久红　吴呈勇）

第四节　濒危物种石斛的保护和出口政策

一、石斛种类及濒危原因

1980 年以前，我国仅发现了 57 种石斛属植物，到 1996 年，调查发现并定名的 19 种石斛属植物，丰富了我国石斛的种质资源库，共为 76 种。到 2004 年，我国查明有野生石斛 81 种左右（汪松等，2004；王雁等，2007），我国石斛的种类仅占全世界的 5% 左右，但在历史上的药用开发和使用中却走在前列，是重要的常用中药材。

铁皮石斛自古就是名贵药材，唐宋以来，一直作为进贡朝廷的贡品。唐朝宰相杜佑就亲自记录"天下诸郡每年常贡石斛的数量"，多者有贡生石斛六十斤的（如弋阳郡、庐江郡），少的有贡 3 斤的（如开阳郡）（魏刚等，2014）。说明好的石斛古来就少，且十分尊贵。

在包括地方药物志在内的记载中，我国有 40 多种石斛可作为药用。如金钗石斛，李时珍在《本草纲目》中说："处处有之，以蜀中者为甚。"但发生在 20 世纪中叶的"大跃进"、"大炼钢铁"运动，造成了很多树木被砍伐用于炼钢铁，主要附生于树干上的石斛遭受了毁灭性的破坏，加上农村较长期的"人民公社"及"以粮为纲"，几乎没有人去管药材的生产，对铁皮石斛只知道去采集利用，而没有人保护。生态环境的破坏及保护不力导致石斛资源处于濒危状况，20 世纪七八十年代，石斛产出实际只有解放初期的千分之一。很多过去生长石斛的地方，现石斛已完全绝迹。到 20 世纪 90 年代，南京金陵制药厂将石斛作为提取滨蒿内酯的原料，用于生产药品脉络宁，需要大量的石斛药材，采集收购深入到了云南、广西的原始森林，以至东南亚的一些国家。

由于石斛在自然条件下开花多，而结果极少，其蒴果中的种子极小，一般约 4μm，种子又没有胚乳，普通情况下很难萌发生长，必须在非常适宜的生态环境中才能长成植株，时间也需要 2 年以上。环境的破坏、过度的采集利用及石斛对生态环境极其苛刻的要求，导致在 20 世纪 90 年代以前石斛越来越稀有。石斛的应用也发生了严重的断代，以致很多人都不知道石斛是什么。

历来最为珍贵的铁皮石斛、霍山石斛等品种，更是罕见。云南深山里采集的铁皮石斛出口到欧洲每公斤可以换回 12 吨小麦；霍山石斛少到 50 年的总产量还没有 50kg 的地步。

二、保护政策

石斛自身繁育能力较低，且对生长环境的要求十分苛刻，在资源已十分稀少的情况下，1987 年 10 月 30 日国务院发布《野生药材资源保护管理条例》对药用野生动植物资源进行保护管理，随后，石斛被国家医药管理局列入《国家重点保护野生药材物种名录》。石斛被列入该名录的三级保护品种，属于"资源严重减少的主要常用野生药材物种"。规定"采猎，收购二、三级保护野生药材物种的，必须按照批准的计划执行。该计划由县以上（含县，下同）医药管理部门（含当地人民政府授权管理该项工作的有关部门）会同同级野生动物、植物管理部门制定，报上一级医药管理部门批准"，"采猎二、三级保护野生药材物种的，必须持有采药证"，"取得采药证后，需要进行采伐或狩猎的，必须分别向有关部门申请采伐证或狩猎证"，"二、三级保护野生药材物种的药用部分，除国家另有规定外，实行限量出口"。

1996 年 9 月 30 日，国务院颁布了《中华人民共和国野生植物保护条例》（以下简称《条例》），《国家重点保护野生植物名录（第一批）》于 1999 年 8 月 4 日由国务院批准并由国家林业局和农业部发布，1999 年 9 月 9 日起施行。2001 年 12 月，全国野生动植物保护及自然保护区建设工程正式启动，石斛被列为工程建设的重点之一，兰科植物全部列入在《国家重点保护野生植物名录（第二批）》讨论稿中，当时所发现并定名的石斛属 74 种和 2 变种均被列入保护名单。

《条例》还规定，要在一些地方建立野生药材资源的保护区，进入野生药材资源保护区从事科研、教学、旅游等活动的，必须经该保护区管理部门批准。进入设在国家或地方自然保护区范围内野生药材资源保护区的，还须征得该自然保护区主管部门的同意。

我国十分重视石斛濒危物种或珍稀濒危中药材的保护。2009 年 5 月，国务院颁布的《关于扶植和促进中医药事业发展的若干意见》中指出："保护药用野生植物资源，加快种质资源库建设，在药用野生植物资源集中分布区建设保护区，建立一批繁育基地，加强珍稀濒危品种保护、繁育和替代品研究，促进资源恢复与增长。"2015 年 4 月，国务院办公厅转发工业和信息化部、国家中医药管理局等部门《中药材保护和发展规划（2015—2020年）》，对当前和今后一个时期，我国中药材资源保护和中药材产业发展进行了全面部署。这是我国第一个关于中药材保护和发展的国家级规划。规划指出："建设濒危野生药用动植物保护区，药用动植物园、药用动植物种质资源库，保护药用种质资源及生物多样性。""建设 100 种中药材野生抚育、野生种植养殖基地，重点建设麝香、人参、羚羊角、川贝母、穿山甲、沉香、冬虫夏草、石斛等濒危稀缺中药材基地。"

三、出口政策

国际上，1973 年 3 月 3 日，有 21 个国家的全权代表受命在华盛顿签署了《濒危野生动植物种国际贸易公约》（简称《CITES》），1975 年 7 月 1 日，该公约正式生效。公约目前已有 180 多个缔约国，其共同目标是防止国际贸易对濒危物种造成威胁。中国于 1981 年正式加入该公约，成为《CITES》公约的缔约国。我国的《CITES》履约管理机构为中华人民共和国濒危物种进出口管理办公室（简称国家濒管办），科学机构为中华人民共和国濒危物种科学委员会。中国作为世界上野生动植物种类最多的国家之一，也是世界上动植物资源的主要进口国、出口国和利用国。

兰科所有物种被列入《CITES》的附录中受到保护。

按照《CITES》公约的规定，被列入附录中的植物品种含标本、制成品、提取物、衍生物的出口均受到限制。但公约允许人工繁育的植物及制品出口。植物的试管苗出口不受限制，但经过栽培繁殖的植物，需要国家林业部门及国家濒危物种科学委员会进行认证，首选确定是人工繁育、生产的，其次要根据生产能力来确定出口数量，以免混入野生资源。最后由国家濒管办签发出口许可证。

我国加入《CITES》公约以来，已经批准过几十批石斛出口。出口单位一般需要联系好国外的需求方，商谈好出口的标准及价格后，进行申报。具体方法是出口单位先向所在省（区）的林业厅的动植物保护处或办公室提出申请，经核实同意后上报国家林业局保护司，获批后转到国家濒管办，该办先将申请转国家濒危物种科学委员会咨询，由科学委员会核实，被确定是人工繁育、生产的石斛或制品并确定符合生产能力的出口量后，咨询得到通过，再由国家濒管办下发出口许可证。此为出口申请的一般程序。各地主管部门办事存在一些差异，要出口的单位应事先在其官网上查阅清楚相关程序，并按其要求备好各项材料。上述程序走完一般需耗时几个月时间，目前主管部门正在研究一些简化措施，在此提请相关企业多注意有关政策动向。

申报工作目前正在进行的一项改革试点是由出口的生产企业向国家濒危物种科学委员会提出石斛全人工繁育生产认证申请，由该科学委员会组织专家对石斛生产单位的物种、种苗来源（需全人工繁育）、栽培生产现场、面积、年产数量等进行鉴定评估，符合全人工繁育生产的条件后，发放认证书。证书将根据种植规模、产量确定每年可能的出口量（含石斛鲜品、折合成干品或制成品）。生产单位即可根据认证书，直接向省（区）的林业保护部门提出申请，经林业部的保护司直接转国家濒管办同意后，由国家濒管办驻省（区）的办事处（一般设在省林业厅内）办理出口许可证。这将大大节省申报时间。

四、石斛产品开发

中国古代在医药上就开发了很多石斛的药品，如补肝肾疗眼疾的石斛夜光丸（《原机启微》），还有石斛明目丸（《原机启微》）、石斛玄参汤（《辨证录》）、石斛散（《圣济总录》）、补肾石斛散（《太平圣惠方》）、石斛丸（《圣济总录》）、淮南王枕中丸（《医心方》）、石斛酒（《奇效良方》）、石斛清胃方（《张氏医通》）、祛烦养胃汤（《医醇剩义》）、清热保津法方（《时病论》）、天麻石斛酒（《太平圣惠方》）、补肾石斛丸（《圣济总录》）、金钗石斛丸（《太平惠民方》）、鹿茸石斛丸（《普济方》）、石斛山药酒（《民间验方》）、淮南八公石斛散（《千金翼》）、石斛万病散（《普济方》）、生熟地黄丸（《丹溪心法》）、神妙膏（《遵生八笺》）等。其中有的药方制品，一直保持到现在还在生产。

近些年来，由于人工种植石斛产业的发展，石斛的加工方兴未艾。浙江、云南、广东、福建、重庆、四川等石斛产区，均有石斛的初加工产品，如枫斗、切片、干条、石斛粉、石斛超微粉等，其中有的已经被地方批准为中药饮片。

石斛产品深加工也有较快速发展。如铁皮石斛冲剂（颗粒）、铁皮石斛粉胶囊、铁皮石斛软胶囊、铁皮石斛含片、铁皮石斛膏、石斛茶（复方）、石斛花茶、石斛酒（单方、复方）、石斛口服液、铁皮石斛饮料、铁皮石斛牙膏、铁皮石斛面膜等；还有根据中医药理论与其他中药材进行配伍，用来调节五脏，补益身体的煲汤用石斛配料包等。

由于铁皮石斛在中医养生方面的显著功效，目前深加工产品主要是养生应用。优点一是服用方便，二是可以通过配伍提高功效，三是可以通过配伍来降低成本。如果我们参考古人对石斛的应用，参考现代对石斛功效的研究和认识，可以开发的石斛保健品是很多的。如养阴、养血、延缓衰老、养肾护肺、调养脾胃、保肝明目、滋阴壮阳、养颜护肤产品，针对妇女因经带胎产带来的阴损血虚的补品；保咽护嗓的保健品，针对口渴烦躁、失眠盗汗、便秘尿黄、口舌生疮、口臭异味、视物昏花、腰膝酸软、头晕耳鸣、四肢乏力、脱发牙动、记忆减退和阴虚型糖尿病、阴虚型高血压等症状的食品、药汤，还有许多针对由于阴虚引起的所谓亚健康的症状的配伍等。

国家食品药品监督管理局已经批准的石斛保健品（功能性食品）有100个以上。但由于国家要批准保健品的手续比较繁杂，花费也比较多，全国的石斛企业都在翘首期待将铁皮石斛、齿瓣石斛、金钗石斛批准为食品新原料。

在地方和企业的申请下，国家卫生计生委，2016年4月12日发布《征求多穗石柯等5种新食品原料和1种新食品原料扩大使用范围意见的函》，其中，征询了铁皮石斛、铁皮石斛原球茎（组培产生的培养体）作为新食品原料的意见。

2017年1月24日，国家卫生计生委新食品原料受理系统又对铁皮石斛叶的新食品原料申请进行了公告。

2018年1月11日，国家卫生计生委拟将党参、西洋参、天麻、肉苁蓉、铁皮石斛、山茱萸、杜仲叶、黄芪、灵芝等9种物质列入按照传统既是食品又是中药材的名单，发文公开征求意见。

可以相信，随着铁皮石斛及其相关原料被批准为食品类物质，铁皮石斛的深加工产业将会有更快的发展。只有适应现代社会的服用方便的石斛产品发展了，应用才有飞跃。铁皮石斛等多种石斛也只有应用发展了，以各种方法种植的铁皮石斛才会更多。石斛这一濒危的植物，将成为一种农作物，彻底摆脱其濒危状况。

五、石斛保护及贸易有关文件法规

1）《野生药材资源保护管理条例》，国务院 1987 年 10 月发布。

2）《国家重点保护野生药材物种名录》，国家医药管理局 1999 年 8 月发布。

3）《中华人民共和国野生植物保护条例》，国务院 1996 年 9 月发布。

4）《国家重点保护野生植物名录》，国家林业和草原局、农业农村部 2021 年 9 月发布。

5）《中药材保护和发展规划（2015—2020 年）》，国务院 2015 年 4 月发布。

6）《濒危野生动植物种国际贸易公约》（Convention on International Trade in Endangered Species of Wild Fauna and Flora，简称《CITES》），1973 年 3 月发布。

7）《濒危野生动植物种国际贸易公约》附录，1973 年 3 月发布。

（张　明）

参 考 文 献

汪松，解焱.2004.中国物种红色名录·第一卷·红色名录 [M].北京：高等教育出版社：435-439.

王雁，李振坚，彭洪明.2007.石斛兰：资源·生产·应用 [M].北京：中国林业出版社：7.

魏刚，顺庆生，杨明志.2014.石斛求真 [M].成都：四川科学技术出版社：11.